Taylor's Differential Diagnosis Manual

# テイラー
# 10分間
# 鑑別診断マニュアル
## 第3版

監訳 小泉俊三
東光会 七条診療所（京都）所長 / 佐賀大学 名誉教授

**SYMPTOMS AND SIGNS
IN THE TIME-LIMITED ENCOUNTER
Third Edition**

**Editors**

**Paul M. Paulman**, MD
Professor/Predoctoral Director
Department of Family Medicine
University of Nebraska Medical Center
Omaha, Nebraska

**Audrey A. Paulman**, MD
Clinical Associate Professor
Department of Family Medicine
University of Nebraska Medical Center
Omaha, Nebraska

**Jeffrey D. Harrison**, MD
Program Director, Rural Residency Program
Department of Family Medicine
University of Nebraska Medical Center
Omaha, Nebraska

**Laeth Nasir**, MBBS
Professor and Chairman
Department of Family Medicine
Creighton University School of Medicine
Omaha, Nebraska

**Kimberly Jarzynka**, MD, FAAFP
Associate Program Director, Residency Program
Department of Family Medicine
University of Nebraska Medical Center
Omaha, Nebraska

メディカル・サイエンス・インターナショナル

The editors of *Taylor's Diagnostic Manual* would like to dedicate this book to our chapter authors who worked hard to provide up-to-date, clinically useful material for our readers.

We would also like to dedicate this book to Makenzie Lind-Olson who was able to keep us all on task and assure successful production of the manual.

Authorized translation of the original English edition,
"Taylor's Differential Diagnosis Manual : Symptoms and Signs in the Time-Limited Encounter", Third Edition
Edited by Paul M. Paulman, MD, et al.

Copyright © 2014 by Lippincott Williams & Wilkins, a Wolters Kluwer business. All rights reserved

This translation is CoPublished by arrangement with Lippincott Williams & Wilkins/Wolters Kluwer Health, Inc., U.S.A.

© Third Japanese Edition 2015 by Medical Sciences International, Ltd., Tokyo

Printed and Bound in Japan

## 日本語版の出版に寄せて

This is a book about diagnosis — how to make the journey from presenting symptom or sign to identification of what's causing the problem. The techniques of diagnosis are as old as medicine. Hippocrates described observation. In 1832, Sir Dominic Corrigan palpated the so-called water-hammer pulse that bears his name. Also in the 19th century, to avoid embarrassment when examining a lady's chest, René Laennec gave us indirect auscultation with the stethoscope, and Leopold Auenbrugger, drawing on his experience tapping barrels in the cellar of his father's hotel, introduced percussion to medicine. Anton van Leeuwenhoek observed tiny "animalcules" under the microscope, arguably the start of laboratory medicine, and in 1895, Wilhelm Roentgen, famously recording an image of Frau Roentgen's hand, gave us the x-ray.

Diagnosis has come a long way in only 2 ½ millennia. Perhaps. We have gone from "observing" by looking to looking with imaging — roentgenograms, ultrasound, magnetic resonance imaging and more. Along the way, there has been increasing enchantment with diagnostic technology at the expense of basic skills, such as taking a careful history, performing a thorough physical examination, integrating findings into a differential diagnosis, and then ruling in or out the various possibilities. Instead of looking initially for machines to tell us what's wrong, we should first look to the patient — and to the time-tested approaches to diagnostic end-points.

This book is based on this classic approach. Each problem-oriented chapter begins with a patient's presenting complaint or physical sign, or perhaps an unexpected laboratory finding. The book's authors then help the reader follow the path most likely to lead to the correct diagnosis, with the least cost, least number of misdiagnoses, and least risks to the patient. As one who has visited Japan often, visiting clinics and hospitals from Okinawa to Hokkaido, I humbly hope that my Japanese medical colleagues will find this book useful as they continue to provide excellent care for their patients.

**Robert B. Taylor, MD**
Professor Emertitus of Family Medicine
Oregon Health & Science University
Portland, Oregon

Professor of Family and Community Medicine
Eastern Virginia Medical School
Norfolk, Virginia

# 監訳者序文

　好評を博していた『10分間診断マニュアル』が，2013年秋，6年ぶりに改訂され，今回も時機を失することなく日本語版をお届けできる運びとなりました。
　"In the Time-Limited Encounter（時間に追われる日々の診療のために）"との副題とともに，コンパクトな鑑別診断マニュアルとして米国で評価の高かった本書ですが，ポールマン博士夫妻をはじめとする中堅・若手の執筆陣によって大幅に改定され，新版（原著第3版）は，最新知見も含め，よりいっそう充実した内容となっています。
　高齢社会の到来とともに地域包括ケアが医療提供の柱の1つとなり，Generalist の役割が注目される中，「総合診療」が日本専門医機構の19番目の基本診療科として正式に承認され，制度にもとづく実際の研修もはじまろうとしています。本書は，地域の診療所や病院外来など，第一線の診療現場でプライマリ・ケア医（家庭医）がすぐに参照できる情報源として役立つことを意図して編纂されていますが，項目ごとに示されている診断ストラテジーは，総合診療の研修ガイドとしてもうってつけの指針となっています。
　R.テイラー博士も巻頭言で危惧されていますが，洋の東西を問わず，診療録をみても身体所見の記載はほんの数行，まずは採血と画像検査，といった診療の流れが常態化しています。精緻な検査データや鮮明な画像が診断・治療に役立つこと自体はすばらしいのですが，あくまでも，診療の入り口は患者の症状や受診動機，出口は臨床（患者）転帰，という診療の基本構造は変わらないことを忘れないでほしいと思います。その意味で，本書では，まず病歴聴取と身体診察から入り，各種検査は，得られた病歴と診察所見から浮かびあがる鑑別診断にもとづいて実施するよう，各章で繰り返し強調されています。
　近年，安全で質の高い医療を提供することがますます求められる中で，"間違い"を極力少なくする「医療安全」への取り組みとともに，提供される医療の「質」そのものを問う議論が活発になり，ここ数年，value-based medicine という考え方が注目されています。
　診療行為の価値（value）は，「（患者にとっての）便益（benefit）÷費用（cost）」で表現されますが，いくら高価な最新技術であっても臨床転帰に寄与しない検査・治療は，低価値（low value）ということになります。これは，医療の現場で知らず知らずのうちに不必要な（過剰な）診療が行われていることへの反省にもとづいた考え方です。診療ガイドラインにも，必要でないことは推奨しないと明記されているはずですが，

いったん，まれな疾患を想起してしまうと，つい，見逃しを避けたいとの心理に押されて多くの検査を実施してしまいがちです．

このような現状に一石を投じるべく 2011 年にはじまった"Choosing Wisely"キャンペーン（米国内科専門医機構財団が提唱）では，米国の各専門学会宛にそれぞれの領域でむだと思われる診療行為を5つ列挙することを求めたところ，ほとんどの専門学会から回答がよせられ，根拠文献とともに領域ごとの「5つのリスト」が示されました．その内容は，患者向けパンフレットなどとともに同キャンペーンのホームページに公開されています（http://www.choosingwisely.org/）．このキャンペーンは，現在，カナダ，欧州から全世界に広がり，わが国でも若手 Generalist を中心に急速に関心が高まり，韓国医学界にもその輪は広がっています．

医療が過剰になりがちな理由には，出来高払いの診療報酬支払制度，医療訴訟への危惧，コンサルトにあたって専門診療科から求められる，などいくつもありますが，"しっかり検査して診断をつけなければ"，との思いが研修医時代に刷り込まれていることも大きな要因です．さらに，高価な検査や画像診断を受けたいとの患者からのリクエストも少なくありません．頭痛があるからといって常に CT や MRI が必要という訳ではないことを説得するには時間がかかり，忙しい診療の中での困りごとの1つです．この小著が，読者の皆さんにとって，医師としての原点に立ち返り，患者さんの過剰な要求に対してじっくり話し合い，賢明な選択に至るための一助となれば幸いです．

翻訳については，読みやすい文章を心がけ，監訳者の責任で文体や表現を統一しました．疾患名をはじめ各領域の専門用語についても国柄の微妙な違いがあり，記述の整合性を保つのに苦労しましたが，『ハリソン内科学』日本語版を参照しつつ，領域ごとにわが国の専門学会が採用している用語を基本としました．読者の皆さんでお気づきのことがあれば，遠慮なく監訳者までご連絡ください．

この実践志向の鑑別診断マニュアルが，特に研修中の若手医師の座右の書として広く使われ，的確な診断推論と賢明な検査/治療の選択に役立つことを願っています．

最後になりましたが，翻訳作業を手掛けてくれた佐賀大学総合診療部出身（関連）の若手医師，天理よろづ相談所病院，佐久総合病院，京都民医連中央病院，京都南病院，富山大学総合診療部の研修指導医の先生方に感謝するとともに，制作にご尽力いただいたメディカル・サイエンス・インターナショナルの菅野明氏に深甚の謝意を表します．

2015 年 3 月

東光会 七条診療所（京都）所長 / 佐賀大学 名誉教授

小泉俊三

# 原著序文

　プライマリ・ケア医をはじめ，研修医，医学生，医師助手，ナースプラクティショナーなどの医療提供者は，往々にして，患者が訴える未分化でときに紛らわしい主訴や患者が気懸かりに思っていることにもとづいてその病態を診断する，という困難な状況に直面します。また，医療現場で「(経済的)生産性向上への圧力」が高まる一方，質の高い医療が要求される中で，外来診療における時間の有効利用は，プライマリ・ケアに携わる医療職にとって不可欠の課題となっています。

　『テイラー10分間鑑別診断マニュアル　第3版』は，忙しい医療職がこのような環境下で患者の問題を診断するにあたって，その手助けとなるよう，デザインされています。

　このマニュアルは，よくある主訴，徴候，検査・画像所見を中心に構成されています。それぞれの章は，取り上げた病態について，それぞれ独立した，簡潔・明解で読みやすい情報源として役に立ちます。本書は，まさにケア提供の現場で本領を発揮するように考案されており，白衣のポケットにもすっぽりと収まります。

　編者たちは，この第3版に，第2版発行以降の臨床プラクティスの変化だけでなく，最新の臨床エビデンスを盛り込むことができたことを喜ばしく思っています。また，第3版の編者としては，新しい内容を付け加えつつも，旧版の執筆者や編者たち，とりわけテイラー博士が成し遂げた読みやすさと簡便性を保つよう，あらゆる努力をしました。

　『テイラー10分間鑑別診断マニュアル　第3版』の執筆者と編者全員は，本書が，読者の皆さんが患者の診療にあたっているまさにその時その場で役に立つことを願っています。

　執筆者と編者を代表して。

Paul M. Paulman, MD
Omaha, Nebraska
Lead Editor

# 謝辞

『テイラー10分間鑑別診断マニュアル　第3版』の編者として，すばらしい原稿を寄せてくれた各項目の執筆者，各章の編者の努力に感謝の意を表します。また，Wolters Kluwer の編集・制作スタッフの方々にも感謝します。心から楽しく，皆さんと一緒にこの本を作ることができました。さらに，本書初版の編者である Robert Taylor 博士にも謝意を表したいと思います。初版は，今回の改版に当たって，素晴らしい雛型となりました。

最後に，Makenzie Lind-Olson さんの並外れた努力，組織をまとめるすばらしいマネジメントスキルがなければ，本書の発行は不可能だったでしょう。彼女の素晴らしい働きで，チームの全メンバーが組織的に作業のためにまとまり，本書の制作にかかわる多くの人たちのコミュニケーションが円滑になりました。編者たちは彼女の努力に心から感謝します。

Paul M. Paulman, MD
Omaha, Nebraska
Lead Editor

## 訳者一覧 (担当章順)

| 小泉 | 俊三 | 東光会 七条診療所(京都) 所長 / 佐賀大学 名誉教授 (1章) |
| 井上 | 賀元 | 京都民医連中央病院 集中治療科 科長 (2章) |
| 岩永 | 英之 | 国立病院機構 肥前精神医療センター 精神科 医長 (3章) |
| 鄭 | 真徳 | 佐久総合病院 総合診療科 部長 (4章) |
| 石丸 | 裕康 | 天理よろづ相談所病院 総合診療教育部 副部長 (5章) |
| 大串 | 昭彦 | 佐賀大学医学部附属病院 総合診療部 (6章) |
| 藤原 | 元嗣 | 佐賀大学医学部附属病院 総合診療部 (7章) |
| 吉岡 | 経明 | 社団福祉会 高須病院 総合診療科 (8章) |
| 朝長 | 元輔 | 佐賀大学医学部附属病院 総合診療部 (9章) |
| 福森 | 則男 | 佐賀大学医学部 地域医療支援学講座 (10章) |
| 大野 | 毎子 | 唐津市民病院きたはた 院長 (11章) |
| 徳冨 | 潤 | 敬愛会 佐賀記念病院 総合診療科 (12章) |
| 内藤 | 優香 | 佐賀大学医学部附属病院 総合診療部 (13章) |
| 毛利 | 貴子 | 奈良県立医科大学 糖尿病学講座 (14章) |
| 脇元 | 洋果 | たなか往診クリニック / 京都南病院 (15章) |
| 三浦 | 太郎 | 富山大学 富山プライマリ・ケア講座 (16章) |
| 坂西 | 雄太 | 佐賀大学医学部 地域医療支援学講座 講師 / 京都大学大学院医学研究科 社会健康医学系専攻 医療疫学分野 (17章) |
| 四方 | 典裕 | 京都民医連中央病院 副院長・救急科長 (18章) |

## 第2版訳者 (担当章順)

小泉　俊三　　（1章）
江村　正　　　（2章）
岩永　英之　　（3章）
山田　雅彦　　（4章）
白浜　雅司　　（5章）
西山　雅則　　（6章）
吉原幸治郎　　（7章）
吉岡　経明　　（8章）
山城　清二　　（9章）
鐘ヶ江寿美子　（10章）
石井　賢治　　（11章）
山本　巻一　　（12章）
崔　　承彦　　（12章）
徳冨　潤　　　（12章）
岩永　智代　　（13章）
毛利　貴子　　（14章）
副島　修　　　（15章）
好川　直樹　　（16章）
坂西　雄太　　（17章）
渡部　暁夫　　（18章）

# 執筆者

**Riad Z. Abdelkarim**, MD, MHCM
Instructor of Medicine
Department of Family Medicine
Johns Hopkins Institutions;
Senior Consultant
Tawam Hospital in affiliation with Johns Hopkins Medicine
United Arab Emirates
*14.4 Hypothyroidism*

**Ahmed Salem Al Dhaheri**, MBBS
Dermatology Resident
Tawam Hospital in affiliation with Johns Hopkins Medicine
United Arab Emirates
*13.8 Vesicular and Bullous Eruptions*

**Nawar Al Falasi**, MD
Specialist Dermatology
Medical Services Administration of Abu Dhabi Police
United Arab Emirates
*13.5 Pruritis*

**Fatima Al Faresi**, MD
Associate Residency Program Director
Specialist Dermatologist
Tawam Hospital in affiliation with Johns Hopkins Medicine
United Arab Emirates
*13.4 Pigmentation Disorders*

**Naama Salem Al Kaabi**, MBBS
Dermatology Resident
Department of Dermatology
Tawam Hospital in affiliation with Johns Hopkins Medicine
United Arab Emirates
*13.3 Maculopapular Rash*

**Khawla Rashid Alnuaimi**, MBBS
Dermatology Resident
Tawam Hospital in affiliation with Johns Hopkins Medicine
United Arab Emirates
*13.1 Alopecia*

**Mark D. Andrews**, MD
Associate Professor
Director of Procedural Training
Department of Family & Community Medicine
Wake Forest School of Medicine
Winston-Salem, North Carolina
*6.1 Halitosis*

**Alexis M. Atwater**, MD
Resident Physician
Department of Family Medicine & Community Health
Hospital of the University of Pennsylvania
Philadelphia, Pennsylvania
*17.7 Hypercalcemia*

**Elisabeth L. Backer**, MD
Clinical Associate Professor
Department of Family Medicine
University of Nebraska Medical Center
Omaha, Nebraska
*16.3 Erythrocyte Sedimentation Rate and C-Reactive Protein*

**Mandeep Bajwa**, MD
Resident Physician
Department of Family Medicine
University of Nebraska Medical Center
Omaha, Nebraska
*16.7 Thrombocytopenia*

**Mohammad Balatay**, MM, MBBS
Izmir Hospital
Izmir, Turkey
*13.6 Rash Accompanied by Fever*

**Nirmal Bastola**, MBBS
Resident Physician
Department of Family Medicine
University of Nebraska Medical Center
Omaha, Nebraska
*9.11 Rectal Bleeding*

**Sandra B. Baumberger**, MD
Assistant Professor of Family Medicine
Creighton University School of Medicine
Omaha, Nebraska
*7.12 Raynaud's Disease*

**Ryan Becker**, MD
Resident Physician
Department of Family Medicine
University of Nebraska Medical Center
Omaha, Nebraska
*4.4 Dementia*

**Michelle L. Benes**, MD, FAAFP
Medical Director of Primary Care
Alegent Creighton Clinic
Omaha, Nebraska
*14.2 Gynecomastia*

**Kevin K. Benson, MD**
Clinical Instructor
Department of Family Medicine
Mayo Clinic
Scottsdale, Arizona
*12.9 Shoulder Pain*

**Matt Bogard, MD**
Resident Physician
Department of Family Medicine
University of Nebraska Medical Center
Omaha, Nebraska
*7.5 Cardiomegaly*

**Deepa J. Borde, MD**
Assistant Professor
Division of Hospital Medicine
University of Florida
Gainesville, Florida
*10.6 Oliguria and Anuria*

**Joshua P. Brautigam, MD**
Resident Physician
Department of Family Medicine
University of Nebraska Medical Center
Omaha, Nebraska
*17.8 Hyperkalemia*

**Dorota Brilz, MD**
Faculty
Department of Clarkson Family Medicine
Physician
Department of Family Medicine
The Nebraska Medical Center
Omaha, Nebraska
*2.1 Anorexia*
*2.6 Fever*

**Michael J. Bryan, MD**
Instructor of Family Medicine
Mayo Clinic
Scottsdale, Arizona
*12.2 Calf Pain*

**Jennifer J. Buescher, MD, MSPH**
Faculty Physician
Clarkson Family Medicine
Omaha, Nebraska
*2.3 Edema*
*2.8 Hypersomnia*
*2.9 Insomnia*
*2.10 Nausea and Vomiting*

**Christopher W. Bunt, MD, FAAFP**
Assistant Professor, Associate Residency Program
 Director, Pre-Doctoral Education Director
University of Nebraska Medical Center/Ehrling
 Bergquist Family Medicine Residency
Omaha, Nebraska
*8 Respiratory Problems*

**K. John Burhan, MD**
Faculty
Department of Family Medicine
Creighton University Medical Center
Omaha, Nebraska
*7.9 Hypertension*

**Daniela Cardozo, MD**
Family Medicine Resident
University of Nebraska Medical Center
Omaha, Nebraska
*9.6 Epigastric Distress*

**Lisa Cassidy-Vu, MD**
Assistant Residency Director
Assistant Professor
Department of Family and Community Medicine
Wake Forest School of Medicine
Winston-Salem, North Carolina
*6.8 Tinnitus*

**Frank S. Celestino, MD**
Professor and Director of Geriatrics Education
Department of Family & Community Health
Wake Forest School of Medicine
Winston-Salem, North Carolina
*6 Ear, Nose, and Throat Problems*

**Chia L. Chang, PharmD**
Clinical Assistant Professor
University of Nebraska Medical Center College
 of Pharmacy;
Pharmacist Coordinator
Nebraska Medical Center
Omaha, Nebraska
*7.2 Anticoagulation*

**Ku-Lang Chang, MBBCh**
Assistant Professor
Family Medicine
University of Florida
Gainesville, Florida
*10.2 Hematuria*

**N. Corry Clinton, MD**
Resident Physician
Department of Family and Community Health
University of Pennsylvania
Philadelphia, Pennsylvania
*17.2 Aminotransferase Levels, Elevated*

**Curtiss B. Cook,** MD
Professor of Medicine
Division of Endocrinology
Mayo Clinic College of Medicine
Mayo Clinic
Scottsdale, Arizona
*14.1 Diabetes Mellitus*

**Lauri Costello,** MD
Family Physician
Assistant Professor
Introduction to Clinical Medicine Department
Ross University
Dominica, West Indies
*18.2 Bone Cyst*

**Ronnie Coutinho,** MD
Associate Professor
Ross University School of Medicine
Dominica, West Indies
*18.3 Mediastinal Mass*

**Carlton J. Covey,** MD, MEd
Assistant Clinical Professor
Uniformed Services University of Health Sciences
Bethesda, Maryland;
Faculty
Nellis Family Medicine Residency
99th Medical Group
Nellis Air Force Base
Las Vegas, Nevada
*8.6 Pneumothorax*

**Peter F. Cronholm,** MD, MSCE
Assistant Professor
Department of Family Medicine and
 Community Health;
Affiliate Faculty
Graduate Program in Public Health Studies;
Senior Fellow
Center for Public Health Initiatives;
Senior Scholar
Leonard Davis Center for Healthcare Economics;
Associate
Firearm and Injury Center at Penn;
Associate
Philadelphia Collaborative Violence Prevention
 Center;
Affiliate
Evelyn Jacobs Ortner-Unity Program in Family
 Violence;
Senior Fellow
Center for Health Behavior Research;
University of Pennsylvania
Philadelphia, Pennsylvania
*17.1 Alkaline Phosphatase, Elevated*
*17.2 Aminotransferase Levels, Elevated*
*17.3 Antinuclear Antibody Titer, Elevated*
*17.7 Hypercalcemia*

**Allison M. Cullan,** MD
Assistant Professor
Department of Family Medicine
Creighton University
Omaha, Nebraska
*12 Musculoskeletal Problems*

**L. Gail Curtis,** MPAS, PA-C
Associate Professor and Vice Chair
Department of P.A. Studies
Department of Family and Community
 Medicine-Clinical
Wake Forest Medical School
Winston-Salem, North Carolina
*6.4 Nosebleed*

**Ophelia E. Dadzie,** BSc (Hons), MBBS, MRCP
Consultant Dermatologist and
 Dermatopathologist
Centre for Clinical Science and Technology
University College London Division of Medicine
 (Whittington Campus)
London, United Kingdom
*13.2 Erythema Multiforme*

**Mario P. DeMarco,** MD, MPH
Assistant Professor of Clinical Medicine
Department of Family Medicine and Community
 Health
Perelman School of Medicine at the University of
 Pennsylvania
Philadelphia, Pennsylvania
*17.7 Hypercalcemia*

**Michel B. Diab,** MD
Clinical Assistant Professor
Department of Community Health and Family
 Medicine
University of Florida College of Medicine;
Medical Director
Eastside Community Practice
Gainesville, Florida
*10.3 Erectile Dysfunction*

**Kristy D. Edwards,** MD
Assistant Professor
Department of Family Medicine
University of Nebraska
Nebraska Medical Center;
Omaha, Nebraska
*15.1 Lymphadenopathy, Generalized*
*15.2 Lymphadenopathy, Localized*

**Richard L. Engle,** MD
Assistant Professor of Family Medicine
Mayo Clinic College of Medicine;
Vice Chair
Department of Family Medicine
Mayo Clinic
Scottsdale, Arizona
*12.7 Neck Pain*

**Bradley H. Evans**, MD
Senior Resident
Family Medicine Residency
Wake Forest School of Medicine
Winston-Salem, North Carolina
*6.7 Stomatitis*

**Ashley J. Falk**, MD
Assistant Professor
Department of Family Medicine
University of Nebraska Medical Center
Omaha, Nebraska
*15 Vascular and Lymphatic System Problems*

**Nathan Falk**, MD, CAQSM
Assistant Professor
Department of Family Medicine
University of Nebraska Medical Center
Omaha, Nebraska;
Chief
Primary Care Sports Medicine
Offutt Air Force Base, Nebraska
*17 Laboratory Abnormalities: Blood Chemistry and Immunology*
*17.5 Elevated Creatinine*
*17.8 Hyperkalemia*
*17.9 Hypokalemia*

**Sandra B. Farland**, RN, MD
Clinical Instructor
Family & Community Medicine
Wake Forest Baptist Health
Winston-Salem, North Carolina
*6.7 Stomatitis*

**Daniel S. Felix**, MS
Behavioral Science Faculty
Department of Family Medicine
Indiana University School of Medicine
Indianapolis, Indiana
*3.2 Bipolar Disorder*

**David B. Feller**, MD
Associate Professor
Department of Community Health & Family Medicine
University of Florida
College of Medicine
Gainesville, Florida
*10.7 Priapism*

**Enrique S. Fernandez**, MD, MSBD, FAAFP
Senior Associate Dean for Clinical Sciences
Professor of Family Medicine
Ross University School of Medicine
Dominica, West Indies
*18 Diagnostic Imaging Abnormalities*
*18.3 Mediastinal Mass*

**N. Benjamin Fredrick**, MD
Associate Professor
Department of Family and Community Medicine
Penn State Hershey College of Medicine
Hershey, Pennsylvania
*5.1 Blurred Vision*
*5.3 Diplopia*

**Toby D. Free**, MD
Assistant Professor
Department of Family Medicine
University of Nebraska Medical Center;
Medical Director
Bellevue Medical Center
Omaha, Nebraska
*4.6 Paresthesia and Dysesthesia*
*14.6 Thyroid Enlargement/Goiter*

**Richard Fruehling**, MD, FAAFP
Associate Director Rural Training Track
Department of Family Medicine
University of Nebraska Medical Center
Omaha, Nebraska;
St. Francis Medical Center
Grand Island, Nebraska
*9 Gastrointestinal Problems*
*9.1 Abdominal Pain*
*9.3 Constipation*
*9.5 Dysphagia*

**Hassan Galadari**, MD, FAAD
Assistant Professor of Dermatology
Dermatology Residency Program Director
Faculty of Medicine and Health Science
United Arab Emirates University;
Consultant Dermatologist
Tawam Hospital in affiliation with Johns Hopkins Medicine
United Arab Emirates
*13 Dermatologic Problems*
*13.1 Alopecia*
*13.8 Vesicular and Bullous Eruptions*

**Reshma Gandhi**, MBBS, MPH
Resident Physician
Department of Family Medicine
Creighton University School of Medicine
Omaha, Nebraska
*14.3 Hirsutism*

**Kathryn K. Garner**, MD
Resident Physician
Family Medicine
Offutt Air Force Base Residency Program
University of Nebraska Medial Center
Omaha, Nebraska
*4.8 Stroke*

**Stephen L. George, MD**
Resident Physician
Department of Family Medicine
University of Nebraska Medical Center
Omaha, Nebraska
*7.11 Pericardial Friction Rub*

**Umar Ghaffar, MD, MBBS**
Clinical Assistant Professor
University of Florida College of Medicine
Gainesville, Florida
*10.5 Nocturia*

**Nasreen Ghazi, MD**
Assistant Professor
Department of Family Medicine & Community Health
University of Pennsylvania Health System
Philadelphia, Pennsylvania
*17.1 Alkaline Phosphatase, Elevated*

**Mark D. Goodman, MD**
Associate Professor of Family Medicine
Creighton University School of Medicine
Omaha, Nebraska
*7.4 Bradycardia*

**Aaron Goodrich, MD**
Resident Physician
Family Medicine
University of Nebraska Medical Center
Omaha, Nebraska
*17.5 Elevated Creatinine*

**Mark D. Goodwin, MD, FAAFP**
Assistant Program Director
Clarkson Family Practice Residency
Omaha, Nebraska
*2.7 Headaches*
*2.12 Syncope*

**David K. Gordon II, MD**
Family Physician
Flight Surgeon
Pentagon Flight Medicine Clinic
Arlington, Virginia
*8.7 Shortness of Breath*

**Health A. Grames, PhD, LMFT**
Assistant Professor/Program Director
Marriage and Family Therapy Program
Department of Child and Family Studies
The University of Southern Mississippi
Hattiesburg, Mississippi
*3.4 Suicide Risk*

**Michael J. Gravett, MD**
Resident Physician
Ehrling Bergquist Family Medicine Residency
Offutt Air Force Base, Nebraska;
Department of Family Medicine
University of Nebraska Medical Center
Omaha, Nebraska
*8.2 Cyanosis*

**Michael L. Grover, DO**
Assistant Professor
Vice Chair of Research
Department of Family Medicine
Mayo Clinic
Scottsdale, Arizona
*12.4 Knee Pain*

**John D. Hallgren, MD**
55th Medical Group
Offutt Air Force Base, Nebraska;
Adjunct Assistant Professor
Department of Family Medicine
University of Nebraska Medical Center
Omaha, Nebraska
*4.5 Memory Impairment*

**Iriana Hammel, MD, FACP**
Associate Professor
Internal Medicine & Geriatrics
Ross University School of Medicine
Dominica, West Indies
*18.4 Osteopenia*

**Thomas J. Hansen, MD**
Associate Dean for Medical Education
Creighton University School of Medicine;
Associate Professor
Department of Family Medicine
Creighton University
Omaha, Nebraska
*7.1 Atypical Chest Pain*

**M. Jawad Hashim, MD**
Assistant Professor
Department of Family Medicine
Faculty of Medicine and Health Sciences
UAE University
United Arab Emirates
*14.7 Thyroid Nodule*

**Kenisha R. Heath, MD**
Chief of Medical Staff
Beale Air Force Base, California;
Uniformed Services University of the Health Sciences (USUHS)
Bethesda, Maryland
*8.4 Pleural Effusion*

**Hannah M. Heckart, MD**
Resident Physician
Department of Family Medicine
University of Nebraska Medical Center
Omaha, Nebraska
*7.13 Tachycardia*

**Destin Hill, MD**
Clinical Physician
Arizona Sports Medicine Center
Scottsdale, Arizona
*12.3 Hip Pain*

**W. Jeff Hinton, PhD, LMFT**
Associate Professor & Interim Chair
Department of Child and Family Studies
The University of Southern Mississippi
Hattiesburg, Mississippi
*3.4 Suicide Risk*

**David C. Holub, MD, FAAFP**
Assistant Professor of Family Medicine
University of Rochester School of Medicine and Dentistry
Rochester, New York
*5.7 Pupillary Inequality*
*5.8 Red Eye*
*5.9 Scotoma*

**James E. Hougas, III, MD**
Family Medicine Staff Physician
341st Medical Group
Malmstrom AFB
Montana
*7.8 Systolic Heart Murmurs*

**Michael J. Hovan, MD**
Associate Professor
Department of Family Medicine
Mayo Clinic College of Medicine;
Inpatient Director and Chair of Education
Department of Family Medicine
Mayo Clinic
Scottsdale, Arizona
*14.1 Diabetes Mellitus*

**Richard H. Hurd, MD**
Director
Department of Clarkson Family Medicine;
Physician
Department of Family Medicine
Nebraska Medical Center
Omaha, Nebraska
*2 Undifferentiated Problems*
*2.2 Dizziness*
*2.11 Night Sweats*

**John C. Huscher, MD**
Assistant Professor of Family Medicine
Associate Program Director Family Practice Residency
Norfolk Rural Training Track
University of Nebraska Medical Center;
Hospitalist
Faith Regional Health Services
Norfolk, Nebraska
*9.9 Hepatomegaly*
*9.10 Jaundice*

**Douglas J. Inciarte, MD**
Assistant Professor
Department of Family Medicine
University of Nebraska Medical Center
Omaha, Nebraska
*4 Problems Related to the Nervous System*
*4.2 Coma*
*7.7 Diastolic Heart Murmurs*

**Scott Ippolito, MD, FAAFP**
Associate Dean of Clinic Sciences and Professor
Ross University School of Medicine
Dominica, West Indies;
Chair
Department of Family Medicine
South Nassau Communities Hospital
Oceanside, New York
*18.5 Solitary Pulmonary Nodule*

**David S. Jackson Jr, MD**
Associate Professor
Department of Family and Community Medicine
Wake Forest School of Medicine
Winston-Salem, North Carolina
*6.3 Hoarseness*

**Abbie Jacobs, MD**
Clinical Associate Professor
Family Medicine
New Jersey Medical School
Newark, New Jersey
*18.1 Abnormal Mammogram*

**Amy K. Jespersen, MD**
Director
Department of Clarkson Family Medicine;
Physician
Department of Family Medicine
Nebraska Medical Center
Omaha, Nebraska
*2.5 Fatigue*
*2.13 Weight Loss*

**Milton (Pete) Johnson, MD**
Associate Director, Rural Training Track
Regional West Medical Center
Scottsbluff, Nebraska;
Rural Training Track
Department of Family Medicine
University of Nebraska Medical Center
Omaha, Nebraska
*9.2 Ascites*
*9.6 Epigastric Distress*
*9.7 Upper Gastrointestinal Bleeding*
*9.8 Hepatitis*
*9.12 Steatorrhea*

**Rahul Kapur, MD, CAQSM**
Assistant Professor
Family Medicine & Sports Medicine
University of Pennsylvania
Philadelphia, Pennsylvania
*17.3 Antinuclear Antibody Titer, Elevated*

**Mark P. Knudson, MD, MSPH**
Vice Chair for Education
Family & Community Medicine
Wake Forest University School of Medicine
Winston-Salem, North Carolina
*6.2 Hearing Loss*

**Manoj Kumar, MD, MPH**
Hospitalist
Internal Medicine
Regional West Medical Center
Scottsbluff, Nebraska
*9.2 Ascites*
*9.8 Hepatitis*

**Louis Kuritzky, MD**
Clinical Assistant Professor
Family Medicine Residency Program
University of Florida
Gainesville, Florida
*10.3 Erectile Dysfunction*

**Mindy J. Lacey, MD**
Assistant Professor
Department of Family Medicine
University of Nebraska Medical Center
Omaha, Nebraska
*7 Cardiovascular Problems*
*7.2 Anticoagulation*
*11.8 Pap Smear Abnormality*

**Carol A. LaCroix, MD**
Associate Clinical Professor
Department of Family Medicine
University of Nebraska Medical Center
Omaha, Nebraska
*16 Laboratory Abnormalities: Hematology and Urine Determinations*
*16.1 Anemia*
*16.2 Eosinophilia*
*16.5 Polycythemia*
*16.6 Proteinuria*

**Zoilo O. Lansang, MD**
Resident
Department of Family Medicine
University of Nebraska Medical Center
Omaha, Nebraska
*9.9 Hepatomegaly*

**Brenda Latham-Sadler, MD**
Associate Professor
Family and Community Medicine
Wake Forest School of Medicine
Winston-Salem, North Carolina
*6.6 Rhinitis*

**Ernestine M. Lee, MD, MPH**
Assistant Professor of Family Medicine
University of Central Florida
Gainesville, Florida;
Faculty
Florida Hospital Family Medicine Residency Program
Winter Park, Florida
*10.8 Scrotal Mass*

**Shou Ling Leong, MD**
Department of Family Medicine
Penn State Hershey College of Medicine
Hershey, Pennsylvania
*5 Eye Problems*

**Peter R. Lewis, MD**
Professor of Family & Community Medicine
Penn State Hershey College of Medicine
Hershey, Pennsylvania
*5.2 Corneal Foreign Body and Corneal Abrasion*
*5.5 Nystagmus*
*5.6 Papilledema*

**Richard W. Lord Jr, MD, MA**
Professor
Department of Family and Community Medicine
Wake Forest School of Medicine
Winston-Salem, North Carolina
*6.5 Pharyngitis*

**Safana Anna Makhdoom,** MD, BSc
Resident Physician
Department of Family Medicine
University of Nebraska Medical Center
Omaha, Nebraska
*9.4 Diarrhea*

**Anna Maruska,** MD
Resident Physician
Family Medicine Residency Program
University of Nebraska Medical Center
Omaha, Nebraska
*16.4 Neutropenia*

**Timothy McAuliff,** MD
Resident Physician
Department of Family Medicine
University of Nebraska Medical Center
Omaha, Nebraska
*9.3 Constipation*

**Dana L. McDermott,** DO
Lake Erie College of Osteopathic Medicine
Erie, Pennsylvania
*17.4 Brain Natriuretic Peptide*

**Kristina E. McElhinney,** DO
Resident Physician
Department of Family Medicine and Community Health
University of Pennsylvania Health System
Philadelphia, Pennsylvania
*17.3 Antinuclear Antibody Tier, Elevated*

**Amy L. McGaha,** MD, FAAFP
Associate Professor and Residency Program Director
Creighton University Department of Family Medicine
Omaha, Nebraska
*14.9 Vitamin D Deficiency*

**Jim Medder,** MD, MPH
Associate Professor
Department of Family Medicine
University of Nebraska Medical Center
Omaha, Nebraska
*3 Mental Health Problems*

**Robert C. Messbarger,** MD
Associate Program Director
Rural Residency Program Kearney
Department of Family Medicine
University of Nebraska Medical Center
Omaha, Nebraska
*9.4 Diarrhea*
*9.11 Rectal Bleeding*

**John J. Messmer,** MD
Associate Professor
Family & Community Medicine
Penn State Hershey College of Medicine;
Associate Vice-Chair for Inpatient Medicine
Department of Family & Community Medicine
Penn State Hershey Medical Center
Hershey, Pennsylvania
*5.4 Loss of Vision*

**Zachary W. Meyer,** MD
Resident Physician
Department of Family Medicine
University of Nebraska Medical Center
Omaha, Nebraska
*9.1 Abdominal Pain*

**Carolyn Carpenter Moats,** MD
Consultant Mayo Clinic;
Instructor of Family Medicine
Mayo School of Graduate Education
Mayo Clinic
Scottsdale, Arizona
*12.5 Low Back Pain*

**Lindsey M. Mosel,** MD
Resident Physician
Department of Family Medicine
University of Nebraska Medical Center
Omaha, Nebraska
*9.7 Upper Gastrointestinal Bleeding*

**Hamid Mukhtar,** MBBS
Family Physician
Pawnee County Memorial Hospital
Pawnee City, Nebraska
*11.7 Nipple Discharge in Non-Pregnant Females*

**Arwa Abdulhaq Nasir,** MBBS, MPH
Children's Hospital and Medical Center;
Assistant Professor
Department of Pediatrics
Univeristy of Nebraska Medical Center
Omaha, Nebraska
*14 Endocrine and Metabolic Problems*

**Eddie Needham,** MD, FAAFP
Program Director
Florida Hospital Family Medicine Residency;
Associate Professor
University of Central Florida College of Medicine;
Clinical Associate Professor
Florida State University College of Medicine
Tallahassee, Florida
*10.8 Scrotal Mass*

**Susan M. Newman, MD**
Resident Physician
Department of Family Medicine
University of Nebraska Medical Center
Omaha, Nebraska
*9.5 Dysphagia*

**Giang T. Nguyen, MD, MPH, MSCE**
Assistant Professor
Department of Family Medicine and Community Health
University of Pennsylvania;
Medical Director
Penn Family Care
Penn Presbyterian Medical Center
University of Pennsylvania Health System
Philadelphia, Pennsylvania
*17.2 Aminotransferase Levels, Elevated*

**Lisa B. Norton, MD**
Staff Family Physician
Wright-Patterson AFB, Ohio
*8.5 Pleuritic Pain*

**Nicole Otto, MD**
Clinical Assistant Professor of Family Medicine & Community Health
Perelman School of Medicine at the University of Pennsylvania;
Primary Care Sports Medicine Chief
University of Pennsylvania Student Health Services
Philadelphia, Pennsylvania
*17.6 D-Dimer*

**Jayashree Paknikar, MD, FAAFP**
Assistant Professor
Department of Family Medicine
Creighton University School of Medicine
Omaha, Nebraska
*11.3 Chronic Pelvic Pain*
*11.6 Menorrhagia*

**David Patchett, DO**
Assistant Clinical Professor
Midwestern University/AZCOM
Glendale, Arizona
*12.6 Monoarticular Joint Pain*

**Kenneth D. Peters, MD, FAAFP with Added Qualifications in Geriatrics**
Graduate of the University of Nebraska Medical Center;
Clinical Instructor
Clarkson Family Practice Residency Program, Emeritus
Omaha, Nebraska
*2.4 Falls*

**Layne A. Prest, MA, PhD**
Assistant Clinical Professor
University of Washington;
Behavioral Scientist
Peace Health Southwest
Family Medicine Residency
Vancouver, Washington
*3.1 Anxiety*

**David M. Quillen, MD**
Associate Professor
Department of Community Health and Family Medicine
University of Florida College of Medicine
Gainesville, Florida
*10 Renal and Urologic Problems*
*10.1 Dysuria*
*10.4 Urinary Incontinence*

**Naureen Rafiq, MD, MBBS**
Assistant Professor
Department of Family Medicine
Creighton University Medical Center
Omaha, Nebraska
*7.10 Palpitations*
*11.9 Postmenopausal Bleeding*

**Richard Rathe, MD**
Associate Dean
Associate Professor
University of Florida College of Medicine
Gainesville, Florida
*10.4 Urinary Incontinence*

**W. David Robinson, PhD, LMFT**
Director of Marriage and Family Therapy Program
Department of Family, Consumer, and Human Development
Utah State University
Logan, Utah
*3.3 Depression*

**Daniel Rubin, MD**
Clinical Assistant Professor
Department of Community Health and Family Medicine
University of Florida
Gainesville, Florida
*10.1 Dysuria*

**Richard H. Rutkowski**, MD
Department of Family Medicine
Mayo Clinic
Scottsdale, Arizona
Instructor
Mayo Medical School;
Clinical Assistant Professor
Family and Community Medicine
University of Arizona College of Medicine
Phoenix, Arizona
*12.1 Arthralgia*

**Amr Salam**, MBChB (Hons) BSc (Hons)
Academic Foundation Doctor
North West London Hospitals
Imperial College Healthcare NHS Trust
London, United Kingdom
*13.2 Erythema Multiforme*

**George P. Samraj**, MD
Associate Professor
Community Health and Family Medicine
University of Florida
Gainesville, Florida
*10.6 Oliguria and Anuria*
*10.9 Scrotal Pain*
*10.10 Urethral Discharge*

**Rodolfo M. Sanchez**, MD
Assistant Professor
Department of Family Medicine
Creighton University School of Medicine
Omaha, Nebraska
*14.8 Hyperthyroidism/Thyrotoxicosis*

**Monica Sarawagi**, MD
Resident Physician
Department of Family Medicine
University of Nebraska Medical Center
Omaha, Nebraska
*9.12 Steatorrhea*

**Dillon J. Savard**, MD
Faculty
Family Medicine Residency
David Grant Medical Center
Travis AFB, California
*8.8 Stridor*

**Shailendra K. Saxena**, MD, PhD
Associate Professor
Department of Family Medicine
Creighton University
Omaha, Nebraska
*11.2 Breast Mass*
*11.5 Dyspareunia*

**Siegfried Schmidt**, MD
Associate Professor and Medical Director
Community Health and Family Medicine
University of Florida College of Medicine
Gainesville, Florida
*10.2 Hematuria*

**Shannon C. Scott**, DO
Assistant Clinical Professor FM/OMM
Arizona College of Osteopathic Medicine;
Osteopathic Board Certified Family Physician
Midwestern University
Glendale, Arizona
*12.8 Polymyalgia*

**Perry W. Sexton**, MD
Clinical Physician
Encinitas Family Care
Encinitas, California
*17.4 Brain Natriuretic Peptide*
*17.6 D-Dimer*

**Omar Shamsaldeen**, MD
Attending Dermatologist
Farwaniya Hospital
Kuwait
*13.7 Urticaria*

**Sanjeev Sharma**, MD
Associate Professor
Department of Family Medicine
Creighton University School of Medicine
Omaha, Nebraska
*7.3 Chest Pain*
*11 Problems Related to the Female Reproductive System*
*11.1 Amenorrhea*
*11.4 Dysmenorrhea*
*11.10 Vaginal Discharge*

**Avery Sides**, MD
Resident Physician
Department of Family Medicine
University of Nebraska Medical Center
Omaha, Nebraska
*4.3 Delirium*

**Sumit Singhal**, MBBS
Resident Physician
Creighton University
Department of Family Medicine
Omaha, Nebraska
*11.1 Amenorrhea*

**John L. Smith, MD**
Associate Professor
Department of Family Medicine
University of Nebraska Medical Center
Omaha, Nebraska
*15.3 Petechiae and Purpura*

**Mikayla L. Spangler, PharmD, BCPS**
Assistant Professor
Department of Pharmacy Practice
Creighton University
Omaha, Nebraska
*11.2 Breast Mass*
*11.5 Dyspareunia*

**Carmen G. Strickland, MD, MPH**
Assistant Professor
Department of Family & Community Medicine
Wake Forest University School of Medicine
Winston-Salem, North Carolina
*6.6 Rhinitis*

**Vijaya Subramanian, MBBS**
Resident Physician
Department of Family Medicine
University of Nebraska Medical Center
Omaha, Nebraska
*9.10 Jaundice*

**Razan Taha, MD**
Family Medicine Resident
Creighton University Medical Center
Omaha, Nebraska
*14.3 Hirsutism*

**Kenji L. Takano, MD**
Medical Director
Uniformed Services School of Medicine;
Staff Physician
Family Medicine Clinic
Mike O'Callaghan Federal Hospital
Nellis Air Force Base, Nevada
*8.1 Cough*

**Joseph Teel, MD**
Assistant Clinical Professor of Family Medicine & Community Health
Perelman School of Medicine
Hospital of the University of Pennsylvania
Philadelphia, Pennsylvania
*17.1 Alkaline Phosphatase, Elevated*

**Christy A. Thomas, MD**
Senior Resident
Department of Family Medicine
Wake Forest Baptist Health
Winston-Salem, North Carolina
*6.8 Tinnitus*

**Denae M. Torpey, DO**
Chief Resident
Department of Family Medicine
University of Nebraska Medical Center
Omaha, Nebraska
*4.7 Seizures*

**Diego R. Torres-Russotto, MD**
Assistant Professor
Department of Neurological Sciences;
Director
UNMC Movement Disorders Program;
Medical Director
TNMC Movement Disorders Center;
Director
Movement Disorders Fellowship Program;
Assistant Director
Neurology Residency Program;
Director
Neurology Clinical Clerkship;
University of Nebraska Medical Center
Omaha, Nebraska
*4.1 Ataxia*
*4.9 Tremors*

**Alicia C. Walters-Stewart, MD**
Clinical Instructor
Department of Family & Community Medicine
Wake Forest Baptist Health
Winston-Salem, North Carolina
*6.9 Vertigo*

**Rebecca Wester, MD**
Assistant Professor
Department of Family Medicine/Geriatrics
University of Nebraska Medical Center
Omaha, Nebraska
*7.6 Congestive Heart Failure*

**Katrina N. Wherry, MD**
Clinical Professor & Staff Physician
Department of Family Medicine
University of Nebraska Medical Center
Omaha, Nebraska
*8.9 Wheezing*

**Sean P. Wherry, MD**
Clinical Professor
Department of Family Medicine
University of Nebraska Medical Center
Omaha, Nebraska
*8.3 Hemoptysis*

**Mohammed Zalabani, MBChB**
Family Medicine Resident Physician
Creighton University Medical Center
Omaha, Nebraska
*14.5 Polydipsia*

# 目次

### ① 10分間診断の基本原理 ······ 2

### ② 鑑別のつかないプロブレム
| | | |
|---|---|---|
| 2.1 | 食欲不振 | 8 |
| 2.2 | 浮動性めまい | 10 |
| 2.3 | 浮腫 | 13 |
| 2.4 | 転倒 | 15 |
| 2.5 | 疲労感 | 18 |
| 2.6 | 発熱 | 21 |
| 2.7 | 頭痛 | 25 |
| 2.8 | 過眠 | 27 |
| 2.9 | 不眠 | 30 |
| 2.10 | 悪心・嘔吐 | 33 |
| 2.11 | 寝汗 | 35 |
| 2.12 | 失神 | 37 |
| 2.13 | 意図しない体重減少 | 40 |

### ③ メンタルヘルスのプロブレム
| | | |
|---|---|---|
| 3.1 | 不安 | 44 |
| 3.2 | 双極性障害 | 47 |
| 3.3 | 抑うつ | 50 |
| 3.4 | 自殺リスク | 54 |

### ④ 神経系に関連したプロブレム
| | | |
|---|---|---|
| 4.1 | 運動失調 | 60 |
| 4.2 | 昏睡 | 62 |
| 4.3 | 譫妄 | 66 |
| 4.4 | 認知症 | 69 |

| 4.5 | 記憶障害 | 72 |
| --- | --- | --- |
| 4.6 | 錯知覚と異知覚 | 76 |
| 4.7 | 痙攣 | 78 |
| 4.8 | 脳卒中 | 81 |
| 4.9 | 振戦 | 83 |

## ⑤ 眼のプロブレム

| 5.1 | 視力障害 | 88 |
| --- | --- | --- |
| 5.2 | 角膜異物と角膜擦過傷 | 90 |
| 5.3 | 複視 | 92 |
| 5.4 | 視力消失 | 95 |
| 5.5 | 眼振 | 99 |
| 5.6 | 乳頭浮腫 | 103 |
| 5.7 | 瞳孔不同 | 106 |
| 5.8 | 充血眼 | 109 |
| 5.9 | 暗点 | 113 |

## ⑥ 耳鼻咽喉のプロブレム

| 6.1 | 口臭 | 118 |
| --- | --- | --- |
| 6.2 | 難聴 | 121 |
| 6.3 | 嗄声 | 124 |
| 6.4 | 鼻出血 | 127 |
| 6.5 | 咽頭炎 | 130 |
| 6.6 | 鼻炎 | 134 |
| 6.7 | 口内炎 | 137 |
| 6.8 | 耳鳴 | 139 |
| 6.9 | 回転性めまい | 143 |

## ⑦ 心血管系のプロブレム

| 7.1 | 非典型的胸痛 | 150 |
| --- | --- | --- |
| 7.2 | 抗凝固 | 152 |
| 7.3 | 胸痛 | 156 |
| 7.4 | 徐脈 | 159 |
| 7.5 | 心拡大 | 162 |
| 7.6 | うっ血性心不全 | 164 |

| | | | |
|---|---|---|---|
| 7.7 | 拡張期心雑音 | …… | 169 |
| 7.8 | 収縮期心雑音 | …… | 173 |
| 7.9 | 高血圧 | …… | 176 |
| 7.10 | 動悸 | …… | 182 |
| 7.11 | 心膜摩擦音 | …… | 185 |
| 7.12 | Raynaud病 | …… | 187 |
| 7.13 | 頻脈 | …… | 189 |

## ⑧ 呼吸器系のプロブレム

| | | | |
|---|---|---|---|
| 8.1 | 咳 | …… | 194 |
| 8.2 | チアノーゼ | …… | 197 |
| 8.3 | 喀血 | …… | 200 |
| 8.4 | 胸水 | …… | 202 |
| 8.5 | 胸膜痛 | …… | 205 |
| 8.6 | 気胸 | …… | 208 |
| 8.7 | 息切れ | …… | 211 |
| 8.8 | ストライダー(喘鳴) | …… | 216 |
| 8.9 | 笛声音(喘鳴) | …… | 219 |

## ⑨ 消化器系のプロブレム

| | | | |
|---|---|---|---|
| 9.1 | 腹痛 | …… | 224 |
| 9.2 | 腹水 | …… | 228 |
| 9.3 | 便秘 | …… | 231 |
| 9.4 | 下痢 | …… | 236 |
| 9.5 | 嚥下障害 | …… | 242 |
| 9.6 | 心窩部不快感 | …… | 248 |
| 9.7 | 上部消化管出血 | …… | 253 |
| 9.8 | 肝炎 | …… | 256 |
| 9.9 | 肝腫大 | …… | 261 |
| 9.10 | 黄疸 | …… | 265 |
| 9.11 | 直腸出血 | …… | 268 |
| 9.12 | 脂肪便 | …… | 271 |

## ⑩ 腎・泌尿器系のプロブレム

| | | | |
|---|---|---|---|
| 10.1 | 排尿困難 | …… | 276 |

| 10.2 | 血尿 | 278 |
| --- | --- | --- |
| 10.3 | 勃起障害 | 281 |
| 10.4 | 尿失禁 | 285 |
| 10.5 | 夜間頻尿 | 288 |
| 10.6 | 乏尿と無尿 | 291 |
| 10.7 | 持続勃起症 | 296 |
| 10.8 | 陰嚢腫瘤 | 298 |
| 10.9 | 陰嚢痛 | 300 |
| 10.10 | 尿道分泌物 | 304 |

## ⑪ 女性生殖器に関連したプロブレム

| 11.1 | 無月経 | 310 |
| --- | --- | --- |
| 11.2 | 乳房腫瘤 | 312 |
| 11.3 | 慢性骨盤痛 | 314 |
| 11.4 | 月経困難症 | 317 |
| 11.5 | 性交疼痛 | 319 |
| 11.6 | 月経過多 | 320 |
| 11.7 | 妊娠していない女性の乳汁分泌 | 325 |
| 11.8 | 子宮頸部細胞診の異常 | 327 |
| 11.9 | 閉経後の性器出血 | 331 |
| 11.10 | 帯下 | 335 |

## ⑫ 筋骨格系のプロブレム

| 12.1 | 関節痛 | 340 |
| --- | --- | --- |
| 12.2 | 下腿痛 | 343 |
| 12.3 | 股関節痛 | 346 |
| 12.4 | 膝痛 | 349 |
| 12.5 | 腰痛 | 353 |
| 12.6 | 単関節痛 | 357 |
| 12.7 | 頸部痛 | 361 |
| 12.8 | 多発筋痛症 | 365 |
| 12.9 | 肩痛 | 368 |

## ⑬ 皮膚のプロブレム

| 13.1 | 脱毛症 | 374 |
| --- | --- | --- |

| 13.2 | 多形紅斑 | 377 |
|---|---|---|
| 13.3 | 斑状丘疹状皮疹 | 380 |
| 13.4 | 色素沈着障害 | 383 |
| 13.5 | 瘙痒症 | 387 |
| 13.6 | 発熱に合併した皮疹 | 390 |
| 13.7 | 蕁麻疹 | 392 |
| 13.8 | 小水疱，水疱性皮疹 | 394 |

## ⑭ 内分泌・代謝のプロブレム

| 14.1 | 糖尿病 | 398 |
|---|---|---|
| 14.2 | 女性化乳房 | 402 |
| 14.3 | 多毛症 | 404 |
| 14.4 | 甲状腺機能低下症 | 407 |
| 14.5 | 多飲 | 412 |
| 14.6 | 甲状腺腫脹 / 甲状腺腫 | 415 |
| 14.7 | 甲状腺結節 | 418 |
| 14.8 | 甲状腺機能亢進症 / 甲状腺中毒症 | 420 |
| 14.9 | ビタミン D 欠乏 | 423 |

## ⑮ 血管・リンパ系のプロブレム

| 15.1 | 全身性リンパ節腫脹 | 428 |
|---|---|---|
| 15.2 | 局所的なリンパ節腫脹 | 430 |
| 15.3 | 点状出血と紫斑 | 432 |
| 15.4 | 脾腫 | 435 |

## ⑯ 検査結果異常：血液学と尿検査

| 16.1 | 貧血 | 440 |
|---|---|---|
| 16.2 | 好酸球増加症 | 442 |
| 16.3 | 赤血球沈降速度および C 反応性蛋白 | 445 |
| 16.4 | 好中球減少症 | 448 |
| 16.5 | 多血症 | 450 |
| 16.6 | 蛋白尿 | 452 |
| 16.7 | 血小板減少症 | 454 |

## ⑰ 検査結果異常：血液生化学と免疫学

- **17.1** アルカリホスファターゼの上昇 ……… 458
- **17.2** トランスアミナーゼの上昇 ……… 463
- **17.3** 抗核抗体の上昇 ……… 469
- **17.4** 脳性ナトリウム利尿ペプチド ……… 475
- **17.5** クレアチニン上昇 ……… 479
- **17.6** Dダイマー ……… 486
- **17.7** 高カルシウム血症 ……… 490
- **17.8** 高カリウム血症 ……… 494
- **17.9** 低カリウム血症 ……… 499

## ⑱ 画像診断における異常

- **18.1** マンモグラフィ画像の異常 ……… 504
- **18.2** 骨嚢腫 ……… 508
- **18.3** 縦隔腫瘤 ……… 510
- **18.4** 骨減少症 ……… 513
- **18.5** 孤立性肺結節 ……… 518

索引
　和文索引 ……… 523
　欧文索引 ……… 533

## 注意

本書に記載した情報に関しては，正確を期し，一般臨床で広く受け入れられている方法を記載するよう注意を払った。しかしながら，著者（監訳者，訳者）ならびに出版社は，本書の情報を用いた結果生じたいかなる不都合に対しても責任を負うものではない。本書の内容の特定な状況への適用に関しての責任は，医師各自のうちにある。

著者（監訳者，訳者）ならびに出版社は，本書に記載した薬物の選択，用量については，出版時の最新の推奨，および臨床状況に基づいていることを確認するよう努力を払っている。しかし，医学は日進月歩で進んでおり，政府の規制は変わり，薬物療法や薬物反応に関する情報は常に変化している。読者は，薬物の使用にあたっては個々の薬物の添付文書を参照し，適応，用量，付加された注意・警告に関する変化を常に確認することを怠ってはならない。これは，推奨された薬物が新しいものであったり，汎用されるものではない場合に，特に重要である。

薬物の表記は，わが国で発売されているものは一般名・商品名ともにカタカナで，発売されていないものは英語で記すよう努めた。

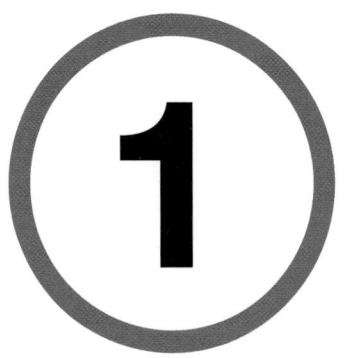

# 10分間診断の基本原理

## Principles of the 10-Minute Diagnosis

*Robert B. Taylor*

# 10分間診断の基本原理

Paul M. Paulman

## 10分間で診断を？ 本当に？
## そうです，本当に！

「診断のための評価を実施するのに90分間あればいいのだけれど。病院実習をしていた医学部3年生の頃はそうしていたのだから」，「いや，インターンの頃を思い出してみても，診断には30分間は欲しいなあ…」と誰しも思う。しかし，そのような日々は過ぎ去ってしまった。今日では — 根拠に基づき，費用対効果の高い医療が求められる時代に診療に携わる臨床医にとって — 外来1患者あたりの診察時間は昔よりずっと短くなっている。最近の研究によると，例えば，84の診療所で138人の医師に診察を受けた4,454人の患者の平均診察時間は10分間であった[1]。また，別の研究では，686人のプライマリ・ケア医のもとへの19,192回の受診で，1回の診察時間は16.3分と概算された[2]。たとえ診察時間全体が10分を超えていても — 患者に挨拶をしたり，治療について説明したり，マネジド・ケア〔managed care（管理医療）〕がらみの書類を書いたり，さらに患者の脱衣や着衣に要する時間を除外すると — 実際，診断に費やされる時間が10分を超えることはほとんどありえない。

このように，私たちが1回の診察で診断に使える時間が一般的に10分間しかないとすると，患者の問題には的を絞って対応せざるをえない。しかし，同時に医学的には網羅的かつ思慮深くあり続けたい。実はそのようなアプローチは可能であり，経験を積んだ臨床医がよく用いているやり方でもある。以下は10分間診断のためのいくつかの実践ガイドラインである。例として，1人の患者について考えてみよう。**Joan S. さんは49歳の既婚女性。あなたの診療所の初診患者。主訴は片側性の激しい頭痛，約1年前から悪化してきている**（頭痛に対する診断アプローチの詳細については「2.7 頭痛」参照）。

### ● 診察中ずっと診断のきっかけとなる鍵を探し続けよう

患者が診療所スタッフとどのように接しているか，どのように上着を脱ぎ，どの

---

**原書注** 本章は初版に登場する章である。当時の本書のタイトルは"The 10-Minute Diagnosis Manual"であった（訳注：今版はTaylor's Differential Diagnosis Manual）。編集チームは，タイトルが変更された最新版においてもDr. Taylorの記したこの章を残すこととした。なぜならば，このメッセージは，Dr. Taylorが最初に記したときと同様，現在においてもゆらぐことなく核心を突いているからである。

ように座るかに注目しよう。どのように自分の症状を説明しはじめるか，今回の受診で何をしてほしいと思っているか，付き添って来ているのは誰か，話すのは誰か，などにも注目する。

必ず，「…について話してくれませんか」と開放型(open-ended)の質問を使うようにしよう。経験の浅い臨床医は早期に「はい」「いいえ」式の閉鎖型(closed-ended)質問に移行してしまうが，熟練した10分間診断医は，範囲の狭い質問を早い段階で使いすぎると間違った結論にいきつくおそれがあることを知っている。間違った結論は，長い目でみると，よく時間の浪費，最悪の場合は危険ですらある。その一例として，食道逆流の既往歴があるからといって，今，胸やけがあるか，辛い食事が苦手か，などの質問に患者が「はい」と答えただけで，誤って胸痛を胃食道逆流症のせいにしてしまうことがあげられる。

今，話している話題についての患者の表情を観察しよう。いいづらそうにしたり，答えをはぐらかそうとしていないかにも注意を集中しよう。意図してこのような診断の進め方をたどるようにすれば，わからずじまいになっていたかもしれない薬物乱用や家庭内暴力などの問題が明るみにでることがある。**Joan S. さんの場合，質問にはすらすらと答えてくれるだろうか，家族内の気がかりなこと，家庭生活などの話題で答えをはぐらかすことはないだろうか。**

### ● まず「最もありふれたこと」を考えよう

私はいつも医学生に，昔からの格言，「最もありふれた問題が最もよく起こる」を思い出させるようにしている。患者を診察する医師は，患者との出会いの早い段階で診断仮説を立てる。頭痛患者の場合，まず最初に，側頭動脈炎ではなく緊張性頭痛や片頭痛を考慮すべきである。もちろん，10分間診断医は，特別の懸念，例えば頭痛患者における脳腫瘍の可能性などについても考慮する。病歴聴取の最初では症状の特徴と時間経過を探り，続いて診断仮説の採用や除外に役立つ選択的な質問をする。例えば，「頭痛の直前に何か起こりませんでしたか？」，「痛みの種類や強さは？」，「どんなことでもよいですから，最近何か変化はありませんでしたか？」など。つぎに，重要な既往歴，社会歴，家族歴についてもたずねる。「どのようなストレスがあなたの症状に影響を与えていると思いますか？」，「家族の誰かに頭痛もちの人はいませんか？」。

身体診察は診断に役立ちそうな関連領域に限定する。"全身をくまなく診察する"必要は実際ほとんどない。**再発性の頭痛患者であるJoan S. さんの場合，10分間診断医の診察はバイタルサイン，協調運動を含む頭頸部の診察，深部腱反射，頭部神経機能に限定されることになるだろう。胸部，心臓，腹部の診察は役に立ちそうにない。**

検査も診断仮説の採用と除外，その後の治療上の決断に役立つものに限る。頭痛を主訴とする大多数の患者に，血液検査や画像診断は必要ない。

もちろん，**ときにはまれな問題も生じる。**あなたがたもときには説明できない所見に直面することがあるだろう。予期しない一側性の聴力障害の所見が頭痛患者に

みられたり，倦怠感を訴える患者に脾腫が見つかったり，などである。予期しない所見がつぎつぎと出現してきたときは立ち止まって考えてみよう。このような注意深さによって，1993 年，米国南西部におけるハンタウイルス呼吸器症候群流行の原因を Muerto Canyon ウイルス（訳注：ハンタウイルスの一種）と同定することができたし，dexfenfluramine を体重調節目的で使っていた患者に原発性肺高血圧症が発生することを発見できたのである。医師としての生涯に何度かは，診断上の幸運を体験する機会がある。10 分間診断医は予期しない診断上のカギに注意を怠らないことによってこの機会をものにする。

### ● 利用可能な援助はすべて使おう

あなたがた自身の専門家としての知識，経験，使える時間に加えて，診断のための資源としては，あなたの診療所スタッフ，患者と家族，情報源としての膨大な医学文献が利用可能である。

診療所や病院のスタッフは診断確定にとって実に力強い味方である。患者が予約の電話をかけてきたときや患者が診察室に付き添われてきたときに重要なヒントが得られることがある。もし，患者が受付担当スタッフや看護師に，この胸痛は私の父が心臓発作を起こしたときの痛みと同じです，と話したり，また別の患者で，この胸やけは 15 歳の娘の品行不良と関連しているのではないかしらと思っています，と話してくれたときは，スタッフは患者の許可を得てこの情報を医師に伝えるべきである。

患者や家族は，疲労感，下痢，食思不振など，いろいろな症状の原因について，一通りのものの見方をもっているものである。咳に関して患者が考える鑑別診断について行われた Bergh の研究では，医師は平均 7.6 個の診断の可能性を考慮したのに対して，患者は 6.5 個の可能性を報告し，そのうち共通のものは 2.8 個のみであった[3]。Joan S. さんとその家族は，たぶん，あなたがたがあまり強く考えなかった診断の数々をいってくるだろう。あなたが考えもしなかったさまざまな診断仮説は，その患者にとって気がかりな事柄を示している。それはまた，患者を安心させるために，結局は議論しなくてはいけない事柄でもある。例えば，今日，Joan さんが外来を訪れた 1 番の理由は，昔からの知り合いが最近，脳腫瘍と診断されたため，自分の頭痛のことが心配になってきたからかもしれない。

### ● 問題の心理社会的側面を考慮しよう

頭痛患者についてもう少し続けよう。片頭痛のせいで家族の行事が中止になったり，救急外来を受診するまでのことや，スマトリプタン注射の高額な薬代が周囲の人々に与える打撃ばかりでなく，結婚生活や仕事上のストレスが症状に与える影響なども考慮に入れていなければ，片頭痛の診断としては不完全である。癌や糖尿病の診断も，患者や家族の生活への影響を考慮していなければ不完全である[4]。

10 分間診断医は，とりわけ ICD-9（*International Classification of Diseases, 9th*

*ed.*:「国際疾病分類第9版」)の診断カテゴリーにはうんざりしている。ICD-9を用いれば，確かに，統計的分析処理やマネジド・ケアの支払いは円滑になるが，語られる言葉の豊かさや個人的，家族的文脈(背景)が失われてしまう。例えば，"ICDコード250.00，合併症のない糖尿病"という表現と，"粗末な食事とぎりぎりの年金収入で家族と別居している高齢患者にみられる2型糖尿病"という表現を比べてみるとよい。

疾患の心理社会的側面を考慮しないでいると，疾患の理解が不十分になるだけでなく，疾患そのものを見逃すこともある。これまでにどれほど多くの児童虐待の事例が，忙しい救急外来医が受傷の原因や家庭環境の探求を怠ったために見逃されてきたことであろうか。

**Joan S. さんの病歴を明らかにするうえで，仕事や家庭内での現在のストレスについて知り，頭痛が消失すれば日々の生活がどれほど違ってくると彼女が考えているかを知ることは重要である。**

## ● 助けが必要なときには助けを呼ぼう

今日では，診断も含め，医療は「根拠に基づいて(evidence-based)」いなければならない。挿話的な，ましてやあなたがた自身の「長年の臨床経験」に基づいて，ということではだめである。エビデンスとはもちろん膨大な医学知識の集成のことであるが，これには臨床雑誌[5]，ウェブサイト[6]，この**『テイラー10分間鑑別診断マニュアル』**などの参考書に掲載された研究報告やメタ分析が含まれる。**例えば，あなたがJoan S. さんのことを考えているとすれば，片頭痛へのアプローチについての最近の文献を検索するに違いない。**

同僚からの援助も利用できる。診断になんとなく満足できないとき，対診(コンサルテーション)を求めることを考える。患者とのつき合いの長いかかりつけ医には盲点ができてしまうことがあり，誰か別の人の新鮮な目でみて，はじめて診断が明瞭になることもある。このようなときに必要なのは，ケアの連続性という考え方とは対立しかねないが，問題点について考え直してみることである。

援助は，廊下のすぐ向こうにいる同じ専門の同僚からも，他の専門診療科の医師からも得られる。

## ● 連続的に進化する診断という枠組みの中で考えよう

初回の診察で必ず確定診断をつける必要はない。実際，そのようなアプローチでは診察は長引き，検査は過剰になりがちで，生物医学的診断に偏重し，質を伴わない高コストの医療を行う結果となる。診断のはっきりしない状況に直面したときの最良の検査法は時間経過をみることであり，フォローアップの診察である。例えば，頭痛がストレスの強い人生の大きな出来事に影響されることは誰でも知っている。しかし，新たに受診した患者は，多くの場合，気恥ずかしい個人的な悩みことを医師に打ち明ける気にはなれない。臨床医との信頼関係が築かれてはじめて，配

偶者による虐待，10歳代で妊娠した娘，経済的破滅の危機に立っていることなどが明らかになる。

多くの場合，記述的かつカテゴリー的な診断名を用い，確定診断には時間をかけるのがよい。例としては，慢性的な骨盤痛を訴える10歳代の女性患者，咳が3カ月間続く若い成人，食思不振の中年患者，疲労感や不眠を訴える高齢者などである。ときに，このようなアプローチが初診時の唯一現実的なオプションであることがある。

10分間診断医は，注意深く最初の診断と"恋に陥らない"ようにつとめる。体重減少をきたした"うつ"患者に癌が発生している場合もあること，新しい症状をすべて，更年期障害や糖尿病などすでに診断のついた疾患のせいにしてしまいがちであることなどを10分間診断医は認識している。**もし，Joan S. さんの頭痛が，時間がたっても期待どおりに治療に反応しなかったら，もとの診断を考え直し，たぶん，初診時には過剰と思えた検査を行うことになるだろう。例えば，最初の治療に反応せず，症状の増悪が"1年間"も続くようなら画像診断を行う値打ちがあるだろう。**

日々の診療において，ここで紹介したステップを用いることによって浮いた時間を，あなたが診断について再考に再考を重ねるために用いてほしい。例えば，カルテの記事を読み返したり，医学雑誌を読んだり，医療系のウェブサイトを探したり，フォローアップで患者を診察したりするなかで，診断について再考を重ねてほしい。10分間診断医は，常に患者の問題リストを再考する心の準備ができている。つまるところ，10分間単位で測定されることの多い辛抱と忍耐の積み重ねによって，洞察に富み，生物-心理-社会面すべてを包括し，臨床的に有用な診断が生み出されるのである。

## ●文献

1. Stange KC, Zyzanski SJ, Jaen CR. Illuminating the black box: a description of 4454 patient visits to 138 family physicians. *J Fam Pract* 1998;46:377–389.
2. Blumenthal D, Causino N, Chang YC. The duration of ambulatory visits to physicians. *J Fam Pract* 1999;48:264–271.
3. Bergh KD. The patient's differential diagnosis: unpredictable concerns in visits for cough. *J Fam Pract* 1998;46:153–158.
4. Taylor RB. Family practice and the advancement of medical understanding: the first 50 years. *J Fam Pract* 1999;48:53–57.
5. Richardson WS, Wilson MC, Guyatt GH, et al. User's guide to the medical literature: how to use an article about disease probability for differential diagnosis. *JAMA* 1999;281:1214–1219.
6. Hersh W. A world of knowledge at your fingertips: the promise, reality, and future directions of on-line information retrieval. *Acad Med* 1999;74:240–243.

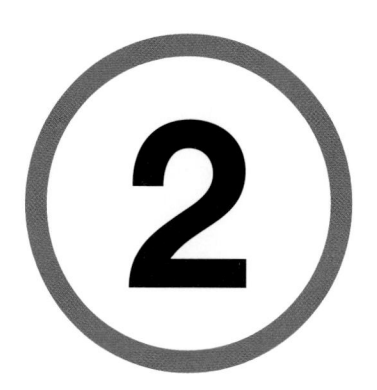

# ② 鑑別のつかないプロブレム

**Undifferentiated Problems**

*Richard H. Hurd*

## 2.1 食欲不振 anorexia

Dorota Brilz

### 背景

食欲不振(anorexia)とは，持続する食欲の低下である。種々の医学的状況でよくみられる症候の1つであり，精神疾患としての「神経性食欲不振症」とは鑑別しなければならない。

### 病態生理

**A. 一般的な機序** 生体がいかに食欲の増進・抑制を制御しているのか，正確にはわかっていない。神経系と内分泌系の両方の機序が相互作用しているようである。視床下部が，満腹感と空腹感の両方をつかさどり，体重を理想的な状態に保っているとされている。視床下部は，エネルギーバランスの変化に反応し，食事摂取とエネルギー消費の調和を保つために，多くの神経系・内分泌系の情報を解釈・統合している。長期にわたり，体内のエネルギー貯蔵，内分泌機能の状態，全身の健康状態についての情報をやりとりする信号はおもにホルモン性である。消化管ホルモンや，より高次の中枢神経や腸管からの神経系の信号などの短期信号は，食事の開始と終了を調節している。この過程に関与するホルモンには，レプチン，インスリン，コレシストキニン，グレリン，ペプチドYY，膵ポリペプチド，グルカゴン様ペプチド1，オキシントモジュリンなどがある[1]。これらのホルモン系・神経系の何らかの変化が食欲不振につながることがある。

**B. 病因** 食欲不振の原因は，以下の4つのカテゴリーに分類される。

❶ **病理学的** 悪性疾患(特に消化管の癌，肺癌，悪性リンパ腫，腎癌，前立腺癌)，消化管疾患(特に消化性潰瘍，吸収不良，糖尿病性胃腸障害，嚥下障害，炎症性腸疾患，肝炎，Zenker憩室，傍食道ヘルニア)，感染症〔ヒト免疫不全ウイルス(human immunodeficiency virus：HIV)，肝炎ウイルス，結核，慢性細菌性または真菌感染症，寄生虫疾患，肺膿瘍〕，内分泌疾患(コントロール不良の糖尿病，副腎不全)，重症の心・肺・腎疾患(心不全，慢性閉塞性肺疾患，腎不全，ネフローゼ症候群，慢性糸球体腎炎)，神経疾患(脳卒中，認知症，嚥下障害，Parkinson病，筋萎縮性側索硬化症)，慢性炎症性疾患(サルコイドーシス，重症の関節リウマチ，巨細胞性血管炎)。

❷ **精神医学的** 感情の障害(抑うつ，双極性障害，全般性不安障害)と，他の精神疾患(統合失調症や関連疾患)による食事に関連した幻覚。

❸ **薬理学的** 食欲の低下は以下の薬物の副作用として起こりうる。トピラマート，ゾニサミド，選択的セロトニン再取り込み阻害薬(SSRI)，レボドパ，ジゴキシン，メトホルミン，エキセナチド，リラグルチド，非ステロイド性抗炎症薬(NSAID)，抗腫瘍薬，抗ウイルス薬など。同様に，アルコール，麻薬，覚醒

剤，コカインでも起こりうる。

　慢性的に高用量を服用していた向精神薬や大麻からの離脱症候群も原因となりうる。食欲を低下させるハーブや非処方薬には，5-HTP，アロエ，カフェイン，カスカラ，キトサン，クロム，セイヨウタンポポ，マオウ，ガルシニア，グルコマンナン，ガラナ，グアーガム，漢方利尿薬，ニコチン，ピルビン酸，セイヨウオトギリソウなどがある[2]。

❹ **社会的**　社会的要因はしばしば食欲不振を生じる。死別，ストレス，孤独は食欲を低下させることがある。転居，食材の買物や食事の準備ができなくなること，経済的な困難もまた食欲の変化につながる。

## 評価

**A. 病歴**　詳細に病歴を聴取することが，患者の食欲不振の原因同定に不可欠である。
❶ **現病歴**　どのぐらいの期間か？　持続性か，一過性か？　随伴症状はないか？　心理的なストレスが存在しているか？　嚥下障害や嚥下時痛を伴っているか？
❷ **既往歴**　慢性疾患，悪性疾患，摂食障害を含む精神的プロブレムの既往。
❸ **薬物・嗜好**　違法薬物使用や，上記の食欲不振をきたしうる処方薬。
❹ **社会歴**　経済的問題，移動能力など，食事に対するアクセスの問題。普段とは違う方法で食事が用意された場合，食欲が低下することがある(例：施設に入所した患者)。医療スタッフから食事制限指導を受けると，好みの問題から食欲が低下することがある。
❺ **システムレビュー**　体重の変動，消化管系，精神・神経系に重点をおくべきである。食事日記は食事摂取量や食事摂取パターンを把握するのに役立つ。

**B. 身体診察**
❶ **全身状態**　健康そうにみえるか，病的にみえるか？　全身疾患の徴候としての発熱，頻脈，頻呼吸，血圧異常がないか，再度見直す。
❷ **頭部・眼・耳・鼻・咽頭(HEENT)**　口腔内病変，歯牙不良，嚥下障害・嚥下時痛，リンパ節腫脹，甲状腺腫大，頸部腫瘤を調べる。
❸ **心血管系**　不整脈や，ラ音(rale)，頸静脈怒張，下肢浮腫など，うっ血性心不全の徴候がないか評価する。
❹ **呼吸器系**　肺の聴診にて，喘鳴(wheezes)/断続性ラ音(crackles)，慢性閉塞性肺疾患(chronic obstructive pulmonary disease：COPD)や拘束性肺疾患を示唆する呼吸音の低下がないか，評価する。
❺ **消化器系**　異常な腸蠕動音を聴診する。圧痛，筋硬直，腹水，肝腫大を評価する。グアヤック法を含む直腸診は必須である[3]。
❻ **皮膚**　黄疸，皮膚線条，チアノーゼ，胎毛，色素沈着，皮膚ツルゴールは必須所見である。
❼ **精神神経系**　嗅覚や味覚を含めて脳神経系を調べる。局所または全身の筋力低下，歩行や平衡障害，運動異常も調べる。機能の潜在能力や精神状態を評価する。不安，抑うつ，認知症，譫妄，精神病の評価を行う。

**C. 検査** 他の分野と同様，病歴と身体所見から必要な検査に進むべきである．食欲不振の精査に必要なのは，全血球計算，電解質，肝機能，アルブミンである．栄養状態の評価にあたって，プレアルブミンは栄養状態低下が最も早く現れる指標であり，急性の食欲不振症例の場合，アルブミンより優れている[4]．胸部X線と結核の検査が有用なことがある．また，上部消化管内視鏡検査，下部消化管内視鏡検査，腹部CT，腹部超音波検査も同様である．その他，HIV検査，甲状腺ホルモンと甲状腺刺激ホルモン(thyroid-stimulating hormone：TSH)，ウイルス性肝炎，尿蛋白，尿検査[3]，乱用薬物や中毒検査を行う．

### 診断

食欲不振の原因は数多く，生物精神社会的要因の全般にわたっているが，思慮深く評価することによって，食欲不振の原因を明らかにし，その結果，原因に合った治療をはじめることができる．

### ●文献

1. Murphy KG, Bloom SR. Gut hormones in the control of appetite. *Exp Physiol* 2004;89:507–516.
2. Anorexia nervosa in adults: diagnosis, associated clinical features, and assessment. Up To Date 2012. Accessed at http://www.uptodate.com/contents/anorexia-nervosa-in-adults-diagnosis-associated-clinical-features-and-assessment?source=search_result&search=anorexia&selectedTitle=2%7E150#H549367385 on May 14, 2012.
3. Brooke Huffman G. Evaluating and treating unintentional weight loss in the elderly. *Am Fam Physician* 2002;65:640–651.
4. Beck FK, Rosenthal TC. Prealbumin: a marker for nutritional evaluation. *Am Fam Physician* 2002;65:1575–1578.

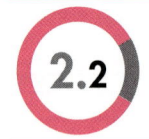

## 2.2 浮動性めまい　dizziness

*Richard H. Hurd*

### 背景

「めまい」はいくぶん不明確な言葉で，気分が悪いときのさまざまな自覚症状を表現するのに患者がよく用いる言葉である．これらには，気が遠くなる感じ(faintness)，ぐらつき感(giddiness)，頭部ふらふら感(light-headedness)，不安定感(unsteadiness)が含まれる．回転性めまい(vertigo：「6.6 回転性めまい」参照)は，不規則にぐるぐる回る感覚で，これも「めまい」と患者は訴える．浮動性めまい(dizziness[†])とは，患者の自己と空間との位置関係についての主観的な感覚が障害されている状態を指す[1]．

[†] 訳注：本項ではdizzinessに浮動性めまいの訳語をあてたが，患者の訴える「めまい」の内容はさまざまなので注意が必要である．

## 病態生理

**A. 病因** 浮動性めまいの原因は無数にある。病因を探る際には，浮動性めまいの原因についての通常の分類を考えることが有用である（表 2.2.1 参照）。

**B. 疫学** 米国では毎年約700万人の患者が，浮動性めまいで外来を受診している[2,3]。神経内科や耳鼻科に紹介される理由としても最も多い。通常は良性の，この病態が，頻回に専門科に紹介される理由は多岐にわたる。重篤な病態を引き起こしかねない心臓や神経由来の原因を除外することは，ときとして難しい。加えて，浮動性めまいの多くは，特別な治療法がなく，患者・医師双方にとってストレスフルである。

### 表 2.2.1 浮動性めまいのおもな原因

| 末梢性[a] | 中枢性[b] | 精神医学的[c] | 非前庭性／非精神医学的[d] |
|---|---|---|---|
| 良性発作性頭位めまい症 | 脳血管障害[e] | 過換気症候群 | 失神前状態 |
| 内耳炎 | 腫瘍[f] |  | 平衡障害 |
| Ménière 病 | 大脳萎縮 |  | 薬物 |
| その他[g] | 片頭痛 |  | 代謝疾患 |
|  | 多発性硬化症 |  | 感染症 |
|  | てんかん |  | 外傷 |
|  |  |  | 原因不明[h] |

[a] めまい患者の44％を含む。
[b] 11％を占める。
[c] 16％を占める。
[d] 37％を占める。
[e] 脳卒中や一過性脳虚血発作，脱水がこの群の大部分を占める。
[f] 聴神経腫瘍がほとんど。
[g] 薬物誘発性，内耳毒性，非特異的な内耳障害を含む。
[h] このカテゴリーのかなりの部分を占め，浮動性めまい全体でも多くを占める。

## 評価

**A. 病歴** 病歴聴取はきわめて重要であると同時に，患者が「めまい」を訴えているとき，その意味するものが何かを正確に描写することが難しいことがある。めまい発作時の状況，周辺状況，持続時間，期間，頻度を明らかにすることは重要である。増悪因子を調べる。悪心，頭痛，胸部の拍動感，耳鳴といった随伴症状は，診断に役立つ。薬物の投与開始・変更についても聴取する。

**B.** 身体診察は徹底的に行うが，病歴に基づいて特定の系統に焦点が絞られることが多い。身体診察のみで診断が完結することはほとんどないが，しばしば診断が確かになることはある。

❶ 起立時の血圧を含めたバイタルサインから診察をはじめる。
❷ 神経学的な診察は完全に行う。
❸ 心雑音や不整脈，頸動脈聴診を含め，心血管系の診察はしっかりと行う。

❹ 感染の有無を評価する耳鏡検査と，注視・Dix-Hallpike テスト・頭位変換を含んだ眼振検査が重要である。
❺ 小脳機能を評価するための歩行の観察も診察に含める。
**C．検査** 浮動性めまいと直接関連する血液検査や画像検査がないことは明らかであるが，実際は臨床医が最も強く疑っている病因にしたがって実施される。これらの検査は，診断を決定するというよりは，診断をより確かにするためのものである。
❶ 全血球計算，電解質，薬物血中濃度，甲状腺機能。
❷ 脳腫瘍を強く疑えば，磁気共鳴画像法(magnetic resonance imaging：MRI)などの画像検査。
❸ 聴力検査，ティルト椅子で迷路機能を検査することも役に立つことがある。
**D．遺伝** めまいの遺伝的素因は明らかではない。

## 診 断

**A．鑑別診断**
❶ 浮動性めまいの鑑別診断には，前述の「めまい」の原因となるすべての状態が含まれる(表 2.2.1)。それ以外にも，患者が「めまい」と表現する，漠然とした違和感の原因も鑑別診断に含まれる。不安，抑うつ，パニック障害，身体化障害といった精神医学的な疾患もすべてめまいを訴える原因となる。不整脈，虚血性心疾患，弁膜症，血管迷走神経反射，貧血，起立性低血圧などは，脳の血流低下から失神前状態(presyncope)を起こしうる。
❷ 高齢者における変性は，前庭器官，視力，固有受容器に影響を及ぼすが，これらもすべて浮動性めまいと解釈される。最後に，末梢性ニューロパチー，または小脳疾患による失調も，浮動性めまいと混同されることがある。
**B．臨床症状** 浮動性めまいの臨床症状は，病因や鑑別診断の項で述べたようにさまざまである。浮動性めまいは，独立した診断名というよりは，何らかの病態の症状として現れるため，臨床症状が非常に多岐にわたり，それを 1 つひとつ臨床医が解明しなければならない。

### ●文献

1. M. Bajorek. Night sweats. In: Taylor R, ed. *The 10-minute diagnosis manual.* Philadelphia, PA: Lippincott Williams & Wilkins, 200:31–33.
2. Kroenke K, Hoffman R, Einstadter D. How common are various causes of dizziness? A critical review. *South Med J* 2000;93(2):160–168, Table 2, P7.
3. Sloane PD. Dizziness in primary care: results from the National Ambulatory Medical Care Survey. *J Fam Pract* 1989;29:33–38.

## 2.3 浮腫 edema

*Jennifer J. Buescher*

### 背景

浮腫(edema)は，体液交換の異常が，毛細血管における血行動態または腎臓における水分・ナトリウムの交換あるいはその両方に影響を与えることによって生じる[1]。浮腫は，多くの異なる疾患でみられる頻度の高い症候である。

### 病態生理

**A. 病因** 腎臓は，水分やナトリウム分泌を調整することで，血管外体液量と有効循環血液量のバランスを維持している。組織へ酸素を供給するのに十分な血漿量を保つことが最も重要な役割である。毛細血管の静水圧上昇，血漿浸透圧の低下，間質の浸透圧上昇，毛細血管透過性亢進があると，体液は細胞外へ移動する。細胞外(間質)の体液増加が浮腫につながる[1]。

**B. 疫学** 急性期，慢性期ともに，臨床現場で頻度の高いプロブレムのひとつである。

### 評価

**A. 病歴** 浮腫は種々の臨床状況でみられることから，正確な診断には完全な病歴聴取が必要となる。よく使用される処方薬の多くが浮腫の原因となり，また増悪因子となるので，徹底的な服薬歴の聴取が必要である。病歴は，発症様式(急性か慢性か)，疼痛を伴うか，食事内容，妊娠，浮腫のある部分の外傷，最近の渡航歴，職業歴について聴取する。急性に発症した浮腫は，リンパ管や静脈の急性閉塞を示唆し，緊急の対応が必要となる。慢性的な浮腫では，慢性の心臓・肝臓・腎臓の疾患が，より疑わしい[2]。未治療の甲状腺機能低下症による粘液水腫もまた，慢性的な全身浮腫の原因となりうる。

**B. システムレビュー** 浮腫の種々の原因を鑑別するためにシステムレビューは必須である。心臓，呼吸器，関節，四肢，消化管の症候には特に留意する。

**C. 身体診察** 浮腫の部位や程度，皮膚の破綻，および浮腫の原因の鑑別に役立つ所見に特に焦点をあてる。片側性か，体位によらない浮腫では，深部静脈血栓症や腫瘍によるリンパ管閉塞を緊急に除外しなければならない。両側性で，下肢に有意な浮腫は，うっ血性心不全に最もよくみられる。腹部の浮腫は肝障害を示唆する。両側四肢や体幹部の全身浮腫は，ネフローゼ症候群や他の腎障害の可能性を高める[1]。下肢に強い浮腫は，正常妊娠でよくみられるが，上肢にみられる場合や重篤な場合は，妊娠高血圧症の徴候のことがあり，より徹底的に評価すべきである。

**D. 検査** 検査は，病歴，システムレビュー，身体診察に基づいて行われるべきである。代謝系，肝酵素，甲状腺刺激ホルモン，心エコー検査，腹部超音波検査，四肢の血管超音波などで評価する。

## 診断

浮腫の鑑別診断は，表 2.3.1 にあげた。十分な病歴聴取と身体診察と焦点を絞った血液検査や画像評価が，浮腫の診断を確定するのに必要である。

### 表 2.3.1 浮腫の鑑別診断

- リンパ浮腫
  - 術後
  - 腫瘍による圧迫
  - 外傷後の変化
- 深部静脈血栓症
- 粘液水腫：甲状腺機能低下症
- 急性の外傷や骨折
- うっ血性心不全
- 肝硬変
- ネフローゼ症候群
- 医原性浮腫（過度の起立，きつい衣服など）
- 薬物関連
  - 非ステロイド性抗炎症薬（NSAID）
  - カルシウム拮抗薬
  - エストロゲン
  - 血管拡張薬
  - 副腎皮質ステロイド

O'Brien J. G., Chennubhotle, S. A., & Chennubhotla, R. V. (2005). Treatment of Edema. *American Family Physician*, 2005;71 (11): 2111-2117; Braunwald E, Loscalzo J. In: Anthony EB, Fauci S, eds. *Harrison's principles of internal medicine*, Chapter 36, 17th ed. New York, NY: McGraw-Hill, 2008 より改変。

### ●文献

1. O'Brien JG, Chennubhotle SA, Chennubhotla RV. Treatment of edema. *Am Fam Physician* 2005;71(11):2111–2117.
2. Braunwald E, Loscalzo J. Edema. In: Anthony EB, Fauci S, eds. *Harrison's principles of internal medicine*, Chapter 36, 17th ed. New York, NY: McGraw-Hill, 2008:290–295.

## 2.4 転倒 fall

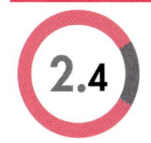

Kenneth D. Peters

### 背景

転倒は，年齢の両極端，すなわち小児と高齢者に最も起こりやすい。1歳以上の小児では，外傷が死因の第1位である。転倒はそのなかの25％を占める。自転車事故は，5～14歳の転倒の68％を占める[1]。65歳以上では，転倒の発生率は30％であり，80歳以上では50％を超える。不慮の事故は，65歳以上の死因の第5位で，転倒はこれらの死亡の3分の2を占める。転倒のために入院が必要となった高齢者で，1年後に存命していたのは約半数にすぎない[2]。

### 病態生理

転倒の予防策を講じるには，原因となった要因を同定し，評価する必要がある。小児は高所から転落し，高齢者は平地で転倒する。

**A. 小児と思春期** 1m以上の高さからの転落や1歳未満の乳児の転落では，頭蓋骨骨折と脳内出血の危険が増す。意識消失，行動の変化，痙攣，持続性の嘔吐があれば，緊急に評価する必要がある。

**B. 高齢者の転倒** 姿勢の安定性に影響を与える要素も含めると，転倒の半数は不慮の事故が原因となる。残りの半数は内科的疾患が原因となる（表2.4.1参照）。失神を伴っている場合は，その原因が心臓由来か否かを見定めなければならない（表2.4.2，「2.12 失神」参照）。失神の原因が心臓由来であれば，その後1年間の死亡率は20～30％であり，心臓以外の原因であれば5％未満である[3]。高齢者では，転倒と介護施設入所との関連は強く，さらに，特定の個別的対応が転倒予防に役立つ[4]。虚弱高齢者の大腿骨頸部骨折は，体にあうように設計された外づけ股関節保護具の使用によって減らすことができる[5]。

### 評価

**A. 病歴**

❶ 転倒では，目撃者からの情報収集が欠かせない。それにより，痙攣や意識消失の有無，転倒の態様がわかる。転倒の前に何をしていたか，体位の変化と関係はないか，排尿や食事摂取の後か，便秘後の排便であったかどうかも患者にたずねる。不整脈を示唆するような動悸を伴っていなかったか？ 心臓由来を示唆するような運動時の転倒や失神を起こしたことはなかったか？ 中枢神経系の外傷や痙攣を示唆するようなはじめてもしくは以前とは違う錯乱状態はないか？ 尿便失禁は伴っていたか？ 家庭環境や転倒の危険因子に関する質問も行うべきである（表2.4.1）。

❷ **既往歴** 転倒に関係したと思われる疾患を探す（表2.4.1）。突然死の家族歴は

### 表 2.4.1 転倒に関係する要素

| 姿勢安定性に関係する要素 | 転倒に寄与する医学的プロブレム |
| --- | --- |
| 筋力／筋緊張低下 | 関節炎 |
| 歩幅の変化 | 脳卒中の既往 |
| 体位維持の変化 | 大腿骨頸部骨折 |
| 深部感覚低下 | 認知症 |
| 聴力低下 | 骨粗鬆症 |
| 固有感覚の低下 | Parkinson症候群 |
| 視力低下 | 足の異常 |
| 反射が鈍くなる | 末梢性ニューロパチー |
| 住環境の危険(例：明かりが暗い，滑りやすい床，きちんとしていない敷物，階段，不安定な家具) | 甲状腺機能亢進症 |
|  | アルコール依存症 |
|  | 多剤服用 |
|  | 高血圧 |
|  | 低血圧 |
|  | 心筋梗塞 |
|  | 不整脈 |
|  | うっ血性心不全 |
|  | 急性脳卒中 |
|  | 体内での出血 |
|  | 感染症 |
|  | 弁膜症性心疾患 |
|  | てんかん |

不整脈を示唆する．転倒についての家族歴もたずねる．

**B．身体診察** 以下のことを行う．

❶ バイタルサインの評価．つまり，心拍数とリズム，起立時の血圧変化，体温，呼吸数

❷ 外傷がないか，全身をくまなく観察する．

❸ 眼(眼底鏡・視力・視野)，口(舌裂傷)，頸部(血管雑音)，肺(うっ血性心不全または感染症)，心血管系(心雑音・不整脈)の診察．

❹ 神経学的な診察，精神状態，平衡機能・歩行・運動能力の評価，末梢性ニューロパチーに関する検査．

❺「起立歩行検査(椅子から立ち上がり，3m歩き，戻ってきて，また座る)」は，全身状態と筋骨格系や神経系の状態を簡便迅速に評価できる方法である．

**C．検査**

❶ **臨床検査** ほとんどの血液検査はあまり意味がなく，臨床診断を確認するためにのみ行うべきである．心電図は，高齢者において，不整脈，房室ブロック，QT延長症候群，虚血の除外に有用である．病歴，身体診察，心電図により，転倒の原因の50〜60％は診断できる[7]．

## 表 2.4.2　失神の原因

| 心原性 | 非心原性 |
|---|---|
| **閉塞性** | **血管迷走神経性** |
| 弁膜症 | 疼痛 |
| 肥大型心筋症 | 排尿 |
| 肺高血圧 | ストレス増大 |
| 肺塞栓 | 咳 |
| 粘液腫 | 単なる気絶 |
| **不整脈** | 頸動脈洞症候群 |
| 洞不全症候群 | **起立性低血圧** |
| 心房細動 | 薬物性 |
| 不整脈 | 循環血液量減少 |
| | 糖尿病 |
| | Parkinson症候群 |
| | **神経原性** |
| | 脳卒中 |
| | てんかん |
| | 片頭痛 |

❷ **画像診断**　1歳に満たないすべての乳児または1m以上の高さからの転落例において，頭蓋内出血を発見するために，頭蓋骨X線(骨折の有無)と頭部CTが勧められる．何らかの意識消失，頭部外傷，行動異常，痙攣，持続性の嘔吐，局在性の神経脱落症状があった場合も画像診断を考慮する．

❸ その他の検査として，心エコー(弁膜症)，脳波(痙攣)，頸動脈超音波(血管雑音)，頸動脈洞マッサージ(病歴で疑われる場合)，ティルト試験(血管迷走神経反射が転倒の原因と考えられる場合)がある．ときどきしか起こらない突然の転倒の場合は，携行型心電図モニターの装着を考慮する．

### 診　断

高齢者が転倒した場合，転倒に関与した原因の評価と危険な状況の是正のため，家庭訪問を要することが多い(表2.4.1)．心疾患の自覚症状は，労作や緊張で出現することがある．不整脈では，動悸を訴える患者もときにいるが，通常は前兆もなく突然起こる．血管迷走神経性失神などの非心原性の原因では，転倒を起こす前に体位変換時や起立時のめまいや浮動感を訴える．また発汗や悪心を伴っていることも多い．起立性低血圧などの非心原性の原因の場合は，徐々に発症し，徐々に改善する．薬物すなわち，降圧薬，鎮静薬，抗不安薬，抗うつ薬，血糖降下薬，抗精神病薬，$H_2$受容体拮抗薬，アルコール，市販のかぜ薬を使用した場合，もしくは薬物半減期が延長した場合にしばしば生じる．非心原性で神経学的な原因がある場合は，病歴聴取と身体診察でたいてい診断がつく．精神医学的な原因による転倒はあまり頻度は高くないが，外傷を伴わない転倒を繰り返す場合には疑うべきである．

## ●文献

1. Gruskin KD, Schutzman SA. Head trauma in children younger than 2 years: are there predictors for complications? *Arch Pediatr Adolesc Med* 1999;153:15–20.
2. Steinweg KK. The changing approach to falls in the elderly. *Am Fam Physician* 1997;56:1815–1824.
3. Wiley TM. A diagnostic approach to syncope. *Resid Staff Physician* 1998;44:2947.
4. Tinetti ME, Williams CS. Falls, injuries due to falls, and the risk of admission to a nursing home. *New Engl J Med* 1997;337(18):1279–1284.
5. Kannus P, Parkkari J, Niemi S. Prevention of hip fracture is elderly people with use of a hip protector. *New Engl J Med* 2000:343(21):1506–1513.
6. Albert S, David R, Alison M. Comprehensive geriatric assessment. In: William H, Edwin B, John B, et al. eds. *Principals of geriatrics*, 3rd ed. New York, NY: McGraw-Hill, 1994: Chapter 17:206.
7. Hupert N, Kapoor WN. Syncope: a systemic approach for the cause. *Patient Care* 1997; 31:136–147.

# 2.5 疲労感　fatigue

Amy K. Jespersen

## 背景

**A. 概論**　疲労感(fatigue)は，プライマリ・ケア外来で非常によくある訴えである。受診の際の主症状のことも副症状のこともある。われわれはだれでも，ときに疲労感を感じることがある。しかし，毎年，何百万人という患者が医療施設を受診するほど，多くの人が悩まされている症状でもある。真の疲労感は，脱力や睡眠障害による過度の眠気と区別する必要がある。1カ月以内の疲労感は急性と考える。1カ月以上続くときは，疲労感が慢性化していると考える。

**B. 定義**

❶ 自覚症状が6カ月以上続くと，慢性疲労と診断される。米国疾病対策予防センターは慢性疲労症候群(chronic fatigue syndrome：CFS)を，6カ月以上続く深刻な疲労感，かつ，以下の8つの自覚症状のうち4つを伴うものと定義している。

　a. 短期記憶または集中力の障害。
　b. 咽頭痛
　c. 疼痛を伴うリンパ節腫脹。
　d. 筋肉痛
　e. 多関節痛
　f. 今までとは異なる性質・強さの頭痛。
　g. 睡眠後に疲れがとれない。
　h. 24時間以上持続する運動後の倦怠感[1]。

❷ 6カ月以上続く疲労感で上記のCFSの診断基準に合わないものは，特発性慢性疲労と診断される。

## 病態生理

**A. 病因** CFSのよくある原因のいくつかを表2.5.1にあげる。原因として，内科的疾患，精神医学的疾患，またはライフスタイルに基づくものがある。原因が同定されないケースもある。何カ月も何年も続く疲労感は精神的なものの可能性が高く，逆に，短期間の疲労感は医学的に説明がつきやすい[2]。もし医学的な原因が存在すれば，最初の病歴聴取，身体診察，臨床検査でたいてい診断がつく[3,4]。

**B. 疫学** 深刻な疲労感の正確な頻度は不明である。疲労感を訴えての外来受診は，1年間で700万件を超えると推定されている[3]。罹患率の性差も不明であるが，外来受診数は女性が男性の2倍である。45歳未満のほうが，それ以上の年齢よりも疲労感を訴えて受診する人が多い[2]。

### 表2.5.1 疲労感のおもな原因

| 内科的疾患 | 精神医学的疾患 | ライフスタイル |
| --- | --- | --- |
| 甲状腺機能低下症 | うつ病性障害 | 睡眠妨害 |
| 貧血 | 双極性障害 | 夫婦間の不和 |
| 心筋症 | アルコール依存症/薬物依存 | 仕事のストレス |
| COPD | 不安 | 幼い子どもの世話 |
| 病的肥満 | 身体表現性障害 | 仕事スケジュールの変化 |
| 睡眠障害 | | |
| 薬物の副作用 | | |
| 　β遮断薬 | | |
| 　中枢性α遮断薬 | | |
| 　抗うつ薬 | | |
| 亜急性感染症 | | |
| 　ウイルス感染症(サイトメガロウイルス，Epstein-Barrウイルス，HIV) | | |
| 　細菌性心内膜炎 | | |
| 悪性疾患 | | |
| 線維筋痛症 | | |

## 評価

### A. 病歴

❶ 詳細な病歴聴取とシステムレビューを行う。発症様式，持続時間，疲労感の強さ，増悪因子がないかどうかを聞き取る。睡眠パターン，日中の眠気，睡眠時無呼吸には特に注意を払う。

❷ 患者の運動習慣，カフェイン摂取，薬物やアルコールの使用を聞き出し，処方薬に関して調べる。

❸ 抑うつや不安障害の症状を評価するために，精神科的な病歴を得る。家庭や職場でのストレス，子どもの養育上の責任，夜勤や交替制勤務，などのライフスタイルに関連する問題に着目する。

**B. 身体診察** 徹底的に身体診察を行う。バイタルサインは注意深く記録する。蒼白，筋力低下，甲状腺腫，リンパ節腫脹，体型に注意する。抑うつ，不安，その他の精神疾患の徴候に関して，精神科的な評価を行う。高齢者では，認知機能評価をするため，精神状態の検査を行う場合もある。

**C. 検査**

❶ 最初に行う検査は下記に限定する。
  a. 全血球計算
  b. 代謝系セット検査
  c. 甲状腺刺激ホルモン
  d. 赤血球沈降速度

❷ 病歴聴取や身体診察によって必要となる検査。
  a. 抗核抗体
  b. リウマトイド因子
  c. モノスポットテスト[†]
  d. 胸部X線撮影
  e. 大腸内視鏡
  f. 睡眠検査(アプノモニター)
  g. 尿検査

❸ 年齢や性別に適したスクリーニングテストは行うべきである。

[†]訳注：本邦ではEpstein-Barr(EB)ウイルス抗体価の測定にとって代わられている。

### 診断

疲労感はたいへんよく遭遇する主訴である。ほとんどの場合，徹底的な病歴聴取と身体診察，限られた数の補助的な検査により正確な診断がつく。悪性腫瘍や結合組織病の症例で，疲労感が唯一の自覚症状であることはほとんどない。文献によると疲労感を訴える患者の約40％に内科的疾患が存在し，約40％で精神医学的診断がつき，12％では疲労感の説明に内科的疾患と精神医学的疾患の両方が必要であった。約8％は明らかな診断がつかなかった[2]。診断のつかない疲労感が6カ月以上続き，CFSの診断基準を満たす場合，診断はCFSとなる。診断基準に合わない場合，特発性慢性疲労ということになる。内科的または精神医学的診断をつけることができなかった場合は，ライフスタイルに起因する疲労感と考えられる。

### ●文献

1. Centers for Disease Control and Prevention. *Chronic fatigue syndrome*. Accessed at National Center for Infectious Diseases (www.cfs.general/index.html) on April 23, 2012.
2. Morrison JD. Fatigue as a presenting complaint in FP. *J Fam Pract* 1980;10:795–801.
3. Epstein KR. The chronically fatigued patient. *Med Clin North Am* 1995;79:315–327.
4. Craig T. Chronic fatigue syndrome: evaluation and treatment. *Am Fam Physician* 2002;65(6):1083–1091.

## 2.6 発熱 fever

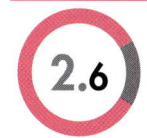

*Dorota Britz*

### 背景

発熱(fever)とは，中心体温が，その人にとっての日常の体温を超えて上昇することである．中心体温が38℃を超えたときに発熱とする定義が一般的に受け入れられている．過高熱(hyperpyrexia)は41.1℃を超える極端な体温上昇である．発熱は種々の疾患の過程で現れる一症状である．明らかな原因が直ちに判明しない発熱は，一般的に不明熱として紹介される．

### 病態生理

**A. 体温調節のメカニズム** 体温は視床下部でコントロールされている．視床下部内でプロスタグランジン$E_2$($PGE_2$)が上昇すると，体温がより高くリセットされる．この現象により，体温喪失を防ぐために末梢の血管が収縮し，視床下部におけるあらたな体温の目標に到達しなかった場合には，筋肉や肝臓で熱を産生し，結果として発熱する．一方，高体温の間は，視床下部のサーモスタットはリセットされない．

**B. 正常体温範囲** 正常の体温は，1日のうちで，平均0.5℃の間で変化する．朝が最も低く，午後に最も高くなる．小児は，高齢者よりも体温が高い傾向がある．中心体温は，食後そして排卵後2週間は高くなる．

**C. 体温測定(検温)** 直腸温は，口腔内(腋窩)での測定値より0.6℃高い．

### 評価

**A. 病歴** 発熱の原因を明らかにするためには詳細な病歴聴取が不可欠である．病歴には以下の項目に特に留意する．

❶ 発熱の期間とパターン．
❷ 処方薬や市販薬(OTC医薬品)の服用．
❸ 手術歴(体内に埋め込まれたデバイスを含む)と周術期の合併症．
❹ 病人との接触．
❺ 特に海外や遠隔の未開地への旅行．
❻ **システムレビュー** 発熱にしばしば随伴する症状．例えば，体重減少，寝汗，咳，尿路の症状，腹痛，関節痛，皮疹．
❼ **職業上の曝露．** 特に動物．
❽ 悪性高熱などの家族歴．

**B. 身体診察** 注意深く身体診察を行う．

❶ 特に皮膚，頭部・眼・耳・鼻・咽頭(HEENT)，胸部，腹部，リンパ節領域に留意して行う．

❷ バイタルサインのすべてを記録すべきである。すなわち，体温，心拍数，呼吸数，血圧。発熱は一般的に頻脈を伴う。低血圧は敗血症の徴候のことがある。

**C．追加の検査** 病歴や身体所見から発熱の原因が明らかでなければ，白血球分画を含む全血球計算，尿検査，胸部 X 線撮影などの初期評価を行う。しばしば，血液培養，尿培養，喀痰培養や，骨盤内・性器感染症の評価が必要である。中枢神経系への感染波及の可能性があれば，腰椎穿刺を施行し，脳脊髄液を検査する。患者状況によっては放射線検査をさらに追加する。感染源を精査するためのこれらの検査で満足いく結果が得られなければ，膠原病の可能性を考え，抗核抗体やリウマトイド因子を測定してもよい。

## 診 断

**A．急性熱性疾患** 大多数の場でみられる発熱は，急性のウイルス感染症を背景としていることが多い。7〜10 日間まで持続することがあるが，対症的に治療する。細菌感染症として頻度の高いのは，咽頭炎／扁桃炎，副鼻腔炎，気管支炎，肺炎，尿路感染症である。

**B．手術後の発熱** 手術後早期の段階での発熱の原因は無気肺である。肺炎，尿路感染症，ライン感染症，創感染，膿瘍形成もまた，術後の発熱をきたしうる。

**C．不明熱(FUO)** 不明熱には数多くの定義が存在するが，ほとんどの定義には，2〜3 週間にわたり，異なる複数の日に発熱が認められていて，かつ，身体診察やルーチンの診断的検査を繰り返し行っても診断がつかない，ということが含まれている。不明熱をきたしうる疾患を表 2.6.1 にあげる。不明熱患者へのアプローチの 1 つを図 2.6.1 に示す。不明熱の 90％以上で，原因は最終的に判明する。従来，最も頻度の高い不明熱の原因は感染症で，ついで悪性腫瘍，その次がリウマチ性疾患であったが，最近の研究では，リウマチ性疾患が悪性腫瘍を上回って，2 番目に多い不明熱の原因となっている。不明熱の原因を考えるうえで，まれな疾患が典型的な症状を呈していることよりも，ありふれた疾患が非典型的な症状を呈していることのほうがはるかに多い[5]ことを知っておく。

## 表 2.6.1 成人・小児の不明熱の最も頻度の高い原因

| 成人 | 小児 |
| --- | --- |
| 感染症 | 感染症 |
| 結核 | *Brucella* 症 |
| 深部膿瘍 | ネコ引っかき病 |
| 骨髄炎 | *Leptospira* 症 |
| 細菌性心内膜炎 | マラリア |
| 副鼻腔炎 | 結核 |
| 歯性膿瘍 | *Salmonella* 感染症 |
| 結合組織病 | *Toxoplasma* 症 |
| 成人 Still 病 | 野兎病 |
| 巨細胞性血管炎 | ウイルス感染症(サイトメガロウイルス,Epstein-Barr ウイルス,アデノウイルス,肝炎ウイルス,エンテロウイルス) |
| 悪性疾患 | |
| 薬物 | 骨・関節の感染症 |
| 抗菌薬 | 心内膜炎 |
| 抗マラリア薬 | 腹腔内膿瘍 |
| 抗ヒスタミン薬 | 肝臓感染症 |
| 抗痙攣薬 | ロタウイルス |
| NSAID | 尿路感染症 |
| 抗不整脈薬 | 膠原病 |
| 抗甲状腺薬 | 若年の特発性関節炎 |
| | 悪性新生物 |
| | 薬物 |
| | 川崎病 |

**2　鑑別のつかないプロブレム**

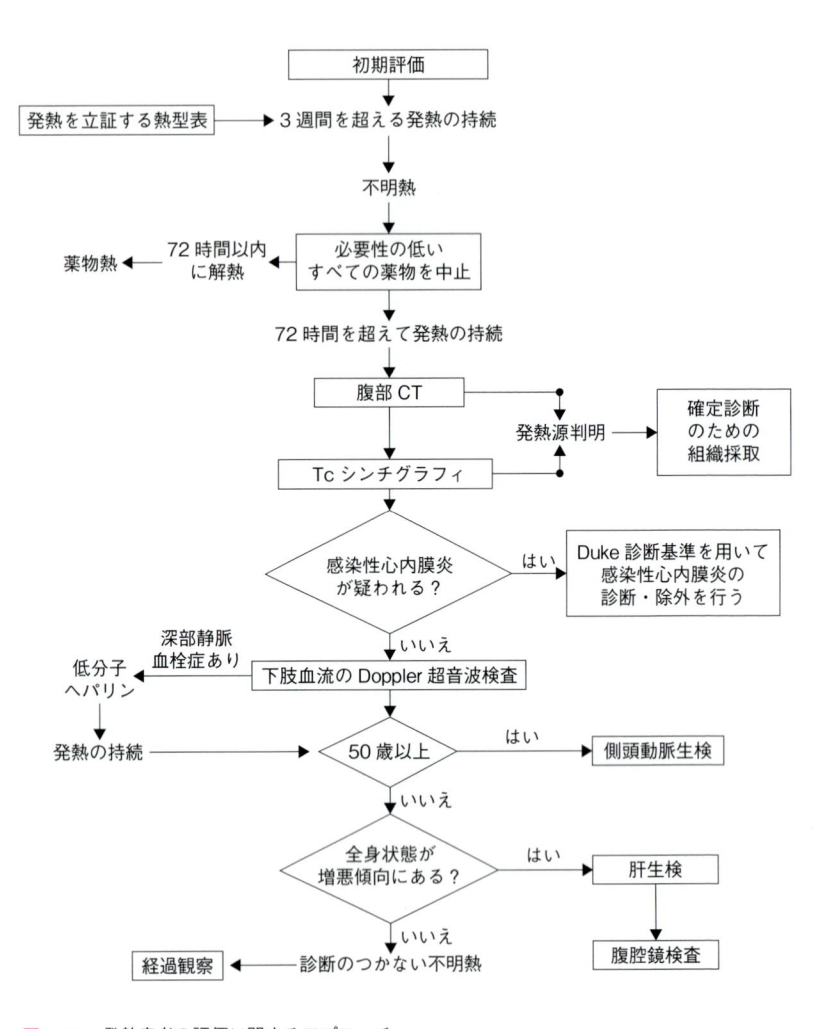

```
                          ┌──────────┐
                          │  初期評価  │
                          └────┬─────┘
    ┌───────────────┐          │
    │ 発熱を立証する熱型表 │ ──→ 3週間を超える発熱の持続
    └───────────────┘          │
                              不明熱
                               │
              72時間以内    ┌──────────────┐
   薬物熱 ←─  に解熱    ←── │ 必要性の低い    │
                          │ すべての薬物を中止 │
                          └──────┬───────┘
                               │
                        72時間を超えて発熱の持続
                               │
                          ┌─────────┐
                          │  腹部 CT  │
                          └────┬────┘              ┌────────┐
                               │      発熱源判明 ──→│ 確定診断  │
                               │ ←──────────→     │ のための  │
                          ┌──────────┐            │ 組織採取  │
                          │Tc シンチグラフィ│         └────────┘
                          └────┬─────┘
                               │
                       ┌───────────────┐   はい   ┌──────────────────┐
                       │ 感染性心内膜炎   │ ─────→ │ Duke 診断基準を用いて │
                       │  が疑われる？   │         │ 感染性心内膜炎の      │
                       └───────┬───────┘         │ 診断・除外を行う      │
                             いいえ              └──────────────────┘
              深部静脈         │
              血栓症あり   ┌───────────────────┐
   低分子   ←──         │ 下肢血流の Doppler 超音波検査 │
   ヘパリン              └────────┬──────────┘
                                 │
                          ┌─────────┐    はい
   発熱の持続  ────────→  │ 50歳以上  │ ─────→ 側頭動脈生検
                          └────┬────┘
                             いいえ
                               │
                       ┌────────────┐    はい    ┌──────┐
                       │ 全身状態が    │ ─────→   │ 肝生検  │
                       │ 増悪傾向にある？│           └───┬──┘
                       └──────┬─────┘               │
                            いいえ                  ┌──────────┐
                               │                  │ 腹腔鏡検査   │
   経過観察 ←── 診断のつかない不明熱                  └──────────┘
```

図 2.6.1　発熱患者の評価に関するアプローチ

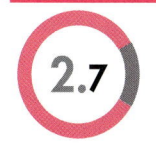

# 2.7 頭痛 headache

*Mark D. Goodwin*

## 背景

米国および全世界において頭痛（headache または cephalgia）は，非常に頻度の高い症状の1つである。

**A. 疫学** 2008年の統計では，救急部門を訪れる患者に第一病名として頭痛がついたのは300万人にのぼった（全体の2.4%）。入院患者では81,000人（全体の0.2%）であった。先進国では，緊張型頭痛のみでも，男性の3分の2，女性の80%に影響を及ぼしている。

片頭痛は，一般人口100万人あたり1日3,000回の発作があると推定されている。現在の統計によると，米国で3,700万人が片頭痛に罹患しており，人口全体の12%を占める。

連日続く慢性頭痛もまたささいなことではなく，成人の20人に1人は，毎日もしくはほぼ毎日頭痛に悩まされている。驚くべきことに，いままで頭痛を経験したことがないのは，男性の10%，女性の5%のみである！ かかる費用も驚異的である。片頭痛により，米国全体で1億5,700万人が出勤できず，仕事に支障をきたし，または医師を受診しており，経営者にとって年間130〜170億円の損失である。

## 病態生理

**A. 分類** 頭痛は，多数の医師がゴールドスタンダードと考えているICHD-IIに従って分類する。典型的には一次性と二次性に分類される。

**B. 診断** 一次性頭痛には，種々の亜型（前兆を伴う・伴わない，網膜性，眼筋麻痺性，脳底動脈性など）を含むすべての片頭痛，緊張型頭痛（発作性，慢性），群発頭痛，三叉神経領域の自律神経性頭痛（発作性の片側頭痛を含む），「他」の一次性頭痛（刺すような，咳，運動，性行為関連，雷鳴など）がある。二次性頭痛ははるかに少ない（すべての頭痛のうち10%）が，より危険が潜んでいる。頭部や頸部の外傷に関連するもの，頭蓋内や頸部の血管障害（例えば，一過性脳虚血発作，脳血管障害，動脈炎，頭蓋内・くも膜下出血，血管奇形，頭蓋内静脈血栓症）に関連するものがある。その他としては，非血管性の頭蓋内疾患（Chiari 1型奇形，高または低髄液圧症候群，腫瘍に伴う頭蓋内圧亢進や水頭症など），薬物関連頭痛（薬物過量，薬物副作用，薬物離脱症候群など），頭蓋内または全身性の感染に伴う頭痛（髄膜炎，脳炎など），ホメオスターシスの異常によって起こる頭痛（低酸素血症，甲状腺機能低下，飢餓など），頭蓋，頸部，眼球，耳，鼻，副鼻腔，歯，口や他の顔面・頭蓋内器官の多数の異常による頭痛または顔面痛，身体化障害や精神病的状態などの精神医学的疾患に伴うものがある。

### 評 価

診療所，病院，救急室のいずれで働いていても，医師としての最初の仕事は，命を脅かす器質的な原因があるかどうかを判定することである．幸いなことに，頭痛の多くには重大な原因はないが，髄膜炎やくも膜下出血のような重篤な原因を除外しなければならない．ほとんどの症例で，医師は頭痛を正しく診断でき，すでに記した種々の頭痛の原因を考慮し，徹底的な病歴と焦点を絞った診察の結果，追加の血液検査，神経画像検査が必要かどうかを決定する．

**A. 病歴** 一次性頭痛，二次性頭痛ともに，同じような臨床的特徴や症候を有しているため，頭痛の評価には，病歴が最も重要となる．病歴の中で，以前に同様のエピソードがあったかどうか，発症の日付・時間，増悪・寛解因子，痛みの性状や強さの程度，症状の経過，持続期間，頻度，痛みの部位，悪心・嘔吐や他の自律神経症状，発熱，悪寒，神経学的巣症状・徴候などの随伴症状を正確に記載することが重要となる．既往歴や現在の内服薬を確認することも非常に重要であり，頭痛の原因をつきとめることができる場合がある（例：カフェインやNSAIDの離脱症状による頭痛）．頭痛の病歴をしっかりとれば，それ以上の検査をしなくても正しい診断に至ることができる．

　ある種の症状および/または徴候は，"red flag(🚩)"として分類されている．これらを使用することの有用性についての研究は少ないが，つぎのような状態があれば，さらに追加の評価が必要となる．50歳以降に初発する頭痛，突然発症した頭痛，頻度や重篤度が増す頭痛（特に「人生最悪の頭痛」といった場合），悪性腫瘍やHIV感染のリスクのある患者，全身感染症の徴候がある，神経学的巣症状がある，痙攣がある，頭蓋内出血に引き続いて起こる頭痛．

**B. 身体診察** 身体診察を通じて二次性頭痛の原因を同定すべきであるが，病歴のなかで異常と考えられた部位に特に焦点を絞る．通常，バイタルサイン，眼底検査，心血管系の評価，頭部と顔面の触診をまず行う．さらに，急性中耳炎や急性副鼻腔炎など局所感染症の徴候をチェックする．神経診察，特に，精神状態，意識レベル，脳神経診察，筋力テスト，深部腱反射，感覚，病的反射（例：Babinski徴候），小脳機能，歩行テスト，髄膜刺激徴候（Kernig徴候，Brudzinski徴候）などを完全に行うのが肝要である．項部硬直やKernig徴候・Brudzinski徴候は，どれも非常に感度が低い（それぞれ30％，5％，5％）ことを記憶しておく．

**C. 検査** 血液検査や神経画像検査は，特に一次性頭痛の特徴をもつ頭痛患者の評価にはあまり必要でないことが多い．しかし，病歴および/または身体診察で二次性の原因が示唆されたなら，血液検査・画像が必要となる．全身感染症の症状・徴候があれば，全血球計算と血液培養が必要である．髄膜炎が疑われる患者すべてに全血球計算と血液培養に加え，髄液検査が必要となる．新規発症の突然の頭痛，新たに神経学的異常所見が現れた頭痛，HIV感染患者に出現した今までとは違う頭痛では，緊急の画像検査が必要であり，CTを用いるのが最もよい．MRIはより高価となるが，特に後頭蓋窩の病理学的変化をとらえるのに優れている．赤血球沈降速度は巨細胞性動脈炎の特徴を有する患者で適応となる．単純CTで所見が認められなかった場合に髄液検査を行うことで，くも膜下出血は除外できる．

頭痛の原因が明らかではなく，意識レベルが低下している場合，健忘の期間がある場合，神経学的所見に異常がある場合，神経画像に異常がある場合は，神経内科へのコンサルトを考慮する。くも膜下出血，頭蓋内占拠病変（腫瘍や膿瘍など），下垂体病変が疑われた場合は，脳神経外科へのコンサルトが必要である。

### 要約

徹底的な病歴によって気になる症状を除外でき，全身および神経系の身体所見が正常であれば，一次性頭痛のほとんどは，正しく診断できる。診断的な検査は必要ない。二次性の頭痛では，多くの場合で追加の検査が必要となる。

### ●文献

1. Jonathan AE. Clinical policy: critical issues in the evaluation and management of adult patients presenting to the emergency department with acute headache. From the American College of Emergency Physicians Clinical Policies Subcommittee; American College of Emergency Physicians; 2008.07.001.
2. ICSI Health Care Guideline-Diagnosis and Treatment of Headache; Jan 2011, 10th edition.
3. Kevin H, Sara W, Marcia R. Direct cost burden among insured US employees with migraine. *Headache* 2008;48(4):553–563.
4. Randall CC. Evaluation of acute headaches in adults. *Am Fam Physician* 2001;63(4):685–692.
5. John RM. Headache in primary care. *Prim Care Clin Office Pract* 2007;34:83–97.
6. Jennifer L. Headaches in U.S. hospitals and emergency departments, 2008. *Agency for Healthcare Research and Quality*, May 2011.
7. *The International Classification of Headache Disorders*, 2nd ed. May 2005.

## 2.8 過眠 hypersomnia

*Jennifer J. Buescher*

### 背景

過眠（hypersomnia）または日中の過度の眠気（excessive daytime sleepiness：EDS）は，「日中覚醒を要する重要な局面において覚醒を保つことができず，意図せずして意識が低下し睡眠に至るもの」と『睡眠障害国際分類 第2版（ICSD-2）』で定義されている[1]。EDS は，全身倦怠感や非特異的な疲労と区別すべきであるが，患者は，これらの単語をしばしば混同して使用している。全身倦怠感は，より主観的なものであり，典型的には身体のエネルギー減弱，集中力や記憶力の低下，筋疲労，気分の問題である。EDS では無治療の閉塞性睡眠時無呼吸（obstructive sleep apnea：OSA）の頻度が高く，その合併症が重篤であるため，OSA の評価は必須である。

### 病態生理

**A．病因** 過眠は，一次性の睡眠障害のこともあるが，正常の睡眠パターンが障害されることによる二次性のほうがはるかに多い。例えば，睡眠妨害，薬物副作用，

劣悪な睡眠環境，睡眠障害を生じる呼吸，その他の内科的または精神科的疾患など[2]．

**B．疫学** EDSはよくあるプロブレムで，一般成人と小児では約10〜20%とされているが[1,3]，高齢者[4]および精神疾患患者ではより頻度が高い．EDSは，米国では交通事故や個人的な外傷の重要な要因として報告されており，不健康や認知機能低下と関連している[2]．ナルコレプシー（睡眠麻痺，カタプレキシー，EDS，入眠時幻覚の四徴）はまれであり，10万人に50人程度とされている[1]．

## 評価

**A．病歴とシステムレビュー** 詳細かつ完全な病歴聴取がEDSの適切な評価に重要である．患者の勤務スケジュール，日々の食事・睡眠，社会的ストレス，家庭環境，生活様式，処方薬，非処方薬物にくわえ，併存疾患やベッドパートナーの行動を同定することが鑑別診断に役立つ．睡眠発作の病歴やカタプレキシー（突然の一過性の筋緊張低下）の既往は特に患者にとって危険であり，ナルコレプシーを強く疑わせる[1]．システムレビューにより，日中の眠気を引き起こしうる他の内科的，精神医学的疾患が明らかになる．症状の発現が突然であれば，中枢神経系腫瘍や虚血性脳卒中，重篤な代謝障害を強く疑う．

**B．睡眠パターン** 睡眠妨害は，EDSのおそらく最も多い原因であろう．勤務関連（シフト勤務など），環境因子（ベッドパートナーの大きないびき，隣人の睡眠妨害，戸外の銃声，家族の看病など），他の疾患（周期性四肢運動異常症，気管支喘息，OSA）は睡眠妨害を起こしうる．

**C．服薬歴** 不眠を生じたり，正常な睡眠パターンを妨げたりする薬物は多く，それらを表2.8.1にあげる[2,5]．

**D．身体診察** 全身の身体診察は，OSA，気管支喘息，夜尿・尿意切迫，不安といった，さらなる評価を必要とする内科的・精神医学的疾患を同定するのに役立つ．

**E．検査** Epworth睡眠尺度は睡眠の質を評価するのに役立つ[1]．内因性の睡眠障害は，反復睡眠潜時検査（multiple sleep latency test：MSLT）またはMaintenance of Wakefulness Test（MWT）を用いることでよく評価できる[2]．OSAや周期性四肢運動異常症は夜間のポリソムノグラフィ（睡眠ポリグラフ）での評価が最もよい[2]．

## 診断

**A．鑑別診断** 過眠の鑑別診断を表2.8.2にあげる．

**B．臨床症状** 過眠により，強い疲労感，仕事や学校での問題行動，結婚や人間関係の問題，不慮の事故や外傷が起こる可能性があり，認知症やほかの神経疾患の初発症状であることもある．

### 表 2.8.1 過眠をきたしうる薬物

**睡眠を起こす処方薬**
ベンゾジアゼピン系薬
非ベンゾジアゼピン系睡眠導入薬
三環系抗うつ薬
非特異的抗うつ薬
選択的セロトニン再取り込み阻害薬(SSRI)
抗精神病薬
リチウム
抗痙攣薬
抗 Parkinson 病薬
麻薬
抗ヒスタミン薬
$\alpha_1$ 遮断薬(プラゾシン,テラゾシン)
$\alpha_2$ 作動薬
筋弛緩薬
抗ムスカリン薬,鎮痙薬
バルビツレート

**覚醒や不眠を起こす処方薬**
アンフェタミン(覚醒剤)
モダフィニルおよび Armodafinil
テオフィリン
$\beta$ 受容体刺激薬
$\beta$ 遮断薬
副腎皮質ステロイド
うっ血除去薬
選択的セロトニン再取り込み阻害薬(SSRI)

**睡眠に関連する処方外薬物やハーブ製剤**
アンフェタミン(覚醒剤)
アルコール
ニコチン
違法薬物
カモミール
ローズマリー
メラトニン

Pagel JF. Excessive daytime sleepiness. *Am Fam Physician* 2009;79(5):391-396; Roux FJ, Kryger MH. Medication effects on sleep. *Clin Chest Med* 2010;31:397-405 より改変。

### 表 2.8.2 日中の過眠の鑑別診断

原発性過眠
　ナルコレプシー（カタプレキシーを伴う，伴わない）
　特発性過眠
二次性過眠
　閉塞性睡眠時無呼吸症候群
　むずむず脚（レストレスレッグス）症候群
　周期性四肢運動異常症
　Parkinson 病
　不十分な睡眠（睡眠妨害的行動）
　頭部外傷
　抑うつ
　不安
薬物の効果
違法薬物使用
劣悪な睡眠環境

Morrison I, Riha RL. Excessive daytime sleepiness and narcolepsy — an approach to investigation and management. *Eur J Int Med* 2012;23:110-117; Pagel JF. Excessive daytime sleepiness. *Am Fam Physician* 2009;79(5):391-396 より改変。

### ●文献

1. Morrison I, Riha RL. Excessive daytime sleepiness and narcolepsy—an approach to investigation and management. *Eur J Int Med* 2012;23:110–117.
2. Pagel JF. Excessive daytime sleepiness. *Am Fam Physician* 2009;79(5):391–396.
3. Calhoun SL, Vgontzas AN, Fernandez-Mendoza J, et al. Prevalence and risk factors of excessive daytime sleepiness in a community sample of young children: the role of obesity, asthma, anxiety/depression, and sleep. *Sleep* 2011;34(4):503–507.
4. Bloom HG, Ahmed I, Alessi CA, et al. Evidence-based recommendations for the assessment and management of sleep disorders in older persons. *J Am Geriatr Soc* 2009;57(5):761–789.
5. Roux FJ, Kryger MH. Medication effects on sleep. *Clin Chest Med* 2010;31:397–405.

## 2.9　不眠　insomnia

*Jennifer J. Buescher*

### 背景

慢性的な不眠（insomnia）とは，日中の活動に影響を与えるほどの入眠もしくは睡眠維持が困難な状態であり，少なくとも1カ月以上持続する[1]。二次性不眠とは環境や内科的，精神医学的疾患による睡眠障害である[1]。

## 病態生理

**A. 病因**　一次性の不眠は，睡眠覚醒サイクルの内因性の障害であり，まれである。二次性の不眠は，より頻度が高い。慢性疼痛，薬物使用・乱用，むずむず脚(レストレスレッグス)症候群，抑うつ，体内リズム障害(例：シフト勤務)，閉塞性睡眠時無呼吸が二次性不眠の主要な原因である[1,2]。劣悪な睡眠環境，アルコール，カフェイン，ニコチンの使用もまた，入眠障害や熟眠障害の原因となる[2]。

**B. 疫学**　10〜30％の一般成人が不眠を訴える。そしてそのうちのわずか10〜15％が内因性の睡眠障害である[1,3]。

## 評　価

**A. 病歴**　不眠の原因と期間を同定することに焦点を絞って，徹底的に病歴を聴取する。たとえば心的外傷，病気，ストレス，処方薬，それ以外の薬物使用といった不眠を悪化させる原因を，患者およびベッドパートナーの両者ともに探索する。

**B. 睡眠パターン**　患者と一緒に住んでいる人の睡眠パターンを徹底的に聴取し，夕食の時間や内容，寝室の環境(室温，雑音，ベッドの快適さ)，近隣の環境の安全性，仕事のスケジュール，睡眠のスケジュール(昼寝を含む)も把握する。

**C. システムレビュー**　不眠を伴う頻度の高い内科的，精神科的問題に特に注意を払う。

**D. 内服薬**　多くの薬物が，むずむず脚症候群，周期的四肢運動異常，夢，悪夢の原因や増悪因子となり，正常な睡眠構成を妨げる[2]。正常な睡眠パターンを妨げる頻度の高い薬物のいくつかを表2.9.1にあげる。

**E. 身体診察**　不眠にかかわる内科疾患に焦点を絞る。一次性不眠では身体所見に異常はない。

**F. 検査**　血液検査は，一次性不眠の診断には有用でない。患者による詳細な睡眠日記および医師による家庭訪問が，不眠の原因となる因子を同定するのに役立つことがある[1]。ポリソムノグラフィ(睡眠ポリグラフ)が睡眠時無呼吸，むずむず脚症候群，周期性四肢運動異常などの合併症状診断の補助となりうる。

## 診　断

**A. 鑑別診断**　不眠の鑑別診断を表2.9.2にあげた。

**B. 臨床症状**　不眠により，著しく日常生活機能が障害されたり，仕事や学校生活が困難になったり，結婚または人間関係が問題となったりする。未治療の不眠による慢性の睡眠不足は，疲労に伴う不慮の事故，興味の減退，記憶力低下，欠勤や欠席の原因となり，心血管系や精神科的な疾患に伴う死亡や合併症の増加と関連している[1,3]。

### 表2.9.1　睡眠をさまたげる薬物

| 処方薬 | 非処方薬 |
|---|---|
| カルバマゼピン | フェニレフリン |
| バルプロ酸ナトリウム | プソイドエフェドリン |
| フェニトイン | カフェイン |
| ガバペンチン | 興奮性のダイエットピル |
| プレガバリン | ニコチン |
| 選択的セロトニン再取り込み阻害薬（SSRI） | アルコール |
| リチウム | 違法薬物 |
| venlafaxine | |
| リスペリドン | |
| クロザピン | |
| メチルフェニデート | |
| dextroamphetamine | |
| サルブタモール（albuterol） | |
| テオフィリン | |
| prednisone | |
| $\beta$遮断薬 | |

Foral P, Knezevich J, Dewan N, Malesker M. Medication-induced sleep disturbances. *Consult Pharm* 2011;26(5):414-425 より引用。

### 表2.9.2　不眠の鑑別診断

| | |
|---|---|
| 原発性不眠 | 抑うつ |
| 睡眠時無呼吸症候群 | 悪夢あるいは夜驚症 |
| うっ血性心不全 | Alzheimer病などの認知症 |
| 胃食道逆流 | 尿失禁，夜間頻尿 |
| 慢性疼痛症候群 | 慢性閉塞性肺疾患（COPD） |
| 線維筋痛症 | 違法薬物使用 |
| 気管支喘息 | アルコール使用・乱用 |
| むずむず脚症候群 | 体内リズム異常（シフト勤務・時差ぼけ） |
| 周期性下肢運動異常 | 劣悪な睡眠環境（騒音，睡眠障害をもつベッドパートナー， |
| 不安 | 　　非快適・非安全な睡眠状態） |

Foral P, Knezevich J, Dewan N, Malesker M. Medication-induced sleep disturbances. *Consult Pharm* 2011;26(5):414-425; Harsora P, Kessmann J. Nonpharmacologic management of chronic insomnia. *Am Fam Physician* 2009;79(2):125-130; Ramakrishnan K, Scheid DC. Treatments options for insomnia. *Am Fam Physician* 2007;76(4):517-526 より改変。

### ●文献

1. Harsora P, Kessmann J. Nonpharmacologic management of chronic insomnia. *Am Fam Physician* 2009;79(2):125–130.
2. Foral P, Knezevich J, Dewan N, Malesker M. Medication-induced sleep disturbances. *Consult Pharm* 2011;26(5):414–425.
3. Ramakrishnan K, Scheid DC. Treatments options for insomnia. *Am Fam Physician* 2007;76(4):517–526.

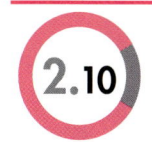

## 2.10 悪心・嘔吐 nausea and vomiting

*Jennifer J. Buescher*

### 背景

悪心(nausea)とは,「吐きそうな感じ」をもたらす腹部の不快感である.嘔吐(vomiting)は,強制的な胃内容の放出をもたらす自律神経の反応の1つである[1].悪心は,嘔吐を伴うことも伴わないこともある.

### 病態生理

**A. 病因** 悪心は,嘔吐の原因ともなる多くの疾患で経験される自覚症状である.嘔吐は,有害な毒物から身体をまもるための自律神経反応の1つである[1].神経学的な異常のいくつかは,自律神経系を刺激し,嘔吐につながることがある.

**B. 疫学** 急性の悪心・嘔吐は,頻度の高い症状であり,外来,入院,救急いずれの場面でもよく遭遇する.慢性的な悪心・嘔吐は,頻度は高くないが,重篤な病態につながることがある.

### 評価

**A. 病歴** 嘔吐の期間や頻度,家族内での同一症状,毒物への曝露,食事や食物の種類と悪心・嘔吐との関連について,十分な病歴聴取を行う.

**B. システムレビュー** 発熱の既往,腹痛の性状,神経症状,脱水所見・症状を伴っていないかについて特に留意して十分なレビューを行う.

**C. 身体診察** 腸閉塞や膵炎,急性心筋梗塞など,生命を脅かす重篤な急性疾患をまず除外するために腹部の徹底的な診察を行う.神経学的検査により,中枢神経系や内耳異常に伴う嘔吐の原因を明らかにすることができる場合がある[2].また,脱水や電解質異常など,長引く嘔吐に伴う合併症についても評価すべきである.

**D. 検査** 検査による悪心・嘔吐の評価は,重篤度,発症形態,その他のあらゆる腹部の症状および身体診察における腹部の異常所見によって方向づけるべきである.急性の重篤な悪心・嘔吐の評価には,立位・臥位の腹部単純X線と腹部CTが役立つ.バリウムによる消化管造影や上部消化管内視鏡,頭部CT/MRI,腹部超音波検査などの一連の検査が,鑑別診断に基づいて施行される[1].代謝系セット検査,妊娠反応,尿検査,肝機能検査,リパーゼ,中毒物質スクリーニング検査は,臨床的な判断に基づいて施行すべきであり,悪心・嘔吐の原因やそれに伴う合併症の評価に対しても有用である.

### 診 断

**A. 鑑別診断** 急性の悪心・嘔吐は，病歴と身体所見のみで診断でき，それ以上の検査は必要としないことが多い[2]。慢性の場合や重篤な場合には診断が難しく，診断のためにさらなる検査が必要となる。表 2.10.1 に急性および慢性の悪心・嘔吐で頻度の高い原因を列記する。

**B. 臨床症状** 単独もしくは自然軽快する悪心・嘔吐の多くは詳細な医学的評価を必要としないが，一時的には仕事や学校生活に支障をきたしうる。持続的で重篤な悪心・嘔吐は，体重減少，低カリウム血症，電解質異常，脱水，代謝性アルカローシス，う歯，食道の異常を伴うことがある。また，仕事や学校生活に支障をきたし社会的な孤立につながることがある。

#### 表 2.10.1 悪心・嘔吐の鑑別診断

| 急性の悪心・嘔吐 | 慢性の悪心・嘔吐 |
| --- | --- |
| 頭蓋内圧亢進 | 頭蓋内圧亢進 |
| 　髄膜炎 / 脳炎 / 膿瘍 | 　占拠性病変 |
| 　閉鎖型頭部外傷 | 　水頭症 |
| 　脳血管障害 | 　偽脳腫瘍 |
| 片頭痛 | 胃無力症 |
| 前庭障害 | 非潰瘍性消化不良 |
| 　内耳炎 | 過敏性腸症候群 |
| 　動揺病 | 精神科的障害 |
| 腸管閉塞 | 神経性過食症 |
| 　腸重積 | 神経性食欲不振症 |
| 　絞扼性ヘルニア | 転換性障害 |
| 　腸捻転 | 不安 |
| 胆嚢炎 / 胆管炎 | 社会恐怖障害 |
| 膵炎 | 周期性嘔吐症 |
| 虫垂炎 | 尿毒症 |
| 感染性胃腸炎 | 肝硬変 |
| 特発性細菌性腹膜炎 | 薬物 / 毒物 |
| 腎盂腎炎 | 　アルコール依存症 |
| 急性心筋梗塞 | 　化学療法 |
| 尿路結石症 | 　ホルモンによる避妊 |
| 急性疼痛 | 　ヒ素 |
| 糖尿病性ケトアシドーシス | 　有機リン酸系 / 農薬 |
| 妊娠 | 　放射線治療 |
|  | 　違法薬物使用 |

Scorza K, Williams A, Phillips D, Shaw J. Evaluation of nausea and vomiting. *Am Fam Physician* 2007;76(1):76-84 より改変。

## ●文献

1. Scorza K, Williams A, Phillips D, Shaw J. Evaluation of nausea and vomiting. *Am Fam Physician* 2007;76(1):76–84.
2. American Gastroenterological Association. Medical position statement: nausea and vomiting. *Gastroenterology* 2001;120(1):261–263.

# 2.11 寝汗 night sweats

*Richard H. Hurd*

## 背景

寝汗（night sweat）は，寝具（シーツなど）を取り替えなければならないくらいの多量の発汗である[1]。

## 病態生理

**A. 病因** 発熱による寝汗は別の概念であり，2.6 章で扱う。寝汗は，身体的または心理的状況に対する自律神経の反応であり，臨床医として特定の原因を急いで探すべき，いくぶん非特異的な症状である。

**B. 疫学** 複数の診療所のおよそ 800 人を対象としたある調査によると，約 10% の患者がある程度の寝汗に悩まされていることが示された。寝汗に悩まされている患者のうち，70% の患者は少し，20% はかなり，そして 10% は非常に困っている，と述べていた[2]。

## 評価

**A. 病歴**

❶ 寝汗の発症様式，頻度，増悪寛解因子の特徴を把握することは有用である[3]。寝汗の原因となる感染症に曝露していないかを特に徹底的に調べるべきである。HIV 関連感染症，性行為感染症，肝炎，結核につながりうる行動についての問診は重要である。海外渡航や職業上の曝露も調べる。

❷ 現在かかっている内科疾患の状態を把握する。治療法の変更は，医師が行ったものでも，患者が始めたものでも，寝汗の原因となりうる。患者が現在使用中および最近中止した薬物のすべてに関して情報を収集する。

❸ 徹底的なシステムレビューをすることにより，寝汗を症状とする原疾患に臨床医が気づく可能性がある。健常者における寝汗を増悪させる心理的因子を把握しておく。

❹ ベッドパートナーへの問診は，寝汗について無視できない重要な情報源である。いびきや無呼吸は，頻度の高い原因といわれている睡眠時無呼吸を示唆する[4]。

**B．身体診察**　これといった原因のない寝汗は身体的に良性の状態である，というためには，何らかの疾患が存在するか否かを判断するための徹底的な身体診察が行われていることが絶対的な要件である。病歴によって臨床医の関心は特定の臓器系統のより詳しい診察に向かうこともあるが，寝汗の原因は多岐にわたりうることも知っておかねばならず，どの部位の診察も省略すべきではない。

**C．検査**　血液検査を行うかどうかは病歴に基づき判断する。既知の内科疾患がある場合は，それが増悪していないか適切な検査を行う必要がある。感染症の状況を評価するためには，全血球計算や赤血球沈降速度，$HbA_{1c}$，C反応性蛋白を行う。曝露の病歴があれば，HIV検査，肝炎検査，結核に対するツベルクリン反応を行う。可能性があれば甲状腺機能検査を行う。海外渡航関連の曝露があれば，必要に応じて特殊検査を行う。

**D．遺伝**　一次性の寝汗に関して，家族性の原因は報告されていない。

## 診断

**A．鑑別診断**　寝汗の診断は，大部分が病歴で行われる。（表2.11.1参照）

**B．臨床症状**　寝汗は，すでに存在する疾患の一症状であることが多い。寝汗それ自体はさらに多くの複合した症状の一部分にすぎないことがほとんどである。原因となる疾患を診断することに集中する。原因が明確でない場合は，原因がはっきりするまで注意深く経過観察することが有用である[5]。

### 表2.11.1　寝汗の原因

| 悪性疾患 | 感染症 | 内分泌 | リウマチ性 | その他 |
|---|---|---|---|---|
| リンパ腫 | HIV | 甲状腺機能亢進症 | 関節リウマチ | 睡眠時無呼吸 |
| 白血病 | 結核 | 卵巣機能不全 | 全身性エリテマトーデス | 胃食道逆流症 |
| その他の悪性疾患 | 心内膜炎 | 糖尿病 | 若年性関節リウマチ | 狭心症 |
|  | 肺感染症 | 内分泌腫瘍 | 側頭動脈炎 | 妊娠 |
|  | その他の感染症 |  |  | 過労 |
|  |  |  |  | 異常な高温 |

### ●文献

1. Smetana GW. Diagnosis of night sweats. *JAMA* 1993;70:2502–2503.
2. Mold JW, Roberts M, Aboshady H. Prevalence and predictors of night sweats, day sweats, and hot flashes in older primary care patients. *Am Fam Med* 2004;2(5):391–397.
3. Bajorek M. Night sweats. In: Taylor R, ed. *The 10-minute diagnosis manual*. Philadelphia, PA: Lippincott Williams & Wilkins, 2000:31–33.

4. Duhon DR. Night sweats: two other causes. *JAMA* 1994;271:1577.
5. Chambliss ML. Frequently asked questions from clinical practice. What is the appropriate diagnostic approach for patients who complain of night sweats? *Arch Fam Med* 1999;2:168–169.

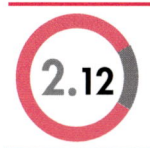

# 失神　syncope

*Mark D. Goodwin*

## 背景

失神(syncope)は，一過性かつしばしば突然の意識消失であり，その後，完全にもとの意識レベルに改善するものと定義される。

## 病態生理

**A. 病因**　失神は成人の約40％が経験する頻度の高い徴候の1つであり，3～5％が救急外来を受診し，1～6％は入院するとされている。80％は30歳までにはじめてのエピソードがあり，70歳代からそれ以上になるとふたたび経験する頻度が上昇する，という二峰性のパターンをとる。多くの(30～60％)患者は，精密検査を行っても明らかな原因はつかめない。Framingham Heart Studyの大規模コホートによると，失神の原因として最も多いのは，迷走神経性(21.2％)であり，心原性(9.5％)，起立性(9.4％)，薬物性(6.8％)，痙攣(4.9％)，脳卒中または一過性脳虚血発作(4.1％)，その他(7.5％)，原因不明(37％)となっていた。

**B. 分類**　失神は，予後不良のものから予後良好のものまで，また心原性から非心原性まで，種々の方法で分類されている。しかし，おそらく最もよく用いられている分類は以下のカテゴリーを用いる方法である。心原性(器質的な異常，律動異常，不整脈を含む)，反射性または神経介在性(神経心臓原性，状況性，頸動脈洞過敏など)，神経原性(痙攣，椎骨脳底動脈性一過性脳虚血発作など)，起立性(しばしば反射性のカテゴリーに分類されるが，薬物性，循環血液量減少，自律神経失調を含む)，その他(精神的，肺塞栓症など)(図2.12.1 参照)。

## 評価

失神について，正しい鑑別診断を進め，評価(血液検査，画像検査など)が必要かどうか，入院が必要かどうか，患者の予後はどうか，評価を行う。

**A. 病歴**　患者が自分の症状や徴候を説明するのに，さまざまな言葉を使用する(めまい，ふらつきなど)ことは，実際の医療現場でよくみられるが，病歴と身体診察は，今日でも失神の原因を探るうえで非常に重要であり，その寄与率は約50％とするいくつかの研究がある。失神は，めまい，痙攣，脳卒中，昏睡や他の意識状態の変化とは明らかに区別されるといわれているが，臨床医にとって最も困難なの

は，失神と痙攣との鑑別である．重要な病歴上の要素を拾いあげると，年齢(高齢になるほど，重篤な状態との関連が深くなる)，失神が起こる前の体位や活動，先行する症状(痙攣の前兆，不整脈に伴う動悸など)，きっかけ(反射性失神でみられるような，痛み，恐怖，咳，排尿，排便)，随伴症状(動悸，胸痛，息切れ，頭痛，麻痺，構音障害，嚥下障害，局所の脱力)，外傷を伴うか，症状の持続期間などがあげられる．仰臥位や持続的な神経徴候のある患者では，定義上は失神イベントを起こさない．以前に同様のエピソードがあったか，精査をしたかどうかは，予後良好と不良の原因を鑑別するのに役立ちうる．最後に，家族歴は特に，突然死，肥大型心筋症，QT延長または短縮症候群について十分に聞かないといけない．当然のことであるが，既往歴や社会歴(アルコール，処方薬，市販薬，違法薬物使用)も必要であり，失神の目撃者にも状況をしっかりと聞くべきである．

**B．身体診察**　身体診察は特に，異常なバイタルサイン(起立性低血圧や異常な心拍数)，心臓診察(心雑音聴取)，神経学的巣症状がないかどうかの徹底的な神経診察，外傷(失神の原因であれ，結果であれ)がないかどうかに気をつけて行う．頸動脈洞過敏が疑われる場合は，頸動脈洞マッサージを施行するが，頸動脈疾患があったり，疑われたりしている場合や，最近の脳血管障害や一過性脳虚血発作があれば，禁忌となる．手技の前に，明らかな雑音がないかどうか，聴診しておくことが必要である．

**C．検査**　心電図は診断への寄与は5％以下とされているものの必要であり，心電図，電気生理学的検査，運動負荷試験(トレッドミル)，ティルト試験，短期・長期の心電図モニタリング，神経画像検査，脳波は，病歴と身体診察で疑われれば施行してもよい．血液検査をルーチンに行うことは勧められないが，病歴と身体診察で必要と考えられれば，必要な範囲でオーダーする．

### 診　断

失神患者を評価するうえで，死亡リスクが増大するかどうかが重要な目的であれば，それを評価する「公式」が確立されることが望まれる．これまで，Syncope study scoreにおける欧州のガイドライン，San Francisco Syncope Rule，救急外来におけるRisk Stratification of Syncopeなど，種々の診断スコアリングが開発されてきた．いずれも優れているところや劣っているところがあるが，90％を超える感度を有するものはない．失神患者の管理やその予後は，診断名によって異なる．

　失神を起こした患者の入院適応は，起こった状況や，外傷のリスクによる(年齢，冠動脈疾患の既往，心臓の器質的異常や律動異常なども含む)．図2.12.1にあげたアルゴリズムは，2006年のAHA/ACCFの失神の評価に対する科学的声明により修正されたが，失神の状況がしばしば不明瞭である患者の評価や診断に役立つ．

## 失神

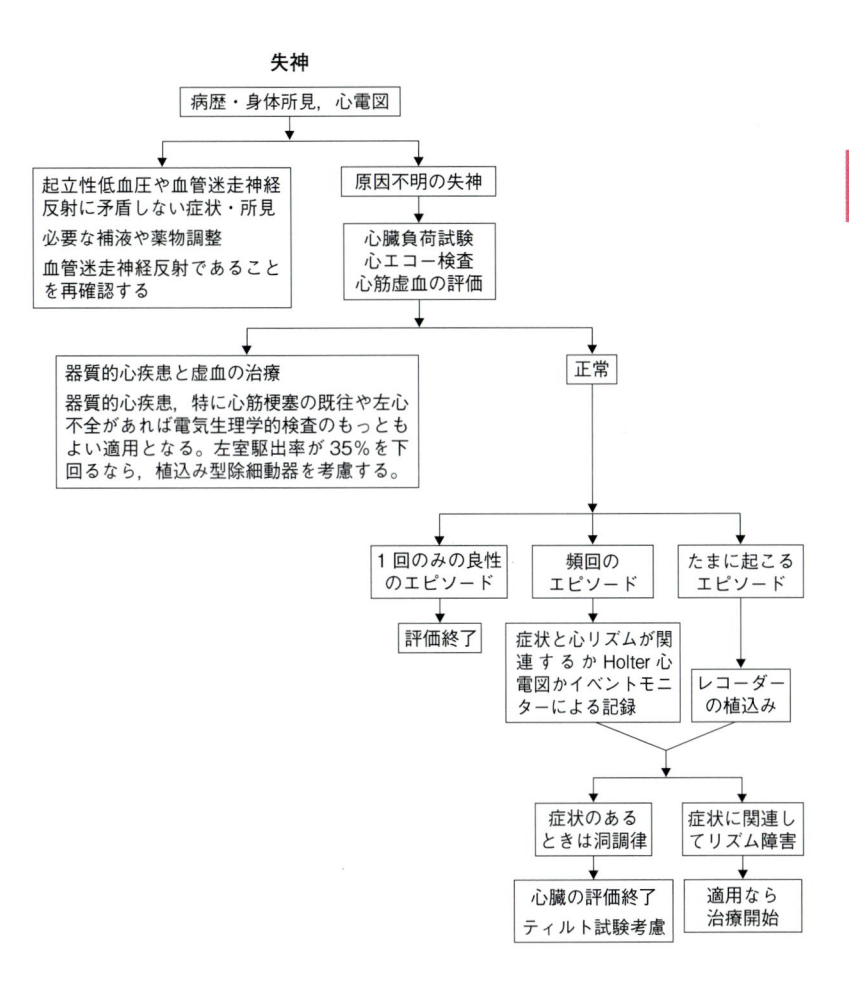

```
                        失神
                          │
              ┌───────────┴───────────┐
              │  病歴・身体所見，心電図  │
              └───────────┬───────────┘
              ┌───────────┴───────────┐
              ▼                       ▼
┌─────────────────────────┐   ┌─────────────────┐
│ 起立性低血圧や血管迷走神経 │   │  原因不明の失神   │
│ 反射に矛盾しない症状・所見 │   └────────┬────────┘
│ 必要な補液や薬物調整      │            ▼
│ 血管迷走神経反射であること │   ┌─────────────────┐
│ を再確認する             │   │   心臓負荷試験    │
└─────────────────────────┘   │   心エコー検査    │
                              │   心筋虚血の評価   │
                              └────────┬────────┘
                         ┌─────────────┴─────────────┐
                         ▼                           ▼
          ┌─────────────────────────┐              正常
          │ 器質的心疾患と虚血の治療   │               │
          │ 器質的心疾患，特に心筋梗塞 │               │
          │ の既往や左心不全があれば   │               │
          │ 電気生理学的検査のもっとも │               │
          │ よい適用となる。左室駆出率 │               │
          │ が35%を下回るなら，植込み │               │
          │ 型除細動器を考慮する。    │               │
          └─────────────────────────┘               │
                         ┌──────────────┬──────────┴──┐
                         ▼              ▼             ▼
                 ┌──────────┐   ┌──────────┐   ┌──────────┐
                 │1回のみの  │   │ 頻回の   │   │たまに起こる│
                 │良性のエピ │   │エピソード │   │エピソード  │
                 │ソード    │   └────┬─────┘   └─────┬────┘
                 └────┬─────┘        ▼                ▼
                      ▼       ┌──────────────┐ ┌──────────┐
                 ┌──────────┐ │症状と心リズム  │ │レコーダー  │
                 │ 評価終了  │ │が関連するか   │ │の植込み   │
                 └──────────┘ │Holter心電図か │ └─────┬────┘
                              │イベントモニター│       │
                              │による記録     │       │
                              └──────┬───────┘       │
                                     └───────┬───────┘
                                 ┌───────────┴───────────┐
                                 ▼                       ▼
                        ┌──────────────┐        ┌──────────────┐
                        │症状のあるとき  │        │症状に関連して  │
                        │は洞調律       │        │リズム障害     │
                        └──────┬───────┘        └──────┬───────┘
                               ▼                       ▼
                        ┌──────────────┐        ┌──────────────┐
                        │心臓の評価終了  │        │適用なら       │
                        │ティルト試験考慮│        │治療開始       │
                        └──────────────┘        └──────────────┘
```

**図 2.12.1** 失神の原因と評価

## ●文献

1. Gauer RL. Evaluation of syncope. *Am Fam Physician* 2011;84(6):640–650.
2. Angaran P. Syncope. *Neurol Clin* 2011;29:903–925.
3. Ouyang H. Diagnosis and evaluation of syncope in the emergency department. *Emerg Med Clin N Am* 2010;28:471–485.
4. Strickberger SA, Benson DW, Biaggioni I, et al. AHA/ACCF scientific statement on the evaluation of syncope: from the American Heart Association Councils on Clinical Cardiology, Cardiovascular Nursing, Cardiovascular Disease in the Young, and Stroke, and the Quality of Care and Outcomes Research Interdisciplinary Working Group; and the American College of Cardiology Foundation In Collaboration With the Heart Rhythm Society. *J Am Coll Cardiol* 2006;47(2):473–484.

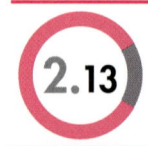

## 2.13 意図しない体重減少
### unintentional weight loss
*Amy K. Jespersen*

### 背景

意図しない体重減少(unintentional weight loss)が，6カ月間以内に体重の5％以上あれば，有意と考えられる．特に高齢者では，合併症や死亡率の高さとしばしば関連する．体重減少があると感じている患者のうち，50％の患者では真の体重減少がみられないため，精密検査をはじめる前に体重減少が真のものであるかどうか確かめておく必要がある．体重減少が明らかな患者では，75％の症例で原因が判明する．残りの25％の患者では体重減少を説明するような原因が見つからないが，その予後は一般的に良好である[1]．身体的疾患が原因の場合には，通常6カ月以内に原因が見つかる[1〜3]．

### 病態生理

意図しない体重減少の原因となる種々の病態は，以下に示す1つまたは複数の機序により，体重減少を引き起こす．すなわち，不十分なカロリー摂取，過度の代謝需要，尿や便からの栄養喪失である．その他の体重減少の病態は以下の通りである．

**A. 悪性疾患** 癌は患者や医師が最も恐れる疾患である．意図しない体重減少症例の16〜36％を占める[1〜3]．どんな癌も体重減少の原因となりうるが，頻度が高く，考慮すべき悪性疾患は，消化管，白血病・悪性リンパ腫，肺，卵巣，前立腺である．

**B. 良性疾患** 多くの慢性疾患が，食欲不振，悪心，下痢，食後のさまざまな症状の原因となり，患者は食事をしたくなくなる．また，内科疾患があるときは，食事療法として塩分や脂肪や砂糖を制限する必要があり，そのことにより，患者が食事をしたくない状態になることもある．

❶ 消化管疾患は体重減少をきたす身体疾患のなかで最も多く，約17％の患者に影響を与えている[4]．これらには以下のものがある．
  a. 消化性潰瘍，胃食道逆流症．
  b. 炎症性腸疾患，吸収不良症候群．
  c. 肝炎，胆汁うっ滞．
  d. 膵炎
  e. 萎縮性胃炎
  f. 便秘
❷ 心疾患，特にうっ血性心不全．
❸ 肺疾患(例：慢性閉塞性肺疾患)
❹ 腎疾患

❺ 嚥下に影響する神経筋疾患。これらには以下のものがある。
  a．脳血管障害
  b．Parkinson病
  c．強皮症(全身性硬化症)
  d．多発性筋炎
  e．全身性エリテマトーデス
❻ 内分泌異常は代謝を亢進させもしくは栄養を喪失させる。これらには以下のものがある。
  a．甲状腺機能亢進症
  b．糖尿病
  c．褐色細胞腫，汎下垂体機能低下症，副腎不全など。
❼ 慢性の感染症，特に結核，真菌症，亜急性細菌性心内膜炎。あらゆる長引く熱性疾患では，食欲がなくなり，代謝需要が高まる。体重減少の原因を複数認める例では，特にHIV感染症を考える。
❽ 認知症
❾ 薬物は食欲不振，悪心，腹痛，下痢，胃内容排泄遅延をもたらす。

**C. 精神医学的原因**　体重減少の原因の10〜20%を占める[1〜3]。
❶ 抑うつ，死別反応，不安。
❷ パラノイア，精神病。
❸ 薬物乱用，特にアルコール。

**D. 社会や年齢に関係した原因**　これらには以下のものがある。
❶ 経済的な困窮。
❷ 味覚や嗅覚の低下。
❸ 買い物，食事の準備，食事摂取が自分でできない。
❹ 口腔内不衛生，歯科器具の不具合。

## 評 価

**A．病歴**　できれば，患者や介護者からの詳細な病歴聴取が必要である。摂取する食事の種類や量，アルコール摂取，喫煙歴(現在または以前)，運動習慣，薬物，悪心・嘔吐，下痢，早期の満腹感，嚥下障害の有無，消化管疾患や腹部手術の既往，心疾患の病歴，呼吸器疾患の病歴，腎疾患の病歴，抑うつ症状，経済状況を含めた社会的状況，食材を買いに行ったり食事を準備したりする能力に特に留意して病歴聴取を行う。

**B．身体診察**
❶ 体重を記録し，以前の体重と比較する。
❷ 徹底的な身体診察を行う。特に以下の部分に注意する。
  a．口腔内，特に歯牙の状態。
  b．呼吸器
  c．心臓
  d．消化管

e．精神科的
  f．認知機能
  g．筋骨格系
**C．検査** 方向性のはっきりしない過度の検査は，不必要であり，有用ではない。
❶ 最初の検査。
  a．全血球計算
  b．代謝系セット検査
  c．甲状腺刺激ホルモン，遊離 $T_4$。
  d．尿検査
  e．便潜血
❷ 病歴聴取や身体診察で疑われたときに行うもの。
  a．胸部 X 線撮影。喫煙歴，咳や呼吸困難があるとき。
  b．年齢や性別に応じた適切なスクリーニング（例：マンモグラフィ，大腸内視鏡）。
  c．上部消化管内視鏡

### 診断

体重の5％以上の減少が確認されたとき，体重減少ありと診断する。徹底的な病歴聴取と身体診察，的確な検査と補助的な検査により，4人に3人は診断がつく。悪性腫瘍は体重減少の原因のうち3分の1以上を占める。抑うつをはじめとする精神医学的原因もまた，頻度が高い原因である。良性疾患や社会経済的な要素も，特定しうる原因の残りを占める。25％の症例では原因が説明できないが，予後は比較的良好である。多くの患者では複数の原因がある。身体的な原因があれば，初期の評価で原因が同定されなくても通常は6カ月以内に原因が明らかとなる[4]。

### ◉文献

1. Marton KE, Sox HC Jr, Krupp JR. Involuntary weight loss: diagnostic and prognostic significance. *Ann Intern Med* 1981;95:568–574.
2. Rabinovitz M, Pitlik SD, Leifer M, et al. Unintentional weight loss. A retrospective analysis of 154 cases. *Arch Intern Med* 1986;146:186–187.
3. Thompson MP, Morris LK. Unexplained weight loss in the ambulatory elderly. *J Am Geriatric Soc* 1991;39:497–500.
4. Huffman GB. Evaluating and treating unintentional weight loss in the elderly. *Am Fam Physician* 2002;65:640–650.
5. Stajkovic S, Aitken E, Holroyd-Leduc J. Unintentional weight loss in older adults. *CMAJ* 2011;183(4):443–449.
6. Alibhai S, Greenwood C, Payette H. An approach to the management of unintentional weight loss in elderly people. *CMAJ* 2005;172(6):773–780.

# ③

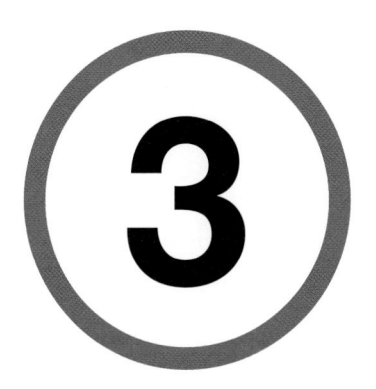

# メンタルヘルスのプロブレム

**Mental Health Problems**

*Jim Medder*

## 3.1 不安 anxiety

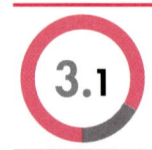

*Layne A. Prest*

### 背景

不安(anxiety)を体験することは，生活するうえでよくあることである。不安は，恐怖に対する適応反応であったり，防御反応であったり〔例：闘争・すくみ・逃避反応(fight-freeze-flight response)〕，身体的，感情的ストレスに対する自然な反応であったりする。しかし，不安は，身体を衰弱させたり，深刻な健康問題であったりすることもある。つまり，不安とは，包括的な評価や治療を必要とする生物 - 心理社会 - 精神(bio-psychosocial-spiritual)的に複雑な体験であるということである。**不安障害**(anxiety disorder)と診断されていないことが，医療資源の不適切あるいは過剰な利用につながっているが，不安障害を抱える人の80％が適切な治療を受けることで明らかに救われるはずである。

### 病態生理

**A．病因** 多くの因子が不安の発症と不安体験の両方に関与する。この中には，遺伝学的または神経学的な素因，家族歴，急性および慢性的なストレス因子，対処に必要な資源(支援体制など)，併存疾患，全般的な身体面の健康状態が含まれる。不安障害として知られる極度の不安反応には，しばしば気分障害，物質使用障害やその他の慢性疾患(例：呼吸器系のプロブレム，癌)が併存している。不安障害は通常，消耗性の身体的および情動的症状を含み，少なくともその一部には，甲状腺機能亢進や低酸素状態といったような内科的な問題が原因であることがある。したがって，不安障害の患者は，評価や診断が困難な訴えを伴って救急やプライマリ・ケアの場面に現れる。

**B．疫学** 米国国立精神衛生研究所(National Institute Mental Health：NIMH)によると，一度でも不安障害を経験したことのある米国人は，4,000万人(18％)にのぼる。さまざまな不安障害の推定有病率は，研究によって異なるが，一般的には以下のとおりである。全般性不安障害(generalized anxiety disorder：GAD)680万人(女性が男性の2倍)，強迫性障害330万人(男性と女性の割合は同じ)，パニック障害600万人(女性が男性の2倍)，心的外傷後ストレス障害(posttraumatic stress disorder：PTSD)770万人(男性より女性に多い)，社交不安障害1,500万人(男性と女性の割合は同じ)，特定の恐怖症1,920万人(女性が男性の2倍)[1]。さまざまな不安障害にプライマリ・ケア患者の10％程度が罹患している[2]。

### 評価

**A．病歴**
❶ 不安障害の患者は，頻繁に，胸痛，ふらつき，動悸，疲労感，息苦しさ，震

え，発汗，筋肉痛または筋緊張，さまざまな消化器症状といった身体症状の経験について訴える。心理的症状としては，神経質，死ぬことや頭がおかしくなるのではないかといったことに対する恐れ，現実感のなさや自分自身と解離したかのような感覚が一般的にみられる。

❷ 患者の中には，不安の原因を身体症状のせいにする人もいる（「もちろん，私は不安でしたよ。心臓発作を起こしたんじゃないかと思いましたから」といった具合に）。したがって，不安障害の評価には，前述した症状の性状，頻度，持続時間，症状が，個人の生活や活動にどの程度の影響を与えたか，を含めるべきである。

❸ 患者には，ストレス因子，特別な社会的な事情，投薬内容（例：精神刺激薬），その他の薬物使用（例：カフェインやコカイン）を含め，症状の発現につながる隠れた要因についてもたずねるべきである。

❹ 患者の全身状態（例：甲状腺機能亢進症がないか）についても質問する。

**B. 身体診察** すべての患者にいえることではあるが，不安から引き起こされていると推察される臨床像を呈する患者についても，診察は注意深くするべきである。身体診察をどの程度行うかは，患者個々の健康状態と病歴に基づいて決定すべきである。

❶ 診察には以下の項目を含む。血圧（高血圧，循環血液量減少），心血管系（狭心症，不整脈，うっ血性心不全，弁膜症），呼吸器系（慢性閉塞性肺疾患，肺塞栓症，肺炎），神経系（腫瘍，脳症，めまい）。

❷ 患者は，しばしば神経質でいらいらした態度をとったり，アイコンタクトが断続的であったり，いくぶん威圧的に感じる話し方をしたりする。そして，プライマリ・ケアにおいては，前述したように身体症状に的を絞った訴えをする。

**C. 検査** 血清カルシウム（低カルシウム血症），ヘマトクリット（貧血），甲状腺刺激ホルモン（甲状腺機能亢進症，甲状腺機能低下症）などが有用な検査である。臨床経過によっては，胸痛を評価するための運動負荷試験，または薬物スクリーニング，酸素飽和度計（低酸素血症），血糖（低血糖），電解質のような器質的な原因を除外診断するための検査が有用な場合もある。

## 診 断

### A. 鑑別診断

❶ 全般性不安障害では，少なくとも6カ月間，ほとんど毎日，数々の問題について持続的かつ**過度**に心配することが特徴である。全般性不安障害は，通常，成人早期にはじまり，いろいろな状況下でのストレス要因によって悪化し，通常，心理的，身体的な症状が合わさる。

❷ （広場恐怖を伴うまたは伴わない）パニック障害は，繰り返されるパニック発作（息苦しさ，死の恐怖，近い将来起こりうる不運，または茫然自失状態，激しい動悸，発汗，胸痛，知覚異常，震え，悪心を含んださまざまな不安エピソード）を特徴とする。パニック発作は，はっきりとしたストレス因子や状況によって引き起こされることもあるが，しばしば何の前触れもなく突然起きる。パニッ

ク障害の人は，つぎにまたパニック発作が起こるのではないか，そしてその状況から逃れることができないのではないかとの不安が強くなり，広場恐怖へと進展することがある(開放的空間または人混みの中にいることに対する極度の恐怖，このことによって，パニック障害を抱えた人々は，しばしば自分たちの家が安心できる場所だと理解し，そこを離れることを渋るようになる)。

❸ 急性ストレス障害(ASD)および心的外傷後ストレス障害(PTSD)は，極度に衝撃的で，場合によっては生命を脅かすような体験(例：レイプ，殺人，自動車事故，戦争)を経験した後，その体験を(想起，フラッシュバック，悪夢を介して)繰り返し体験し，過覚醒，パニック，抑うつ気分，睡眠障害，過覚醒を呈することが特徴である。患者は通常，感情の麻痺や解離，抑圧，行動変化を介して外傷体験の記憶や危険がふたたび起きることを避けようとする。ASDとPTSDのおもな違いは，症状の持続期間である(すなわち，PTSDでは最低でも1カ月以上症状が持続する)。

❹ 特定の恐怖症では，恐怖を感じる特定の対象や場面にさらされることで極度の不安が引き起こされる。よくある恐怖の対象には，動物または虫，自然環境(例：高所，嵐，水)，血液，注射，けが，または場面(例：トンネル，橋，エレベーター，飛行，運転)が含まれる。

❺ 社交恐怖は，社交的な場面や人前に立つような場面，慣れていない人や環境にさらされることで極度の不安が引き起こされるものである。その結果，社交恐怖の人は，これらの場面を避けるようになる。

❻ 強迫性障害は不安を引き起こす強迫観念(例：「手の上にばい菌がいる」という考え)と強迫行為(手洗いのような，不安を減らすために努力する行動)を特徴とする。強迫観念は通常，以下の1つまたはそれ以上のカテゴリーにおさまる：感染または汚染，安全性，宗教性，性的事象，死や死ぬこと，整然としていること。

❼ 不安を伴う適応反応は，人生でよく起こりうる出来事や対人関係上の葛藤のような明確なストレス因子に対する反応として，著しい不安を経験するものである。この診断が妥当であるかどうかを判断するためには，不安の過程がその状況下で推測される範囲であるかどうかを評価すべきである。さらに付け加えると，臨床家は気分障害，薬物乱用，その他の精神障害の可能性を探索すべきである[3]。

**B．臨床症状**　不安を抱えた多くの患者は，最初，「心」の問題よりも身体症状を前面に出してプライマリ・ケアの診察場面を訪れる。しかし，その背景には，心配事や恐れ，将来に対する不安といった重要な側面が必ずある。身体的な訴え(例：胸痛やめまい)にだけ焦点が絞られ，それが診断をみえなくすることがあるので，医学的な問題を評価するとともに，患者の心理状態，生活状況，今あるストレス要因についてたずねることが重要である。

### ●文献

1. National Institute of Mental Health. *Anxiety disorders*. Bethesda, MD: National Institute of Mental Health, 2009. Retrieved from http://www.nimh.nih.gov/health/publications/anxiety-disorders/index.shtml.

2. American Anxiety Disorders Association. Silver Spring, MD. Retrieved from http://www.adaa.org
3. American Psychiatric Association. *Diagnostic and statistical manual of mental disorders*, 4th ed. Washington, DC: American Psychiatric Association, 2000.

## 3.2 双極性障害　bipolar disorder

*Daniel S. Felix*

### 背景

双極Ⅰ型障害とは，もともと躁うつ病として知られていたものであり，気分が躁状態の高揚とうつ状態の落胆の両極端を行ったり来たりする病態のことである。双極性障害(bipolar disorder)は，典型的には数日から数週間続く[1,2]躁病エピソードの存在により他の気分障害とは区別され，危険な行動(例：過剰な消費，賭博，性的なことに関する軽率さ，不貞)，傷ついた人間関係，芳しくない職歴や学業の遅れや，事故死すら招きうる[2]。双極性障害は，世界的には障害を生じる10大原因[3]の1つであり，治療費が非常に高額になりうる。多くのケースで，双極性障害は，薬物と精神療法で十分に管理できる[1]。双極性障害は，糖尿病のように生涯を通じて慎重に管理される必要のある長期にわたる疾患である。

### 病態生理

**A. 病因**　双極性障害の正確な原因は知られていないが，生物学的，心理学的，社会的な要因はどれもその起源と発症率に重要な役割を担っている。双生児研究は遺伝の関与について強力な証拠を示しており，双生児は，その他の同胞に比べ40〜70％双極性障害に罹患している確率が高くなる[4]としている。しかし，すべての一卵性双生児が発症するわけではないことから，環境要因もその原因にかかわっていることが示唆される。例えば，人がいかにしてみずからの感情，人間関係や人生のストレスを管理するかが，双極性障害の症状の頻度や重症度を左右しうる。

**B. 疫学**　双極性障害は人口の2.6％にみられるが，罹患した人の中で，現在，十分な治療を受けているのはその半分以下である[5]。双極性障害のほとんどは，15〜25歳までに発症し[6]，男女ともに，すべての人種，民族，社会経済的地位で同様に罹患する[1]。

### 評価

**A. 病歴**　双極性障害の評価には，典型的には過去や現在の健康問題や現在の処方だけでなく，過去の気分変動や躁病的あるいはうつ病的な行動に関する詳しい病歴を集めることも含まれる。双極性障害の患者は，ときに躁症状の自覚が困難となるので，情報を収集し，正当性を確認する手助けとして家族に話しを聞くこともあ

る[1]。家族の1人かそれ以上が双極性障害と診断された場合，双極性障害を発現する可能性がはるかに高くなる。したがって，生物学的に近い親戚における気分障害の存在を確かめるために家族歴を包括的に評価するべきである。

双極性障害の**躁症状**には以下のものがみられる。

- 多幸感/高揚した気分
- 肥大した自尊心（自己に関する誤った信念）
- 睡眠欲求の減少
- 過剰で早口な話し方
- 走っているような速い思考
- 増加した身体エネルギー
- 性的な衝動，性的な行動の増加
- 散財または経済面でのばかげた選択
- 物事を遂行すること，あるいは目的を達成することに対する欲求の高まり
- 容易にいらいらする
- 浅はかな判断
- 容易に注意がそれる
- 危険な薬物やアルコールの軽率な使用
- 仕事や学校でのパフォーマンス低下

**抑うつ症状**の中で最もよくみられるものは以下のとおりである。

- 持続的な気分の低迷や悲しみ
- 無価値感，絶望感または罪悪感
- 以前楽しんでいた活動への興味や喜びの喪失
- 倦怠感やエネルギー不足
- 集中困難
- 食問題
    - 食欲不振
    - 過食
- 睡眠障害
    - 入眠あるいは睡眠の持続困難
    - 過眠
- 慢性疼痛
- 死や自殺の考え

躁病とうつ病エピソードはともに，出生，結婚，離婚，あるいは愛する者の死など，ストレス源となるさまざまな出来事や行動によって惹起されうる。アルコールや薬物の過剰な摂取も双極性の症状を惹起しうるが，双極性障害をもつ人の多くはアルコールや薬物を気分の高揚や抑うつを自己治療するために使用している。

**B. 身体診察** 気分変動と関連している他疾患をスクリーニングするために，甲状腺機能障害やアルコール/薬物乱用の徴候の有無を含む身体診察をすべきである。

**C. 検査** 甲状腺ホルモン値やアルコールまたは他の薬物に関する検査は，適応があれば施行してもよい。現時点では，双極性障害の有無を特異的に検出できる血液検査は存在しない。妥当性と信頼性のあるスクリーニング検査や質問紙によって，

躁症状もうつ症状もともに，その存在の有無を評価することができる。より包括的な評価法の利用により，患者あるいは患者以外の情報源からの，生物学的，心理学的，そして社会的な行動や患者の人生への影響についての情報収集が可能である。気分チャート(mood charting)も双極性障害の評価によく使われる。

## 診断

**A. 鑑別診断** 双極性障害にはさまざまなサブタイプがある。双極Ⅰ型とⅡ型障害は躁病エピソードの強さで区別することができ，一般的に双極Ⅱ型障害では完全な躁病エピソードではなく軽躁状態のエピソードのみがみられる[2]。軽躁エピソードはそれほど激しくなく，精神病性はなく，日常的な生活機能や人間関係を著しく障害しないが，それでもなお顕著な気分高揚あるいは誇大感，易怒性がみられる。双極Ⅰ型とⅡ型障害には同じ重症度の抑うつ気分エピソードが含まれる。気分循環症は，より軽症の抑うつと軽躁が少なくとも2年以上存在する双極性障害の一型である[1]。この型の気分の変動は，急速あるいは緩徐な周期性をもちうるが，他のどの気分障害の重症度も満たさないのが特徴である。その他の気分障害に，双極性障害のようにみえるが，実際は薬物の誤用によるものがある。例えば，抑うつ状態の人が躁状態に移ったかのようにみえる場合において，実際は抑うつ症状を自己治療するために服用した向精神作用のある物質の影響である可能性がある。

**B. 臨床症状** 双極性障害の患者が医療の助けを求めるのは，ほとんどの場合，抑うつのエピソード時である。躁病時には，躁病や躁病的な行動にしばしば伴う多幸感(そして，傷ついた人間関係)のため，典型的にはその人と近しい関係をもつ人(例：家族)が助けを求めてくる。気分の変動は予測ができない。ときどき，双極性障害をもつ患者が治療に反応しているのか，自然に双極相から抜け出ているのか，見分けづらいことがある。双極性障害との併存症はたくさんあるが，しばしば物質乱用が含まれ，その多くのケースではみずからの抑うつ症状の自己治療目的だったり，躁病に関連する行動制御の問題によったりしている[2]。逆に，物質乱用は，双極性障害の症状のトリガーとなったり，症状を遷延させうる。双極性障害に罹患している人は，同時に甲状腺疾患，片頭痛，心臓病，糖尿病，肥満や他の身体疾患に罹患するリスクがより高い[7,8]。

## ●文献

1. National Institute of Mental Health. *Bipolar disorder*. Bethesda, MD: National Institute of Mental Health, 2009. Accessed at http://www.nimh.nih.gov/health/publications/bipolar-disorder/index.shtml.
2. American Psychiatric Association. *Diagnostic and statistical manual of mental disorders-IV-TR*. Washington, DC: American Psychiatric Association, 2000.
3. Jenkins R. Reducing the burden of mental illness. *Lancet* 1997;349:1340.
4. Craddock N, Jones I. Genetics of bipolar disorder. *J Med Genet* 1999;36:585–594.
5. Kessler RC, Chiu WT, Demler O, Walters EE. Prevalence, severity, and comorbidity of twelve-month DSM-IV disorders in the National Comorbidity Survey Replication (NCS-R). *Arch Gen Psychiatry* 2005;62(6):617–627.
6. Kessler RC, Berglund P, Demler O, Jin R, Merikangas KR, Walters EE. Lifetime prevalence and age-of-onset distributions of DSM-IV disorders in the National Comorbidity Survey Replication. *Arch Gen Psychiatry* 2005;62(6):593–602.

7. Krishnan KR. Psychiatric and medical comorbidities of bipolar disorder. *Psychosom Med* 2005;67(1): 1–8.
8. Kupfer DJ. The increasing medical burden in bipolar disorder. *JAMA* 2005;293(20):2528–2530.

## 3.3 抑うつ depression

W. David Robinson

### 背景

**A. 定義** 抑うつ（depression）は，心，身体，気分，思考，人間関係に影響を与える病気である。抑うつは，ただ幸せでないという程度ではなく，圧倒されるような悲哀感であり，広範に有害な影響を与える可能性がある身体面での衰えである。

**B. 費用** この先20年間で，米国において，抑うつは障害の原因として筆頭となるであろう[1]。抑うつは，生産性の喪失，直接的な医療費および自殺に関連した喪失費用を合わせて米国で毎年数十億ドルもの費用を生じさせている[2]。抑うつによって，集中力の低下，学業や職業訓練で成果があがらなくなること，薬物乱用の増加，人間関係の悪化または破綻，自殺リスクの増加が招かれる[3]。

### 病態生理

**A. 病因** 生物心理社会モデルは，不安や抑うつの病因を概念化する効果的な方法である。なぜなら，不安や抑うつを生み出す要因はさまざまであるからである。この疾患の病因を決定するには，個々の患者における生物学的，心理学的，社会的側面の相互関係を評価すべきである。

❶ **生物学的病因** 遺伝が気分障害の発症に一定の割合で関与していること示唆する十分な情報がある。双生児研究では，抑うつ症状の出現に最も影響する因子が遺伝であることを示している[4]。女性が抑うつとなるのは，男性と比べておそらく少なくとも2倍である。気分障害の家族歴のある人では，その人自身が気分障害になる危険性がより高い。他の重要な生物学的な因子には，併存症または医学的問題や薬物乱用の結果として起こる抑うつが含まれる。それは，抑うつの原因であることも，抑うつの症状であることもある。

❷ **心理学的病因** たいへん大きなストレスに持続的にさらされている人や，人生に対してネガティブな態度であるか，または受動的な気質の人は，より気分障害にかかりやすい。これらの人々は，しばしば認知のゆがみに陥っている。このゆがみには，非現実的な予測，不都合な出来事を一般化しすぎること，ネガティブで困難な出来事を個人のせいにすること，ストレス因子に対して過剰に反応すること，が含まれる。持続的にストレスにさらされている人はしばしば，本人の中ではいかなる行動も無意味であると信じ，その結果，自滅的で

あったり問題のある行動を繰り返し続けたりするか，または(どうしようもないのだということを学習して)まったく何もしなくなる。

❸ **社会的病因** 気分障害に関係する多くの社会的な影響因子がある。この中には，夫婦の不和，離婚，子どもに伴う問題，家族内や地域での暴力，人種差別，経済的な困窮が含まれる。多くの人は，社会的なかかわり(例：友人関係，家族関係，地域との関係)をもたなかったり，物事をうまく処理する助けになるようなもの(例：スピリチュアルなもの)をもっていなかったりする。

**B. 疫学** 抑うつは，プライマリ・ケアにおいて最もよくみられる状態の1つである[3]。2012年において，米国の成人の約7%(900万人以上)が大うつ病性障害であった[5]。しかしながら，内科医はしばしば抑うつ患者を診断できていない。的確に診断された患者でさえ，多くの抑うつ患者は，推奨されているガイドラインに一致した治療を受けていない。最近の研究によると，抑うつと診断された人の半分以上，重度の抑うつと診断された人の3分の1以上がうつ病の専門治療を受けていない[6]。さらに，推奨される治療計画に対する患者のアドヒアランスは低い[7]。

## 評 価

**A. 病歴** 大うつ病と診断するには，5つまたはそれ以上の症状を経験していなければならない。そして抑うつ気分および/または喜びの喪失が同一の2週間になければならない。記憶を助ける略号 **SIGECAPS** は，大うつエピソードの症状を明示している。

❶ **S**leep disturbance 睡眠障害：早朝覚醒または中途覚醒。
❷ **I**nterest 興味：普段は楽しい活動に興味がわかない(喜びの喪失)。
❸ **G**uilt 罪悪感：罪悪感または無価値感。
❹ **E**nergy 活力：疲労感または倦怠感。
❺ **C**oncentraion 集中力：集中力の減退および/または決断力の低下。
❻ **A**ppetite 食欲：体重の変動および/または通常の食行動パターンの変化(普段よりも少なくまたは多く食べること)。
❼ **P**sychomotor disturbance 精神運動障害：何らかの精神運動性の焦燥または遅滞。
❽ **S**uicidal thoughts 自殺念慮：死ぬことを繰り返し考えること，自殺を深刻に考えること，自殺企図。

**B. 身体診察** 強制的な治療を受けるほどの重症な抑うつ患者では，一般スクリーニング的な身体診察(貧血や甲状腺機能低下症のような内分泌疾患の徴候に特に注意を払いながら)と注意深いスクリーニング的な神経学的診察との双方を行うべきである。また，抑うつではしばしば気分障害と関連する多くの内科疾患の症状(例：心血管疾患，認知症，多発性硬化症，癌，甲状腺疾患，AIDS，内分泌変化)がみられる。

**C. 検査** 病歴や診察所見をもとに血液検査をオーダーすべきである(例：貧血があれば全血球計算，甲状腺異常があれば甲状腺刺激ホルモン)。

❶ **初期スクリーニング** 米国予防医療専門委員会(U. S. Preventive Service Task

Force)は，臨床診療において成人の抑うつスクリーニングを行うよう推奨している[8]。抑うつを見つけだす2つの迅速なスクリーニング用の質問は，リスクのある人を見つけだすのに有用である。(a)過去2週間以上，あなたは気分の落ちこみを感じたり，憂うつであったり，希望がもてないと感じたりしていましたか。(b)また，過去2週間において，物事を行うことに興味や喜びがなくなった感じがありましたか。これらの質問の1つまたは両方に「はい」と答える人がいたら，さらに抑うつに対する評価を進めるべきである。

❷ **さらなるスクリーニング**　多くの要素からなるスクリーニング調査票（例：Zung，Beck うつ病項目表）は，抑うつを見つけだすのに有用である。抑うつの重症度を決定するのに効率的かつ有効であることが判明した比較的新しいツールは，患者健康質問票（Patient Health Questionnaire-9：PHQ-9）である[9]。PHQ-9 は，実施，採点が簡便でしかも感度，特異度も高いという理由で選ばれているスクリーニング調査票である。PHQ-9 は大うつ病の症状のすべてに焦点を絞った9つの質問群からなる[9]。質問に4段階 Likert スケール（4-point-Likert scale）（0 はまったくない，3 はほぼ毎日）を使って答える。5〜9点では軽度抑うつが示唆され，10点以上では，中等度または重度抑うつが示唆される[10]。このツールは，治療への反応をモニターするうえで有用であり，症状改善に向けた治療を進めるうえでプライマリ・ケア医の助けとなる。抑うつはしばしば表面に現れていないため，すべての患者に対して抑うつのスクリーニングをするうえで有用であることが多い。このツールについてのさらなる情報は，http://www.depression-primarycare.org/clinicians/toolkits/ で探すことができる。

## 診 断

### A．鑑別診断

❶ 上述した抑うつに関連する内科疾患に加えて，抑うつが疑われる患者それぞれに，不安障害，アルコールや薬物乱用，自殺傾向，殺人傾向，家庭内暴力，虐待被害についてもスクリーニングすべきである。

❷ 気分障害には多くの病型がある。最も有効な治療を選択できるように，特定の病型をみきわめることが重要である。

**a.** 大うつ病では，2つまたはそれ以上の大うつ病エピソードがみられる。

**b.** 気分変調性障害は，少なくとも2年間続く，程度の軽い抑うつ（大うつ病エピソードの診断基準を満たさない）で特徴づけられる。

**c.** 特定不能の抑うつ性障害は，他の抑うつに関する診断基準を満たさないが抑うつの特徴を示すときに使われる診断名である。

**d.** 双極Ⅰ型障害は1つまたはそれ以上の躁病エピソードで特徴づけられ，通常，大うつ病エピソードを伴う。抑うつ患者において躁病を除外することは重要である。その理由は，向精神薬を用いた抑うつに対する薬物療法が双極性障害の患者を躁状態にすることがありうるからである。双極Ⅰ型障害は，さまざまなスクリーニング表（例：Mood Disorder Questionnaire 気分障害質問票）を用いることで，スクリーニングできる。躁病エピソードとするに

は，過去7日間，以下の症状のうち少なくとも3つがあてはまらなければならない。
   i. 自尊心の肥大または誇大。
  ii. 睡眠欲求の減少。
 iii. 普段より多弁または喋り続けようとする勢い。
  iv. 観念奔逸，またはいくつもの考えが競っているといった主観的体験。
   v. 注意散漫
  vi. 目標(社会的な，仕事上または性的な)にまっしぐらに進む活動の増加，または精神運動性の焦燥。
 vii. 後で痛い思いをする可能性が高い，愉快な活動に過度に没頭すること(例：浪費，ギャンブル，性的無分別)。
 e. 双極Ⅱ型障害は，1つまたはそれ以上の大うつ病エピソードと少なくとも1つの軽躁病エピソード(少なくとも最近4日間)によって特徴づけられる。
 f. 気分循環性障害は，程度の軽い抑うつと軽躁症状が少なくとも2年間に多数のエピソードがみられることで特徴づけられる。
 g. 一般身体疾患による気分障害や薬物誘発性気分障害は，一般身体疾患あるいは薬物使用において直接的で生理的な結果として起こる気分障害として特徴づけられる。
 h. 季節性感情障害，悲嘆反応，抑うつ気分を伴う適応障害は，1年のある時期に起こったり，喪失による反応であったり，重大な変化(例：離婚)に対する反応によって引き起こされるその他の障害である。

**B. 臨床症状**　プライマリ・ケアにおいては，患者が，抑うつを抑うつ気分として訴えるというかたちで表すことはあまりない。患者は，疲労感，不眠，消化器系異常といった抑うつに関連した症状について話すことが多い。したがって，身体的な訴えに注目するだけでなく，不快な気分や喜びの喪失といった感情面の症状にも探りをいれることがプライマリ・ケア医にとって重要である。

### ●文献

1. Mathers CD, Loncar D. Projections of global mortality and burden of disease from 2002 to 2030. *PLoS Med* 2006;3(11):e442, doi:10.1371/journal.pmed.0030442\
2. Greenberg PE, Kessler RC, Birnbaum HG, et al. The economic burden of depression in the United States: how did it change between 1990 and 2000? *J Clin Psychiatry* 2003;64(12):1465–1475.
3. Gonzalez HM, Tarraf W, Whitfield K, Vega W. The epidemiology of major depression and ethnicity in the United States. *J Psychiatr Res* 2010;44:1043–1051.
4. Li X, McGue M, Gottesman I. Two sources of genetic liability to depression: interpreting the relationship between stress sensitivity and depression under a multifactorial polygenic model. *Behav Genet* 2012;42(2):268–277.
5. Boenisch S, Kocalevent R, Bramesfeld A, et al. Who receives depression-specific treatment? A secondary data-based analysis of outpatient care received by over 780,000 statutory health-insured individuals diagnosed with depression. *Soc Psychiatry Psychiatric Epidemiol* 2012;47(3):475–486.
6. Kessler RC, Chiu WT, Demler O, Walters EE. Prevalence, severity, and comorbidity of twelve-month DSM-IV disorders in the National Comorbidity Survey Replication (NCS-R). *Arch Gen Psychiatry* 2005;62(6):617–627.
7. Young AS, Klap R, Sherbourne CD, et al. The quality of care for depressive and anxiety disorders in the United States. *Arch Gen Psychiatry* 2001;58(1):55–61.
8. U.S. Preventive Services Task Force. Screening for depression: recommendations and rationale. *Ann Intern Med* 2002;136(10):760–764.

9. Arroll B, Goodyear-Smith F, Hatcher S, et al. Validation of PHQ-2 and PHQ-9 to screen for major depression in the primary care population. *Ann Fam Med* 2010;8(4):348–353.
10. Montano CB, Montano MB. A new paradigm for treating depression in the primary care setting. Medical Education Collaborative. Accessed at http://www.medscape.com.

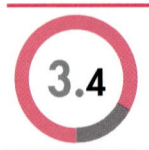

## 3.4 自殺リスク　suicide risk

*Health A. Grames and Jeff Hinton*

### 背景

自殺(suicide)は，米国の一般人口中の死亡原因の10番目で，25～34歳の若年成人の死亡原因の2番目，15～24歳までの思春期および若年成人の死亡原因の3番目，35～54歳の成人の死亡原因の4番目にランクされる[1]。米国の一般人口において，男性は女性よりも自殺しやすい。アメリカインディアン，アラスカ原住民，非ヒスパニック系白人は最も自殺率が高い[1,2]。自殺のリスクを評価して予測することは難しいことであるが，自殺念慮や自殺企図について的確に評価し，内科医が自殺を予防しうる包括的な評価法は増えている。

　自殺企図を起こす人の約75％は，プライマリ・ケア医を1ヵ月以内に受診しており，約10％の人が自殺企図の2ヵ月以内に病院の救急を受診しているので，プライマリ・ケア医が自殺の評価法と介入プロトコルに習熟していることは必須である[3,4]。プライマリ・ケア医が自殺のリスク要因を同定し確認することができれば，プライマリ・ケア医は自殺予防のために有益な介入を行える，というユニークな位置に立つことになる。

### 病態生理

**A. 病因**　自殺はしばしば多くの宗教的価値観や社会的価値観に反する倫理的決断とみられている。しかしながら，自殺を試みたり，行ったりした多くの人において，QOL(身体面，感情面および/または精神性における)は，自殺以外の選択肢がないように思えるほど悪くなっている。多くの要素がQOLを落とすことに関与し，その結果，その人自身の命を奪うという決断に導くのである。身体障害，精神障害ともにこれらの要因となる。身体的要因には，慢性疾患や神経伝達物質(すなわちセロトニン)の変動が含まれる[5]。人を衰弱させ，痛みがあり，長引く病気により，自殺のリスクは増加する[6]。精神障害には，大うつ病，薬物乱用，統合失調症，パニック障害，譫妄，過食症，双極性障害，気分変調症，社交恐怖，心的外傷後ストレス障害，パーソナリティ障害などがある[6,7]。他の要因としては，その人自身または近縁者，友人による自殺企図の病歴，家庭内暴力，身体的または性的虐待の病歴，銃器の所有，精神疾患の家族歴，最近の重大な危機(例：収入を失うこと，離婚)，病気，高齢，があげられる。希望がないこと，敵意，マイナスの自己

評価，孤立が，思春期における自殺のリスクとして同定されている[8]。ある種の薬物の使用が自殺のリスクを増加させることも示されている[6]。これらの薬物には，抗うつ薬，抗痙攣薬，鎮痛薬，禁煙薬，グルココルチコイドなどがある[6]。

**B．疫学** 米国疾病予防管理センターが発表した2009年のデータによると，米国において36,909人が自殺により死亡している[1]。これは，殺人で死亡する人やHIV/AIDSの合併症で死亡する人よりも多い。自殺を既遂した人の割合が最も多い年齢層は75歳以上で，10万人あたり36.1人，そして最もリスクが高いグループは85歳以上の白人男性で，10万人あたり49.8人である[6,9]。児童，思春期，若年成人の中では，若年成人が国民平均よりも自殺既遂のリスクがやや高く，10万人あたり12.7人である[10]。すべての年齢層では，男性が女性より自殺を既遂しやすく，おおよそ4：1の割合である。しかし，女性は男性より自殺企図を起こしやすい。白人男性はすべての自殺者の72％を占め，最も既遂しやすい群である[1]。銃器は男性，女性ともに自殺に最もよく用いられる道具である[10]。

## 評 価

プライマリ・ケアにおける自殺のリスク評価としては，簡単な病歴聴取と自殺のリスクおよび保護因子の評価を行うべきである。すべての患者に対して徹底した面接を行う必要はないが，危険因子が同定された患者には，より突っこんだ評価を行うべきである。

**A．病歴** 患者がプライマリ・ケア医に対して自殺念慮や過去の自殺企図について話すことはまれであるので，話した場合を除いて，医師から患者に対して自殺の危険因子について簡潔にたずねることは必須である。自殺念慮について患者が多く語れるように，プライマリ・ケア医は患者の考えを表に出させるための特別な質問をしなければならない。自殺念慮または自殺企図のリスクが大きい患者に対しては，最近の自傷行為への思いについて評価すべきである。患者健康質問票(Patient Health Questionire-9：PHQ-9)のようなうつ病の評価票の一部を用いたり，自傷に関する思いを患者に直接尋ねたりすることで効率よく行うことができる[7]。自殺に関して直接的な質問をすることで，すでに苦悩しはじめている患者に自殺の考えを芽生えさせるおそれがあるのではないかと質問を躊躇するプライマリ・ケア医がいるかもしれないが，自殺について患者に問いかけることで，その患者の自殺リスクのレベルが高まることはないことが研究で示されている。反対にリスクのある患者には，適切な治療につながるように自殺念慮や自殺行動についてたずねなければならない。

**B．評価**

❶ プライマリ・ケア医は，まず自殺念慮と自殺に関する危険因子とを評価すべきである。最近，自殺念慮があったことがわかった患者に関して，プライマリ・ケア医は患者が詳細に自殺を計画しているかどうか，そしてその計画をどの程度本気で実行しようとしているかについてはっきりさせるべきである。その計画を他の誰かに話したかをたずね，そのプランの詳細をより細かくたずね，実際に自傷しようとどの程度本気で考えているかを直接的にたずねることで，そ

の計画を実行する**決意の度合い**を評価する．また，プライマリ・ケア医は自殺を実行する計画が現実的なものなのか，非現実的なものなのかを区別する．**現実的な計画**とは，例えば以前処方された薬を過量服薬するおそれのある患者のように自殺を完遂するための手段や入手法をもっている場合である．**非現実的な計画**とは，自殺を完遂する方法としてうまくいきそうになかったり，不可能であったりするものである．例えば，その人が自分自身を銃で撃ちたいが，その人は銃をもっておらず，銃が近くにあるわけでもなく，誰が銃をもっているかも知らず，銃を買うこともできず，他に自殺をより現実的なものとする方法を考えていない場合である．自殺を計画している患者すべてに自殺マネージメントプランのような予防的な取り組みを実行する価値はあるが，詳細に現実的な計画をしている患者については，より近い将来に自殺するリスクが高く，迅速な介入が必要である．

　自殺の危険因子に関する包括的な評価を行うことに加えて，自殺を実行する欲求や興味を和らげる保護因子についても評価すべきである[11]．米国疾病予防管理センターは，いくつかの保護因子を示している．それには，精神障害・身体障害・物質使用障害に対する効果的な臨床的ケアを受ける機会を患者がもっていること，さまざまな臨床的介入手段や補助手段に容易にアクセスできること，家族や地域のサポート(関係性)，医学的・精神医学的ケアを提供する機関からの継続したサポート，問題を解決したり葛藤を解消したりするスキル，議論を有利にもっていく非暴力的な方法，自殺を思いとどめさせ自己保護の本能を守る文化的あるいは宗教的な信念などがある[9]．これらの保護因子は，他の医学的または精神医学的な構成要素として，自殺予防に関する治療計画を決定するのに役立つ．

❷ 自殺の考えや計画をもった患者に関して，プライマリ・ケア医は**自殺企図を起こすまでの時間**を評価しなければならない．患者に対して，いつ自殺を企図する計画であるか，そして医師をつぎに受診する前にどの程度自殺を企図しそうかをたずねるべきである．これらの質問に対する答えが，マネジメントのレベルを決定するのに重要である．例えば，患者がとても抑うつ的で，自殺を現実的に計画している状態であり，生きるための理由がほとんど見出せないが，3歳の息子が高校を卒業するまでは自殺しないというような場合，この人は助けを受けるべきであるが，自殺の差し迫った危険はないとみてよい．

## C．リスク
プライマリ・ケア医は，患者の自殺のリスクを，**軽度**，**中等度**，**重度**のいずれかに評価する[7]．治療のストラテジーは，患者の自殺のリスクに直結したものにすべきである．

❶ **軽度**：軽度の患者は，自傷しようと考えたことがあっても，明確な計画はなく，過去に企図した病歴もなく，実際に企図していることを否定する．患者は，生き続ける理由が明確にあり，自分を守るためのプランをプライマリ・ケア医と一緒に積極的に進めていこうとする．

❷ **中等度**：中等度の患者は，その計画が現実的かもしれないし，そうでないかもしれないが，とにかく，自殺の計画を考えている．しかしながら，その計画について直接質問されたら，その決意を否定する．患者は，遠い過去に自殺を企図

しようとしたことがあったとしても，自分を守るためのプランを進め，生きるための理由を探すことを，プライマリ・ケア医と一緒に積極的にしようとする。
❸ **重度**：重度の患者は，明確で現実的な自殺の計画があり，その手段が容易に可能で，自殺の決意がかたい。そして，プライマリ・ケア医と一緒に自分を守るためのプランを作成したり，自殺以外の選択肢を見つけようとしたりしない。

### 診　断

患者が自殺を考えていることが明らかであれば，プライマリ・ケア医の診療においては，まず自殺の評価に焦点を当てるべきである。こういったケースでは，包括的な評価および治療が必要である。自殺を行うリスクが軽度と考えられる患者には，次回の受診を約束し，観察を続けていく。自殺を行うリスクが中等度と考えられる患者には，もしも患者が実際に自殺念慮が高まったならば，電話をする，もしくは医療または精神保健の介入サービスを受けるといったプライマリ・ケア医との契約を含む治療計画をつくるべきである。プライマリ・ケア医は，必要時に精神保健の専門家にコンサルトすべきであり，患者に精神保健の介入を受けるように説得すべきである。自殺を行うリスクが高い患者では，精神科の入院サービスを紹介するか，または精神保健の専門家に紹介する，といったことを含む介入が直ちに必要である[7]。

### ●文献

1. Centers for Disease Control and Prevention, National Center for Injury Prevention and Control. Web-based Injury Statistics Query and Reporting System (WISQARS). *10 leading causes of death, 2009, all races, both sexes*. Atlanta, GA. Accessed at http://www.cdc.gov/injury/wisqars/leading_causes_death.html.
2. Centers for Disease Control and Prevention, Injury Center: Violence Prevention. *National suicide statistics at a glance*. Atlanta, GA. Accessed at http://www.cdc.gov/violenceprevention/suicide/statistics/rates02.html.
3. Feldman MD, Franks P, Duberstein PR, et al. Let's not talk about it: suicide inquiry in primary care. *Ann Fam Med* 2007;5(5):412–418.
4. Suicide Prevention Resource Center. *Is your patient suicidal?* Accessed at http://www.sprc.org/library/ER_SuicideRiskPosterVert2.pdf.
5. National Institute of Mental Health. *In harm's way: suicide in America*. Revised ed. [Brochure]. Bethesda, MD: US Department of Health and Human Services, 2003.
6. Soreff S. *Suicide. Medscape reference: drugs, disease, and procedures*. Accessed at http://emedicine.medscape.com/article/2013085-overview#a1.
7. The MacArthur Initiative on Depression and Primary Care. *Tool kit*. Accessed at http://www.depression-primarycare.org.
8. Rutter PA, Behrendt AE. Adolescent suicide risk: four psychological factors. *Adolescence* 2004;39:295–302.
9. National Institute of Mental Health. *Older adults: depression and suicide facts (Facts Sheet)*. Bethesda, MD. Accessed at http://www.nimh.nih.gov/health/publications/older-adults-depression-and-suicide-facts-fact-sheet/index.shtml#how-common.
10. National Institute of Mental Health. *Suicide in the U.S.: statistics and prevention*. Bethesda, MD. Accessed at http://www.mentalhealth.gov/health/publications/suicide-in-the-us-statistics-and-prevention/index.shtml.
11. Center for Disease Control and Prevention, Injury Center: Violence and Prevention. *Suicide: risk and protective factors*. Atlanta, GA. Accessed at http://www.cdc.gov/ViolencePrevention/suicide/riskprotectivefactors.html.

# ④

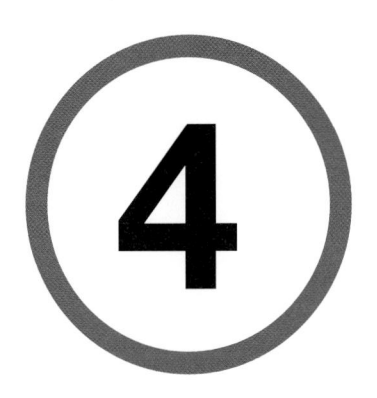

# 神経系に関連したプロブレム

**Problems Related to the Nervous System**

*Douglas Inciarte*

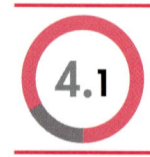

## 4.1 運動失調 ataxia

*Diego R. Torres-Russotto*

### 背景

運動失調(ataxia)とは，小脳系の障害によって生じる動作のぎこちなさのことである[1]。

### 病態生理

小脳機能障害でさまざまな運動の異常が認められる。代表的な症状としては，手が不器用になる，歩行の異常もしくは不安定，構音障害などである[1]。

**A. 四肢運動失調**

❶ 協調運動障害(asynergia)：運動の分解。動作がなめらかで正常ではなく，断続的で不規則となる。

❷ 反復拮抗運動不能(dysdiadochokinesia)：協調運動障害を示唆する症状。急速な交互の動作(前腕の回内・回外など)を行うと，断続的で不規則となる。

❸ 測定異常(dysmetria)：距離の判断ができない。測定過大(hypermetria)，測定過小(hypometria)，制止障害(目標地点で正確に止まることができない)などが含まれる。

❹ 企図振戦(「4.9 振戦」を参照)：姿勢保持時や他の動作と比較して，目標地点に到達する動作によって特に増悪する振戦。

❺ 筋緊張低下：小脳症候群において筋緊張の低下はよく認められる。

❻ 跳ね返り(rebound)：四肢をある姿勢に保持した状態から急に解除すると，過度に修正される。

**B. 歩行・体幹運動失調** 不規則な歩行(つま先立ちもしくはかかと歩きで増悪)，側方への動揺増加(まっすぐ歩けない)，不安定な方向転換，継ぎ足歩行ができないなどの特徴を認める。ガニ股歩行や不随意的な後方突進，姿勢保持不安定などの症状は，さらに進行した運動失調を示唆する所見である。

**C. 眼球運動失調** 多くの場合，急速な眼球運動に際して目標点で制止できないという症状が認められ，眼振と関連している。患者は複視を自覚する。

**D. 運動失調性構音障害** 全般的な構音障害であり，非常に強い舌の運動障害・頻繁な声量の変化(多くの場合は発声不全を伴う)，断節言語が認められる。

### 評価

**A. 初期の精査**

❶ 見逃してはいけない診断：薬物性，Wilson病，甲状腺機能障害，代謝機能障害(肝臓，腎臓，電解質，血糖)，ビタミン$B_{12}$・D・E欠乏，脳卒中，多発性硬化症，水頭症，脳腫瘍(髄芽腫，星状細胞腫，上衣細胞腫，転移性腫瘍など)。

❷ 傍腫瘍性の運動失調は，腫瘍による他の症状に先行することがあるので注意が必要である。

❸ 構造的な脊髄症(ミエロパチー)は，体幹失調の原因として頻度が高いものの1つであり，早期に発見することで進行を防ぐことができる。構造的な脊髄症や神経変性による失調の際には，上位運動ニューロン徴候が認められることがある。

❹ 小児の場合，急性の運動失調の原因として，中毒，頭痛を伴わない片頭痛の前兆(acephalgic migraine)，小脳炎(多くの場合は水痘帯状疱疹ウイルスによる)などがあげられる。慢性の運動失調は，先天的な代謝障害や大脳白質萎縮症を示唆する。

❺ 環境曝露や市販薬(OTC医薬品)，ハーブ製剤，違法薬物などの使用について確認すべきである。重金属の測定も考慮する。

❻ 考慮すべき基本的な初期評価：末梢血塗抹標本(有棘赤血球を調べる)，妊娠反応，セルロプラスミン，甲状腺機能，生化学検査一式，迅速血漿レアギン試験，ビタミン$B_{12}$，メチルマロン酸，ホモシステイン，葉酸，25-OHビタミン$D_3$，ビタミンE，抗グリアジン抗体，尿薬物スクリーニング，傍腫瘍性症候群抗体検査一式。

**B. 特発性の運動失調で考慮すべきその他の検査**　リポプロテイン電気泳動(無βリポ蛋白血症)，抗好中球細胞質抗体(ANCA)，αフェトプロテイン，HIV，亜鉛，組織トランスグルタミナーゼ/endomysial抗体(訳注：セリアック病で検出される抗体)，脆弱X振戦/失調症候群(FXTAS)試験，抗GAD抗体(全身強直症候群)，ヒトT細胞白血病ウイルス(HTLV)1および2。すべての急性・亜急性の運動失調症例において，禁忌がなければ脳脊髄液の検査を考慮すべきである。

**C. 家族性の運動失調で考慮すべき検査**　FXTAS，Friedreich運動失調症試験，常染色体優性の脊髄小脳失調症(SCA)検査一式。

**D. 頭部画像検査(CTよりもMRIが望ましい)**　多くの患者で器質的な異常(例えばChiari奇形，Dandy-Walker奇形)を除外するために画像検査が必要である。症状が急速なもしくは通常と異なる進行を認めたり，他の神経学的な異常所見を伴っている場合には，特に必要性が高い。

**E. 頸髄および胸髄画像検査**　体幹失調の原因として，構造的な脊髄症は除外する必要がある。

### 診 断

**A. 特発性の運動失調**　初期の精査(上記参照)で診断がつかない場合，他の原因としては，多系統萎縮症，セリアック病，Creutzfeldt-Jakob病，遺伝性の運動失調(例えば，Friedreich運動失調症や脊髄小脳失調症2・3・6など)，傍腫瘍性症候群(抗体検査一式の偽陰性はありうる)などが考えられる。運動失調の頻度の高い原因の1つはアルコールである。アルコールが原因の萎縮は小脳全体に及ぶ可能性があるが，アルコール性に特有の症候として虫部背側が優位に萎縮し，重度の体幹失調を引き起こす。

## B. 遺伝性の運動失調

遺伝性の運動失調に関する有益な情報が，Online Mendelian inheritance in Man (OMIM) やセントルイスにあるワシントン大学 Neuromuscular Disease Center のウェブサイトから得られる[2]。FXTAS は比較的新しく認識された疾患で，有病率が高く，見逃されることが多いため，注意が必要である[3]。この症候群は脆弱 X 遺伝子の突然変異前段階キャリアの中にみられ，Parkinson 症状や認知症を合併していることが多い。頭部 MRI で中小脳脚サイン (MDP sign：両側中小脳脚が T2 強調画像で高信号) などの特徴的な所見で気づかれる場合がある。

❶ 優性遺伝の運動失調：脊髄小脳変性症や歯状核赤核淡蒼球 Luys 体萎縮症 (DRPLA)，一過性運動失調などが含まれる。脊髄小脳失調症には 25 以上の病型があり，それらの区別は困難である。遺伝子検査を行うことも選択肢としてはある (事前に遺伝子カウンセリングが必要である)。

❷ 劣性遺伝の運動失調：Friedreich 運動失調症や無 β リポ蛋白血症，毛細血管拡張性運動失調症，そして治療可能な孤発性のビタミン E 欠乏症 (TTP1 遺伝子変異) などが含まれる。この中では Friedreich 運動失調症が最も頻度が高く，上位運動ニューロン徴候や神経障害，心筋症などを認める。フラタキシン遺伝子における GAA リピートの増加によって引き起こされる。

### ◉ 文献

1. Fahn S, Jankovic J. *Principles and practice of movement disorders.* Philadelphia, PA: Churchill Livingstone Elsevier, 2007.
2. Pestronk A. *Neuromuscular Diseases Division.* Accessed at Washington University in St. Louis Department of Neurology (http://www.neuro.wustl.edu/neuromuscular) on July 1, 2012.
3. Hagerman PJ, Hagerman R. Fragile X-associated tremor/ataxia syndrome. *Ment Retard Dev Disabil Res Rev* 2004;10(1):25–30.
4. Torres-Russotto D and Perlmutter J. Task-specific dystonias: a review. *Ann N Y Acad Sci* 2008;1142:179–199.
5. Louis ED. Essential tremor. In: Lewis PR, Timothy AP, eds. *Merritt's neurology*, 12th ed. Philadelphia, PA: Lippincott Williams & Wilkins, 2010:594–596.
6. Fahn S. Involuntary movements. In: Lewis PR, Timothy AP, eds. *Merritt's neurology*, 12th ed. Philadelphia, PA: Lippincott Williams & Wilkins, 2010:50–53.

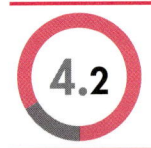

# 4.2 昏睡 coma

Douglas J. Inciarte

## 背景

昏睡 (coma) とは，意識のない状態が (1 時間以上) 持続することをいい，覚醒させられないことによって睡眠と区別される[1, 2]。

## 病態生理

昏睡とは，非特異的な病態で，多くの中枢神経系障害から生じる現象である。多くの鑑別すべき原因があり，局所的原因（例：脳卒中）と非限局的疾患（例：低酸素），外傷性と非外傷性，中枢神経障害と全身性疾患，などがある。最終的な結果として，両側大脳半球もしくは脳幹部と間脳上行賦活系の広範な障害が生じている[2]。

## 評 価

**A. 病歴** ABC（気道 airway，呼吸 breathing，循環 circulation）が安定したら，患者の家族，友人，ほかの医療従事者などから適切な病歴を収集することが大切である。突然の意識消失であれば，脳内出血，痙攣，不整脈，薬物過量投与などが考えられる。進行が緩徐な場合には，より多くの鑑別診断を必要とする。

**B. 身体診察** 昏睡の診察はスケールに沿って行う必要がある。意識状態を評価するためのスケールがいくつか存在する。例えば，Jouvet, Moscow, Glasgow, Bozza-Marrubini, Full Outline of UnResponsiveness（FOUR）スケールなどがある。実際に最も頻繁に使われているスケールは Glasgow スケールで，外傷患者では特に有用で，継続して幅広く使用されている。FOUR スケールは使いやすく，Glasgow スケールよりも詳しいので，集中治療室でのモニタリングで用いるのに有用である。予後判定に優れているので，プライマリ・ケアにおいても利用可能である（表4.2.1 と表 4.2.2）。

**C. 検査** CT もしくは MRI による頭部の画像診断を，器質的異常の除外と緊急処置が必要な状況（例：出血と脳ヘルニア）判断のために，できる限り早急に行う。動脈血ガス，全血球計算，代謝異常の検索，中毒検査（これにはエタノール，一般的な乱用薬物，アセトアミノフェン，サリチル酸などが含まれる），アンモニア，乳酸などを行う。血液と脳脊髄液の培養検査も必要である。脳波（EEG）は，確認されていないてんかんの検索目的で行われる。脳波から原因と予後に関する手がかりが得られることがある[2]。

## 診 断

**A. 鑑別診断** 昏睡の鑑別診断は多岐にわたる。しかし，たいていの場合，病歴聴取，身体診察，臨床検査，脳波，画像所見により，診断がつく。CT もしくは MRI での異常の有無により，鑑別診断は以下のように分類される。

❶ CT もしくは MRI の所見が正常
 a．薬物／過量服薬：アルコール，鎮静薬，麻薬。
 b．代謝性：酸素欠乏，電解質異常，血糖異常，甲状腺機能障害，肝性昏睡。
 c．重症感染：肺炎，髄膜炎，脳炎，敗血症。
 d．ショック
 e．痙攣関連状態
 f．重度の低体温もしくは高体温。
 g．脳震盪

❷ CT もしくは MRI の所見が異常。
  a. 出血もしくは梗塞。
  b. 感染：膿瘍，蓄膿（訳注：硬膜下蓄膿症など）。
  c. 脳腫瘍
  d. 外傷性損傷
  e. その他[3]

**B. 臨床症状**　患者は意識を障害されており，合目的的な行動がとれない。呼吸機能を維持する能力を含め，バイタルサインも障害されていることがある。このため，ABC（気道 airway，呼吸 breathing，循環 circulation）に注意し，安定させることが最重要事項である。昏睡はその他の類似の臨床状態，例えば植物状態やカタトニー，重症うつ病，神経筋遮断状態，失語症を合併した無動症と区別する必要がある[1, 2]。

### 表 4.2.1　Glasgow Coma Scale

| 観察項目 | | ポイント |
| --- | --- | --- |
| 開眼 | 自発的に開眼 | 4 |
| | 呼びかけにより開眼 | 3 |
| | 痛み刺激により開眼 | 2 |
| | なし | 1 |
| 最良運動反応 | 命令に応じて可 | 6 |
| | 疼痛部へ | 5 |
| | 逃避反応として | 4 |
| | 異常な屈曲運動 | 3 |
| | 伸展反応（除脳姿勢） | 2 |
| | なし | 1 |
| 最良言語反応 | 見当識あり | 5 |
| | 混乱した会話 | 4 |
| | 不適当な発語 | 3 |
| | 理解不明な発声 | 2 |
| | なし | 1 |
| 合計 | | 3〜15 |

### 表 4.2.2 FOUR (Full Outline of UnResponsiveness) Score

| | 所見 | スコア |
|---|---|---|
| 眼球反応 | 開眼し，指示に応じて追視もしくはまばたきする | 4 |
| | 開眼しているが，追視はできない | 3 |
| | 閉眼しているが，大声で呼ぶと開眼する | 2 |
| | 閉眼しているが，痛み刺激で開眼する | 1 |
| | 閉眼しており，痛み刺激でも開眼しない | 0 |
| 運動反応 | サイン（親指を立てる・拳を握るなど）をつくれる | 4 |
| | 痛み刺激に対して疼痛部へ | 3 |
| | 痛み刺激に対して屈曲 | 2 |
| | 痛み刺激に対して伸展 | 1 |
| | 痛み刺激に反応なし | 0 |
| 脳幹反射 | 瞳孔反射および角膜反射が保たれている | 4 |
| | 片側の瞳孔が開大し，固定している | 3 |
| | 瞳孔反射もしくは角膜反射が消失している | 2 |
| | 瞳孔反射と角膜反射が消失している | 1 |
| | 瞳孔反射・角膜反射・咳反射が消失している | 0 |
| 呼吸 | 挿管されておらず，呼吸リズムも整 | 4 |
| | 挿管されておらず，Cheyne-Stokes 呼吸 | 3 |
| | 挿管されておらず，呼吸が不規則 | 2 |
| | 自発呼吸回数が人工呼吸器の設定回数以上 | 1 |
| | 自発呼吸回数が人工呼吸器の設定回数以下 | 0 |
| 合計 | | 0〜16 |

### ●文献

1. Burst JCM. Coma. In: Rowland LP, ed. *Merritt's neurology*, 11th ed. Philadelphia, PA: Lippincott Williams & Wilkins, 2005:20–28.
2. Michelson DJ, Ashwal S. Evaluation of coma and brain death. *Semin Pediatr Neurol* 2004;11(2):105–118.
3. Ropper AH. Acute confusional states and coma. In: Braunwald E, Hauser SL, et al. eds. *Harrison's principles of internal medicine*, 15th ed. Philadelphia, PA: McGraw-Hill, 2001:132–140.
4. Bordini AL, Luiz TF, Fernandez M, et al. Coma scale: a historical review. *Arch Neuropsychiatr* 2010;68(6):930–937.
5. Wijidicks E, Bamlet WR, Maumatten BV, et al. Validation of a new coma scale: the FOUR score. *Ann Neurol* 2005;58:585–593.

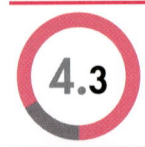

## 4.3 譫妄 delirium

Avery Sides

### 背景

米国精神医学会(American Psychiatric Association)の『精神疾患の診断・統計マニュアル 第4版(DSM-IV-TR)』[1]によれば,譫妄(delirium)には以下の特徴がみられる:注意を集中し,維持し,あるいは切り替える能力の低下を伴う意識の障害がある。すでに存在して確立しているか,進行しつつある認知症では説明のつかない認知の変化または知覚障害が発生している。障害が短時間のうちに(時間または日単位で)発生していて,かつ1日のうちで症状に波がある傾向がみられる。障害が,よくある医学的状況,物質による中毒または離脱,薬物の副作用または毒素への曝露,およびこれら諸要因の組み合わせの結果として生じていることが,病歴,身体診察または検査所見から証明されている。

### 病態生理

**A. 病因** 譫妄の神経生理学的メカニズムはよくわかっていないが,1つの仮説としてアセチルコリン活性の低下との関連があげられてる。しかし,多くのことが譫妄の原因になると認識されており,また1つ以上の原因が存在することも多い(表4.3.1 参照)。

**B. 疫学** あるシステマティックレビューによると,入院1回当たり譫妄が発生する頻度は11〜42%である。入院中の有病率は10〜31%で,入院中の新たな譫妄の発症率は3〜29%である[2]。

多くの状況で,譫妄は頻繁に発生する。集中治療室に入院する患者のうち,65歳以上では70%以上の患者が譫妄を経験し,65歳以下の患者でも50%以上の患者が譫妄を経験する[3]。心臓手術を受けようとしている高齢患者の25%で手術前の7日間に譫妄が認められ,これは脳卒中急性期3日間での頻度と同じである[4]。譫妄は入院患者のみに認められるわけではない。多くの患者で,退院後も譫妄が持続している。50歳以上で入院中に譫妄を認めた患者のうち,退院の時点で44%,退院1カ月後で32%,退院3カ月後で25%,退院後6カ月でも21%以上で譫妄が持続していた[5]。

### 評価

**A. 病歴** 評価はまず現病歴からはじまる。譫妄状態の患者では,不安や神経過敏などの前駆症状があったかどうかや症状が出現する時間帯に注目することが重要である。50%以上の症例で精神症状が出現し,そのうち半数は低活動状態となり,半数は過活動状態となる。その他の重要な症状としては,多くの場合,患者は混乱状態となり,半数近くが精神病状態を経験する[6]。

認知障害と知覚障害が，すでにあるか，もしくは進行中の認知症や他の精神障害に起因するものではないかを知る必要がある．そのためには，患者の従来の精神状態と活動度を知る必要がある．この情報を知りえない場合，家族，友人，ほかの医療・介護サービス従事者から情報を収集する．他の病歴が譫妄の原因の手がかりとなることがある．譫妄の既往，脳障害の既往，術後の状態，薬物使用の既往などに注意する．

薬物中毒は譫妄の原因として重要な部分を占めているので，臨床医は市販薬(OTC医薬品)，ほかの家族が服用している薬物，主治医以外が処方した薬物，非合法の薬物にも注意する必要がある．譫妄の臨床症状は1日のうちでも症状が変動するので，看護記録，特に準夜勤・深夜勤帯の記録などは，意識や認知の変化を知り，明らかにする手がかりとしてたいへん有用である．

**B．身体診察**　診察はつぎの2つに焦点を絞る．(i)譫妄が存在するかどうかを確認する．(ii)譫妄を生じやすい内科疾患が背景にないか，明らかにする．混乱した状態や非協力的な患者の場合には，包括的な診察は困難である．臨床医は，譫妄の要因が多岐にわたることに留意し，病歴とその関連する周辺状況に照らし合わせ，焦点を絞った診察を行う必要がある．

**C．検査**　病歴聴取と身体診察から診断に至る多くの情報が得られる．初期検査としてあげられるものには，電解質，全血球計算，尿検査，肝機能検査，甲状腺機能検査，血糖値，クレアチニン，カルシウム，胸部X線撮影，心電図がある．動脈血液ガス分析はしばしば有用である．適切な薬物血中濃度が得られても，臨床医は，治療域にあっても譫妄が生じることに注意しておく必要がある．初期検査で譫妄の原因が明らかにできないときには，つぎにあげる検査が推奨される．尿および血液の中毒スクリーニング，ビタミン$B_{12}$値，頭部CTもしくはMRI，脳脊髄液検査のための腰椎穿刺，脳波検査である．

## 診断

**A．鑑別診断**　鑑別で最も問題になるのは，譫妄ではなく認知症であるのか，譫妄のみであるのか，すでに存在していた認知症に譫妄が併発したのか，の区別である．鍵となる臨床症状(意識障害，認知・知覚の変化，急性発症，変動する臨床症状)に注意深く対応することで，譫妄と認知症や，抑うつ，精神病，躁病などの他の精神疾患と区別することができる．痙攣を伴わないてんかん重積発作といくつかの脳葉単位の，ないしは局在的な症候群(Wernicke失語，一過性全健忘，Anton症候群，前頭葉腫瘍)が，譫妄と重複して症状を呈することがある．

**B．臨床症状**　譫妄状態にある人と会話することには困難を感じる．例えば，彼らは容易にとり乱し，話題から話題へと予期せず話が飛び，前の話題の質問に答えようと努力し続けたりする．もっと重症の譫妄の場合，患者はうとうとしていたり無気力であったりする．認知の変化は記憶障害(多くは短期記憶の障害)，見当識障害(通常は時間と場所に関する)，言語と発語困難(構音障害，呼名障害，書字障害，失語)，知覚認知障害(錯覚，幻覚，誤認知覚)などを生じる．患者は不注意で，話が支離滅裂で，認知機能を評価することが困難もしくは不可能である．譫妄

に関連するほかの症状として睡眠障害，昼夜逆転などの睡眠覚醒リズムの障害，光や音に対する過敏反応，不安，怒り，抑うつ気分，感情・情動の不安定性などがある。錯乱，見当識障害，焦燥感などのために譫妄を呈する患者は，ベッド柵を乗り越えたり，点滴やFoley(持続導尿)カテーテルを引き抜いたりして，自身を危険にさらす。

### 表4.3.1　よく認められる譫妄の原因

**循環器**
うっ血性心不全，慢性閉塞性肺疾患，ショック

**感染**
肺炎，菌血症，髄膜炎，尿路感染

**中枢神経障害**
脳卒中，痙攣，痙攣を伴わないてんかん発作，てんかん後状態，頭蓋内出血，髄膜炎，脳炎，高血圧緊急症，認知症の合併，Wernicke脳症，感覚遮断，片頭痛 – 急性発作の治療，頭蓋内圧亢進状態

**薬物離脱**
アルコール，ベンゾジアゼピン系薬，オピオイド

**代謝障害**
腎不全，水電解質異常，低酸素血症，高炭酸血症，低ナトリウム血症，高ナトリウム血症，尿毒症，脱水症，アシドーシス，アルカローシス，高カルシウム血症，低カルシウム血症，低マグネシウム血症，低血糖，甲状腺機能低下症，甲状腺機能亢進症，副腎機能障害，ナイアシン(ビタミン$B_3$)欠乏症，肝不全(肝性脳症)，貧血，高血糖，チアミン(ビタミン$B_1$)欠乏症

**環境**
尿道カテーテル，ストレス，環境の変化，手術，麻酔，睡眠不足，痛み，発熱，尿閉，低体温，身体拘束，便秘

**薬物**
向精神薬，抗てんかん薬，抗Parkinson病薬，ステロイド，$H_2$受容体拮抗薬，抗コリン薬，NSAID，オピオイド，三環系抗うつ薬，バルビツレート(離脱)，ベンゾジアゼピン系薬(離脱)，非合法薬物，β遮断薬(まれ)，アルコール(離脱)，慢性アルコール依存

## ●文献

1. American Psychiatric Association. *Diagnostic and statistical manual of mental disorders*, 4th ed, Text Revision. Washington, DC: American Psychiatric Association, 2000.
2. Siddiqi N, House AO, Holmes JD. Occurrence and outcome of delirium in medical in-patients: a systematic literature review. *Age Ageing* 2006;35(4):350–364.
3. Moller JT, Cluitmans P, et al. Long-term postoperative cognitive dysfunction in the elderly ISPOCD1 study. ISPOCD investigators. International Study of Post-Operative Cognitive Dysfunction. *Lancet* 1998;351(9106):857–861.
4. Sheng AZ, Shen Q, Cordato D, Zhang YY, Yin Chan DK. Delirium within three days of stroke in a cohort of elderly patients. *J Am Geriatr Soc* 2006;54(8):1192–1198.
5. Cole MG, Ciampi A, Belzile E, Zhong L. Persistent delirium in older hospital patients: a systematic review of frequency and prognosis. *Age Ageing* 2009;38(1):19–26.
6. Sandberg O, Gustafson Y, Brännström B, Bucht G. Clinical profile of delirium in older patients. *J Am Geriatr Soc* 1999;47(11):1300.

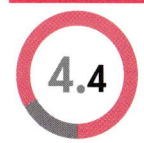

# 4.4 認知症 dementia

*Ryan Becker*

## 背景

認知症(dementia)は，仕事や社会生活に支障をきたすような，認知および行動面での症状によって特徴づけられ，機能的・認知的・行動的な障害が以前と比べて悪化していることが病歴や認知機能の評価などによって認識される。国立老化研究所とアルツハイマー協会(National Institute on Aging and the Alzheimer's Association：NIA-AA)のガイドラインでは[†]，認知ないしは行動の障害が，以下の領域のうち少なくとも2つ以上で存在していなければならないと提唱している：新しい情報を獲得して記憶にとどめておく能力，論理的思考，視空間認知能力，言語能力，人格[1]。

## 疫学

認知症は若年者や中年では少なく，有病率は年齢とともに増加していく。65歳以上で，生涯に認知症を発症するリスクは17〜20％である。認知症のうち70％はAlzheimer病(AD)で，約17％は血管性認知症，残りの13％はLewy小体型認知症，Parkinson病に関連した認知症，アルコール性認知症，前頭葉型認知症および他の二次性認知症である。米国ではAD患者は530万人に達しており，死亡原因の6番目となっている。認知症と診断されてからの生存期間の中央値は4.5年である[1]。

## 危険因子

認知症の最大の危険因子は加齢である。おそらく，年齢を重ねるうちに小さな血管障害や白質病変，炎症などが脳に影響を及ぼして，二次的に認知症の原因になると

思われる。71〜79歳における認知症の有病率は約5%であるのに対して，90歳以上では37%にまで上昇する[1,2]。

　教育水準の低さも認知症のリスクと関連している。大学教育を受けた人は，それ以下の教育水準の人と比べて，認知機能障害の発症が2年遅れる。第1度近親者（訳注：親，子，きょうだいを指す）にADが1名存在する場合に，ADを発症するリスクは4倍となり，第1度近親者にADが2名存在する場合には，リスクは8倍となる。ADの発症には，遺伝因子も関連している。アポリポ蛋白E4遺伝子型を有する人は，そうでない人と比べて，ADを発症するリスクが6〜8倍といわれている。アミロイドの前駆蛋白であるプレセニリン-1(PS1)とプレセニリン-2(PS2)の遺伝子型も関連しているといわれている[1,2]。

　血管障害の危険因子も認知症と関連している。高血圧，高コレステロール血症，糖尿病はいずれもADと血管性認知症の発症に関連している。慢性的な抗コリン薬の使用も，認知症のリスクをわずかに上昇させる[2]。

†訳注：上記のガイドライン（NIA-AA基準）の日本語訳は，日本神経学会の「認知症疾患治療ガイドライン」の第Ⅰ章 認知症の定義，概要，経過，疫学の表3に記載されている。

## 鑑別診断

認知症は疾患というより症候群である。そのため，病因と病態生理は広範囲にわたる。多くの場合，認知症は進行性であるが，一部は可逆性の原因を有している。

**A.** ADが認知症の中で最も多い。ADは家族性および遺伝性素因を含む多因子が原因となっている。臨床診断は，以下にあげる認知領域のうち2つ以上の機能低下を認め，その結果として日常生活動作(activities of daily living：ADL)が障害され，以前と比べて機能が進行性に低下していることによって判断される。認知領域は新しい情報を獲得して記憶にとどめておく能力，論理的思考，視空間認知能力，言語能力，人格のいずれかを含む。病期が進行すると，患者は混乱したり，抑うつ状態となったり，妄想や幻視を認めるようになる[2]。

**B.** 血管性認知症の患者では，病歴・身体所見・画像所見のいずれかにおいて明らかにされた脳血管障害の既往を認める。これらの患者はたいてい，高血圧，高コレステロール血症，糖尿病，喫煙，心房細動などの危険因子を有している。臨床的に認識できる認知機能障害は階段状に進行するが，進行の度合いが動揺することすらある。また，局所的な脳神経症状を認めることもある[2]。

**C.** 前頭側頭型認知症(frontotemporal dementia：FTD)はPick病としても知られており，65歳以下の認知症では最も多い。行動や言語の症状がFTDのおもな特徴であり，典型的には記憶は保たれる点が，ADと異なる。おもな行動の特徴としては，洞察力に欠け，社会的に適応できず，感情が鈍化することなどがあげられる。言語の特徴は，理解と目的知識に欠け，非流暢でためらいがちな話し方である。脳の前頭側頭葉に萎縮および神経脱落を認める。FTDの原因は明らかでない[3]。

**D.** Lewy小体型認知症は，譫妄，幻視とParkinson症候群を伴う認知症として特徴づけられる。他の症状として，失神，転倒，睡眠障害や抑うつ気分などを認める。Lewy小体型認知症の患者では，神経伝達物質のアセチルコリンとドパミンが

いずれも欠乏しており，Lewy 小体とアミロイド斑(老人斑)の双方を認める。このことは，Lewy 小体型認知症が，Parkinson 病と AD の間の領域に位置することを示唆している[4]。

**E.** 正常圧水頭症は可逆性の認知症であり，認知症状，歩行障害，排尿障害の三徴および CT もしくは MRI での脳室の拡大によって特徴づけられる[2]。

**F.** 認知症は，Parkinson 病，Huntington 病，進行性核上性麻痺などの変性神経疾患との関連で認められることがある[2]。

**G.** 神経梅毒，HIV，Creutzfeldt-Jakob 病などの感染症が認知機能障害を引き起こすことがある[2]。

**H.** アルコール関連の認知症においては，前向性健忘および逆行性健忘と作話を認める。長期記憶および他の認知機能はたいてい保たれる[2]。

**I.** その他の認知症の原因で治療可能なものとしては，甲状腺機能低下症・亢進症，ビタミン $B_{12}$ 欠乏症，低ナトリウム血症，高カルシウム血症，薬物性(鎮静薬，鎮痛薬)と慢性硬膜下血腫や髄膜種，神経膠腫，転移性腫瘍などの頭蓋内占拠性病変である[2]。

## 評 価

### A. 病歴と身体診察

❶ 認知症が疑われた場合には，患者本人および家族・介護者から詳細な病歴を聴取する必要がある。発症時期および進行の速度に関する質問は重要である。金銭や薬の管理，買い物，家事，料理，乗りものを使った外出などの手段的日常生活動作が，どの程度，障害されているかについても確認する。認知症の初期においては，家計の管理など計算と計画を必要とする手段的日常生活動作が最初に障害されることが多い。更衣，食事，トイレ，整容などの日常生活動作は認知症が進行するまで正常に保たれていることも多い[1]。

❷ Mini-Mental State Examination と神経学的身体診察，抑うつのスクリーニングを行う。言語的障害があって評価が難しい場合，精神医学的疾患が推測される場合，教育レベルが低い場合，もしくは(患者や家族から)リクエストがあった場合などは，精神神経科の専門的診察を考慮する[1]。

### B. 検査

❶ 米国神経学会(American Academy of Neurology)は以下の 2 つの場合のみ，ルーチンの検査を推奨している[5]。
  **a.** ビタミン $B_{12}$ 欠乏症
  **b.** 甲状腺機能低下症に対する甲状腺刺激ホルモン値。

❷ 米国老年医学会(American Geriatrics Society)は以下の検査を推奨している[1]。
  **a.** ビタミン $B_{12}$，葉酸。
  **b.** 甲状腺刺激ホルモン(TSH)値
  **c.** 全血球計算
  **d.** 代謝検査一式
  **e.** カルシウム値

**f．** 頭部単純 CT もしくは MRI。
❸ 特定の危険因子がある患者においては，以下の検査も推奨される。
　**a．** 脳脊髄液検査
　**b．** ライム病抗体価
　**c．** HIV 検査
　**d．** 迅速血漿レアギン試験
❹ 将来における研究目的の検査。
　**a．** PET（陽電子放射断層撮影法：positron emission tomography）スキャン
　**b．** アポリポ蛋白 E4 遺伝子検査
**C．臨床症状**　軽症でも重症でも，認知症の多くは家族からの訴えがあって受診する。もし，患者自身が記憶の喪失を訴える場合，抑うつ，詐病などの虚偽性障害，軽症の認知機能障害，睡眠不足，正常な加齢性認知機能の低下などを考える。詳細な病歴聴取と身体診察が診断の助けとなるはずである。

### ◉文献

1. Simmons BB, Hartmann B, Dejoseph D. Evaluation of suspected dementia. *Am Fam Physician* 2011;84(8):895–902.
2. Kester MI, Scheltens P. Dementia: the bare essentials. *Pract Neurol* 2009;9(4):241–251.
3. Cardarelli R, Kertesz A, Knebl JA. Frontotemporal dementia: a review for primary care physicians. *Am Fam Physician* 2010;82(11);1372–1377.
4. Neef D, Walling AD. Dementia with Lewy bodies: an emerging disease. *Am Fam Physician* 2006;73(7):1223–1229.
5. Petersen RC, Stevens JC, Ganguli M, et al. Practice parameter: early detection of dementia: mild cognitive impairment (an evidence-based review). Report of the quality standards subcommittee of the American Academy of Neurology. *Neurology* 2001;56(9):1133–1142.

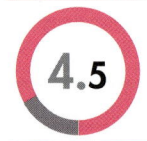

## 4.5　記憶障害　memory impairment

*John D. Hallgren*

### 背景

記憶障害（memory impairment）とは，脳を使って新しい情報を記憶したり，以前に学んだ情報を想起する能力の低下を意味する。譫妄や認知症の患者に認められるように，あからさまに存在することもあるが，注意深く接しないと気づかないような微妙な症状として存在する場合もある。この章では，微妙な記憶に関する訴えを取り上げ，正常な範囲の記憶力低下と，より注意すべき記憶障害とをどのように識別するかについて述べる。

### 病態生理

#### A. 病因

❶ 記憶は複雑な認知プロセスであり，意識的な面と無意識的な面を両方含んでいる。記憶は機能的に4つに分類される：エピソード記憶，意味記憶，手続き記憶，作業記憶。エピソード記憶は，さまざまな出来事の脳での記録を呼び起こすことであり，意味記憶は独立した事象や概念を想起することである。これら2つは意識的に形成され，想起される。手続き記憶は，音楽を演奏したりタイプライターを打つなどの運動機能を想起することであり，意識的もしくは無意識的に形成され，想起される。最後に作業記憶は，複雑な作業を完遂するために，ものや言葉や概念を利用可能な状態で想起することであり，実行機能と同じ意味である。これもまた意識的な想起である。これら4つの記憶は，それぞれ脳の別の領域がつかさどっていて，それぞれが独立した機能であることが証明されている[1]。

❷ 記憶障害の原因は多岐にわたる。軽度の記憶障害は，まず作業記憶に含まれるような複雑な行為に影響する。そしてさらに進行すると，エピソード記憶や意味記憶にも影響が及びはじめる。すべてのタイプの認知症は，病期によってさまざまな記憶の領域に影響が及ぶ。Parkinson病やHuntington舞踏病などの運動機能障害に関連した病気では，他と比べて手続き記憶に影響が及びやすい[1]。脳震盪や他の外傷性脳障害，脳炎，薬物の影響，気分障害，思考障害，注意欠陥多動性障害，一過性全健忘のような原発性健忘障害など，すべてが記憶障害の原因となる。

#### B. 疫学
記憶の問題をみずから訴える患者の頻度についてはよくわかっていない。しかし，ノースカロライナでの4,000人以上を対象とした調査では，56%が記憶に関する訴えを有していることが明らかとなった[2]。軽症認知障害（mild cognitive impairment：MCI）の有病率は，65歳以上で10〜20%と推測されている。一般住民において，プライマリ・ケアの現場でMCIの年間発症率は5〜10%である[3]。

### 評 価

#### A. 病歴
記憶に関する訴えがある場合には，症状の経過，関連した出来事，新たに開始となった薬物，合併症やその他の要因について，詳細に病歴を聴取することが最も重要である。訴えが患者本人からのものなのか，あるいは他の情報源によるものなのかに注目することは，情報を確認するという点と，患者本人に病識があるのかどうかを知るという点の両方において重要である。

#### B. 身体診察
病歴とともに，身体診察によって，もとから存在する，あるいは新たに出現した疾患が記憶に影響していることを除外することが可能である。外傷，感染症もしくは膠原病を示唆する徴候の評価と，神経学的評価によって運動もしくは感覚障害が存在するかを確認することが，記憶障害が原発性のものか他の疾患による二次的なものかを鑑別する助けになる。

#### C. 検査
❶ まずはじめに，許容可能な加齢に伴う認知機能の低下とMCIを鑑別する。記憶

の評価のゴールドスタンダードは，正式な神経心理学検査である．しかし，その包括的な性質と費用のため，すべての記憶障害を訴える患者に即時に行うことは難しい．Mini-Mental State Examination のような簡易検査が，ベットサイドや外来の診察室では使用されることが多い．しかし，MCI を見つけるには感度が低く，認知症にまで進行してから見つかる場合が多い．Montreal Cognitive Assessment(www.mocatest.org)を用いると，26点をカットオフ値として MCI を確認できる．陽性尤度比が6.9，陰性尤度比が0.11である[4]．コンピュータを用いた検査も陽性尤度比14，陰性尤度比0.14で MCI を確認できるが，その使用は認可された研究者に限られている[5]．生化学検査，血清学的検査，画像検査で MCI に特異的なものは存在しない．これらの検査は他の疾患を除外するために行う．

❷ 記憶力の評価によって MCI が見つかれば，可逆的な状況でないかどうかを判断する必要がある．米国老年医学会の認知症ガイドラインの要旨を図4.5.1に示す[6]．

### 診断

**A.** 記憶障害を訴える患者では，それが本人からであっても他の情報源からであっても，可逆的もしくは治療可能な原因について評価するために，詳細な病歴と身体診察，血液検査，画像検査を行うべきである．評価がはっきりしない場合には，正式な神経心理学検査を検討する．認知症や譫妄などのより重度の記憶障害については，他章を参照．

**B.** 加齢に伴う軽度の記憶障害は，正常範囲と考えられる．この現象は，加齢に伴う認知機能の低下や加齢に伴う記憶障害などさまざまな名称で表現されている．定義はないが，日常生活に影響を及ぼさない程度の記憶のみの障害であることが特徴である[3]．

**C.** 依然として定義は曖昧であるが，MCI は臨床的に独立した概念である．それは，認知機能と記憶力の低下の程度が，加齢に伴う認知機能の低下よりも重く，認知症よりは軽いということが特徴である．また，全般的な自立機能は保たれている．MCI は認知症に進行するリスクが高く，年に約10%といわれている[3]．MCI と判断された患者に対して，医師は認知機能の再評価の計画を立てる必要があり，認知症に進行するリスクがあることや，新しい検査の役割や，機能低下を防ぐための戦略について話し合う必要がある．

### ●文献

1. Budson AE, Price BH. Memory dysfunction. *N Engl J Med* 2005;352:692–699.
2. Blazer DG, Hays JC, Fillenbaum GG, Gold DT. Memory complaint as a predictor of cognitive decline: a comparison of African-American and white elders. *J Aging Health* 1997;9:171–184.
3. Peterson RC. Mild cognitive impairment. *N Engl J Med* 2011;364:2227–2234.
4. Nasreddine ZS, Phillips NA, Bédirian V, et al. The Montreal Cognitive Assessment, MoCA: a brief screening tool for mild cognitive impairment. *J Am Geriatr Soc* 2005;53:695–699.
5. Saxton J, Morrow L, Eschman A, et al. Computer assessment of mild cognitive impairment. *Postgrad Med* 2009;121(2):177–185.
6. American Geriatrics Society. *A guide to dementia diagnosis and treatment*. Accessed at American Geriatrics Society (http://dementia.americangeriatrics.org/) on August 22, 2010.

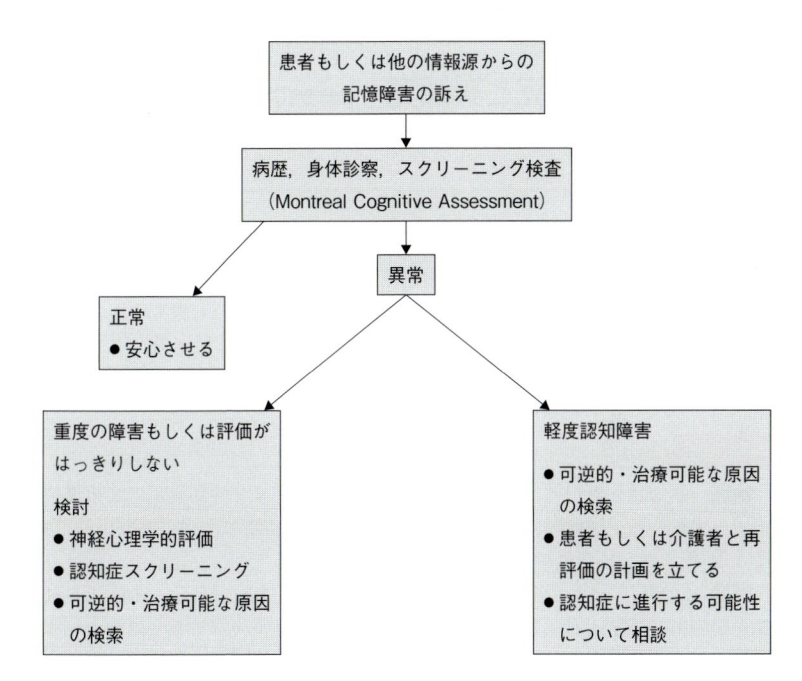

## 4.5 記憶障害

```
患者もしくは他の情報源からの
    記憶障害の訴え
          ↓
病歴, 身体診察, スクリーニング検査
  (Montreal Cognitive Assessment)
      ↓           ↓
    正常         異常
  ●安心させる
                ↓           ↓
  重度の障害もしくは評価が      軽度認知障害
  はっきりしない           ●可逆的・治療可能な原因
  検討                    の検索
  ●神経心理学的評価        ●患者もしくは介護者と再
  ●認知症スクリーニング      評価の計画を立てる
  ●可逆的・治療可能な原因  ●認知症に進行する可能性
   の検索                   について相談
```

---

米国老年医学会の推奨：認知症が疑われた際の評価

**血液検査**

- 全血球計算
- 生化学検査：肝機能および腎機能一式, カルシウム, 血糖, ビタミン $B_{12}$, 葉酸, 甲状腺刺激ホルモン
- 血清学的検査：迅速血漿レアギン試験, HIV 検査

**画像検査**

- 頭部 MRI もしくは CT
  60 歳未満, 神経学的巣症状・所見, 急性発症, リスクが高い状況（転移性癌の存在, 抗凝固薬の使用など）の場合には, より有益である。
- 18F-fluorodeoxyglucose（FDG）を用いた PET（非典型的な認知症で, 前頭側頭葉型認知症の評価が必要と判断された場合）

(出典："A Guide to Dementia Diagnosis and Treatment"
http://dementia.americangeriatrics.org/#eval より改変)

図 4.5.1 記憶障害評価のアルゴリズムと米国老年医学会による認知症が疑われた際の血液検査と画像評価の推奨[6]。

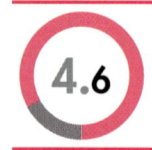

## 4.6 錯知覚と異知覚　paresthesia and dysesthesia

*Toby D. Free*

### 背景

錯知覚（paresthesia）は，明らかな物理的原因なしに生じる皮膚知覚であり，焼けるような，チクチク刺されるような，痒い，またはうずくような感覚を訴える。異知覚（dysesthesia）は，感覚，特に触覚の障害，あるいは通常の刺激で引き起こされる不快な感覚知覚状態と定義される。

### 病態生理

**A. 病因**　錯知覚と異知覚は，大脳皮質から感覚受容器までの知覚系のどの部位の障害でも生じうる。機能障害は機能欠落（例：手根管症候群における感覚の低下）と機能亢進（例：帯状疱疹後神経痛）のいずれの場合もある[1]。

**B. 疫学**　錯知覚の最も多い原因は，末梢性ニューロパチーである。米国における最多の原因として糖尿病，アルコール依存症があげられる，他によく認められる原因としては，甲状腺機能低下症，ビタミン $B_{12}$ 欠乏，帯状疱疹後神経痛，手根管症候群のような絞扼による神経障害などがあげられる[2]。

### 評価

**A. 病歴**　発症の時期，持続時間，部位を聴取する。錯知覚と異知覚を生じうる疾患に関する既往歴（例：糖尿病，HIV 感染，甲状腺機能低下症，関節リウマチなど）を聴取する。社会歴の聴取から薬物乱用（例：アルコール依存症，経静脈的薬物乱用，またここから HIV 感染の疑いが得られる）や職業的曝露（例：鉛や水銀による曝露，業務上の反復する動作）に関する情報が得られることがある。家族歴から遺伝的神経障害が明らかになる場合がある[2]。

**B. 身体診察**　くまなく全身の身体診察を行う。特に神経学的診察では，知覚機能に注意を払う。診察に対する患者の主観的反応に信頼（重き）をおかなければならないのが身体診察の難しいところである。身体診察では，痛みに対するもの（ピンや針を用いる），触覚に対するもの（綿棒や綿花をちぎって用いる），振動覚に対するもの（音叉を用いる），温度知覚に関するもの，位置覚に対するもの（閉眼で行う）について行う。診察では異常知覚の分布を明確にすべきであり，このことが診断へと結び付く。患者に障害のある領域を図示するよう求めてもよい。神経学的診察のもう 1 つの局面として筋力と反射を調べる。筋力低下（萎縮）に注意が必要である[1,2]。患者の首を屈曲させるときに生じる背部や下肢の電撃痛〔Lhermitte 徴候〕は，多発性硬化症，頸髄疾患，ビタミン $B_{12}$ 欠乏で認められる。手根管の上もしくは近くを打診することによって生じる錯知覚である Tinel 徴候と，手関節を最大限に掌屈して 60 秒以上保持する Phalen 手技は，手根管症候群を診断する助けとな

**C. 検査**　身体診察で症状の原因が同定できなかった場合，臨床検査として全血球計算，腎機能検査，空腹時血糖，血中ビタミン$B_{12}$，一般尿検査，甲状腺刺激ホルモン，赤血球沈降速度などを行う。追加の検査として以下のものがあげられる。葉酸，性感染症検査キットもしくは迅速血漿レアギン試験，抗核抗体，血清免疫電気泳動，ツベルクリン反応，血中重金属濃度(例：鉛)[2,3]。筋電図と神経伝導速度は，神経障害の解剖学的原因(例：手根管症候群など)や，全身的な原因(例：傍腫瘍性症候群)を明らかにするのに有用である[3]。CTやMRIなどの画像診断では，椎間板ヘルニアなど特異的な異常を示す疾患が描出される場合がある。

**D. 遺伝**　遺伝的原因を示す神経障害がいくつか存在する。この中には，Charcot-Marie-Tooth病，Denny-Brown症候群，家族性アミロイド多発ニューロパチーが含まれる[2]。

### 診　断

**A. 鑑別診断**　錯知覚と異知覚の鑑別診断は多岐にわたる(表4.6.1)。

**B. 臨床症状**　錯知覚と異知覚の原因は，しばしば病歴と身体診察により同定できる。遠位優位の末梢感覚障害が最もよく認められ，糖尿病，アルコール依存症，ビタミン$B_{12}$欠乏，重金属曝露などの代謝性，もしくは中毒による。糖尿病やアルコール依存症などが原因の場合，臨床経過は多岐にわたる。糖尿病は典型的には左右対称性の遠位優位感覚障害を呈するが，多発性神経障害，自律神経障害，さらに左右対称性近位優位運動神経障害も呈しうる[3]。

多くの絞扼による神経障害は，診察で神経分布に沿った異常(例：尺骨神経障害における第5指と第4指の尺骨側半側の感覚障害，多くは肘関節における肘部管での圧迫)を認めることで識別可能である。

皮膚神経分布から神経根症や帯状疱疹後神経痛を指摘できることがある。脳神経の神経障害はまれであるが，Guillain-Barré症候群，糖尿病，HIV感染，ライム病で生じうる[3]。

### 表 4.6.1 錯知覚と異知覚の原因

| | |
|---|---|
| 内分泌 | 糖尿病，甲状腺機能低下症，先端肥大症 |
| 栄養障害 | ビタミン $B_{12}$・葉酸欠乏 |
| 中毒 | 化学療法，重金属，ピリドキシンの長期過量投与，アルコール，nitrofurantoin などの薬物 |
| 結合組織病 | 結節性多発動脈炎，関節リウマチ，ループス |
| 絞扼症候群 | 手根管／肘部管症候群，胸郭出口症候群，大腿外側皮神経症候群，足根管症候群，脊髄椎間板ヘルニア |
| 外傷 | |
| 中枢神経系 | 脳血管障害，腫瘍 |
| 感染 | 梅毒，ライム病，帯状疱疹後神経痛，HIV 感染，Hansen 病 |
| 悪性腫瘍 | 肺小細胞癌や乳癌，卵巣癌，胃癌に関連する腫瘍随伴症候群 |
| その他 | Guillan-Barré 症候群，多発性硬化症，重症疾患に伴う多発神経障害[2,3] |

### ●文献

1. Asbury AK. Numbness, tingling, and sensory loss. In: Braunwald E, Hauser SL, et al. eds. *Harrison's principles of internal medicine*, 15th ed. New York, NY: McGraw Hill, 2001:128–132.
2. McKnight JT, Adcock BB. Paresthesias: a practical diagnostic approach. *Am Fam Physician* 1997;56(9):2253–2260.
3. Poncelet AN. An algorithm for the evaluation of peripheral neuropathy. *Am Fam Physician* 1998;57(4):755–760.

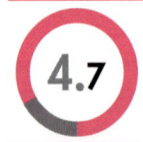

## 4.7 痙攣　seizure

*Denae M. Torpey*

### 背景

痙攣(seizure)の特徴は，大脳皮質における異常な一過性の同期した神経活動の結果として生じる一時的な神経学的徴候と症状である．てんかんとは，一群の疾患であり，その特徴は，非誘発性で，また，容易に可逆的な状況によっても引き起こさ

れない再発性の痙攣である。

> **病態生理**

**A. 病因** 痙攣の原因には，原発性の中枢神経系機能障害だけでなく，代謝障害や全身性疾患なども含まれる。治療のためには痙攣のコントロールだけでなく，原因となっている状況を改善させなければならないので，痙攣が原発性のものかどうかを区別することが必要である。しかし，新たに発生する痙攣の3分の2は特発性である[1]。

❶ **原発性の中枢神経系機能障害** 頭部外傷，脳卒中，血管奇形，腫瘍性病変，頭蓋内出血，中枢神経系感染症，脳炎，髄膜炎，熱性痙攣，原発性のてんかん，認知症。

❷ **全身性疾患もしくは代謝障害** 低血糖，低ナトリウム血症，低カルシウム血症，低マグネシウム血症，尿毒症，肝性脳症，子癇，薬物中毒もしくは離脱，ポルフィリン症，高体温，遺伝性疾患。

患者の年齢が，痙攣の原因を特定する助けとなる。高齢者においては，認知症や脳血管障害，腫瘍が原因となっている可能性が高くなる。小児もしくは幼児においては，外傷や感染あるいは特発性痙攣の可能性が高くなる。

**B. 疫学** てんかんの発症率は二峰性で，小児期と高齢者において高くなる。生涯において痙攣を1回以上経験するのは10%である，てんかんに移行するのは3%のみである[2]。てんかんの年間発症率は10万人あたり50人であり，有病率は1,000人あたり5〜10人である[2]。

> **評 価**

**A. 病歴** 以下に示す痙攣の危険因子を引き出していくように注意を払う。患者の年齢(痙攣の家族歴を含めて)，痙攣を生じやすい背景の有無(服用薬，アルコールや薬物乱用，不眠，激しい運動，閃光刺激，外傷，発熱など)，臨床症状，発症状況，時間経過，持続時間など。多くの場合，本人が子どもであったり，あるいは記憶や意識をなくしていることが多いため，痙攣に関する情報は目撃した人から得るべきである。小児の痙攣の20%が夜間のみに発症することを考えると，見当識の欠如や一時的な神経脱落症状を含め，子どもの早朝のようすをたずねることは重要である[1]。以下の質問が，痙攣の原因を同定するために特に重要である。

❶ 前兆はありましたか？
❷ 転倒，外傷はありましたか？
❸ 意識をなくしたり，ぼんやりしていませんでしたか？
❹ 凝視していたり，まばたきしたり，声をだしたり，自動症状(唇を鳴らしたり，噛んだり，顔をしかめたり，目的のない動作を繰り返す)はありましたか？
❺ 便や尿の失禁はありましたか？
❻ 規則的な筋肉の動きや硬直はありましたか？
❼ 痙攣後に意識障害を呈していた時間はありましたか？

以下の2つが，痙攣が起こったことを示唆する最も有力な特徴である。局所的な

痙攣に前兆を伴っていることと，全身性の強直間代性痙攣後に意識障害を呈する時間があることである．尿失禁やわずかな強直性もしくは痙攣様の運動は，痙攣とその他の一時的な意識障害を明確に区別する根拠にはならない[1]．

**B. 身体診察** てんかんの患者は，通常，身体診察で異常はみられない．しかし，ときとして，外傷の傷跡，背景にある全身性もしくは神経障害に関連する異常が認められたり，アルコール依存を示唆する所見が認められる．さらに，ある種の遺伝的障害においては，皮膚病変を探すことが重要となる〔Sturge-Weber症候群における顔面の火炎状血管腫，結節性硬化症における皮脂腺腫，神経線維腫症におけるカフェオレ斑や皮膚の神経線維腫〕．

**C. 検査** 成人，小児の検査は，病歴と臨床所見によって示唆されるものから行う．小児における初回の単純性熱性痙攣(持続が10分未満，孤発性，全身性)の場合，検査の主旨は発熱の原因同定に向けられる．初回痙攣ときの適切な検査として，全血球計算，血糖，電解質，カルシウム，マグネシウム，腎機能，肝機能，甲状腺機能，尿検査，妊娠検査，そして薬物と重金属中毒のスクリーニング(薬物乱用や曝露のおそれがある場合)があげられる．

❶ 腰椎穿刺は，髄膜炎，脳炎が疑われる場合，もしくは免疫不全状態である場合に行う．米国小児科学会の推奨する腰椎穿刺の施行条件では，月齢12カ月未満発症の熱性痙攣と先行する抗菌薬治療を行ったすべての小児において「強く勧める」，月齢12～18カ月の場合に「考慮する」，月齢18カ月以上で髄膜刺激症状のある場合に「推奨する」とされている[3]．頭蓋内圧亢進が疑われた場合，腰椎穿刺を行う前に頭部のCTもしくはMRIを施行するべきである．

❷ てんかん様の痙攣の評価において，脳波検査は必須である．異常な脳波は，てんかん診断の確証となる．しかし，正常もしくは非特異的異常脳波であっても，てんかんの診断は除外できない．睡眠不足と過呼吸や光刺激などの誘発手技は，脳波の異常検出を増す可能性がある．

❸ 神経系の画像診断は，構造的異常の鑑別に必要である．神経学的所見に異常があったり，精神状態に異常があったり，25歳以上で新たに発症した痙攣の場合には，神経系画像診断の必要性が高い．MRIのほうがCTよりも感度が高い．しかし，緊急時，またMRIが施行できない場合やMRIが禁忌の場合には，CTが適している．神経学的に異常のない小児の単純性熱性痙攣では，脳波や神経画像診断は必須でない．

## 診断

**A. 鑑別診断** 生理学的，心理学的，いずれの場合にも，多くの病態が痙攣と間違われている．この中には，失神発作，複雑性片頭痛，憤怒痙攣(泣き入りひきつけ)，一過性脳虚血発作，睡眠障害〔パラソムニア(刺激に対する反応消失)，ナルコレプシー〕，一過性全健忘，行動障害，精神医学的障害(パニック発作，過呼吸を伴う不安，解離状態，心因性痙攣)などが含まれる．

**B. 臨床症状** 痙攣の臨床的表現形態は発火ニューロンの局在と興奮伝播領域範囲に依存している．

❶ **部分発作**　部分(局所的)発作は，大脳皮質の限局した領域からはじまる。部分発作の徴候や症状は病変の部位により，自覚症状(前兆)から運動，自律神経(興奮して唾液が垂れる)，体性感覚，もしくは心理的現象まで異なる。

a. **単純部分発作**　単純部分発作では，意識は保たれる。しかし単純部分発作が複雑部分発作へと移行することもあり，部分発作のいずれもが全般発作へ移行しうる。

b. **複雑部分発作**　複雑部分発作では，痙攣発作の病的放電の伝播が拡大して意識障害まできたす。多くの場合，発作は側頭葉もしくは前頭葉の中央から発生する。複雑部分発作を有する患者は，発作時に合目的的ではない自動症やその他の複雑な行動を示す。

❷ **全般発作**　全般発作は発症時から両側大脳半球の異常ではじまる。全般発作は突然の意識消失(ミオクローヌス痙攣を除く)ではじまる。全般発作はおもに発作時の運動の有無と様式によって分類されている。

a. **強直間代性発作(大発作)**　意識は失われ，多くの場合に前兆が存在する。まず四肢筋の強直性収縮が起こり，それに引き続いて，筋のリズムのある屈曲伸展が特徴である間代期を認める。

b. **欠神発作(小発作)**　欠神発作の特徴は，姿勢筋の脱力を伴わない一時的な(5〜10秒間の)意識消失である。凝視やまばたき，わずかに頭を振るなどの動作がみられ，過換気によって発作が誘発される。

c. **その他**　強直性発作(間代期を伴わない)，間代性発作(強直期を伴わない)，無力性発作(姿勢筋の緊張を失い，突然倒れこむ)，ミオクローヌス発作(突然，短時間の筋収縮がある筋群に生じる)などが含まれる。

### ●文献

1. Simon RP, Greenberg DA, Aminoff MJ, eds. Seizures & syncope. In: *Clinical neurology*, 7th ed. New York, NY: McGraw-Hill, 2009:270–291.
2. Middleton DB. Seizures. In: South-Paul JE, Matheny SC, Lewis EL, eds. *Current diagnosis & treatment: family medicine*, 2nd ed. New York, NY: McGraw-Hill, 2008:88–102.
3. American Academy of Pediatrics. Practice parameter: the neurodiagnostic evaluation of the child with a first simple seizure. *Pediatrics* 1996;97(5):769–772; discussion 773–775.

# 4.8　脳卒中　stroke

*Kathryn K. Garner*

### 背景

脳卒中(stroke)は，24時間以上続く急性の神経脱落症状と定義される。24時間以内に消失する場合は一過性脳虚血発作と評価される。

## 病態生理

**A. 病因**　脳卒中は，85%が血管閉塞性病変，15%が出血性血管疾患によって生じる。

**B. 疫学**　脳卒中の危険因子にはコントロール不良の高血圧，脂質異常症，糖尿病，喫煙，心疾患，血液凝固療法，糖尿病，肥満，ホルモン療法がある。米国において，脳卒中は死因の第3位で[1]，急性の神経学的疾患の最多を占める。

## 評　価[2,3]

**A. 病歴**　病歴上の注意すべき点。
❶ 最近の普段の状態から，症状が急性に発症している。
❷ 運動制御，視力，歩行，筋力，感覚の片側性変化。
❸ 片頭痛，全身性ループス，血管炎，痙攣性障害，脳出血の既往，最近の頭部外傷など，その他の神経学的疾患。
❹ 過去に類をみない突然の頭痛。
❺ 1つ以上の危険因子の存在。

**B. 身体診察**　以下を含む。
❶ 精神状態および/または意識の変容。
❷ 不明瞭な発音や不適当な発語，失語症。
❸ 片麻痺，不全片麻痺。
❹ 知覚異常
❺ 視野欠損，複視，眼振。
❻ 高血圧
❼ 不整脈
❽ 運動失調，その他の歩行障害。
❾ 触診で血管(側頭動脈，頸動脈)の圧痛や雑音の聴取。
❿ 脳卒中の初期および経時的な評価においては，米国国立衛生研究所(National Institutes of Health：NIH)の脳卒中スケールの最新版に沿って標準的な所見の記載を行う。

**C. 検査**　画像・生理検査と検体検査には以下のものがある。
❶ 頭部CTは，出血の診断に有用である。頭部MRIの拡散強調画像だけでなく，造影CTと血管造影は，小さな脳梗塞を早期に発見するのに有用である。
❷ 血小板数を含む全血球計算，基本的な生化学検査，心筋逸脱酵素，プロトロンビン時間と国際標準化比(INR)，基礎疾患を発見するためや血栓溶解療法や抗凝固療法を考慮する場合のベースラインとしての部分トロンボプラスチン時間。
❸ 病歴や身体診察から疑われるなら，肝機能検査一式，中毒学的スクリーニング，血中アルコール濃度，抗リン脂質抗体，プロテインSとC，アンチトロンビンIIIなどの特別な検査。
❹ 不整脈や以前の心筋梗塞を診断するには心電図が有用。
❺ 卵円孔開存症などの構造的欠損や壁在血栓の診断には心エコーが有用。卵円孔開存症や弁の疣贅が疑われる場合には，経食道心エコーも適応となることがある。

❻ 頸動脈や頭蓋内血管の Doppler 検査は，閉塞性血管疾患の診断や血管原性塞栓（artery to artery embolism）の診断に有用。

### 診断

**A. 鑑別診断** 脳卒中の鑑別診断は，非典型的な片頭痛，痙攣性疾患，代謝内分泌学的異常，精神状態（解離症状，過呼吸発作など），出血を伴う腫瘍などがあげられる。

**B. アプローチ** 血栓溶解療法の有効性は緊急の素早い診断にかかっている。可能な限り早く医療施設で治療されることが非常に大切である。病歴聴取や身体診察は，できるだけ素早く，神経学的診察に，より注意を集中して行う。患側の筋力，身体機能の定量的評価の結果は，その後との比較のために記載する（NIH 脳卒中スケールが推奨される）。脳梗塞と紛らわしい疾患を評価するために血液検査を行い，患者の状態が安定していれば頭部単純 CT で出血の除外を行う。評価と同時に，血圧，痙攣，高血糖，不整脈などに適切に介入してコントロールする。脳梗塞の二次予防において，アセチルサリチル酸〔acetyl salicylic acid：ASA（訳注：アスピリンなど）〕とジピリダモールの併用は，ASA 単剤と比較してより有効であるが，クロピドグレル単剤と同等である。十分な抗凝固療法は，心原性の塞栓においてのみ適応となる。すべての脳卒中患者にスタチン製剤の投与と脂質の測定を検討すべきである。糖尿病，脳卒中の既往，高血圧，過凝固状態，喫煙を含む脳卒中の危険因子を複数有する患者においては，LDL コレステロール値の最適値は，100 mg/dL 未満もしくは 70 mg/dL 未満である。

### ●文献

1. CDC FASTATS: www.cdc.gov/nchs/fastats/stroke.htm, 2009.
2. American Heart Association Stroke Outcome Classification. Executive summary. *Circulation* 1998;97:2474–2478.
3. Harrison's Online: Part 15. Neurological disorders. Section 2. Diseases of the Central Nervous system. Chapter 349. Cerebrovascular diseases.
4. Update to the AHA/ASA recommendations for the prevention of stroke in patients with stroke and transient ischemic attack. *Stroke* 2008;39:1647–1652.

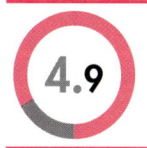

## 4.9 振戦 tremor

Diego R. Torres-Russotto

### 背景

振戦（tremor）は最もよくみられる動作異常の 1 つで，**振動**およびリズミカルな動作で特徴づけられる。あらゆる動作異常の評価の最初のステップは，異なる病因のリストを作成することができるように，動作の現象学を認識することである[1]。鑑別診断を急ぎすぎると，誤診につながる。動作時振戦の 30～40％は誤診されてお

り，本態性振戦ではない[2]。

> **病態生理**

振戦を有する患者の評価においては，やはり病歴と身体所見が重要である。この章では，振戦の多くの型のなかの一部について解説する。

**A. 安静時振戦**　安静時振戦は，筋肉が自発運動を開始するとすぐに振幅が減少もしくは消失する振戦で，このために安静にしている間に優位に出現する。またこの振戦は，腕をしばらく前にあげて保持した後にも（たいていは手首や指に）生じるので，再出現性の振戦とも呼ばれる。再出現性の振戦は，関連した筋肉が収縮するとたいてい消失し，このことが他の姿勢時振戦との鑑別に役立つ。

**B. 動作時・運動時・姿勢時振戦**　これらは，関連する筋肉を自発的に収縮させたときに出現もしくは振幅が大きくなる振戦である。

**C. 企図振戦**　企図振戦は目標物に到達する動作の際に振幅が大きくなる姿勢時・運動時の振戦である（例えば，指鼻指試験とただ単に腕をまっすぐ保持した状態とで比べてみるとよい）。企図振戦は小脳系の機能障害とみなされる。

**D. 姿勢に特異的もしくは動作に特異的な振戦**　これは一般的にはジストニアによって生じる。例えば，四肢の屈曲時に生じて進展時には生じない振戦や，頸部ジストニアにみられる**間欠的**で，**発作的**で，**不規則**な，**リズミカル**でない頭部の振戦などが含まれる。ジストニアと他の振戦を鑑別する特徴として，異常な姿勢，筋の肥大，ゼロ点（関節可動域において振戦の振幅が著明に減少する場所），感覚トリック（またの名を geste antagoniste とも呼ばれ，ある部分を触るなどの感覚刺激によってジストニアが改善する現象）などがあげられる。この分類は，動作に特異的な振戦（例えば字を書くときや楽器を演奏するときにだけ生じる振戦）も含まれる[3]。

> **評価と鑑別診断**

**A. 初期の精査**

❶ 見逃してはいけない診断：薬物性，妊娠，Wilson 病，甲状腺機能障害，肝機能障害，腎機能障害，電解質異常，血糖異常，ビタミン $B_{12}$・D・E 欠乏症。精神性の振戦はまれであり，常に除外診断による。

❷ 考慮すべき基本的な初期評価：妊娠検査，セルロプラスミン，甲状腺機能，生化学検査一式，ビタミン $B_{12}$ 値，メチルマロン酸，ホモシステイン，葉酸，25-OH ビタミン $D_3$，ビタミン E。環境曝露と市販薬（OTC 医薬品），ハーブ製剤，違法薬物の使用について調べる必要がある。重金属と尿の薬物スクリーニング検査も検討する。

❸ 急性発症もしくは通常とは異なる進行を示す，もしくは神経学的異常所見を認める場合には，多発性硬化症，脳卒中，運動失調症，原発性もしくは転移性脳腫瘍などを疑って，構造的画像診断（多くの場合は頭部 MRI）を検討する。

❹ 機能的画像診断（PET もしくは SPECT）は，Parkinson 病と本態性振戦の鑑別に役立つ。運動障害疾患センターに紹介することが，最も効率的である場合もある。

**B. 安静時振戦** 鑑別診断として，さまざまな原因(特発性，抗精神病薬や制吐薬などのドパミン阻害薬による二次性，リチウム，アミオダロン，脳卒中)によるParkinson症候群，Wilson病，ジストニア，中脳・Holmes振戦(外傷，脳卒中，多発性硬化症)などがあげられる．筋強剛と動作緩慢の有無を確認することが非常に重要であり，これらが揃うとParkinson症候群の三徴となる．

**C. 動作時・運動時・姿勢時振戦** 薬物性と本態性振戦が二大病因である．

❶ 薬物性の動作時・運動時振戦：中枢神経系に作用するほとんどすべての薬物は振戦の原因となったり，振戦を増悪させる可能性がある．頻度が高い薬物としては，抗うつ薬，抗てんかん薬，ベンゾジアゼピン系薬，オピオイド，麻酔薬，ドパミン阻害薬(抗精神病薬，制吐薬のいずれも)などがあげられる．

❷ 本態性もしくは一次性振戦：家族性の手(他にも顔，首，声，下肢などもありうる)の動作時振戦が典型的で，緩徐に進行し，アルコールで軽快する場合がある．現在においても，本態性振戦の定義は定まっておらず，いくつかの疾患を含んだ包括的な用語のように感じられる．有病率はおよそ2～6%である．本態性振戦は，見過ごされ，誤診され，治療されず，結果として患者は十分な満足が得られていない．治療の選択肢は，プロプラノロール，プリミドン，トピラマートなどである．2剤を使用しても効果が得られない場合には，深部脳刺激療法を提案するべきである．

**D. 企図振戦** 原因として，運動失調の病因を考えるべきであるが，薬物性と本態性振戦も重要である．脆弱X振戦／失調症候群(FXTAS)は有病率が高く，振戦と運動失調の原因として頻度が高い．また，Parkinson症候群を呈することもある(「4.1 運動失調」を参照)．

### ●文献

1. Fahn S. Involuntary movements. In: Lewis PR, Timothy AP. *Merritt's neurology*, 12th ed. Philadelphia, PA: Lippincott Williams & Wilkins, 2010:50–53.
2. Louis ED. Essential tremor. In: Lewis PR, Timothy AP. *Merritt's neurology*, 12th ed. Philadelphia, PA: Lippincott Williams & Wilkins, 2010:825–826.
3. Torres-Russotto D, Perlmutter J. Task-specific dystonias: a review. *Ann N Y Acad Sci* 2008;1142:179–199.

# ⑤

# 眼のプロブレム

**Eye Problems**

*Shou Ling Leong*

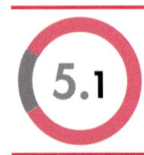

## 5.1 視力障害　blurred vision

Norman Benjamin Fredrick

### 背景

視力障害(blurred vision)は，視覚についての訴えの中で最も多いものである[1]。「視力障害とは，ものを鮮明にみる能力の喪失および細かいものをみる能力の障害である」[2]。

### 病態生理

**A. 病因**　視力障害の原因は，軽度のものから重症化する可能性があるものまでさまざまである。いくつかの眼球以外の原因(薬物，単純ヘルペスなどのウイルス感染症，サルコイドーシスなどの全身性疾患，脳血管障害)も考えなければならないが，原因の多くは(前部・後部の)眼窩内にある(表5.1.1参照)。

**B. 疫学**　若年者では，視力障害の原因は，外傷，職業的曝露，感染によるものが多い。加齢が関与する眼疾患，例えば，黄斑変性や白内障，側頭動脈炎などが視力障害の原因となることがあり，潜在的に転倒のリスクとなりうる[3]。

### 評価

**A. 病歴**　発症が急性であるかどうか，痛みを伴うか，視力障害が片側性か両側性か，に注意を払う必要がある。視力障害が夜間に悪化する場合，白内障の可能性がある[4]。間欠的な視力障害の場合，過度の流涙，アレルギー，コントロール不良の糖尿病，急性緑内障，一過性脳虚血発作，脳血管障害，多発性硬化症などが考えられる[5]。その他の病歴上重要な要素としては，眼疾患の家族歴(黄斑変性，緑内障)，職業曝露歴(化学物質や長時間のコンピュータ使用)，服薬歴(コルチコステロイド，抗菌薬など)，既往歴(糖尿病，高血圧)などがあげられる[6]。

**B. 身体診察**　身体診察では下記の点を含めた評価を行わなければならない。

❶ 結膜の発赤や分泌物に注意する。瞳孔の対光反射は対称的かつ迅速でなければならない。外傷，潰瘍またはヘルペス病変の所見の評価のためには，フルオレセイン蛍光染色を行う必要がある。前房(角膜と瞳孔の間の空間)をペンライトを用いて評価し，出血(前房出血)や膿(前房蓄膿)がないかを確認する。

❷ 疾患の進行をモニターするうえで(裸眼および矯正)視力を詳細に記載しておくことが重要である。患者がSnellen視力表で文字を識別できない場合，検者の指を遠方から近づけて，最初に識別できる位置と患者の眼の距離を調べ，視力障害の程度を決める。

❸ 視野検査により，脳梗塞(同名半盲)や網膜剥離(1/4か1/2半盲)が明らかになることがある。

❹ 眼筋の障害は，眼の可動域を評価する際の，おもな眼位を確認することで検出

できる。

❺ 最大20%の症例で，**瞳孔の所見**が重篤な原因疾患の唯一の手掛かりになる。ペンライトを用いることによって，瞳孔径や形（瞳孔は対称でなければならず，片側性の縮瞳は虹彩炎のことがある），色（黒が正常）の異常がわかる。他の所見としては白内障，眼球破裂（瞳孔偏位を伴う），視神経病変（求心性瞳孔反応欠損—対光反射で奇異性の瞳孔拡大を認める）などがある。

❻ 直像鏡で異常な赤い反射がみえることがあり，出血，白内障，網膜剥離が示唆される。うっ血乳頭があればさらなる評価が必須である。

**C. 検査** 赤血球沈降速度の上昇は側頭動脈炎を示唆する。外傷後や，腫瘍による視力障害の懸念がある場合，CT による評価を行うのが適切である[1]。

**D. 遺伝** 潜在的に遺伝が関与しうる病態として，黄斑変性，緑内障，膠原病，糖尿病，多発性硬化症（視神経炎）などがある。

### 表 5.1.1 視力障害の原因

|  | 疼痛なし ||  疼痛あり ||
|---|---|---|---|---|
|  | 突然発症 | 緩徐発症 | 突然発症 | 緩徐発症 |
| 片側性 | 硝子体出血<br>黄斑変性<br>網膜剥離<br>網膜静脈閉塞症<br>一過性黒内障<br>白内障 | 白内障<br>「乾燥」黄斑変性<br>腫瘍 | 角膜上皮剥離<br>感染または浮腫<br>ぶどう膜炎<br>外傷性前房出血<br>急性緑内障<br>側頭動脈炎<br>視神経炎<br>眼窩蜂巣炎 | まれ |
| 両側性 | コントロール不良の糖尿病<br>薬物（抗コリン薬，コルチコステロイド）<br>片頭痛<br>心的外傷 | 白内障<br>黄斑変性<br>薬物（chloroquine, エタンブトール, ジゴキシン中毒）<br>視交叉の腫瘍<br>眼精疲労<br>コンピュータ視覚症候群[7]<br>屈折異常（近視，遠視，乱視，老視）<br>不適切な眼装具 | 外傷<br>化学物質漏出<br>溶接工の曝露 | まれ<br>（サルコイドーシス，膠原病） |

Shingleton BJ, O'Donoghue MW. Primary care: blurred vision. *N Engl J Med* 2000; 343(8): 556-562 を基に作成。

## 診断

**A. 鑑別診断** 表5.1.1参照。

**B. 臨床症状** 注意深い病歴聴取と身体所見によって，通常は鑑別診断を絞りこむことができる。迅速に眼科医への紹介を必要とする疾患には，急性緑内障，網膜剥離，硝子体出血，網膜静脈閉塞症，単純ヘルペス感染，眼窩蜂巣炎などがある。

### ◉文献

1. Shingleton BJ, O'Donoghue MW. Primary care: blurred vision. *N Engl J Med* 2000;343(8):556–562.
2. Hart JA. Diplopia. *Medline plus encyclopedia.* Accessed at Medline Plus.com (http://www.nlm.nih.gov/medlineplus/ency/article/003029.htm), 2004.
3. Buckley JG, Heasley KJ, Twigg P, Elliott DB. The effects of blurred vision on the mechanics of landing during stepping down by the elderly. *Gait Posture* 2003;21(1):65–71.
4. Pavan-Langston D. *Manual of ocular diagnosis and therapy.* Philadelphia, PA: Lippincott Williams & Williams, 2002.
5. WrongDiagnosis.com. Blurred vision. Accessed at *Wrong diagnosis symptoms* (http://www.wrongdiagnosis.com/sym/blurred_vision.htm#possible), 2003.
6. Vaughan DG, Asbury T, Riordan-Eva P. *General ophthalmology.* New York, NY: McGraw-Hill Medical, 2003.
7. Rosenfield M. Computer vision syndrome: a review of ocular causes and potential treatments. *Opthal Physiol Opt* 2011;31(5):502–515.

# 5.2 角膜異物と角膜擦過傷
## corneal foreign body and corneal abrasion
*Peter R. Lewis*

### 背景

外部環境からの肉眼的・顕微鏡的異物が角膜(眼の前方にある透明な部分で前房を覆い，強膜と連続性がある)に入り込み，損傷(擦過傷)をきたすことがあり，疼痛やひいては視力消失や障害に至る場合がある。

### 病態生理

**A. 病因** 角膜異物(corneal foreign body)や角膜擦過傷(corneal abrasion)をきたす異物としてよくあるのは，日常環境では砂，ほこり，葉，その他の有機物などである。加えて，職業的あるいはレクリエーションの場での金属片やガラス片などへの曝露もある。角膜損傷の危険因子には，全身麻酔による手術，乳児期，過去の角膜損傷の病歴などがある。

**B. 疫学** 成人でも小児でも，有症状でプライマリ・ケア医，ナースプラクティショナー，医師助手，眼科医，検眼士，救急部門を受診する患者の間で，角膜異物は，眼に関する訴えの中でよくみられる[1]。角膜異物は，職業的曝露(医療従事者も含まれる)やレジャーでの曝露で頻繁に起きており，こうした曝露が防御的な眼

装具を用いることで予防しうる性質のものであることを示している[2]。角膜損傷のもう1つのよくある原因としては，コンタクトレンズ装用があげられる。角膜異物は角膜損傷を引き起こす可能性があるので，速やかな異物の発見と除去が必要である。

### 評 価

**A. 病歴**　角膜異物があるかどうかは，病歴上自明であることが多い。「異物」感，疼痛，羞明，流涙はよくある患者の訴えであり，こうした症状は，角膜擦過傷を伴った患者でより高頻度である。患者は，よく充血眼を呈している。したがって，角膜異物は，角膜擦過傷の有無にかかわらず，「充血眼」を訴える患者の鑑別診断に常に含めておくべきである。角膜異物とそれに付随する炎症が，視軸の部位に起こるかどうかで，視力低下を訴える場合もあれば訴えない場合もある。角膜異物・擦過傷の患者が，労働災害，自動車事故，銃による外傷の被害者である場合，コミュニケーションがとれなかったり，より重症な傷の痛みのみを訴えたりすることもある。角膜異物となる可能性のある原因物質とその成分が明らかになるよう，患者および/または家族から病歴を聴取する必要がある。治療にあたる医師は，眼の訴え/損傷に関連して労働災害に関する賠償請求が行われているかどうかを判断しなければならない。こうした患者では，破傷風の予防接種状況を確認すべきである。一方で，症状を訴えない患者もいる。金属研磨や溶接の職歴がある場合は，無症候性角膜異物の疑いをもつべきである。これは，MRI検査を受ける患者では，重要な項目であり，そのような患者では，先に眼窩の単純X線で異物の有無を確認する必要がある。

**B. 身体診察**　小児でも成人でも，角膜異物が疑われ，それと関連する角膜擦過傷の可能性のある患者では，身体診察は，まず患者の全身的な視診/観察とバイタルサインの確認から開始し，診察に裸眼—(場合によっては)矯正—の視力検査を含める。コンタクトレンズ使用者では，診察時までにコンタクトレンズが外されていないなら取り外す。家庭医・臨床医は，顔面が非対称でないかを観察し，適宜脳神経検査を含めた診察を行う。患者の症状・障害が明らかに眼に限られるならば，引き続き包括的な眼の診察を行い，まず眼窩周囲，結膜，角膜，強膜，瞳孔の非対称性を大まかに視診で評価する。眼球外運動と瞳孔反射を評価する。ある程度の大きさの異物は，ペンライトを用いた視診でみえる場合がある。利用できるならば，細隙灯などの拡大器具も使用する。異物は眼瞼の下などいろいろな場所に入り込むので，眼瞼は外反して診察する。散瞳なしでの眼底鏡検査も行うべきである。

❶ 局所麻酔が必要になることもある。上述したように，局所麻酔を行う前には必ず視力を測るべきである。視力障害がある場合は，角膜異物が視軸を阻害していたり，穿通性の眼外傷が随伴していることがある。

❷ 角膜浸潤または前房出血(前房内の出血)のスクリーニングは必要である。さび色のものがあれば，金属製の異物が強く示唆される。これは角膜擦過傷の原因となり，さらに潰瘍に至る場合がある。

❸ 随伴する角膜擦過傷を探すためには，フルオレセイン蛍光染色とコバルトブルー光かWood灯を用いた検査を行うべきである[3]。垂直方向に角膜擦過傷がある場合，上眼瞼板部に異物が存在することを示唆する。

## C. 検査
穿通性の異物が疑われる患者では，病院の救急部門でも同様であるが，CTか超音波検査が必要であり，緊急の眼科コンサルトを行わなくてはならない。金属製の異物が疑われる，あるいは確認されている状況ではMRIは避けるべきである。

### 診 断

重度および/または多発外傷の場合には，手早くかつ詳細な外傷評価の後，直近の救急部への救急搬送を行う。異物による重症の角膜外傷，特に小児では，手術室における全身麻酔下での眼科医による診察が必要となることがある。速やかに眼科医へ紹介すべき状況には，他に角膜浸潤(感染が随伴する可能性が高まる)，角膜裂傷，前房出血，穿通性の障害が疑われる場合などがある。外来で患者を評価することが適切な患者では，前眼痛の鑑別疾患として，角膜潰瘍，角膜炎(帯状ヘルペスによるものも含む)，群発頭痛および片頭痛，巨細胞動脈炎，緑内障などがある。前眼部の痛みの原因がプライマリ・ケア医の診察で簡単にわからなければ，眼科医・検眼士へ紹介すべきである。

### ●文献

1. Shields T, Sloane PD. A comparison of eye problems in primary care and ophthalmology practices. *Fam Med* 1991;23:544.
2. Work Loss Data Institute. Eye. Encinitas (CA): Work Loss Data Institute; 2010. Accessed at National Guideline Clearinghouse– http://guideline.gov/content.aspx?id=25694&search=work+loss+data+institute.+eye on May 29, 2012.
3. Wilson SA, Last A. Management of corneal abrasions. *Am Fam Physician* 2004;70(1):123–128.

## 5.3 複視　diplopia

*Norman Benjamin Fredrick*

### 背　景

複視(diplopia)とは，ものが二重にみえることである。患者は同じ光景が2つの重なる像としてみえると訴える[1]。像は，互いに水平，垂直，斜めに位置する場合がある[2]。

### 病態生理

**A. 病因**　複視は，患者の眼前の光景が皮質視覚中枢に2つの異なる像として送られることで生じる。正常な写像過程を経ることができず，脳は2つの重複する像を知覚する。複視には2つのおもな種類があり，それは単眼性と両眼性である。単眼性複視は，一方の眼のみに問題があることを意味する。多くは屈折異常や眼球自体

(角膜，レンズ，網膜)の障害による[1]。両眼性複視は，主として眼球運動の障害(すなわち筋肉か眼筋を支配する神経の障害)による。健側の眼を覆っても複視が残存するかどうかによって，単眼性複視と両眼性複視は簡単に区別できる[1]。

**B. 疫学** 両眼性複視のほうが単眼性複視より多い。複視を訴える患者は，おもに成人である。10歳未満の小児は，一方の像を抑制することで視力障害を代償する傾向にある。

## 評価

**A. 病歴** 下記の点に重点をおいた標準的な病歴聴取が必須である。

❶ 複視と霧視を区別することが重要である。二重の像を訴えるのが複視である。
❷ 複視の訴えの多くは，眼筋の協調運動障害からくる両眼性の異常に由来する。二重の像がそれぞれ真横か，垂直か，斜めか，どのように並んでいるかをたずねることにより，どの眼筋が関与しているかを決める一助とすることができる。垂直(斜めも含む)複視の訴えは，動眼神経(第Ⅲ脳神経)と滑車神経(第Ⅳ脳神経)が関与する筋肉による。この異常は，これらの神経そのものによることもあるし，神経より遠位の筋自体(例：重症筋無力症，筋絞扼)に由来する場合もある。水平複視は外側／内側直筋および／または外転神経(両眼性垂直複視)の異常を示唆する。
❸ 突然発症の複視は血管性の病因を示唆する。
❹ 顔面外傷，副鼻腔感染，または片頭痛のような示唆的な病歴が，重要な診断上の情報を提供する場合がある。
❺ システムレビューには，発熱，頭痛，鼻閉，関連した神経の訴えについての質問を含める。
❻ 甲状腺疾患，重症筋無力症，糖尿病の家族歴は自己免疫的原因を示唆する。
❼ その他の有意な既往歴には，糖尿病(網膜症，動眼神経麻痺)，高血圧や基礎疾患としての血管疾患などがある[2]。
❽ ある一定の方向を注視することで症状が改善するかを聞く。もし改善するようであれば(消失することはあまりないが)，原因は多くの場合，神経筋障害か機械的制限によるものである[1]。

**B. 身体診察** 診察には，以下の内容を含める必要がある。

❶ **視診** 斜視の証拠〔角膜反射像(訳注：眼位の Hischberg 試験)の異常で示唆される眼球の不整合〕，白内障，瘢痕などの角膜異常，蜂巣炎の証拠，眼瞼下垂(重症筋無力症，動眼神経麻痺)，眼瞼退縮(甲状腺眼症)，眼窩周囲の斑状出血(外傷)を探す。患者の頭が傾いていたら，上斜筋を含む病変(そして，それに対応する滑車神経)を考慮する。
❷ **聴診** 閉眼させ，その上から頸動脈海綿静脈洞瘻の雑音を聴く。
❸ **触診** 眼窩周囲骨折を示唆するずれや圧痛を触診する。

**C. 検査** 以下のような外来でできる検査を考慮する。

❶ 視力は，裸眼と矯正の双方を検査する。
❷ 遮蔽試験：それぞれの眼を順に覆う。一方の眼を覆っても複視が持続する(すな

わち，複視が片目だけを開眼した状態でも持続する)場合は単眼性複視である。単眼性は1つの眼(「悪い」眼)だけの異常を示す。患側を覆えば複視は消失する。健側を覆えば，複視は持続する。左右いずれであっても片眼を覆った際，患者の視力が正常に戻れば両眼性複視である。この検査方法は複視の原因を絞るのに非常に有効な試験である(図5.3.1参照)。単眼性複視の原因をさらに評価する場合は，患眼に焦点を絞る[2]。

❸ ピンホールを用いた視力検査は，単眼性複視の患者で最も助けになる。患眼をピンホールで覆うと，その眼の視力はしばしば改善する。これで屈折に問題があることがわかる[3]。

❹ 眼球運動の可動域と視野検査：これらの検査はさらに鑑別診断を絞りこむ場合に行う。例えば，眼窩外傷において，下直筋および/または下斜筋，神経の絞扼(あるいは挫傷)が複視を悪化させていることがある[4]。

❺ 瞳孔の評価で非対称性の瞳孔が見つかることがある。動眼神経麻痺を考える。

❻ 異常な角膜反射像は眼球自体のアライメント異常を示す。これにより両眼性複視が生じる(ただし，すべてではない)。CTやMRI(造影MRI)のようなさらなる画像検査を行うべきである[2]。

❼ ある眼筋群が両眼性複視の原因として疑われたら，どの特定の筋群が原因か同定するのに，Parksの3ステップ試験を行う。眼科の教科書を調べるか，文献の2, 3を参照。

❽ 眼筋の易疲労性は，重症筋無力症を示唆する。

❾ 腫瘍や骨折，頭蓋内圧上昇，副鼻腔病変，血管異常の関与などが疑われたら，頭蓋骨や眼窩のCTもしくはMRIを考える。重症筋無力症を疑えば，テンシロンテストを指示してもよい。

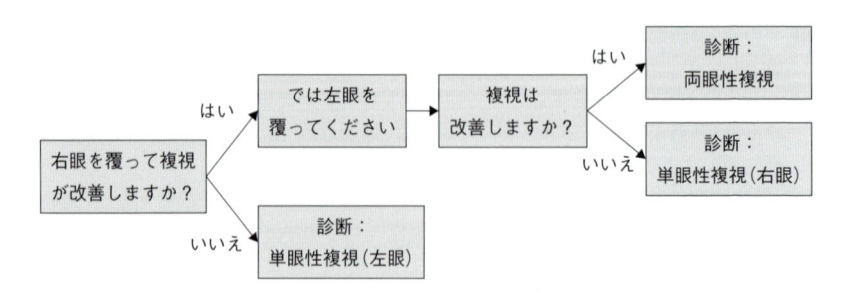

図5.3.1 複視遮蔽試験

## 診 断

**A. 鑑別診断** 複視の鑑別疾患は，おおむね病歴と身体診察に基づいて絞られ，2つの主要なグループに分けられる―単眼性と両眼性の複視である。

❶ **単眼性複視の原因** 単眼性複視の原因は通常，屈折のエラーによって起きる。

特異的な原因としては，角膜の歪曲(瘢痕，角膜円錐)，虹彩の複数の開口部，白内障，水晶体の偏位(例えばMarfan症候群)，進行した乱視，偽水晶体(人工レンズ)亜脱臼，硝子体異常，網膜病変，コンタクトレンズ合併症，眼内異物，眼部帯状ヘルペス，眼窩蜂巣炎，眼窩骨折(眼窩底，内側壁)，眼窩腫瘍(横紋筋肉腫)，動静脈奇形(頸動脈海綿静脈洞瘻)などがある。

❷ **両眼性複視の原因** 神経麻痺(外転神経，動眼神経，滑車神経)，片頭痛，重症筋無力症，甲状腺眼症，多発単神経炎(外転神経に多い)，糖尿病性動眼神経麻痺(正常瞳孔，頭痛，眼窩周囲の痛み)，糖尿病性麻痺(滑車神経，三叉神経)などがある。

**B. 臨床症状** 複視によって深部覚，特に平衡を保つことに困難が生じ，運転・機械操作などの活動に支障をきたすことがある。複視の患者はこれらの活動を行うべきでない[2]。

### ●文献

1. Vaughan DG, Asbury T, Riordan-Eva P. *General ophthalmology.* New York, NY: McGraw-Hill Medical, 2003.
2. Wessels I. Diplopia. Accessed at *Medline plus encyclopedia* (http://www.nlm.nih.gov/medlineplus/ency/article/003029.htm), 2004.
3. Brazis PW, Lee AG. Binocular vertical diplopia. *Mayo Clin Proc* 1998;73:55–66.
4. Webb LA. *Manual of eye emergencies.* Philadelphia, PA: Butterworth-Heineman, Bartley, 2004.
5. Rucker JA, Kennard C, Leigh, RJ. *The neuro-opthalmological examination. Handbook of clinical neurology.* Amsterdam, The Netherlands: Elsevier B.V., 2011.

## 5.4 視力消失　loss of vision

*John J. Messmer*

### 背景

視力はおそらく最も重要な感覚の1つであり，その障害は，患者にとって重大な懸念となる。それに対応して，原因を特定し，治療することは，医師にとっても同等の関心事である。

視覚の消失は，突然起きることもあれば，徐々に起きることもある。単眼で生じることもあれば，両側に及ぶ場合もある。部分的なこともあれば，完全な消失となることもある。視力障害，視力低下，視野の分節的消失(暗点)については，本書の他の項目(「5.1 視力障害」や「5.9 暗点」など)で取り扱われている。この項目では，短時間で起きる単眼ないし両眼における全視野の消失あるいは視野欠損について記述する。

## 病態生理

**A. 病因** 週単位や年単位ではなく，分単位から時間単位で起きる突然の視力消失・視野欠損の原因は，つぎの3つのカテゴリーに分類される．血管障害，神経障害，機械的障害である．

血管障害は，虚血性のこともあれば，炎症性のこともある．虚血性血管イベントにはアテローム動脈硬化性，塞栓性，感染性，閉塞性などの要因がある．炎症性の原因には動脈炎や，自己免疫性のものがあるが，後者は急性というよりは亜急性（日から週単位）の経過をとる．

神経障害には，脱髄性疾患，後頭葉の痙攣（典型的には小児），片頭痛，機能的な病因などがある．

機械的障害には，外傷，網膜・硝子体剥離，顔面外傷や感染による眼球構造への損傷，などがある．

**B. 疫学** 発症率と有病率は，視力消失の原因によって異なる．

## 評価

**A. 病歴** 視力消失の原因は，数多く多岐にわたる．病因の見当をつけ，評価・治療・紹介の方針を決めるうえでは，病歴が決定的に重要である．完全な病歴をとるうえで，眼，視神経，視索の解剖と血管支配の知識が役に立つ．

❶ 両眼の完全な視力消失（完全な失明）．眼球に大きな障害を引き起こすような顔面外傷がない限り，多くの場合，重篤な動脈硬化病変による脳の後方循環障害により引き起こされる．虚血性脳卒中の約5～10％は，後方循環に起きる．視力は数分から数日かけて失われ，その後，徐々に回復し，さまざまな程度の同名半盲が残る．患者は，後方循環欠損の他の徴候を伴うこともある．意識レベルの低下，視覚の消失を認めない現象（Anton症候群），視覚処理がいくらか続くことによる「盲視 blindsight」などがある．

両側の視力消失が，外側膝状体の後方に位置する視放線の両側性障害により起きることもある（「皮質盲」あるいは「脳性盲」）．しかしながら，これらの部位に両側性に，限局的に障害が起きる可能性は比較的低い．

❷ 単眼の部分的あるいは完全な視力消失．解剖学的には，必然的に，視交叉より前方の障害により起きる．虚血によって起こる場合，原因としては，動脈炎，非動脈炎型前部虚血性視神経症（nonarteritic ischemic optic neuropathy: NAION），網膜中心静脈閉塞症または網膜中心動脈閉塞症などがある．神経障害により起こるものには視神経炎がある．

動脈炎は，一般に頭痛および筋痛が週から月単位で先行し，しばしば一過性黒内障や顎跛行を伴う．患者は通常50歳以上で，男女比は1：2である．通常，NAIONは50歳以上に多く，女性に圧倒的に多い．発症率は，米国では10万人につき2～10人程度である．両側性のこともあり，視覚を完全に失わない場合もあるが，眼の全体が影響を受ける場合もある．虚血が原因と考えられており，虚血により，神経が眼球を出る部位で視神経の血管腫脹が引き起こされる．典型的には無痛で，しばしば起床時に発症する．高血圧，糖尿病，他のア

テローム硬化性疾患と関連していることが多い。

網膜中心動脈閉塞症では，通常は無痛性の単眼の失明が起こる。発症率は，10万人・年につき0.85と推定されている。病因は通常，塞栓によるもので，喫煙および心血管疾患と関連している。患者はふつうは60歳代以上であるが，もっと若くても起きることがある。網膜動脈分枝閉塞症には，網膜中心動脈閉塞症と同様の疾患との関連があるが，より小さな分枝が侵されるため，視力消失は部分的にとどまる。塞栓はアテロームに起因することもあるし，他の原因による塞栓のこともある。

網膜中心静脈閉塞症(central retinal vein occlusion：CRVO)は，突然の単眼性の失明のかなりよくある原因であり，通常65歳以上の男性に起き，40歳以上では1,000人あたり2をわずかにこえる程度，65歳以上では1,000人あたり5.4人に発症する。男性と女性の発症率はほぼ等しい。大部分のCRVOは血管壁内の血栓による虚血によって生じ，心血管疾患，高血圧，糖尿病，開放隅角緑内障と関連している。閉塞は，篩骨篩板の後方で起きる。

網膜静脈分枝閉塞症(branch retinal vein occlusion：BRVO)は，動静脈交差の部位で起こる。動脈が小静脈を圧迫する部位で血栓が形成される。高血圧，心血管系疾患，緑内障などが危険因子である。網膜がどの程度障害されているかによって視力消失の程度が決まる。

視神経炎は，単眼性視力消失をきたす他の原因ほど突然の発症はしない。ふつう，2～5日の経過で，色覚と奥行き感覚の消失ではじまり，失明というよりも視力の低下をきたすことが多い。両側性のこともある。原因には多発性硬化症，ライム病，神経梅毒などがあるが，特発性の場合もある。特発性視神経炎は，男性より女性に多い。一般的に，患者は30歳代で，通常は単眼性の障害である。

網膜剥離は，一般的に周辺から起こり，周辺視野の障害で気がつき，しばしば，側方の視野にカーテンがかかるよう，と表現される。黄斑部に剥離が及ぶと中心視野も障害される。網膜剥離は，網膜下のスペースに後部硝子体剥離と関連するさまざまな原因で液体が貯留することにより起き，45歳以上の近視の男性に多い。硝子体剥離では，硝子体内の凝固体が，網膜に影を落とし，影または「浮遊するもの」として感知される。硝子体が網膜を引っ張るため，周辺に光のきらめき(photopsia)がみられるようになる。

二次性網膜剥離は，重症高血圧，慢性糸球体腎炎，網膜静脈閉塞，網膜血管腫，乳頭浮腫，術後炎症，腫瘍，肉芽腫ぶどう膜炎，血管炎などと関連している。

網膜片頭痛は，頭痛が症候群の中で突出したものでないため，一般的あるいは古典的な片頭痛と異なる。数分から1時間持続する再発する片側の視力消失が典型的病型である。虚血性の病因と区別される。

外傷は通常，病歴と所見から明らかで，鈍的外傷でも鋭的外傷でも起きる。化学的外傷，熱傷，異物の場合もありうる。

❸ **両眼，部分的な視力消失** 視交叉後方の吻側にある視索の障害では，両側性の視力消失が起こり，その発症は比較的突然であるか，急速である。慢性の視力障害，例えば糖尿病性網膜症，緑内障，黄斑変性はこの項目では扱わない。

視交叉後方の部位の障害は，後頭葉に限局するものが43%，視放線が31%，外側膝状体が1.2%，視索が10%，複数の領域が11.1%をそれぞれ占める。この領域の障害の70%が梗塞と出血である。残りは，外傷，腫瘍，脳神経外科手術，脱髄性疾患，その他さまざまな原因がある。

病歴のみでは，小さな脳卒中と小さな腫瘍を区別できないことがある。脳卒中の既往や既知のアテローム硬化性疾患があれば，脳卒中の可能性が増す。悪性新生物の病歴があれば，転移性脳腫瘍の可能性がある。原発性脳腫瘍は，頭痛や神経学的異常と関連していることがある。

しばしば，患者は視力消失を認識しておらず，別の訴えのために実施された身体所見でしか見つけることができない場合がある。視野欠損の部位が広ければ広いほど，また形や位置が両側で一致しているほど，病変は視軸の後方に存在する傾向がある。

**B. 身体診察** 外傷の証拠がないか診察する。視力検査，眼球運動，対面での視野検査を行う。瞳孔が同じ大きさであるかを評価し，直接・間接の対光反射をみる。直像鏡で眼底を検査する。症例によってはさらに詳細な眼科的診察が必要となる。

病歴で全身性疾患が疑われた場合，適切な身体診察を行う。例えば，塞栓症やアテローム性動脈硬化症を疑えば，バイタルサイン，頸動脈と心臓の聴診を行い，側頭動脈炎を疑えば，側頭動脈の触診を行い，脳卒中や多発性硬化症を疑えば一般的な神経学的検査を行う。

**C. 検査** CTは外傷の評価や，脳腫瘍の診断に有用である。視力消失の診断目的では，眼内に鉄分を含む異物がない場合には，MRIがより有用な検査である。軟部組織が詳細に描出され，腫瘍，血管障害，奇形がよくみえるし，MR血管撮影(MRA)の併用によりアテローム性動脈硬化症を評価することができる。赤血球沈降速度は動脈炎の診断において重要である。

## 診 断

### A. 鑑別診断と臨床症状

❶ **側頭動脈炎**では，筋痛，一過性黒内障，頭痛，圧痛および/または触知する側頭動脈と単眼性失明があり，求心性瞳孔反応欠損を認める。

❷ **網膜動脈閉塞**は，塞栓のリスク，単眼性失明，求心性瞳孔反応欠損，蒼白な眼底，鮮紅色の黄斑(人口の15%でみられる毛様体網膜動脈が黄斑を支配する患者を除く。これがあると求心性の瞳孔反射が保たれる)などがある場合に疑う。視力消失が部分的で，明るい塞栓が動脈分枝にみられたり，動脈の途絶を認めた場合には，動脈の分枝閉塞が疑わしい。分枝閉塞は直像鏡では観察困難である。

❸ **網膜中心静脈閉塞症(CRVO)**では，単眼の視力消失，出血と浮腫，視神経乳頭の不鮮明化と求心性瞳孔反応欠損を呈する。視力の部分的消失，正常な瞳孔反射，動静脈交差の遠位の小さい領域に限局する出血がアテローム性動脈硬化症の危険因子をもつ患者にみられた場合は，網膜静脈分枝閉塞症(BRVO)が考えられる。

❹ **非動脈炎型前部虚血性視神経症**では単眼性の視力消失があるが，出血や塞栓を伴なわず，蒼白な乳頭を認める．中年期によくみられる．

❺ **脱髄性疾患**では，改善・増悪を繰り返す視力の低下・消失を呈し，通常は部分的で単眼性である．多発性硬化症の病歴があるか，患者が通常の年齢層である場合，この傾向が顕著である．

❻ **網膜剥離**では，部分的で単眼性の視力消失が認められ，新たな浮遊物がみえたり，光視症を伴う．網膜の不鮮明さが検査で認められれば，網膜剥離が考えられるが，この所見を直像鏡で見つけるのは難しい．

❼ **両側性の後頭葉の障害**は完全な両側性の失明をきたし，特に突発性である場合には脳卒中が原因であることが多い．

❽ **視索の障害**は，さまざまな視野欠損をきたす．眼底に血管性の変化のない完全な単眼性の視力消失は，視神経障害によることが多い．両耳側半盲があれば視交叉の障害を示唆する．同名半盲は視交叉の吻側病変で生じる．視野欠損が左右で一致しているほど，病変部位はより後方にある．

**B. 臨床的アプローチ**　視力消失におけるプライマリ・ケア医の役割は，眼科医への緊急のコンサルトを行ったならば，診断に関連する病状を評価することにある．

### ●文献

1. Pavan PR, Burrows AF, Pavan-Langston D. Retina and vitreous. In: Pavan-Langston D, ed. *Manual of ocular diagnosis and therapy*. Philadelphia, PA: Lippincott Williams & Wilkins, 2008:176–205.
2. Fraser JA, Newman NJ, Biousse V. Disorders of the optic tract, radiation, and occipital lobe. In: Kennard C, Leigh RJ, eds. *Handbook of clinical neurology*, Vol. 102 (3rd series) Neuro-ophthalmology. Amsterdam: Elsevier, 2011:205–221.
3. Younge BR. Anterior ischemic optic neuropathy. Accessed at http://emedicine.medscape.com/article/1216891-overview on April 22, 2012.
4. Dafer RM, Jay WM. Headache and the eye. *Curr Opin Ophthalmol* 2009;20:520–524.

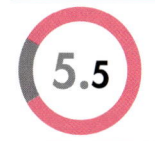

## 5.5　眼振　nystagmus

*Peter R. Lewis*

### 背景

眼振(nystagmus)は，一方または両方の眼の不随意な規則的振動で，いずれか一方向あるいはすべての方向の注視によって起こる．持続的のことも間欠的のこともある．眼振は2つの基本的な型に分かれる．律動眼振（こちらが一般的）と振子眼振である．

**A. 律動眼振**　はじめのゆっくりした眼振と，引き続いてそれを矯正するような断続的な，速い反対方向への眼振(「律動」)からなり，その方向(上向性，下向性，水平性，回旋性，混合性)で名づけられている．

**B. 振子眼振**　眼球の，なめらかな行ったり来たり(「振り子様」)の運動(水平性，

垂直性，回旋性，混合性)からなる。

> **病態生理**

視覚／眼球運動系と前庭系との適切な発達，機能そして統合が，焦点を最適に合わせ，対象物の動きを眼で追跡するのに必要である[1,2]。眼振は，多くの例で正確な原因がわかっていないとはいえ，こうした中枢・末梢の神経系の異常と関連しているようである[3]。眼振にはさまざまなタイプの視力低下を伴う場合がある。最大の側方に近い極端な注視で誘発される眼振は，実際上，生理的であり，およそ半数の人で生じる。

**A. 病因** 律動眼振または振子眼振は，先天性／乳児期または後天性として特徴づけられる。

❶ **先天性／乳児期眼振**は，知覚性(遠心性)視覚異常に関連して起こるのが一般的である。生後数カ月経つまでは視覚異常は明らかにならない。もし遠心性の視覚異常が同定されなければ，眼振は特発性と判断される。特発性眼振は，おそらく眼球運動複合体の欠陥により起こる。

❷ **後天性の眼振**(上記の極端な注視で誘発される眼振は除く)は後天的に発症するもので，病的であることが多く，生命を脅かす病気とかかわる頻度も高いことが多い。

a. 以下の2種類の後天性眼振が小児期にみられる場合，臨床医は脳腫瘍によるものである可能性を考え，迅速に神経画像検査を依頼すべきである。

i. **オプソクロヌス**は反復性，不整，多方向性〔「ダンシングアイ」またはサッカドマニア(律動性眼球運動)〕の眼球運動が特徴である。オプソクロヌスは小脳や脳幹の疾患，ウイルス性髄膜炎感染後，神経芽腫などと関連していることがある。

ii. **点頭痙攣**は，斜頸〔顔の回転あるいは「首の曲がり(wry neck)」〕，眼振，頭部の上下運動を三徴とするまれな疾患である。眼振は単眼性または両眼性で，解離性，低振幅高頻度，水平または垂直性の振り子様である。これは，6カ月〜3歳の健康な幼児に最もよく起こり，良性のものであれば，通常2〜8歳の間に消失する。注意すべき点は，視交叉またはその周辺の神経膠腫によっても同じような臨床像が生じることである。

b. 後天型の眼振は，一般には成人に生じ，神経疾患の徴候であることも多い。後天的眼振には以下のものがある。

i. **シーソー眼振**は振子様眼振である。一方の眼が上方内側へ回転するのに対して，もう一方は下方外側へ回転する。これは視交叉か第Ⅲ脳室の病変でよくみられ，鞍周囲の腫瘍(例：頭蓋咽頭腫や下垂体腺腫)で生じることもある。

ii. **下向き眼振**は急速相が下方を向くもので，大後頭孔レベルの頸髄延髄移行部病変と関連していることがある。Arnoid-Chiari奇形や脊髄小脳変性症が最もよくある原因である。動揺視(間欠的あるいは持続的に景色が前後に動いているような感覚)が出現する。

iii. **上向き眼振**は急速相が上を向き，振幅は大小いずれもありうる．関連する病変は，一般的に脳幹か小脳虫部で，梗塞，腫瘍，変性などで生じる．
iv. **輻輳後退眼振**は，輻輳に伴う律動性眼振，上方視で眼球が後方に下がる現象，眼瞼後退，上方注視制限，対抗反射を欠く大きな瞳孔，で特徴づけられる．これは中脳の異常によって起きる．
v. **周期性交替性眼振**では，頭部を60～90秒間傾けると，急速相がまず一方向に起こり，間に「中立帯」をはさんで，引き続いて逆方向への眼振が起こる．これは前庭小脳性疾患(脳卒中，多発性硬化症，脊髄小脳変性症)，重症の両側性視力障害(視神経萎縮，多量の硝子体出血)で起こることもあり，先天的にみられることもある．
vi. **注視誘発性眼振**は，律動性眼振の型を示し，側方をみたときにしか出現しない．病理学的タイプは，一般的にアルコールやその他の中枢神経系抑制によって起こる．同様に，小脳脳幹疾患でもこの型の眼振が起こる．
vii. **前庭眼振**は，内耳，聴神経，中枢性の神経核複合体の機能障害によって引き起こされる．末梢性の前庭疾患〔例：内耳炎，Menièrè 病，神経炎，血管虚血，外傷，薬物毒性など〕では，一方向性の衝動性眼振で，その急速相は病変の反対方向で，通常は水平性である．よくある関連症状は，回転性めまい，耳鳴，聴力障害，嘔吐などである．それに対して中枢性(核性)障害(例：脱髄疾患，腫瘍，外傷，脳卒中)では，一方向性もしくは両方向性の眼振で，純粋な水平性，垂直性，回旋性いずれもあり，病変の方向へ向かうのが特徴である．回転性めまい，耳鳴，難聴は，出現したとしても症状は軽く，末梢病変の場合のようには，眼球の固定で改善しない．
viii. **回旋性眼振**は，たいてい持続的で，前庭核を含む中脳関連(例：橋，延髄)の病変により起きるが，多くは脳卒中や多発性硬化症による．眼振は，水平性や垂直性と重なって起こることがあり，関連病変の方向を向く眼振が起こる場合もあり，離れる方向へ向かう場合もある．
ix. **解離性眼振**は，一方の眼の眼振が他方と異なるものである．後頭蓋窩病変でみられる．核間性眼筋麻痺で外転性眼振が現れたら，内側縦束病変のある多発性硬化症を考慮する．

B. **疫学** 眼振の有病率についての正確な情報は入手できない．

## 評 価

A. **病歴** 発症年齢，患者が自覚する増悪因子，時間経過，随伴症状，視力の障害および/または関連神経疾患の家族歴，そして機能障害について，患者かその両親から聞き出す．小児では，未熟児の病歴や未熟児に関連した視力障害歴について問診する必要がある．視力障害がもしあれば，後天性の眼振に特徴的である．回転性めまいは前庭疾患を示唆する．筋力低下やしびれ，視力消失が随伴する場合，多発性硬化症が示唆されることもある．投薬歴や薬物使用歴を聞き出すことが，眼振の隠れた原因を明らかにする糸口となる場合がある．眼振(通常下向きか上向きである)を誘発しうる薬物には，リチウムやバルビツレート，フェニトイン，サリチル

酸，ベンゾジアゼピン系などがある。眼振はまた，フェンシクリジン使用でみられる。慢性アルコール誘発性のビタミン$B_1$欠乏が，Wernicke脳症とともに，注視誘発性の眼振の原因となるのと同様に，急性アルコール依存症でも注視誘発眼振が起きる。

**B. 身体診察** 身体診察は，まず発達の評価からはじめ，ついで視力検査を行う。視力消失の程度は，典型的には後天性眼振の場合のほうが，より重い。頭を固定した状態で動く物体を追従する能力(視運動性眼振)は，発達するのに何カ月もかかり，典型的には先天性眼振ではこの能力を発達させることができない。眼球運動の方向，面，振幅を明確にすべきである。視力低下の原因が眼振に寄与している可能性があり，できる限り評価する必要がある。無虹彩(虹彩の欠如)や白皮症にみられるような虹彩の透過性亢進がないかも調べる。先天性白内障や角膜混濁では，赤色光に対する反射が弱い。視神経を分析し，低形成や萎縮を評価することも重要である。潜在性眼振(一方の眼を覆ったときにのみ現れる ── 遮蔽-非遮蔽スクリーニングテストはこのことに基づく)は乳児斜視でみられる[4]。頭位の変換や頭部の上下運動は先天性眼振や点頭痙攣と関係していることがある。良性発作性頭位めまいが疑われたら，患者の症状を再現するための努力としてDix-Hallpike手技を行ってもよい[4]。完全な神経学的評価を行い，必要があれば適切な神経内科医や眼科医にコンサルトする。

**C. 検査** 明らかな注視誘発性眼振がみられたときは，アルコールやバルビツレートの尿中薬物検査を考慮すべきである。フェニトインやリチウムの血清薬物レベルは，適応があれば検査する。考慮すべき血液検査には，上記に加え，ビタミン$B_{12}$，マグネシウム，*Toxoplasma*および/あるいは(血清学的)ヒト免疫不全ウイルスなどがある。もし，中枢神経系感染が疑われたら(例：単純ヘルペス)，脳脊髄液検査の適応である。MRIは腰椎穿刺の前に行うべきである。眼の白皮症は，血小板機能異常(Hermansky-Pudlak症候群)にみられる二次性の出血性障害や，感染症やリンパ腫に罹患しやすくなる白血球機能異常(Chédiak-Higashi症候群)と関連がある。それぞれ，出血時間や多形核白血球機能テストを指示すべきである。オプソクロヌスのある患者では，神経芽腫の可能性を評価するため尿中バニリルマンデル酸を測定すべきである。カテコールアミンを分泌するため，関連して高血圧を随伴する場合がある。

**D. 遺伝** さまざまな遺伝のパターンが先天性眼振と関連している[6]。ある種の常染色体優性運動失調は下向き眼振と関連している。症状は通常，中年期以降にはじまる。

### 診 断

**A. 鑑別診断** 不随意の眼球の動きには他に以下のようなものがある。

❶ **注視痙攣**は非律動性，持続的で不正な眼球偏位である。フェノチアジン系薬(例：ある種の抗精神病薬や抗ヒスタミン薬)中毒でみられる。

❷ **眼球の上下運動**は，速く，共同の，下方向への目の動きに引き続き，緩徐な，ちぐはぐな動きによって注視のもとの位置へ戻ることで特徴づけられる。これ

は橋に大きな病変(例：出血，脳卒中，腫瘍)がある昏睡状態の患者でみられる。閉塞性水頭症や代謝性脳症でもこのタイプの眼球運動がみられる。

❸ **上斜筋ミオキミア**は，小さな片側性の，垂直の，回旋性運動によって特徴づけられる。動揺視の症状は下方と内方を見ると悪化する。これは通常，良性で自然寛解するが，多発性硬化症に注意すべきである。

❹ **頭部の本態性振戦**　眼振が頭部の本態性振戦に伴って起きることがあり，その場合，同様の症状の家族歴をしばしば認める。頭部の本態性振戦に随伴する眼振は，頭位固定や β 遮断薬の使用によって止めることができる。

**B. 臨床症状**　眼振の臨床的特徴については，「病態生理 A」で述べた。多くの型の眼振(の原因)が，後頭蓋に局在し，脱髄疾患に関連しているので，もし，他に原因が同定されなければ，MRI が推奨される。オプソクロヌスのある患者であれば，副腎に生じる神経芽腫を探すため，腹部 CT か MRI を施行すべきである。無虹彩の患者では，Wilms 腫瘍の発生数が有意に多いため，腹部超音波か CT を行って，腎臓の評価をする必要がある。上述のように，適応があれば，神経科内医や眼科医にコンサルトすべきである。

## ●文献

1. Leigh RJ, Zee DS. *The neurology of eye movements*, 4th ed. Oxford: Oxford University Press, 2006.
2. Straube A, Bronstein A, Straumann D. Nystagmus and oscillopsia. *Eur J Neurol* 2012;19:6–14, doi: 10.1111/j.1468-1331.2011.03503.x
3. Serra A, Leigh RJ. Diagnostic value of nystagmus: spontaneous and induced ocular oscillations. *J Neurol Neurosurg Psychiatry* 2002;73(6):615–618.
4. Simon JW, Kaw P. Commonly missed diagnoses in the childhood eye examination. *Am Fam Physician* 2001;64(4):623–628.
5. Swartz R, Longwell P. Treatment of vertigo. *Am Fam Physician* 2005;71(6):1115–1122.
6. Gottlob I. Nystagmus. *Curr Opin Ophthalmol* 2001;12(5):378–383.

# 5.6　乳頭浮腫　papilledema

*Peter R. Lewis*

## 背景

乳頭浮腫(papilledema)は，頭蓋内圧亢進による視神経乳頭の腫脹である。これは，生命の危機をもたらしそうにない理由で受診した無症状の小児あるいは成人患者に対するスクリーニング眼底検査で見つかることがある。逆に，初期には無症状であったり，重篤な症状を伴っていたりする患者(妊娠女性も含む)で，くも膜下出血や髄膜炎，または脳腫瘍など，生命を脅かす疾患を示す徴候として検出されることもある[1]。

### 病態生理

**A. 病因** 真の乳頭浮腫は，常に頭蓋内圧亢進と関連している．乳頭浮腫の鑑別診断には，外傷，原発性または転移性の頭蓋内腫瘍，中脳水道閉塞(ある種の先天性水頭症でみられる)，偽脳腫瘍(特発性の頭蓋内高血圧，よく片頭痛と誤診される)[2]，硬膜下血腫，くも膜下血腫，動静脈奇形，脳膿瘍，髄膜炎，脳炎，矢状静脈洞血栓症などがある．

**B. 疫学** 乳頭浮腫の患者の多くは成人である．乳頭浮腫の原因の多く(例：くも膜下出血や癌)は高齢者に多い．偽脳腫瘍は若い女性で最もよく見つかる．免疫不全状態〔例：ヒト免疫不全ウイルス(HIV)感染／後天性免疫不全症候群(AIDS)，化学療法，慢性的なプレドニゾロン治療〕では，中枢神経系感染(例：髄膜炎，脳炎，脳膿瘍)のリスクが高く，乳頭浮腫をきたすことがある．

### 評 価

病歴聴取と身体診察は，患者の年齢，診療環境，臨床徴候の緊急性に応じて行う．発症が急性で，急速に進む頭蓋内圧亢進があり，乳頭浮腫を伴う患者では，瀕死状態や昏睡状態に陥ることもあり，緊急かつ手早い評価とケアが求められる．症状がそれほど劇的でない場合には，患者は非特異的な症状(例：頭痛)[1]を呈することもあり，関連する頭蓋内圧亢進とその原因についての精査を，まずは病歴と身体診察に基づいて開始する．一方，スクリーニング検査として行った眼底検査で乳頭浮腫が見つかることによって，頭蓋内圧亢進の有無，その原因についての精査がはじまる場合もある．

**A. 病歴** 有症状の患者では，頭痛，悪心，嘔吐，複視，局在する筋力低下，発熱，項部硬直，羞明，急速な視力の消失(不明瞭化)などの症状がある場合 ── とりわけその症状が，頭部を下にした場合 ── 頭蓋内圧亢進を疑う．患児の親は頭のサイズの増大や意識の清明さの低下を訴えることがある．患者の症状とその随伴症状について調べ，血管疾患(以前の梗塞も含め)，癌，外傷，免疫不全の存在もしくはその危険因子を決定する．投薬歴や薬物使用歴も徹底的に調べる．乳頭浮腫をきたしうる薬物には，テトラサイクリン系薬，リチウム，コルチコステロイドなどがある．乳頭浮腫を起こす中毒症には，メタノールやエチレングリコールがある．頭蓋内圧亢進と関連する疾患の家族歴がないかどうかも明らかにすべきである．

**B. 身体診察**

❶ 身体診察は，患者の全般的評価と，血圧と視力を含むバイタルサインからはじめる．視力低下が頭蓋内圧亢進に関連して起きることはまれなので，もしみられれば，一般的に他の原因を示唆する(例：静脈閉塞，前部虚血性視神経症，視神経炎など)．

❷ 眼底鏡による評価を含む詳細な眼科的検査も追加して行うべきである．外転神経(第Ⅵ脳神経)麻痺では，外側への注視が制限され，水平複視を伴い，動眼神経麻痺では，内側への注視，上方視が制限され，眼瞼下垂を伴う．無症候患者の眼底検査では，はじめに真の乳頭浮腫か偽乳頭浮腫かを見分ける必要がある(これには多くの場合，眼科医へのコンサルトを要する)．偽乳頭浮腫は，ヒア

リン沈着（「ドルーゼン」）が視神経乳頭内に起きることにより引き起こされる視神経先端部の膨隆であり，白人に多いと報告されている[3]。頭蓋内圧亢進や中枢神経系の病態を伴うことはない。真の乳頭浮腫がある場合，通常は両側性である。乳頭浮腫の初期と晩期，急性乳頭浮腫と慢性乳頭浮腫に共通して視神経乳頭所見がみられる。乳頭浮腫は血管辺縁を不明瞭にする。小さな線状出血が視神経内部やその周辺にみられる。自発的静脈拍動の消失が，頭蓋内圧亢進による真の乳頭浮腫に伴ってみられることがある。自発的静脈拍動がみられたら頭蓋内圧は正常である。著明な網膜出血は悪性高血圧や網膜中心静脈閉塞症を示唆する。

❸ 完全な頭頸部診察も重要であり，項部硬直，側頭動脈の圧痛，眼内あるいは眼周囲の疼痛，副鼻腔の圧痛などを確かめる。徹底的な頭頸部の血管系と神経系の診察も行うべきである。幼児や小児では頭囲を計測する。幼児では泉門の膨隆や早期閉鎖をチェックする。

**C. 検査** 真の乳頭浮腫がみられたら，血液検査や画像検査により，関連する頭蓋内圧亢進の原因や重症度を決定すべきである。緊急性の高い臨床像であれば，患者を最も近い病院の救急部門へ紹介する。中枢神経系感染が疑われるなら，赤血球沈降速度，C反応性蛋白（CRP），白血球数が推奨される。HIV，梅毒，ヘルペスの免疫血清学的検査も必要に応じて行う。腰椎穿刺を行い，初圧および脳脊髄液（CSF）を測定して，髄膜炎，腫瘍，出血などの証拠があるかどうかを評価するが，これは必ずCTかMRIで圧迫病変を除外してから行うべきである。真の乳頭浮腫がプライマリ・ケア医によって疑われたり，眼科医へのコンサルトで確認されたら，画像診断は必須である。単純あるいは造影CTを指示する。CTで結論がでない場合，小児でも成人でも脳脊髄液還流を閉塞する脳幹や小脳の病変（それによって乳頭浮腫が起きるのであるが）の画像診断ではMRIが特に有用である。MR血管撮影（MRA）が，動脈瘤のような，関連する血管異常を検出するのに必要となることがある。眼科医によるフルオレセイン血管造影は，診断とその後の治療の助けとなることがある。CTは急性の頭蓋内出血の評価に適している。神経科医や脳神経外科医へのコンサルトも患者の乳頭浮腫の原因よっては適応となる。視神経乳頭の超音波検査は偽乳頭浮腫の診断が不確実なときに用いられることがある。

**D. 遺伝** 乳頭浮腫を生じる基礎疾患の多くには遺伝的要因がある。

### 診断

**A. 鑑別診断** 頭蓋内圧亢進を伴わない乳頭の腫脹は，以下の病態によって引き起こされる。

❶ **視神経炎** 求心性の乳頭欠損が，視力の低下や眼球外運動での痛みとともに存在する。通常は片側性であり，色覚が低下する。多発性硬化症でみられることがある。

❷ **悪性高血圧**〔本態性および二次性，重症の子癇前症（妊娠高血圧腎症）を含む〕血圧は著明に上昇し，患者は何らかの症状を訴える。眼の所見としては両側性の著明な乳頭浮腫，周辺に広がる火炎様出血，綿花様白斑などがみられる。

❸ **網膜中心静脈閉塞症** 片側性の乳頭の腫脹で，著明な火炎様および斑状出血を伴うが，頭蓋内圧亢進がないという特徴がある。

❹ **前部虚血性視神経症** 動脈炎（例：側頭動脈炎，巨細胞性動脈炎）が原因であり，頭痛，項部硬直，側頭部圧痛，顎跛行，赤血球沈降速度の上昇などを呈する。発見されなかったり，治療されなければ，重篤な視力消失とそれに続く対側の視力消失がみられることがある。動脈炎がないときは，一般的に視力低下以外の症状はみられない。関連する病態には，全身性高血圧，糖尿病，膠原病などがある。

❺ **視神経浸潤** 結核性肉芽腫，白血球浸潤，サルコイドーシス，転移性病変などが視神経をまきこむ浸潤性のプロセスでよくみられる例である。浸潤は一側性の場合も両側性の場合もあり，急速に視力消失をきたす場合がある。

❻ **Leber遺伝性視神経症** これは，通常，10～20歳代の男性に起こり，乳頭の腫脹を伴う一側性の進行性視力消失が特徴である。

❼ **糖尿病性乳頭炎** 進行した糖尿病における神経の虚血性梗塞である。しばしば両側性で，軽度の乳頭膨隆を引き起こす。

**B. 臨床症状** 慢性の乳頭浮腫は，視神経萎縮を引き起こし（視神経腫脹の減少を伴う），視力消失（初期は周辺性であるが）が進行して明らかな失明に至る場合がある。これらの患者は眼科医による継続的な視野測定検査で経過観察されるべきである。

### ●文献

1. Clinch CR. Evaluation of acute headaches in adults. *Am Fam Physician* 2001;63(4):685–692.
2. Brazis PW, Lee AG. Elevated intracranial pressure and pseudotumor cerebri. *Curr Opin Ophthalmol* 1998;9(6):27–32.
3. Giovannini J, Chrousos G. *Papilledema*. Accessed at eMedicine www.emedicine.com/oph/topic187.htm, on June 4, 2012.

## 5.7 瞳孔不同 pupillary inequality

*David C. Holub*

### 背景

瞳孔不同（pupillary inequality）は，瞳孔の大きさ（径）の不同，と定義される。

### 病態生理

**A. 病因**

❶ 瞳孔は，虹彩の穴，あるいは開口部であり，それを通して光が網膜へ通過できる。虹彩には2つの筋肉があり，瞳孔の大きさを調節する。**瞳孔括約筋**は円周

状の筋肉で瞳孔の収縮すなわち縮瞳を調節する。**瞳孔散大筋**は放射状の筋肉で瞳孔の拡大すなわち散瞳を調節する。

❷ 瞳孔括約筋は，副交感神経の神経支配を受けている。この線維は中脳に発し，中脳背側の Edinger-Westphal 核を経て，第Ⅲ脳神経(CN Ⅲ, 動眼神経)とともに海綿静脈洞を経て眼窩へ達する。これらの線維は動眼神経から分枝し，眼窩内で毛様体神経節とシナプスを形成する。節後短毛様体神経はその後，瞳孔括約筋を支配する。この経路に沿った解剖学的部位の病変は病的散瞳を引き起こす[1]。

❸ 瞳孔散大筋は，交感神経系から神経支配を受ける。これらのニューロンは，視床に発し，C8-T2 の側角まで脳幹を下行し，頸部交感神経幹に入り，上頸神経節まで至る。節後長毛様体神経は，内頸動脈に沿って上眼窩裂まで行き，分枝して瞳孔散大筋に続く。この線維は瞳孔散大筋を刺激するとともに，瞳孔括約筋と毛様体筋を抑制する。また上眼瞼挙筋も支配しているため，眼瞼挙上にも寄与している。この経路に沿った解剖学的病変は病的縮瞳をもたらす[1]。

**B. 疫学** 生理学的瞳孔不同はよくみられ，おそらく健常者の 20% 程度にみられる。左右の瞳孔差は小さく，通常 1 mm 未満である[2]。

## 評 価

**A. 病歴** 多くの患者で瞳孔不同は偶然見つかる。症状を呈することは比較的少ない。疼痛，発赤，流涙，羞明のような眼症状についてたずねる必要がある。何らかの眼疾患，外傷，手術，薬物の既往歴を明らかにすべきである。

**B. 身体診察** 瞳孔は薄暗い光と明るい光の両方で検査し，直接対光反射と間接対光反射(共感性対光反射)を評価する。求心性瞳孔反応欠損(Marcus Gunn 瞳孔)では間接対光反射はあるが，直接光に対する瞳孔収縮がなかったり，奇異性瞳孔拡大をみたりする。遠心性瞳孔反応欠損では直接対光反射および間接対光反射のいずれにおいても瞳孔収縮がみられない。

❶ 瞳孔不同の患者を評価する必要不可欠な最初のステップは，どちらが異常な瞳孔かを決定することである(すなわち，片方の瞳孔が異常に収縮しているのか？ それとも，もう一方の瞳孔が異常に拡大しているのか？ ということである)。瞳孔の反応を明るい光と薄暗い光との両方で検査する必要がある。薄暗いところで拡大しない瞳孔も，明るい光で収縮しない瞳孔も，異常である。

❷ 外眼筋運動も検査する。第Ⅲ脳神経麻痺の患者では，正面視で患側眼の外方への偏位を認める。内側視を試みることによってはじめて正中位に戻ることが可能であり，下方視により内側に回転する。

**C. 検査** 頭蓋内腫瘍病変や出血を疑う場合には，CT あるいは MRI が役に立つ。脳動脈瘤や頸動脈解離が疑われるときは血管造影の適応である。Horner 症候群(縮瞳，眼瞼下垂，同側顔面の無汗症の三徴)の患者では，肺悪性腫瘍が隠れている可能性を考え，胸部 X 線撮影を考慮する。

### 診断

#### A. 鑑別診断
❶ 縮瞳の鑑別診断には，Horner症候群，片側性の前部ぶどう膜炎，ライム病，梅毒などがある。

❷ 散瞳の鑑別診断には，第Ⅲ脳神経の麻痺ないし障害，Adie瞳孔，ある種の薬物（抗コリン作用のある）使用歴，外傷，急性隅角閉塞緑内障などがある。

#### B. 臨床症状
❶ 病的縮瞳は，脳から瞳孔自体に至るまでの解剖学的部位のどこかに起きる病変や疾患で引き起こされる。Horner症候群は，縮瞳，眼瞼下垂，同側顔面の無汗症が三微（病変のレベルによって臨床像はいろいろではあるが）である。これは頸胸部交感神経線維の障害で引き起こされる。脳幹梗塞でもこれらと同様の所見を引き起こすことがある。動脈解離のような内頸動脈病変もまた，この神経によって通常伝えられるシグナルを阻害することがある。Horner症候群はまた，この神経線維を圧迫する腫瘍により生じることもよくある。これには耳下腺腫瘍，頸動脈小体腫瘍，巨大な頸部リンパ節腫脹を伴うリンパ腫，縦隔腫瘍，肺の頂部の腫瘍（一般的に肺尖にある）などがある。直接的な外傷もまた交感神経線維を傷害する[3]。縮瞳は，また前部ぶどう膜炎のような一側性の眼病変で引き起こされるが，その炎症は虹彩と前部水晶体嚢との癒着を引き起こす。ライム病と神経梅毒は眼を侵すこともあり，Argyll Robertson瞳孔―不整形の瞳孔は対光反射は乏しいが輻輳には正常に反応する―を引き起こす。

❷ 病的散瞳は，典型的には，動眼神経（第Ⅲ脳神経）とこの神経とともに走行する副交感神経線維の傷害によって引き起こされる。動眼神経麻痺のその他の臨床所見には，眼球運動異常と眼瞼下垂がある。多発性硬化症のような神経疾患は第Ⅲ脳神経麻痺の原因となりうる。神経圧迫は，血管によるもの（後交通動脈の動脈瘤），出血を伴う頭部外傷による頭蓋内圧上昇，頭蓋内腫瘤によって起こる。頭部外傷で昏睡状態の患者においては，側頭葉ヘルニアが中脳を圧迫し，片側性の散瞳を引き起こす。片側性の散瞳はまた，感染，虚血，外傷などによる毛様体神経節の障害によって引き起こされるAdie瞳孔においてみられる所見でもある。患者は一般的に20〜50歳の女性で，通常，無症状である。これらの患者では瞳孔不同，対光反射の減弱あるいは欠如（直接と間接ともに）を認め，輻輳では，過度かつ遷延する（緊張した）縮瞳を示す。

❸ 片側性の薬物性散瞳は，抗コリン作用の薬物で生じうる。

❹ 急性閉塞隅角緑内障は，片側性の散瞳の評価に際して考慮すべき重要な疾患である。患者は眼痛，発赤，視力障害を訴える。診察により，固定し，中等度に拡張した瞳孔，眼内圧の上昇が明らかになる。

### ●文献

1. Mosenthal W. *A textbook of neuroanatomy*. London: Parthenon Publishing, 1995.
2. Eggenberger E. *Anisocoria*. Accessed at http://emedicine.medscape.com/article/1158571-overview on May 2012.
3. Bardorf C. *Horner syndrome*. Accessed at http://emedicine.medscape.com/article/1220091-overview on May 2012.

# 5.8 充血眼 red eye

*David C. Holub*

## 背景

**A.** 充血眼(red eye)は，プライマリ・ケアで出会う最も頻度の高い眼の訴えの1つである．充血眼の原因となる疾患の多くは良性であるが，真の緊急事態であることもある．状況に応じた適切な対処に失敗すると，患者の視力に差し迫った危険を引き起こすこととなる．

**B.** 解剖学上，眼球や眼球周囲組織のほとんどすべての構造物が，発赤をきたしうる．

## 病態生理

**A. 病因** 充血眼の主要な原因は，眼のさまざまな解剖構造の感染か外傷である．ときに，結合組織病や一次性の眼疾患も充血眼の症状を呈する．原因には以下のようなものが含まれる．

❶ **強膜炎**は，強膜(眼球外側の線維性外膜)の炎症である．
❷ **上強膜炎**は，強膜と結膜の間にある結合組織の炎症である．
❸ **結膜炎**は，結膜(眼球前面とまぶたの裏の表面を覆う粘膜)の炎症である．
❹ **眼瞼炎**は，眼瞼の炎症で，眼瞼そのものが発赤を呈するのに加え，眼全体も赤くみえる．
❺ **麦粒腫**は，眼瞼脂腺(Zeis 腺あるいは瞼板腺)の閉塞より急速に進展する眼瞼表面の炎症性肉芽腫である．
❻ **霰粒腫**は，似たような臨床像であるが，眼瞼脂腺のより深い部位での肉芽腫性閉塞である．
❼ **急性涙囊炎**は，涙器系の閉塞と続発性の感染によって起きる．
❽ **虹彩炎**あるいは**前部ぶどう膜炎**は，眼の前部(虹彩や毛様帯)の炎症により起きる．
❾ **角膜炎**は，眼球前部を覆う透明な膜である角膜が炎症，感染，外傷をきたすことにより起こり，**角膜剥離**や**角膜異物**を引き起こす．
❿ **前房出血**，すなわち前房への出血も外傷で起こるが，出血量が多ければ，目にみえる赤みとして現れる．比較的小さい外傷であっても，**結膜下出血**を引き起こし，正常では白い強膜に，顕著な赤い領域が明らかとなる．
⓫ **急性閉塞隅角緑内障**では，眼内圧が急速に上昇し，眼痛，視野欠損，頭痛，悪心とともに発赤が生じる．
⓬ **接触皮膚炎**，**アトピー性皮膚炎**，**眼窩隔膜前(眼窩周囲)蜂巣炎**，**眼窩蜂巣炎**は，眼球周囲や眼瞼の皮膚・軟部組織の炎症や感染の原因となる．

**B. 疫学** 米国では結膜炎が眼の訴えの中で最も多く，急性の眼症状の30%を占める[1]．

### 評価

**A. 病歴** 充血眼の評価は，位置(片側性か，両側性か，片側にはじまって両側に広がったのか)，発症様式(突然なのか，徐々にか)，経過(急性，亜急性，慢性)，誘因(外傷など)，随伴する症状や徴候について聴取することからはじめる。眼痛，腫脹，羞明，視力障害は，より緊急性のある事態で，しばしばみられる症状である。その他の随伴症状には，痂皮形成，分泌物，瘙痒感，熱感，流涙，眼球乾燥，異物感などがある。発熱，頭痛，腹痛，悪心・嘔吐，鼻漏，咳などの全身性の徴候も聞き出す。同じような眼症状があったかどうかの既往は重要である。コンタクトレンズや点眼薬の使用について聞く必要がある。既往歴には，梅毒，炎症性腸疾患，ある種の膠原病(サルコイドーシス，強直性脊椎炎，活動性関節炎，リウマチ性関節炎，Sjögren症候群など)のような眼の徴候が出現する全身性疾患の既往も含める。喘息，皮膚炎，アレルギー性鼻炎のようなアレルギー性またはアトピー性疾患の病歴があることもある。

**B. 身体診察**

❶ 眼の身体診察は，必ず壁掛け式かまたは手持ち式のSnellen視力表による視力検査からはじめる。視力は必ず患者の矯正レンズかピンホールを用いた検査を通して測る。屈折異常のみによる視力障害は，単にレンズの使用やピンホールを用いた検査によって改善する。一方，眼球の器質的疾患による視力障害では改善はみられない。

❷ 上記の視力検査が完了すれば，引き続いて眼の診察を行うが，その大部分はプライマリ・ケアの場で，特別な器具を使わずに簡単に実施できる。眼と周囲軟部組織の**視診**は，発赤が，解剖学的にどの位置にあるのか(すなわち強膜，結膜，前房，眼瞼，眼窩周囲組織のどこか)を決定するのに必要不可欠である。他の注目すべき所見としては，眼瞼の腫脹や痂皮形成，膿性分泌物，流涙，眼窩周囲組織の紅斑や腫脹，眼球突出の有無があげられる。眼球に近い場所の水疱性の皮膚病変は，ヘルペス感染を示唆するが，これは眼内のいずれの部位にも感染を起こし，重篤な転帰をとりうる。眼球や周囲軟組織を触診して，その硬さや，圧痛をみる。外眼筋運動をみて，その制限や痛みを伴うかも評価する。眼瞼を裏返して，残存する異物がないか探す。最後に，瞳孔の診察を行い，大きさ，形，対光反射を評価する。

❸ さらに詳しい眼の診察を行うためには，適切な器具と，それを使用し，所見を正しく解釈するスキルが必要である。このような診察はプライマリ・ケアの場でも実施可能ではあるが，必要があればこの時点で眼科医へのコンサルトを求めるべきである。

❹ 細隙灯検査は，赤血球・白血球・目にみえる浮遊する粒子状物質(flare)の有無など，前房の異常を評価するために行われる。細隙灯検査は，前房の深さを測るのに，ペンライトを用いた眼側方からの視診よりも正確な方法である。フルオレセイン染色液を点眼し，細隙灯にコバルトブルー光源を使用することによって，角膜の表皮の剥離や潰瘍形成，異物について評価できる。疼痛や羞明のためにこの検査を我慢できない患者もいる。この場合，局所麻酔薬を使用す

❺ 眼圧測定は閉塞隅角緑内障の評価に重要である。この検査はプライマリ・ケアの場ではSchiotz眼圧計か携帯式の電子眼圧計により行う。眼科の診察室では，隅角鏡（虹彩と結膜の間にある隅角の視診ができる）も実施可能である。

❻ 理想的には，散瞳液を使用して瞳孔散大を得た後に眼底検査を行うべきである。しかし，瞳孔散大は急性隅角閉塞発作を引き起こす可能性があるので，実施前にこの診断を必ず除外しなければならない。直像鏡を用いて，病変がないか，網膜，水晶体，硝子体液を評価する。

**C. 検査** 充血眼の鑑別診断に有効な検査は比較的少ない。膿性分泌物の培養は，細菌性結膜炎が疑われる場合は，ときに診断の一助となる。血液培養や全血球計算と分画を眼窩蜂巣炎が疑われる場合に実施するのは賢明である。真に眼窩蜂巣炎が疑われる場合（眼瞼のみに及んでいる中隔前蜂巣炎と対照的に），膿瘍や海綿静脈洞血栓などの重篤な合併症を除外するためにCTやMRIを考慮する。虹彩炎，上強膜炎，強膜炎の患者には，リウマチ性疾患についての精査を考慮すべきである[2]。

## 診 断

**A. 鑑別診断** 充血眼の原因のいくつかが潜在的に重篤となる可能性があることを考えると，プラマリ・ケア医の最優先事項は，直ちに介入したり，眼科への紹介をしたりすることが必要か否かを決定することである。急性に発症した充血眼において最も重篤な除外すべき原因は，閉塞隅角緑内障，前房出血，眼窩蜂巣炎，急性角膜炎，角膜潰瘍，強膜炎，虹彩炎やぶどう膜炎などである。それほど重大でない原因としては，結膜炎（淋菌感染時を除いて），眼瞼疾患，結膜下出血があげられる。

**B. 臨床症状**

❶ **急性閉塞隅角緑内障**は，激しい片側性の眼痛と視力障害を呈し，視覚暈輪，頭痛，腹痛，悪心・嘔吐をしばしば伴う。身体所見では，ペンライトもしくは細隙灯検査での浅い前房，対光反射の弱い一部散大した瞳孔，角膜混濁，触診での硬い眼球，眼圧測定で眼内圧上昇がみられる[3]。

❷ **強膜炎**では，一般に，疼痛，流涙，羞明，視力低下がみられる。視診では発赤に腫脹を伴う。典型的には分泌物はみられない。50％の症例は両側性である。

❸ **虹彩炎またはぶどう膜炎**では，通常，単眼に視力障害，眼痛，羞明を呈する。典型的には分泌物はみられないが，ときに水溶性の分泌物がみられることもある。身体診察では，直接・間接の対光反射検査で，対光反射の遅延を示し，疼痛や羞明を伴う。細隙灯検査でも，前房に浮遊する蛋白性または細胞性物質がみられる（cellとflare）。

❹ **角膜炎**では，通常激しい眼痛，羞明，視力障害を生じる。フルオレセイン蛍光染色による細隙灯検査で，角膜上皮の障害を確認できる。角膜感染は重大なので，そうでないことが確認されるまでは角膜感染と考えて扱う。

❺ **前房出血**には，眼球外傷の病歴が先行することがある。視力は前房へ大量出血したときにのみ障害される。身体診察で，細隙灯で出血がみられ，瞳孔散大，眼内圧上昇が認められる。

❻ **眼窩蜂巣炎，眼窩隔膜前（眼窩周囲）蜂巣炎**，では，眼球周囲の皮膚や軟組織の紅斑，腫脹，熱感，圧痛がみられる。通常は眼瞼にも所見を認める。眼窩蜂巣炎は，より深刻な感染症であるが，発熱，眼球突出，視力や瞳孔反射の異常を示す。外眼筋運動も制限されることがある。これらの所見は眼窩周囲蜂巣炎では認められない。

❼ **結膜炎**は，充血眼の最もよくみられる原因であり，病因には細菌性，ウイルス性，アレルギー性がある。アレルギー性結膜炎は一般的に両側性にはじまることが多いが，感染性結膜炎はそれと逆に片側性にはじまり，患者が指で触ることによりもう一方の眼へ広がっていく。瘙痒感，流涙がよくみられる。分泌物はありふれた症状であるが，アレルギーまたはウイルス性の病因では透明または水溶性で，細菌性の場合は膿性である。アレルギー性結膜炎では，ほかのアレルギー症状や身体所見を伴うことがある。膿性の分泌物の培養の多くは陰性であり，ウイルス性と細菌性結膜炎の臨床的識別は不可能であるといってよい。一般に，培養を行っても，局所抗菌薬を用いた経験的治療を行っても，どちらでもよい。オフィスで10分でできるアデノウイルス（ウイルス性で最も多い原因である）の免疫測定法が，現在利用可能である。ポリメラーゼ連鎖反応（PCR）法と比較して感度も特異度も高い[4]。感染性結膜炎で良好な経過をとらない例外は，淋菌とクラミジアによる結膜炎である。生殖器分泌物への曝露歴は，疾患の経過や治療が明らかに異なるので決定的に重要である。

❽ **上強膜炎**は，単純な結膜炎と似たような症状である。発赤は結膜炎でみられるよりもより深く，より局在している。分泌物はみられない[1]。

❾ **眼瞼炎**は，眼瞼の発赤，痂皮形成，そして多くの場合，腫脹を示す。通常，結膜炎，**麦粒腫**（眼瞼の圧痛と，ときに明らかな膿瘍を生じる），**霰粒腫**（眼瞼の圧痛や膿瘍はない）と合併して起こる。

❿ **涙嚢炎**では，眼の下鼻側に鼻に沿って位置する涙嚢の片側性の発赤，腫脹，圧痛を呈する。この疾患は，ほとんどが小児と40歳を超えた患者に起きる。

⓫ **角膜剝離，潰瘍形成，異物**では，異物感，眼痛，流涙を生じる。フルオレセイン下の細隙灯検査では，角膜上皮が障害された部位が暗緑色に染まる。眼瞼を裏返すことは，異物を探すのに必要不可欠である。先に述べたように，角膜感染をまず除外しなければならない。

⓬ **結膜下出血**では，小さい外傷（くしゃみや咳を含む）による強膜の限局性の赤色変化を呈する。

### ●文献

1. Silverman MA. *Conjunctivitis.* Accessed at http://emedicine.medscape.com/article/797874-overview on May 2012.
2. Farina GA. *Red eye evaluation.* Accessed at http://emedicine.medscape.com/article/1216540-overview on May 2012.
3. Porter RS, ed. *The Merck manual of diagnosis and therapy,* 19th ed. West Point, PA: Merck & Co, 2011.
4. Sambursky R, Tauber S, Schirra F, et al. The RPS Adeno Detector for diagnosing adenoviral conjunctivitis. *Ophthalmology* 2006;113(10):1758–1764.

# 5.9 暗点 scotoma

*David C. Holub*

## 背景

暗点(scotoma)とは，患者の視野内で，視力が限局性に欠損する領域のことである。患者は通常，暗点のことを「blind spot 盲点」と呼ぶ。暗点はいろいろな方法でさらに細かく分類される。

**A.** 暗点は，視野が障害される部位により分類される。**中心暗点**は，固視点に起こり，患者に重大かつ，すぐに気づかれる視覚障害を起こす。**傍中心暗点**は固視点の近くに発生し，これもまた患者はだいたいすぐに気づく。**周辺暗点**は，固視点から離れた視野の周辺に発生する。周辺暗点は無症候性のことがあり，ほかの理由によって行われた視野検査によってのみ発見される場合もある。

**B.** **実性暗点**は，患者の視野に黒い斑として現れる。**虚性暗点**は患者の視野の空白として現れる。患者は，実性暗点には，ほとんどの場合気がつくが，虚性暗点には，眼科的に検査されるまで気づかない場合がある。

**C.** **絶対暗点**では，罹患領域の視覚が完全に欠損するが，**相対暗点**では，光覚は減弱するが欠損はしない。**色覚暗点**とは，色覚のみが減弱または消失した状態をいう。

**D.** **閃輝暗点**という語は，特に前兆を伴う片頭痛の状況で，患者も臨床医もともに使う共通語となっている。しかし閃輝と暗点は視覚現象としてはまったく異なるものであり，誤った名称である。これらは前兆を伴う片頭痛で同時に出現することが多く，この語の起源となった。

## 病態生理

**A. 病因** すべての人は，視神経が網膜に入る部位である視神経乳頭に生理的暗点をもっている。視神経を侵す疾患は，この生理的暗点を拡大させ，視覚を妨げるまでに至ることがある。これは中心暗点として現れる。黄斑の疾患もまた，おもな症状として，中心暗点を生じることがある。周辺暗点は，網膜あるいは視神経(視覚路のいずれの部位であっても)を障害する病態の結果として起こる。表5.9.1は，中心および周辺暗点のよくある原因を示している。

**B. 疫学** 暗点の発生率は，関連する病態による。最も関連が強いのは視神経炎である。視神経炎による暗点がある患者の60%はいずれ，多発性硬化症を発症する[1]。

## 表 5.9.1 中心暗点および周辺暗点の原因

| 原因 | 視神経／黄斑病変 | 網膜病変 |
|---|---|---|
| 眼球疾患 | 原発開放隅角緑内障<br>加齢黄斑変性 | 網膜剥離 |
| 神経疾患 | 視神経炎（続発性多発性硬化症）<br>視神経炎（特発性） | |
| 血管疾患 | 側頭動脈炎 | 網膜静脈炎<br>網膜動脈閉塞<br>網膜静脈閉塞 |
| リウマチ性疾患 | サルコイドーシス眼浸潤 | |
| 内分泌疾患 | 甲状腺眼症 | 糖尿病性網膜症 |
| 感染性疾患 | 眼梅毒 | サイトメガロウイルス網膜 |
| 悪性腫瘍 | 視神経膠腫<br>視神経鞘髄膜腫<br>頭蓋内腫瘍の視神経圧迫<br>腫瘍随伴症候群 | |
| 栄養失調 | ビタミン $B_1$ 欠乏<br>ビタミン $B_{12}$ 欠乏<br>葉酸欠乏 | |
| 毒物曝露 | 鉛曝露<br>メタノール曝露<br>エチレングリコール曝露<br>エタンブトール中毒<br>イソニアジド中毒<br>ジギタリス中毒<br>アミオダロン中毒<br>栄養性弱視（長期喫煙や飲酒による） | chloroquine 中毒 |

## 評価

**A. 病歴** 中心暗点のある患者は，主訴として視野欠損を訴える。上述の定義の項で述べたように，暗点の原因となる病変を解剖学的に位置づけるうえでは，暗点の型を正確に解析することが大切である。病歴聴取では的を絞って，減弱した視力，減弱した色覚，眼痛のようなほかの視覚障害について確かめるべきである。多発性硬化症の患者では，神経学的症状がみいだされることがある。全身性の症状は，基礎に結合組織病や血管炎があることを示す場合がある。既往歴に，既知の神経学的疾患，結合組織病や血管炎があるかを含める。現在・過去の薬物治療歴は，非常に重要である。chloroquine/hydroxychloroquine, イソニアジド，エタンブトール，ジギタリス配糖体，アミオダロンのような薬物は，網膜や視神経に直接障害を与えうる[2]。免疫抑制薬は，サイトメガロウイルス網膜炎のような感染症にかかりやすくすることがある。ヒト免疫不全ウイルス(HIV)感染もまた，こうした感染症を起こしやすい。HIV感染の危険因子の病歴も聴取すべきである。鉛，メタノール，エチレングリコールのような毒物の摂取や曝露の既往も聴取する[2]。ある種の食習慣や栄養失調，アルコールの過剰摂取が，ビタミン$B_1$やビタミン$B_{12}$欠乏を引き起こすこともある。

**B. 身体診察**

❶ どのような病態であれ，最初に視力検査することなしに眼の診察を行うべきではない。視力検査は持ち運び式または壁掛け式のSnellen視力表によって行う。視力を記録したのちに，その他の眼科的診察を行う。

❷ 色覚は，偽性同色表(石原式色覚検査表が最も一般的に使用される)を用いて検査すべきである。色覚の減弱は，視神経疾患でよくみられ，特に赤色弱が多い。この病態では，赤色のものが，色が消えたり，色あせたりしてみえる。患者はこうしたものが，ピンクやオレンジ色にみえるという。

❸ 相対的求心性瞳孔反応欠損の有無が，単側の視神経炎の評価のうえで有用であるため，瞳孔検査は重要である。相対的求心性瞳孔反応欠損は，Marcus Gunn瞳孔としても知られている。検査は，薄暗い部屋で行い，患者に離れたものを凝視させて行われる。検査者は明るい光で症状のないほうの眼を照らし，間接対光反射(共感性対光反射)による両側の縮瞳を観察する。ついで検者は，光を鼻梁を横切って，罹患した眼のほうを照らす。罹患した眼に視神経機能異常があれば，直接光刺激の脳への不十分な伝達により，瞳孔は奇異性に散大する。両側性の視神経炎を起こすような全身性疾患の患者では，相対的求心性瞳孔反応欠損がないこともある[3]。

❹ 眼底検査は，散瞳後に行うのがよい。蒼白もしくは白い視神経乳頭は視神経炎を示唆する。ただし，初回イベントの急性期には蒼白とならない。乳頭の蒼白化は，発症後週から月単位で起きる。網膜出血，滲出，網膜の血管異常が見つかることもある。

❺ 眼科的検査を終えたら，完全な神経学的診察を含む全身の身体診察を行う。

❻ 視野解析は，暗点の評価において決定的に重要である。ほとんどのプライマリ・ケア医は，この検査を行うのに適切な設備をもたない。対座法またはタン

ジェント・スクリーンによって行う視野検査では不十分であり，適切な設備で検査できるよう眼科専門医に紹介する必要がある。

**C. 検査**　臨床検査，画像検査の適切な選択は，病歴，身体所見，正式な視野検査の所見に基づくべきである。抗核抗体，リウマトイド因子，アンジオテンシン変換酵素(angiotensin-converting enzyme：ACE)などの血液検査は，臨床的に血管炎や結合組織病が疑われる場合に依頼すべきである。側頭動脈炎は，迅速な診断が必要であり，疑われる場合，赤血球沈降速度を測定する。著明な上昇があれば，側頭動脈生検の適応となる。血清ビタミン $B_{12}$ や赤血球葉酸値は，両側中心暗点のみられる患者で測定する。梅毒やHIVの血清検査は，これらの感染の危険因子をもつ患者で調べる。甲状腺機能検査を，眼科的診察または全身の身体診察で甲状腺機能亢進を示唆する所見のある患者に実施するのは妥当である。血清鉛値は，職場や家庭での鉛曝露の病歴がある患者で測定すべきである。多発性硬化症が疑われる患者においては，ミエリン塩基性蛋白やオリゴクローナルバンドの解析のための脳脊髄液を採取するため，腰椎穿刺を考慮する。ガドリニウム使用のMRIは，視神経炎に対し，感度，特異度ともによい。また，MRIは多発性硬化症の診断確定や頭蓋内腫瘍の描出に有用である。視神経鞘髄膜腫のようないくつかの中枢神経腫瘍もまた，造影CTでよく描出される。繰り返すが，これらの病態が，患者の病歴や身体所見に基づいて，検査前に有意に疑われる場合にのみ，検査が依頼されるべきである。

### 診　断

**A. 鑑別診断**
暗点へのアプローチは，暗点が中心性か周辺性かを分類することからはじめる。中心暗点は視神経か黄斑の疾患に起因する。周辺暗点は網膜疾患に起因する。

**B. 臨床症状**
暗点は，主訴として，視野の欠損と表現される。網膜疾患や緑内障の患者では，視力消失を除き，他にあまり症状がない。多発性硬化症の患者においては，歩行異常，構音障害，腸および/または膀胱の機能異常，筋力低下，知覚異常のような徴候を伴うことがある。顎跛行と頭痛は，側頭動脈炎で認められる。サルコイドーシスでは，発熱，関節炎，リンパ節炎，皮膚病変を起こすことがある。

●文献

1. Riordan-Eva P. Eye. In: Tierney LM, McPhee SJ, Papadakis MA, eds. *Current medical diagnosis and treatment,* 44th ed. New York: Lange Medical Books, 2005:166.
2. Zafar A. *Toxic/nutritional optic neuropathy.* Accessed at http://emedicine.medscape.com/article/1217661-overview on May 2012.
3. Ing E. *Neuro-ophthalmic examination.* Accessed at http://emedicine.medscape.com/article/1820707-overview on May 2012.

# 6

# 耳鼻咽喉のプロブレム

Ear, Nose, and Throat Problems

*Frank S. Celestino*

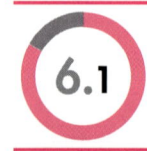

## 6.1 口臭 halitosis

Mark D. Andrews

### 背景

口臭(halitosis あるいは fetor oris)とは，他者の気分を悪くするような，または他者に不快感を与えるような呼気の臭いのことである。それは，単に口腔内の不衛生や口腔疾患によって生じる社会的不利益にすぎないこともある。しかし，まれに診断と治療を必要とする全身性疾患の指標となっていることがある[1〜3]。ギリシャ人やローマ人は臭い息について書き記しているし，ユダヤ教のタルムードでも議論されている。今日では，口臭は忌むべきものとされ，年間15億ドル以上のミント/口腔清涼剤の市場が成立している[4]。口臭の問題は，このように広く取り上げられ，対人関係にも重大な影響を及ぼしているにもかかわらず，患者はめったに受診しようとしないし，その重要性にも気づいていない。

### 病態生理

**A. 病因** タマネギやニンニクを食べたときに生じる，あるいは朝の呼気臭のような生理的口臭は，一時的なものである。これらの臭いは，可逆性，一過性であり，従来からの口腔衛生の方法で消失する[3,5]。それに対して，病的口臭は，もっと強烈で，容易に消えない。生理的口臭と同様の機序で発生することもあるが，局所や全身の疾患によって引き起こされることのほうが多く，いつかは治療を要する持続的口臭となる[1〜4]。

持続的口臭(ふつうは周囲の人が気づく)は，生理的口臭より重篤である。口臭へのアプローチで重要なことは，その原因を，まず口腔内に限局するものか，全身性疾患によるものかに分類することである。患者の80〜90％で，口腔疾患による細菌活動が，口臭の原因であり，残りが口腔以外，すなわち全身的要因により生じる[2]。微生物がアミノ酸を分解することによって生じる揮発性の硫黄化合物が，最も不快な臭いの原因であると考えられている[1,5,6]。原因となる細菌は広範であり，多くの偏性 Gram 陰性桿菌を含む[1,2]。悪臭のある細菌叢の付着した舌から落屑した細胞残屑や腐敗した食物がしばしば口臭のおもな原因となっている[4]。口腔以外の口臭の原因として，鼻腔(5〜8％)，扁桃(3％)，その他(2〜3％)がある[7]。さらに，口臭の原因を病的なものと病的でないものに亜分類することもできる。

❶ 非病的原因
 a. 朝の呼気臭は，夜間の唾液量減少による pH の増加，Gram 陰性菌の増殖，揮発性の硫黄化合物の産生増加による[1,5]。
 b. 口腔乾燥をきたすあらゆる要因(例：睡眠，疾患，薬物，口呼吸，特に加齢に伴う唾液の質，量の低下)が，口臭の原因となりうる。
 c. 欠食は，二次的に唾液の流れを減少させ，食物による糸状乳頭の摩耗や舌表面での機械的作用がなくなることによって，口臭の原因となる[7]。

d. タバコやアルコールは，口臭の原因となりうる．
e. 摂取された食物(タマネギ，ニンニク，アルコール，パストラミ，その他の肉製品)の代謝産物が循環系に入り，肺から排出されて，口臭をきたす．
f. 抗コリン薬のような薬物は，口内乾燥症をきたすことがあり，特に高齢者でみられる．口臭をきたすその他の薬物として，アンフェタミン，抗精神病薬，抗ヒスタミン薬，鼻づまり改善薬，麻酔薬，降圧薬，抗Parkinson病薬，化学療法薬があり，また放射線治療でも起こる．

❷ **病的原因**

a. **口腔咽頭** 慢性の歯周病と歯肉炎が原因として多く，細菌の異常増殖が促進されることによる[2,3]．これらの原因がない場合に最も多い発生源は，舌後背部で，しばしば細菌の異常増殖を引き起こす後鼻漏による．口内炎と舌炎は全身性疾患，薬物，あるいはビタミン欠乏によって引き起こされ，食物片や剥離組織がトラップされる原因となる．よく洗浄されていない義歯は，原発性咽頭癌と同様，局所的要因となりうる．耳下腺機能に影響を及ぼす病態(ウイルスや細菌感染，結石，薬物反応，Sjögren症候群などの全身性疾患)も，重要である．扁桃も，まれに口臭(人口の3％にみられる)の原因となるが，陰窩性扁桃炎の場合も同様である．患者が気づくこともあるが，ふつうは無症状であり，病変を伴わない．

b. **消化管** 消化管はときに間欠的な悪臭の原因となる．胃食道逆流症，消化管出血，胃癌，吸収不良症候群，腸管感染症などが原因となる[1,6,8]．

c. **気道** 慢性副鼻腔炎，鼻の異物や腫瘍，後鼻漏，気管支炎，肺炎，気管支拡張症，肺結核，悪性腫瘍が原因となる．

d. **精神医学的** 口臭恐怖症は，想像上の口臭で，精神疾患に関連して起こり，口臭の訴えのおよそ5％を占める[1,5]．

e. 全身的な原因として，糖尿病性ケトアシドーシス(甘く，果実様のアセトン臭)，腎不全(アンモニアあるいは「魚臭」)，肝不全(「肝臓臭」── 甘いアミン臭)，高熱による脱水および口内乾燥をきたすビタミンやミネラルの欠乏などがある[1,2,6]．トリメチルアミン尿は，まれな遺伝病であるが，口や全身から腐った魚のような悪臭をきたす[1]．

**B. 疫学** 口臭の有病率は，わかっていないが，2〜25％と推計される[2,3]．悪臭に悩んでいる多くの人は，客観的悪臭検査で口臭があるとは指摘されていない[2,3,7]．口臭を治療したいと思っている人の約25〜40％は，口臭恐怖症か偽口臭症である[7]．

## 評 価

**A. 病歴** 悪臭の特徴に焦点を絞る．ただし，患者は嗅覚が鈍っているために，正確に症状を表現できないことが多い．口臭は一過性か持続性か？ 持続性であれば，慢性の全身性疾患や口腔内の重大な疾患を考える．促進因子は何か，増悪因子あるいは改善因子は何か？ 喫煙習慣，食事，薬物，義歯，口呼吸，いびき，枯草熱，鼻閉についてたずねる．適切な口腔衛生と丹念に舌清掃を行うことが，口臭を増悪させる因子を抑制するだけでなく，口腔由来の口臭の治療にもなるので，患者

の歯磨きと歯間清掃の方法を評価することは必須である。

**B. 身体診察**　患者は，診察の2時間前に飲食，喫煙，うがいを控えるのが理想である。口腔に注目し，とりわけ，潰瘍，乾燥，外傷，後鼻漏，感染，頭蓋顔面奇形，陰窩性扁桃炎あるいは腫瘍がないか探索する。口臭検査法の基本は人間の鼻によって呼気を直接嗅ぐ(官能試験法)ことなので，これが，もっともよく用いられる評価法である[3]。口臭の原因(全身性 vs. 口腔)を突きとめる手法は下記のとおりである[3]。

❶ 口唇を密閉し，鼻から息を吐く。5 cm の距離で悪臭が認められ，口腔からのみの試験(2を参照)で検出されなければ，口臭は，鼻起源の可能性が高い。

❷ 口唇を閉じ，最初に鼻をつまむ。呼吸を止め，鼻孔を閉じた状態で息をゆっくり口から吐き出させる。この処置で 10 cm の距離で悪臭が認められ，鼻からのみの呼気で悪臭が認められなければ，通常は口腔が原因である。

❸ 同じ臭いが上に述べた両方の手技で認められれば，全身性要因を疑うべきである。

❹ スプーン試験で舌関連の悪臭を評価する。プラスチックスプーンを舌後方から細胞落屑を擦り落とすために使用する。5秒後にスプーンの臭いを 5 cm の距離で評価する。

❺ 歯科用フロスを用いることで歯間のプラークの臭いを試験する。フロスを磨かれていない後方の臼歯の間を通した後に，3 cm の距離で臭いを評価する。

**C. 検査**　ほとんどの患者で，検体検査と画像検査は不要であり，病歴聴取と身体診察で特殊な所見を認めたときのみに行う。Schirmer 試験は Sjögren 症候群や他のリウマチ関連疾患でみられる眼乾燥症や口内乾燥症を診断するのに有用である。必要があれば，感染症や悪性腫瘍を診断するために，副鼻腔，胸部および腹部のX線撮影と画像検査を行う。さらに悪臭の精査を行うには，ガスクロマトグラフィ，硫化物検査，細菌ポリメラーゼ連鎖反応法が用いられるが，これらは研究室での検査になる[7]。

## 診　断

**A. 鑑別診断**　原因が口腔か全身性疾患かを鑑別する鍵は，十分な病歴聴取と的を絞った身体診察である。悪臭の原因の 90％は口腔にあるため，口腔外疾患や複雑な全身性疾患の可能性を除外するには，上述の簡単な診断手技が有用である。

**B. 臨床症状**　悪臭に付随して，潰瘍，乾燥，外傷，後鼻漏，感染，陰窩性扁桃炎や腫瘍がみられることがある。

### ●文献

1. Porter SR, Scully C. Oral malodour (halitosis)—clinical review. *BMJ* 2006;333(7569):632–635.
2. Hughes FJ, McNab R. Oral malodor—a review. *Arch Oral Biol* 2008;53(S1):supp S1–S7.
3. ADA Council on Scientific Affairs. Oral malodor. *J Am Dent Assoc* 2003;134:209–214.
4. Lee SS. Halitosis update—a review of causes, diagnosis and treatments. *J Calif Dent Assoc* 2007;35(4):258–268.
5. Rosenberg M. The science of bad breath. *Sci Am* 2002;286(4):58–65.
6. Armstrong BL, Sensat ML, Stoltenberg JL. *J Dent Hygiene* 2010;84(2):65–74.

7. Van den Broek AM, Feenstra L, de Baat C. A review of the current literature on management of halitosis. *Oral Dis* 2008;14(1):30–39.
8. Moshkowitz M, Horowitz N, Leshno M, Halpern Z. Halitosis and gastroesophageal reflux disease: a possible association. *Oral Dis* 2007;13(6):581–586.

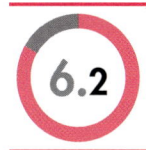

# 6.2 難聴　hearing loss

*Mark P. Knudson*

## 背景

難聴(hearing loss)は，音波が電気信号に変換されて脳へ送られ，音として認識される複雑な過程の障害により生じる。障害の部分を同定することは，難聴を評価するのに重要である。

## 病態生理

**A. 病因**　難聴の原因は，3つに分類できる。伝音難聴(conductive hearing loss)，感音難聴(sensorineural hearing loss)，混合難聴(mixed hearing loss)である[1〜3]。伝音難聴は外耳道の閉塞，鼓膜の障害および中耳(浸出液)や耳小骨(耳硬化症)における過度のインピーダンスにより起こる。感音難聴は，内耳や蝸牛，第VIII脳神経，あるいは中枢神経系の障害による。混合難聴は両方の要素を合併したものである。

**B. 疫学**　最近の報告によれば，米国成人の16%，20〜28歳の8%以上で伝音難聴があると報告されている[4]。出生時，新生児1,000人に1人は重い難聴があり，また同じ数だけ，発語に影響を与える程度の中等度難聴がある[4,5]。65歳以上の7〜8%が難聴と報告されているが，もしスクリーニングされればその2倍以上といわれている[3,4]。米国人の50%が，75歳までに難聴と診断されている[1,3]。難聴の危険因子には，男性で白人，職業(軍人，消防士，工員)，趣味活動(騒々しい音楽，射撃)がある[3,4]。

## 評価

**A. 病歴**　進行度，重症度，一側性か，左右差があるか，そして随伴症状(耳鳴り，めまい，痛み)が，診断に重要な特徴である[2,3]。急性の伝音難聴の患者が聴力低下で受診するのに対して，慢性的に聴力が低下している患者では特に聴力に問題があって受診するのではない。患者は，社会的孤立，情動障害，機能低下や錯乱状態で受診する[3]。家族は，おかしな返答をする，返答に時間がかかる，あるいは過度に大きな声で答える，突然会話を独占したり中断させるようになった，あるいは会話時に頭を傾けるようになった，などのことに気づく。伝音難聴は外耳道の閉塞や中耳への急速な液体貯留が原因となり，しばしば突然発症するが，本質的に程度

は軽い。感音難聴は，突然の発症で，重度の場合(特発性，血管性)と，徐々に発症する場合(Ménière症候群，聴神経腫瘍)がある[1〜3]。伝音難聴では，しばしば聴力の質が最初に障害され，「まるで頭をドラムの中に入れているように」音がこもると表現され，高音域が聞こえなくなり，音声の識別が難しくなるが，微妙な音を感知する能力は残っている。感音難聴の「感覚型」(Corti器の機能障害のような)では，聴覚の閾値があがり，語音弁別能は維持されるが，「神経型」(聴神経障害のような)では，語音弁別能が障害される[2,3]。感音難聴の両型とも，伝音難聴より重篤な傾向がある。耳鳴りは，感音難聴に随伴していることが多い。めまいには，内耳や第VIII脳神経の障害が影響している(例：Ménière症候群，内耳炎，腫瘍，脳幹梗塞，外リンパ瘻)。痛みや圧迫感は，外傷や浸出液，まれに第VIII脳神経腫瘍を示唆する。

### B. 身体診察

❶ 簡単な聴力検査で，難聴を確認したり，重大な聴力の左右差を検出できる。患者に片側の耳を覆ってもらい，腕時計のカチカチ音，指のこすり音，あるいは静かなささやき音のような弱い音が聞こえるかどうかたずねる。ささやき音は伝音難聴を90％検知する[2,3]。耳垢のような伝音難聴を起こす明らかな原因を除外するため，外耳道や鼓膜を視診する。鼓膜の正常な動きをチェックする気密耳鏡(pneumatoscopy)により，穿孔，可動性不良，耳管機能不全，鼓膜硬化，中耳浸出液貯留を除外できる[1〜3]。

❷ Weber試験では，振動させた音叉を頭頂部に置いて行い，患者にどのような音が聞こえるかをたずねる。伝音難聴では，周囲からの音が障害側で消失しているので，障害耳でより大きく聞こえる。感音難聴では健側耳で大きく聞こえる。Rinne試験では，振動させた音叉を乳様突起におき，患者に骨導を感知させ，音が聞こえなくなったら気導を調べるために音叉を耳の近くにもっていく。伝音難聴では，気導は減弱するが，骨導はほとんど影響を受けない。最近では，これらの伝統的に教えられてきた方法による評価の正確性や予測能が疑問視されている[3]。

### C. 検査

❶ **聴力検査** 現在では，幼児期の検査に新生児スクリーニング検査を含めることが確立されている。聴性脳幹反応と耳音響放射で，新生児早期聴覚障害を確実に発見できる[5,6]。その他の年齢においては，数種類の周波数でのオージオグラムによって難聴を発見するのが標準的である。感度は高いが(93〜95％)，特異度が低いため(60〜74％)，多くの偽陽性が生じる[3,5]。オージオグラムは，純音聴力障害を検出できるが，語音聴力の障害を発見することもできる。純音聴力検査は，設定した周波数でのデシベルを記録するものである。残念ながら，この方法では，言語を弁別する能力を検査することができない。一方，語音聴力検査は，実際の言語障害機能障害をよりよく評価できるが，協力的で注意深い患者でないと検査できない。最終的には，オージオグラムは，難聴の訴えはあるが，耳の診察所見が正常な人や単純なささやき声などで聴覚異常を指摘された人に推奨される検査である。

聴覚誘発反応検査は，反復音によって生じる脳波上の反応を検出するもの

で，混迷状態の患者，非協力的な患者，あるいは小児で有用である[1,3]。

原因不明の症例では，自己免疫疾患，梅毒，甲状腺疾患の検査を行うことがある。

❷ **画像検査** CT は，MRI より迅速かつ低コストであり，錐体突起内骨折による出血や外傷性異常を検出できる[7]。伝音難聴を生じる中耳奇形や鼓膜硬化症，中耳真珠腫は，CT で描出できる。ガドリニウム造影による MRI は，白質病変や血管病変，聴神経腫瘍や迷路病変の検出において，CT より優れている[2,7]。MRI が禁忌となる症例においては，高分解能 CT を用いる。突然起こった重篤な聴覚障害や耳の検査が正常で明確に左右差を伴う聴力障害では，緊急画像検査が必要である[2,3,7]。

D. **遺伝** 聴力に関連する遺伝子が 1992 年にはじめて同定されて以来，難聴の原因となる数百の遺伝子座が同定されている[5]。新生児への聴覚障害のスクリーニング検査により，遺伝性の聴覚障害の頻度と発症についての理解が進んでいる[5,6]。難聴と診断された新生児の 25％は伝音難聴であり，およそ 15％は小耳症や外耳・内耳の閉塞である。感音難聴と診断された中で約 25％が遺伝性(それらの多くは本質的には非症候性)である。多くの遺伝性非症候性難聴は，常染色体劣勢遺伝形式であり，ほとんどが蝸牛欠損による感音難聴である。耳硬化症や Ménière 病のような成人難聴の通常型は，遺伝形質のそれぞれの遺伝学的パターンに従っている。

## 診 断

A. **鑑別診断** 感音難聴の原因は，特発性，聴神経腫瘍，多発性硬化症，甲状腺機能低下症，椎骨脳底動脈循環不全，脳卒中，Ménière 症候群，まれに薬物毒性などである[1,3]。伝音難聴の多くは，耳垢塞栓症，鼓膜穿孔，中耳滲出液，耳硬化症が原因であり，まれに腫瘍(例：扁平上皮癌，外骨腫あるいは中耳真珠腫)がある。混合難聴は，老人性難聴や騒音性難聴に続発することが最も多い[1,3]。

B. **臨床症状** 成人の伝音難聴は，典型的には，一側性難聴が突然発症し，しばしば高周波領域の難聴であり，同時に外耳症状を伴う。感音難聴はもっとゆっくり発症するが，しばしば，より完全で深刻な難聴に進展し，重篤である。結局，スクリーニングは，治療可能な型の難聴を発見することと聴力障害に随伴する重篤な疾患を見つけだすために推奨されている[1,3]。しかしながら，住民を対象としたスクリーニングの推奨度は，全国組織ごとに大きく異なっており，その効果を示す説得力のある証拠が欠如しているため，議論が続いている。

### ●文献

1. Walling AD, Dickson GM. Hearing loss in older adults. *Am Fam Physician* 2012;85(12):1150–1156.
2. Isaacson B. Hearing loss. *Med Clin N Am* 2010;94:973–988.
3. Pacala JT, Yueh B. Hearing deficits in the elderly patient. *JAMA* 2012;307(11):1185–1194.
4. Agrawal Y. Prevalence of hearing loss and differences by demographic characteristics among US adults: data from the National Health and Nutrition Examination Survey, 1999-2004. *Arch Intern Med* 2008;168(14):1522–1530.
5. Jerry J, Oghala JS. Towards an etiologic diagnosis: assessing the patient with hearing loss. *Adv Otorhinolaryngol* 2011;70:28–36.
6. U.S. Preventive Services Task Force. Universal Screening for hearing loss in newborns: U.S. Preventive Services Task Force recommendation statement. *Pediatrics* 2008;122:143–148.

7. Martin M, Hirsch B. Imaging of hearing loss. *Otol Clin N Am* 2008;41:157–178.

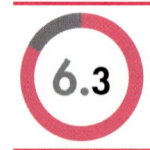

## 6.3 嗄声　hoarseness

*David S. Jackson, Jr.*

### 背景

嗄声(hoarseness)は，声質や調子，大きさ，発声努力の変化によって特徴づけられる発声障害で，コミュニケーションの障害や QOL の低下をきたしうる[1]。声の質は，張りつめたような，荒く，きしんだような，震えた，奇妙で弱い気息音などと描写される[2]。プライマリ・ケアにおいてよくみられる症状であり，すべての年齢で起こる。嗄声は，症状であり，診断ではない。それゆえ，多くの嗄声の症例で自然に消失するものの，特に 2〜3 週間以上続く症例では，重篤な病因について考慮する必要がある。

### 病態生理

人の音声は，気流が通過する間の声帯の受動的な振動によって生じる。正常な音声発生には，いくつかの要素がある。十分な気流，正常な声帯縁，正常な声帯の弾性，適切な声帯位置，会話中の声帯内緊張の維持である[3]。嗄声は，これらの要因のどれかが機能障害を起こすことにより生じる。

**A. 病因**[1〜3]

❶ **炎症性変化**　環境刺激物への曝露，感染，胃分泌物，アレルギー反応。

❷ **正常な声帯解剖の破綻**　声帯結節，悪性腫瘍，接触潰瘍。

❸ **喉頭の機能障害**

　a. **全身性**　甲状腺機能低下，加齢，Parkinson 病や多発性硬化症を含む神経疾患。

　b. **外傷性**　気管挿管後，頸部の直達損傷，術後(甲状腺切除術や頸動脈内膜切除術)。

❹ **心因性**　喉頭の転換性障害。

**B. 疫学**　嗄声は，特によくある問題であり，生涯有病率は少なくとも 30% で，点有病率は 7〜8% である[1]。男性より女性に多く認められ，その比は 60:40 である。年齢の両極端に生じやすく，小児の 23.4%，高齢者の 47% がいずれの時期かに嗄声を経験している。年間 7.2% の成人が，発声の問題に関連して仕事を休んでいる[1]。声をよく使う職業(例：教師，歌手，エアロビクスのインストラクター，政治家，電話で営業活動をする人たち)に発声異常の発症率が高い[1,3]。

## 評 価

**A. 病歴** 嗄声は，単独の症状のこともあるが，咳や鼻水，咽頭痛や嚥下障害，発熱と同時に起こることが多い．喀血や重篤な嚥下障害，体重減少，ストライダー(喘鳴)や嚥下時痛などの関連症状は，しばしば重篤な潜在的疾患を示す"red flag(🚩)"である[1〜3]．診断をくだすのに必要な病歴は，症状が急性なのか，慢性なのかによって異なる．急性の嗄声の鑑別では，原因となる疾患数が限られているので，通常はいくつかの探索的な質問によって診断できる．慢性の嗄声は，可能性のある鑑別疾患のリストがより多いので，徹底的なシステムレビューを含むより広範な問診が必要となる．特に，アルコールや喫煙の習慣，仕事環境での曝露(煙，塵など)，逆流症状や環境でのアレルギー歴に注意すべきである．処方薬や市販薬(OTC医薬品)についての聴取も必要である．患者が試した自己治療を明確に聞き出すことは有益である(逆流症状に対する制酸薬の使用など)．

**B. 身体診察**

❶ 病歴を聴取している間に，患者の声を聴くことは病因に至るヒントとなる〔典型的な扁桃周囲膿瘍の声である「熱いジャガイモを頬張ったような声(hot potato voice)」〕．口腔咽頭の診察(特に扁桃領域と後咽頭)，頸部リンパ節，甲状腺に特に注意をしながら，頭部から頸部を完全に診察することは必須である．肺や心臓の聴診をすることも有用である．全身的な疾患(Parkinson病や甲状腺機能低下症)が疑われたときは，さらに包括的な身体診察が必要である．

❷ 病歴や身体診察で，非圧痛性の頸部リンパ節腫脹などの"red flag(🚩)"を示唆する要素が認められた場合には，喉頭の速やかな観察が必要である．喉頭鏡検査は，適切な治療によっても，10〜12週で改善が認められない慢性の嗄声の場合にのみ行う[1]．まず，以下に示す外来処置を行う[1,3]．手術室で行う喉頭鏡は，麻酔を要するので，外来での評価が困難な複雑な症例の場合にのみ行う．

 a. 反射鏡や硬性内視鏡による間接的観察には，我慢のできない患者もいるが，光ファイバー技術の出現により，現在ではあまり使われなくなってきている．

 b. (ストロボ光源付き，またはなしの)光ファイバー鼻咽頭喉頭鏡は，簡単な準備(局所経鼻リドカイン)のみで喉頭の優れた観察が可能であり，副作用もほとんどない．

**C. 検査** 甲状腺機能低下症が鑑別にあがれば，特別の甲状腺検査が必要となるが，典型的には，他の臨床検査は必要ない．MRIなどの画像検査は，喉頭鏡で認められた悪性の可能性のある病変のさらなる評価のため，また，喉頭領域の腫瘍圧排効果(mass effect)が気がかりな場合にのみ行う[1]．胸部単純X線撮影とCTは，反回神経への影響が疑われるときに，肺病変を指摘するために必要となる．

## 診 断

### A. 鑑別診断[1~3)]

**❶ 急性** 2～3週間以内に自然消退。
  a. 上気道炎，典型的にはウイルス性。しばしば鼻閉，後鼻漏，咽頭痛，刺激性の咳を伴う。
  b. 声の使いすぎ。急性(大声を出す，金切り声をだす，長引く咳，頻回の喉の洗浄，長時間の会話エピソード)。
  c. 刺激物への急性曝露〔家庭での化学的煙霧(洗浄剤)や職場，環境での塵，煙〕。
  d. 異物

**❷ 慢性**
  a. 刺激物
     - 環境(自宅や職場)での化学煙霧や微粒子や塵への曝露。
     - タバコの煙。腫瘍性変化の危険が増加。
     - 咽喉頭逆流。咳や胸やけ，喉の洗浄と関連していることもある。逆流症状がないこともしばしばある[4)]。
  b. アレルギー現象。直接の声帯浮腫あるいは後鼻漏。
  c. 内服薬の影響。過度の粘膜の乾燥と続発する声帯浮腫(鼻腔や呼吸器への吸入副腎皮質ステロイド，抗ヒスタミン薬，鼻づまり改善薬，抗コリン薬)。
  d. 神経疾患：Parkinson病(患者の70～90%)[5)]，重症筋無力症，多発性硬化症，脳卒中による声帯麻痺や外傷による反回神経への傷害(手術による傷害やPancoast腫瘍からの刺激)。
  e. Sjögren症候群。粘膜の乾燥と関連し，声帯の刺激/浮腫が続発する。
  f. 痙攣性発声障害
  g. 甲状腺機能低下症
  h. 良性の声帯障害。声の乱用，喫煙，逆流に関連した結節やポリープ。
  i. 喉頭の悪性腫瘍。しばしば喫煙やアルコールと関連していることがある。慢性化する前に症状の盛衰がみられる。男性対女性比は5：1である[6)]。
  j. 老人性喉頭(presbyphonia)。声帯の萎縮性変化[7)]。

**B. 臨床症状** 通常，急性の嗄声患者では，上気道疾患患者が示す典型的な症状以外の症状はない。慢性の嗄声患者では，Parkinson病の振戦や動作緩慢，慢性気管支炎や肺気腫患者特有の体型，甲状腺機能低下症にみられる浮腫や抑うつ状態などの慢性疾患の徴候を示すことがある。"red flag(🚩)"の症状や無痛性頸部リンパ節腫大では，悪性疾患の可能性が高くなる。喉頭鏡は，良性，前癌病変，癌病変含め，構造的異常と声帯機能障害を診断することができる。

### ●文献

1. Schwartz S, Cohen S, Dailey S, et al. Clinical practice guideline: hoarseness (dysphonia). *Otolaryngol Head Neck Surg* 2009;141(3S2):S1–S31.
2. Feierabend RH, Malik SN. Hoarseness in adults. *Am Fam Physician* 2009;80(4):363–370.
3. Mau T. Diagnostic evaluation and management of hoarseness. *Med Clin N Am* 2010;94:945–960.
4. Koufmann JA, Amin MA, Panetti M. Prevalence of reflux in 113 consecutive patients with laryngeal and voice disorders. *Otolaryngol Head Neck Surg* 2000;123:385–388.

5. Sewall GK, Jiang J, Ford CN. Clinical evaluation of Parkinson's-related dysphonia. *Laryngoscope* 2006;116:1740–1743.
6. Howlander N, Noone AM, Krapcho M, et al. (ed) *SEER cancer statistics review, 1975-2009 (Vintage 2009 populations)*. Retrieved from National Cancer Institute, Bethesda, MD. Accessed at http://seer.cancer.gov/csr/1975_2009_pops09/ on May 24, 2012.
7. Kendall K. Presbyphonia: a review. *Curr Opin Otolaryngol Head Neck Surg* 2007;15(3):137–140.

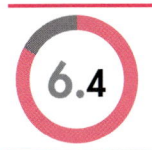

# 6.4 鼻出血 nosebleed

L. Gail Curtis

## 背景

鼻出血(nosebleed, epistaxis)は，プライマリ・ケアでよく経験する問題であり，鼻粘膜からの血液喪失と定義される。通常は，一側の鼻孔から生じる軽度から中等度の出血であるが，まれに鼻出血が生命を脅かすこともある。人口の約半分が，生涯に一度は鼻出血を経験するが，医療的処置が必要なのは10％未満である[1]。

## 病態生理

鼻粘膜には，高度に血管が分布している。鼻への血液供給路は，外頸動脈の分枝である内顎動脈と顔面動脈，および内頸動脈からの分枝である前後篩骨動脈よりなる[2,3]。鼻中隔の前下部(Little部位)は，両系統の合流により血液供給されており，「キーゼルバッハ血管叢(Kiesselbach's plexus)」として知られている。Little部位は，環境刺激(寒冷，乾燥やタバコの煙)を受けるのに絶好の位置にあり，また，指による損傷を受けやすいことから，鼻出血の90％以上を占める[3]。幸運なことに，この領域は到達しやすく，処置も容易である。

**A. 病因** 鼻出血は，鼻上皮(粘膜)と血管壁を損傷するいくつかの要因が関連し合って生じる。要因には局所的，全身的，混合的なものがある[1~4]。

❶ **環境因子** 大気の乾燥，低温環境。

❷ **局所的要因** 偶発的あるいは指による損傷，感染，アレルギー，異物，解剖学的異常(鼻中隔弯曲症)，医原性(手術)，腫瘍。鼻出血の経験のある患者の80％に鼻中隔弯曲症を認める[5]。

❸ **全身的要因** 高血圧，血小板と凝固系の異常，血液疾患，播種性血管内凝固，腎不全，アルコール乱用。高血圧の鼻出血に及ぼす役割については，独立した関連性が確立されておらず，議論の余地がある。しかし，血圧が上昇すると，鼻出血を制御するのがより難しくなる[2,3]。

❹ **凝固に影響する薬物** アスピリン，非ステロイド性抗炎症薬，ワルファリン，ヘパリン，チクロピジン，ジピリダモール，クロピドグレル，朝鮮人参，ニンニク，イチョウ。

❺ **その他の薬物** チオリダジン，抗コリン薬(乾燥作用)，副腎皮質ステロイド，

抗ヒスタミン薬，コカイン，特にステロイド鼻吸入薬。
❻ **遺伝性** 血友病，von Willebrand病，遺伝性出血性毛細血管拡張症〔hereditary hemorrhagic telangiectasia（Osler-Weber-Rendu症候群）〕。鼻出血は遺伝性出血性毛細血管拡張症に最もよくみられる症状である[6]。

**B. 疫学** 鼻出血は，よくある問題であり，生涯有病率は60％，医療的処置を要するのは6％以下であり，入院はほとんど必要ない[1]。鼻出血は，女性よりも男性に多く，10歳以下の小児と35歳以上の成人で多い[1,4]。冬期に発症率が増加する[1,2]。

## 評 価

**A. 病歴** 初診時の病歴では，発症形態，持続時間，出血量と部位，特に一側性か両側性かをたずねる。発症に関与した可能性が高い要因を調べるため，詳細な病歴，家族歴を聴取する（病態生理A参照）[1,2,7]。また，血液疾患，高血圧，肝疾患，飲酒歴，服薬歴（特に吸入薬）のように，鼻出血の原因となる慢性的内科疾患についてもたずねることが重要である。一側性鼻汁や悪臭を伴う小児の鼻出血では，鼻腔内異物の可能性を考える。

**B. 身体診察** 鼻の診察では，出血点を発見することに焦点を絞る。麻酔薬や血管収縮薬の局所噴霧は，出血の制御と視野の確保に有用なことがある[1]。前述したように，Little部位は，多くの鼻出血の原因となる部位であるが，約10％の鼻出血は後鼻部で起こり，しばしば後鼻漏を伴う両側性の出血を示す[1,3]。この部位の出血源を特定するのは非常に難しい。この部位の頑固な出血に対して有効な治療を行うことは，患者にとってかなり不快であるし，治療者にとってもかなり難しい。

❶ 鼻出血患者を診察するときは，まずバイタルサインをとり，低血圧，起立性低血圧，血行動態の変動がないかを調べる。最近受傷した徴候がないか，顔面を診察した後，できる限り鼻前庭の大部分を観察することが重要である。患者の頭を垂直に保つことが大切で，もし後方へ倒せば鼻腔蓋しかみえない。鼻鏡は，医原性の中隔損傷を避けるため，水平位に保つのがよく，鼻中隔を観察できる。

❷ 照明は，出血部位を観察するのに重要である。直接照射して観察するか，または，可能であれば，額帯鏡を用いて間接的に照明する。吸引は，出血部位の観察のために凝血塊，新鮮血，あるいは粘液を除去するのに必要である。内視鏡を用いた検査が，最も観察しやすい。さらに，特に後方の出血の診断や原因がわからない出血の診断，出血部位の焼灼や鼻腔タンポンの回避に，内視鏡を用いることができる[3]。

❸ 患者の病歴によっては，点状出血，毛細血管拡張症，血管腫，斑状出血を調べるために，皮膚に焦点を絞った全身の診察が必要となる。

**C. 検査**

❶ **臨床検査** 出血が少量で再発しないなら，検査は不要である。多量の出血か再発性出血の場合，血小板を含めての全血球計算を行い，また失血性ショックや重症貧血の場合には，血液型と交差適合試験を行う。長期にわたる患者の病歴

がなければ，出血時間やプロトロンビン時間，部分トロンボプラスチン時間のような凝固検査は，鼻出血においては，根拠のある検査とならない[8]。全血球計算では，血液疾患も検出できる。もし，von Willebrand病の存在が疑われるなら，von Willebrand病因子を検査すべきである。

❷ **画像検査**　良性腫瘍か悪性腫瘍かが問題となれば，鼻や副鼻腔のCT検査を考慮する。まれに血管性病変の診断（および治療）のため，血管撮影が必要となる。

## 診　断

**A. 鑑別診断**　原因が説明できず，治療に反応しない持続性の鼻出血や再発する鼻出血では，原因検索をさらに進めることが重要である。これらの状況では，臨床検査，鼻内視鏡検査，適切な画像検査が必要であり，悪性疾患の鑑別が必要な場合には専門医へのコンサルトが必要である。鼻出血のまれな原因に，致死性の高い外傷後内頸動脈仮性動脈瘤がある。これは一側性視力喪失，眼窩骨折，多量の鼻出血の古典的三徴を伴い，頭蓋底受傷後数日から数週間のうちに出現する[9]。最後に，空気の流れが遮断されることが鼻腔の悪性新生物によく現れる症状であるが，患者は鼻出血および/または鼻痛を訴えることもある[2,3]。

**B. 臨床症状**　鼻出血は，頻回の嚥下や，鼻後部および/または咽喉における液体の感触を伴い，鼻孔の一側か両側から生じる。重篤な鼻出血や貧血が認められれば，患者は衰弱し，失神寸前で，疲労感があり，血行動態の不安定さえきたしうる[2,3,7]。

## ●文献

1. Schlosser RJ. Epistaxis. *N Engl J Med* 2009;360:784–789.
2. Manes RP. Evaluation and management of the patient with nosebleeds. *Med Clin N Am* 2010;94: 903–912.
3. Gifford TO, Orlandi RR. Epistaxis. *Otol Clin N Am* 2008;41:525–536.
4. Kucik C, Clenney T. Management of epistaxis. *Am Fam Physician* 2005;71(2):305–311.
5. O'Reilly BJ, Simpson DC, Dharmeratnam R. Recurrent epistaxis and nasal septal deviation in young adults. *Clin Otolaryngol* 1996;21:82–84.
6. Sharathkumar A, Shapiro A. Hereditary haemorrhagic telangiectasia. *Haemophilia* 2008; 14(6): 1269–1280.
7. Mulla O, Prowre S, Sanders T, Nix P. Epistaxis. *BMJ* 2012;344:e1097.
8. Shakeel M, Trinidade A, Iddamalgoda T, Supriya M, Ah-See KW. Routine clotting screen has no role in the management of epistaxis. *Eur Arch Otorhinolaryngol* 2010;267:1641–1644.
9. Fontela PS, Tampieri D, Atkinson JD, Daniel SJ, Teitelbaum J. Posttraumatic pseudoaneurysm of the intracavernous internal carotid artery presenting with massive epistaxis. *Pediatr Crit Care Med* 2006;7(3):260–262.

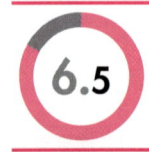

## 6.5 咽頭炎　pharyngitis

Richard W. Lord

### 背景

咽頭炎(pharingitis，通常は sore throat と呼ばれる)は，中咽頭(扁桃を含む)，上咽頭，下咽頭から構成される咽頭の痛みを伴う感染，炎症である。咽頭炎は，成人や小児がプライマリ・ケア医に治療を求める最も多い疾患の1つである[1]。咽頭炎の鑑別疾患には，多くのものがあるが，正常な免疫力のある人に最も多いのは，急性感染性咽頭炎でおもにウイルス性である。この事実にもかかわらず，咽頭炎は，あまりにも抗菌薬が処方されることが多い[2,4]。不適切な抗菌薬使用は患者や公衆衛生にとってマイナスの結果となる。それゆえ，医師は，咽頭炎の原因が，抗菌薬を必要とするA群β溶血レンサ球菌であると診断するためのアプローチを進めることが重要である。

### 病態生理

咽頭の知覚神経は，舌咽神経と迷走神経によって支配されており，耳の知覚支配も同様である。それゆえ，喉が原因でも耳痛が引き起こされることがある[2]。以下に示すように，喉の神経終末の侵害受容性の刺激により，さまざまな病態過程が起こりうる。

**A. 病因**[2〜4]

❶ **感染症**　ウイルス性(多種類)，インフルエンザ，ヒト免疫不全ウイルス(HIV)，伝染性単核球症，ヘルパンギーナ，非溶血レンサ球菌感染(未免疫のジフテリア，淋菌，梅毒，スピロヘータ感染/Vincent アンギナ)，*Chlamydia pneumoniae*, *Mycoplasma pneumoniae*，A群溶血レンサ球菌，扁桃周囲膿瘍，扁桃炎，口腔 *Candida* 症(鵞口瘡)，咽頭後膿瘍，喉頭蓋炎，真菌性喉頭炎。

❷ **炎症性/機械性**　咽喉頭逆流，後鼻漏を伴うアレルギー性鼻炎，慢性的な口呼吸，異物(咽喉頭異常感)，声帯肉芽腫，粘膜炎，肉芽腫性疾患，天疱瘡，川崎病。

❸ **腫瘍性**　扁平上皮癌，リンパ腫，肉腫。

上記の病因は非常にまれである。対照的に，年齢別の研究では，5〜30%(5〜15%は成人で15〜30%が小児)がA群β溶血レンサ球菌による咽頭炎であったのに対し，50〜80%が一般的呼吸器のウイルスによる咽頭炎であった[2,4,5]。咽頭炎の1〜10%は，伝染性単核球症と非溶血レンサ球菌性細菌感染である。A群β溶血レンサ球菌を早期に同定し，治療することは，リウマチ熱を予防し，症状を軽減し，化膿性の合併症を減らし，周囲への感染性を低下させるのに役立つ[4,5]。

**B. 疫学**　咽頭炎は，医師を受診する理由のうち6番目に多く，プライマリ・ケア外来の約5%を占める[1]。2006年では，1,500万人が咽頭炎で受診し，医療費は3

億ドル以上であった[2,4]。プライマリ・ケアにおけるA群β溶血レンサ球菌感染の可能性のある咽頭炎は5～15歳にピークがある[4,5]。A群β溶血レンサ球菌感染の症例の43％で，家族に咽頭炎が続発している。伝染性単核球症は，15～30歳の間にピークがある[2,6]。

感染は，口腔分泌物との接触よりも，鼻汁の付着した手を介して起こることが多い[2,3]。症状は，典型的には48～72時間後に起こる。咽頭炎は年中みられるが，冬と早春に多い[2]。

## 評 価

評価の最終目標は，咽頭炎患者のうち，感染性の原因があって検査が必要な患者と非感染性の患者とを鑑別することである。二次的な目標は，膿瘍や腫瘍のような潜在的に生命を脅かす状態の患者を見分けることである。正確な病歴聴取，身体診察，および適切な診断的検査が，これらの目標を達成するために行われる。

### A. 病歴

❶ **咽頭炎の発症様式と期間**が，感染性の原因を，非感染性の原因から鑑別するのに有用である。典型的には，感染性では，突然発症し，7～10日間続く。非感染性では，発症時期がはっきりしないことが多く，しばしば3週間以上続く。

❷ **随伴症状**も，咽頭炎の原因の手がかりとなる[2,3]。発熱，咳，頭痛，その他の身体症状は，感染症の証明となる。アレルギー，胸焼け，抑うつは，非感染性を示唆する。季節性アレルギー，外傷，悪性疾患，放射線治療，吸入，食事摂取，甲状腺機能障害の病歴も，非感染性であることを示す。

❸ **A群β溶血レンサ球菌の特徴**[4,5] 咽頭炎の原因が感染性と考えられるなら，A群β溶血レンサ球菌を他の細菌やウイルスと鑑別する点に絞って病歴をとる。典型的には，A群β溶血レンサ球菌咽頭炎は，激烈で急性発症し（1日以内），発熱（38.3℃以上），嚥下痛，有痛性前頸部リンパ節腫大，筋肉痛を伴い，咳や鼻炎はない。特に小児では，頭痛，悪心，嘔吐，腹痛を伴うことがある。逆に，熱がなく，鼻炎，咳，嗄声，結膜炎あるいは下痢を伴う軽度の咽頭炎が徐々に発症した場合は，ウイルス性である。このような大まかな鑑別概念はあるが，典型的症状の組み合わせだけで抗菌薬治療の必要性を判断するほど十分な感度と特異度はない[3,5,7,8]。

❹ **red flag**（🚩）[2,3] 重篤な状態が示唆されるのは，咽頭炎が喘鳴に付随して起こるとき，不安定なバイタルサイン，体重減少，「熱いジャガイモを頬張ったような声（hot potato voice）」，免疫不全状態である。

### B. 身体診察
バイタルサイン（特に体温）の測定と頭部，眼，耳，鼻，咽頭，頸部，皮膚の診察を行う。A群β溶血レンサ球菌感染の典型的所見は，口蓋の点状出血，滲出物を伴う強度の（肉様に赤い）扁桃と咽頭の発赤，有痛性の前頸部リンパ節腫大，猩紅熱様皮疹である。逆に，これらの所見がなく，鼻炎，嗄声，結膜炎，口内炎，非連続性の潰瘍性病変，あるいは典型的なウイルス性発疹があれば，ウイルス性である。伝染性単核球症では，典型的なA群β溶血レンサ球菌感染所見に加え，しばしば後頸部や全身のリンパ節腫大，肝脾腫を伴う。しかし，繰り返しに

なるが，これらの身体所見のいずれにおいても正確な診断を行えるほどの高い感度と特異度はない[7,8]。胃腸症状や後頸部リンパ節腫大のある疲労感の強い患者(伝染性単核球症を示唆)では，腹部診察を行う。重篤感のある患者には心臓の診察が重要である。

**C. 検査** 咽頭炎の診断に用いられる2つの代表的検査は，咽頭培養と迅速溶血レンサ球菌抗原検出試験(rapid streptococcal antigen detection test：RSADT)である[4,5]。最近ではポリメラーゼ連鎖反応(polymerase chain reaction：PCR)がA群β溶血レンサ球菌の診断に利用できるようになっている[3,4,6]。PCRは最終的には培養にとって代わるであろうが，現時点では，調査研究に付託されている。

❶ 適切に採取された(扁桃と後咽頭を強く擦過)咽頭培養の感度は，90〜95％である[2,4,5]。しかし，咽頭培養では，急性のA群β溶血レンサ球菌感染とウイルス感染に併存する溶血レンサ球菌キャリアとを区別できない。咽頭培養が陰性であれば，抗菌薬治療はさし控えてよい(特異度0.99)[2,4,5]。

❷ 方法は異なるが，RSADTは高い特異度をもつ(92〜95％)[4,5]。感度は，ルーチン検査では低い(60〜85％)[4,5]。それゆえ，過去において，陰性の場合，咽頭培養の追加検査が勧められた。新しいガイドラインでは[2〜6]，迅速検査陰性であっても咽頭培養を行わず，RSADTの結果のみで基本的治療方針が決定される。RSADTは，キャリア状態に対しては，咽頭培養と同様に限界がある。

❸ 溶血レンサ球菌抗体価は，急性A群β溶血レンサ球菌咽頭炎の診断には役立たない。もし，伝染性単核球症が疑われ，患者が発症第2週にあるなら，全血球計算と異染性抗体検査によって確実に診断できる。

❹ 一般に，重篤な化膿性続発性疾患(例：咽後膿瘍)が疑われなければ，他の検査は必要ないが，疑われれば画像診断を行う[2,3]。

## 診断

### A. 鑑別診断

❶ 最近のガイドラインでは[2〜6]，A群β溶血レンサ球菌感染診断の確率を推測するための特定の診断基準を使用することを求めている。よく普及しているCentor基準には[4,5]，扁桃滲出物，有痛性の前頸部リンパ節腫大，咳の欠如，発熱歴の4つの項目がある。これらのうち3つ以上がある場合の陽性適中率は，40〜60％である。これらのうち3つ以上ない場合の陰性適中率は，80％である[3〜5]。これらのガイドラインでは以下の原則が掲げられている。

a. 臨床的には，Centor基準を使ってすべての成人咽頭炎患者をスクリーニングする。
b. 1つ以下しか満たさない患者に対しては，検査や治療をしない。
c. 2つ以上の項目がある患者に対しては，以下の選択肢をとる。
   i. 2つ以上の項目がある患者には検査をし，RSADT陽性患者のみ治療する。
   ii. 2つか3つある患者には検査をし，RSDAT陽性である患者か，あるいは4つの項目を満たす患者を治療する。
   iii. 検査せず，3つ以上の項目がある患者のみ治療する。

**d.** RSADT陰性患者には，その感度が80%以上であれば，咽頭培養によるフォローアップを追加しない。
❷ 上記基準を成人と小児で普遍的に用いられるように，患者の年齢と組み合わせた他の点数化方式も開発された[2〜5]。この方式はCentor基準のそれぞれの項目に1点を与え，15歳以下に1点，15〜45歳は0点，45歳以上は−1点を加算するもので，つぎのストラテジーを推奨している。0〜1点は治療も検査もしない，1〜3点はRSADT陽性患者のみ治療する。4〜5点は経験的に治療する。このガイドラインでは，1点であれば，治療者は2つの選択肢を与えられることに注意する。
❸ これらの点数化方式の目的は，咽頭炎治療の際の抗菌薬乱用を減らすことである。ある研究では，これらの方式の使用により，抗菌薬の不適切使用を60〜88%まで減少できると推定している。臨床的予測基準を用いずに臨床判断を下すべきでない[3,7,8]。

**B. 臨床症状** おもな症状は，ある程度の嚥下痛を伴う咽喉と前頸部の疼痛である。他の症状は，病因によるが，発熱，悪心，嘔吐，易疲労感，発疹，耳痛，腹部不快である。所見として，咽頭紅斑や滲出液がわずかしかないものから，著明な頸部リンパ節腫大を合併した重症の化膿性所見までみられる。扁桃の膿瘍形成は，悪臭呼気とともに軟口蓋の腫大と偏位を引き起こす。喉頭蓋炎，扁桃周囲膿瘍，および後咽頭膿瘍はしばしば「熱いジャガイモを頬張ったような声（hot potato voice）」と関係している。

### ●文献

1. Woodwell DA, Cherry DK. National ambulatory medical care survey: 2002 summary. Hyattsville, MD: National Center for Health Statistics. *Adv Data* 2004;346:1–44.
2. Chan TV. The patient with sore throat. *Med Clin N Am* 2010;94:923–943.
3. Pelluchi G, Grigoryan L, Galeone C, et al. European Society for Clinical Microbiology and Infectious Diseases: guideline for management of acute sore throat. *Clin Microbiol Infect* 2012;18(Supp 1):S1–S27.
4. Wessels M. Streptococcal pharyngitis. *N Engl J Med* 2011;364:648–655.
5. Choby BA. Diagnosis and treatment of streptococcal pharyngitis. *Am Fam Physician* 2009;79(5):383–390.
6. Institute for Clinical Systems Improvement (ICSI). Diagnosis and treatment of respiratory illness in children and adults, Jan 2011. Accessed at http://www.icsi.org on July 8, 2012.
7. Shaikh N, Swaminathan N, Hooper EG. Accuracy and precision of the signs and symptoms of streptococcal pharyngitis in children: a systematic review. *J Pediatr* 2012;160(3):487–493.
8. Aalbers J, O'Brien KK, Chan WS, et al. Predicting streptococcal pharyngitis in adults in primary care: a systematic review of the diagnostic accuracy of symptoms and signs and validation of the Centor score. *BMC Med* 2011;9:67–77.

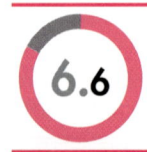

## 6.6 鼻炎　rhinitis

*Carmen G. Strickland and Brenda Latham-Sadler*

### 背景

鼻炎(rhinitis)とは，鼻漏，鼻閉，くしゃみ，鼻瘙痒感，そして後鼻漏を含む多彩な症候群のことをいう。しばしば，間違ってささいな病気とみなされているが，鼻炎は，かなりの疾病負荷，医療費，職場における生産性低下，学校欠席の原因となっている。鼻炎に対する積極的な管理が喘息治療の結果を改善するという論文が，最近，増えてきている[1]。

### 病態生理

きっかけとなる刺激に関係なく，鼻には，おもに下気道を保護するための限定的な反応がいくつかある。アレルギー性鼻炎の症状は，炎症細胞と，サイトカインを含む血管作動性かつ炎症促進性の数多くのメディエータとの相互作用によって引き起こされる複雑なアレルギー誘発性の粘膜炎症の結果として生じる[1,2]。知覚神経の活性化，血漿漏出，静脈洞うっ血がこれに寄与する。対照的に，非アレルギー性鼻炎は，免疫グロブリンE(IgE)依存性ではなく，炎症過程でもない。コリン腺分泌を過剰にする非アレルギー性鼻炎におけるはっきりとした刺激源は不明であるが，迷走神経の活動性の増強が重要である。突き詰めていくと，鼻炎は，血管系と神経系の病的相互作用により起こる[2,3]。

**A. 病因**[1,3〜5]

❶ **アレルギー**　季節性，通年制，突発性。

❷ **感染**　急性・慢性，ウイルス・細菌。

❸ **非アレルギー性**

　a. **薬物誘発性**　経口避妊薬，ホルモン補充療法，勃起不全治療薬，いくつかの降圧薬，眼疾患用β遮断薬，局所充血改善薬やコカイン(薬物性鼻炎)，アスピリンや非ステロイド性抗炎症薬(特に喘息および/または慢性副鼻腔炎の患者)，いくつかの抗うつ薬，ベンゾジアゼピン系薬。

　b. **萎縮性鼻炎**　広範囲手術

　c. **味覚性鼻炎**

　d. **物理的・化学的曝露**　職業，汚染，乾燥した空気，高輝度光。

　e. **血管運動性鼻炎**　刺激物(悪臭，タバコ，アルコール)，冷気，運動。

　f. **全身状態の随伴症状**　月経周期，妊娠，甲状腺機能低下症，自己免疫障害，アミロイドーシス，後天性免疫不全症候群，原発性の粘液あるいは毛様体障害，囊胞性線維症，抗体欠損症，肉芽腫性疾患，サルコイドーシス。

　g. **好酸球を伴う非アレルギー性鼻炎症候群**

　h. **種々のもの**　異物，鼻ポリープ，鼻中隔弯曲，腫瘍，咽頭扁桃腫大または扁桃腫大，最近の脳脊髄液漏を伴う頭部外傷，自律神経失調症，老年性鼻炎。

❹ **混合性** アレルギー性と非アレルギー性の要素のあるもの。
**B. 疫学** 鼻炎は，成人の5人に1人，そして小児の3分の1に起こる[1]。鼻炎に関連して，年間平均5.67日の労働日数が失われている[6]。すべての年齢で，アレルギー性鼻炎対非アレルギー性鼻炎は3：1である。最も多い病型は，アレルギー性鼻炎(43%)で，つぎに非アレルギー性(34%)が続く[1]。成人の27%は混合型である[2]。2002年に直接的治療と間接的治療の総計で治療に要したコストは120億ドルであった[1]。鼻炎のすべての病型で世界的に有病率が増加している。

### 評 価

鼻炎を評価する最終目的は，症状が，アレルギー，感染，非アレルギー性の誘因，解剖学的異常，全身性疾患，それらの組み合わせのどれによって起こったかを診断することである。

**A. 病歴** 特徴的な症状(例：閉塞感，瘙痒感，透明あるいは膿性の鼻汁)はあるか，原因として考えられることはないか，症状は一側性か両側性か，アレルギーやウイルス感染では両側性の症状があり，鼻の構造的問題によるものの多くは一側性である。症状はいつはじまったか，症状が起こる頻度と時間をたずねる。1年のうちで起こりやすい時期はあるか，他の症状はあるか，症状の増悪因子や改善因子はあるか？　随伴症状(例：明らかな疲労感，神経過敏，抑うつ，胸部症状)があれば，無治療のアレルギー性疾患，全身性疾患，あるいは薬物に起因する疾患が示唆される。アトピー性疾患，アレルギーの既往，喘息，鼻手術，および使用中の薬物の有無についてたずねる。タバコ(自身の喫煙か受動喫煙か)，アルコールや嗜好性薬物使用，市販薬(OTC医薬品)，ハーブ製剤，ペット飼育についてたずねる。周りに疑わしい刺激物質はないか？　アレルギーや他の鼻炎に関連する全身性疾患の家族歴はないか？

**B. 身体診察** 視診により，しばしば鼻炎の原因についての手がかりが得られる。「アレルギー光沢(allergic shiner)」(眼窩下皮膚の帯青色調褐色)，あるいは繰り返しこすることにより生じる鼻下の皺は，アレルギー性鼻炎でよくみられる所見である。バイタルサインを測定し，耳，鼻，咽頭，および頸部リンパ節腫大や甲状腺について診察することは，症状の原因を知る手助けとなる。鼻道の前検鼻法では，鼻鏡(4～5 mmの耳検鏡を用いる)と明るい光源が用いられる。鼻道の開存，粘膜色(蒼白，赤色，あるいは帯青色)，浮腫の程度と部位，鼻汁の有無と性状(水っぽい，透明，濃い，膿性，一側性か両側性か)，解剖学的異常(骨突起，鼻中隔弯曲)，ポリープや他の腫瘤の有無を調べる。アトピー性疾患の徴候〔喘鳴(wheezing)や湿疹〕をみるため，肺と皮膚を診察する。焦点を絞った診察で全身性疾患が疑われれば，詳細な全身の診察を行う。

**C. 検査** 鼻炎は，典型的には，病歴と診察に基づいて診断や治療がされ，追加検査は必要ない。IgEを介した過敏性に対する皮膚検査は，抵抗性のアレルギー性鼻炎，診断が不確実，回避処置の確認，脱感作免疫療法前の場合に行われる[1,2]。光ファイバー鼻内視鏡は，診断が難しい症例や解剖学的変異の場合に有用である。鼻汁の塗抹標本での好酸球測定は，皮膚試験で陰性であったアレルギー性鼻炎の患者

に最も有用である[1]。診断がつかなかったり，重篤な病変が疑われるか発見された場合，診察が鼻閉のために困難な場合，あるいは治療よっても症状が改善しない場合は，専門医に紹介する。解剖学的異常や副鼻腔病変が疑われる場合，副鼻腔CTが推奨される[1,6]。

## 診 断

**A. 鑑別診断** アレルギー性や他の非感染性の鼻炎では，典型的には鼻汁は透明である。アレルギー性と非アレルギー性を鑑別するために，くしゃみ，透明な鼻汁，後鼻漏，瘙痒感，鼻閉，特殊な刺激物質やアレルゲンの有無，そして家族と患者のアトピーやアレルギー歴に注目する[1,6]。つぎに，季節性，通年性，あるいは地理的関連性を考える。鼻汁が透明で，鼻甲介が青色か蒼白色を帯び湿潤している場合は，アレルギー性を示唆する。身体診察は，患者の話した内容を確かめ，解剖学的異常や全身性疾患を鑑別するために行う。治療への反応をみることはまた，確定診断に有用である。ポリープや構造的異常，腫瘍，重篤な逆流，そして全身性疾患による状態に注意する。アレルギー性鼻炎患者を評価し，管理し教育するために，また耳鼻咽喉科医やアレルギー専門医によるさらなる評価と治療の必要性を確認するために，数回の経過観察が必要である[6]。

ウイルス感染による鼻炎は，頭痛や全身痛，鼻閉，びまん性副鼻腔圧迫，くしゃみなどのよくある症状を伴い，鼻漏を起こす。大部分の感染性鼻炎では，ウイルスが病因である。細菌による急性感染性鼻炎は，0.5〜20％である[1]。細菌感染（鼻副鼻腔炎）が合併すると，顔面圧迫感や上顎洞または上歯の局所的な疼痛を随伴する。腫脹し，発赤した鼻甲介は，感染性の鼻炎を示唆する。専門家チームは，鼻粘液の色や発熱の存在で，細菌性とウイルス性疾患を鑑別することは有用でないと結論づけている[1,2]。

**B. 臨床症状** 鼻炎の古典的症状に加えて，咳や目の瘙痒感，顔面圧迫感，声変わり，頭痛，疲労感，過敏性，集中力の低下，そして睡眠時呼吸障害を含む随伴症状が患者に現れることもある[1]。

## ●文献

1. The Joint Task Force on Practice Parameters in Allergy, Asthma and Immunology. The diagnosis and management of rhinitis: an updated practice parameter. *J Allergy Clin Immunol* 2008;122:S1–S84.
2. Weber RW. Allergic rhinitis. *Primary Care Clin Office Pract* 2008;35(1):1–10.
3. Fletcher R. An overview of rhinitis. Accessed at http://www.UpToDate.com on March 26, 2012.
4. Kaliner MA. Non allergic rhinopathy (vasomotor rhinitis). *Immunol Alllergy Clin N Am* 2011;31(3): 441–455.
5. Settipane RA. Other causes of rhinitis: mixed allergic rhinitis, rhinitis medicamentosum, hormonal, rhinitis of the elderly and gustatory rhinitis. *Immunol Allergy Clin N Am* 2011;31(3):457–467.
6. Quillen DM, Feller DB. Diagnosing rhinitis: allergic vs. nonallergic. *Am Fam Physician* 2006;73(9):1583–1590.

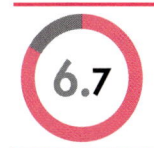

# 6.7 口内炎 stomatitis

*Sandra B. Farland and Bradley H. Evans*

## 背景

口内炎(stomatitis)は，一般に口腔内の病変または炎症を指し，口腔粘膜の感染，炎症および他の口腔病変を広く含む病態である．悪性疾患も起こりうるため，持続する病変には確定診断が必要である．

## 病態生理

**A. 病因** 口腔病変の原因にはつぎのようなものがある．(i)タバコやアルコールの使用による前癌または悪性病変(白板症，紅板症，口腔癌)．(ii)ヒト免疫不全ウイルス(HIV)関連病変(例：Kaposi肉腫，口腔毛様白斑症)．(iii)感染症．細菌(例：壊死性潰瘍性歯肉炎，梅毒)，ウイルス〔例：単純ヘルペス，手足口病，水疱性口狭炎(ヘルパンギーナ)〕，真菌(例：鵞口瘡，口角口唇炎，義歯性口内炎)．(iv)潰瘍および糜爛性病変〔例：再発性アフタ性潰瘍，Behçet病，炎症性腸疾患関連，反応性関節炎(Reiter症候群)〕．(v)外傷性および刺激性病変(慢性の頬部咬傷，化学物質曝露，温食品による熱傷)．(vi)薬物性発疹(Stevens-Johnson症候群，化学療法による粘膜炎)．(vii)非潰瘍病変に関連した全身性疾患(例：円盤状エリテマトーデス，Darier病，扁平苔癬，天疱瘡，類天疱瘡)[1~4]．

**B. 疫学** 口腔病変は，成人においては，緊張性頭痛，静脈炎，あるいは関節痛よりもよくみられる．3回目のNational Health and Nutrition Examination(国民健康と栄養調査)では，口腔病変は成人人口の27.9％，小児の10.3％に認められた[5]．

## 評価

**A. 病歴** 病歴では，病変の特徴と，病因となる可能性のある危険因子について記述する．発症様式を記述する．急性か(感染を示唆)，潜在性か(炎症や腫瘍を示唆)？ 随伴する徴候や症状はあるか？ 多くの口腔内感染症は，疼痛，倦怠感および発熱を伴う．Behçet病は，眼と生殖器に病変があるが，全身性エリテマトーデス(systemic lupus erythematosus：SLE)や潰瘍性大腸炎のような他の自己免疫疾患は，全身症状を呈する[1~3]．病変の特徴を記述する．有痛性か無痛性か？ 感染性，炎症性病変，アフタ性潰瘍は，通常，有痛性である[1,2,4]．前癌病変と悪性病変は，無痛性である[3,6]．小水疱(vesicle)，水疱(bulla)はあるか．類天疱瘡と天疱瘡によって，水疱および/または潰瘍が生じる．単純ヘルペスウイルスは，小水疱としてはじまり潰瘍化する．帯状疱疹は，口腔にも起こる[1,4,6]．単純ヘルペスウイルスを示唆する小水疱の先行があるか？ あるいはアフタ性潰瘍を示唆する小水疱が先行しないケースか？ 粘膜の白斑を拭い落とせない病変であるか？ 前癌病変である白板症は，白いが拭い落とせない．いわゆる**紅板症(erythroplasia)**と呼ばれ

る併存する赤い部分があれば，病変の悪性度が増す[2,3,7]。扁平苔癬も，通常頬粘膜に線状の白色病変を形成する[1]。病変部位はどこか？　単純ヘルペスウイルスは，骨膜のある粘膜（歯肉と硬口蓋）に発症する傾向にあり，繰り返すアフタ性潰瘍は，骨膜のない粘膜（頬，口唇あるいは舌粘膜）に生じやすい[1,2,4]。舌の下の口腔底，舌の側面，臼歯後部，軟口蓋は悪性腫瘍が生じる厄介な部位であるが[3,7]，悪性腫瘍についていえば，どこにでも生じうる。

既往歴もまた重要である。SLEや扁平苔癬のような全身性炎症性疾患では，口腔潰瘍が生じうる。再発は，アフタ性潰瘍と単純ヘルペスウイルスを示唆する。義歯があると，歯性口内炎や口角炎に罹患しやすくなるが，どちらも Candida 属によって引き起こされる[1,3,7]。HIV は，口腔毛状白板症，Kaposi 肉腫，重症口腔 Candida 症の罹患性を増す。同様な症状をもつ人への曝露歴は，ヘルパンギーナと手足口病のようなエンテロウイルス感染を示唆する。サルファ薬や多くの他の薬物による治療は，Stevens-Johnson 症候群を発症させうるが，癌の化学療法は，重度の粘膜炎を起こす。社会歴として，アルコール摂取や喫煙，口腔刺激物への曝露，口-性器の性的接触を含む性的活動に焦点を絞って聞く[1,2,7]。

## B. 身体診察

❶ **頭，目，耳，鼻，咽喉（head, eye, ear, nose, throat：HEENT）**　病歴に基づき，焦点を絞った HEENT の診察が必要である。外傷の徴候を調べる。結膜と鼻粘膜について炎症性変化や潰瘍の有無を調べる。鼻汁，副鼻腔骨折，中耳炎など併存する上気道の徴候と症状について診察する。顔面皮膚を視診し，単純ヘルペスウイルス，帯状疱疹，あるいは斑状出血，頬部紅斑，ウイルス性発疹のような他の病変による小水疱の有無を調べる。前耳介，後耳介および頸部のリンパ節を調べる。最後に，口腔を診察し，病変の大きさ，部位，外観を記録する。

❷ **追加的診察**　HEENT の診察所見と患者の特徴的な病歴に基づくが，追加される診察として以下のものがある。(i) ウイルス性肺炎や自己免疫疾患による肺所見の有無を調べるための肺の診察，(ii) Crohn 病や潰瘍性大腸炎についての腹部と直腸の診察，(iii) 梅毒や淋病と同様，Behçet 病と Stevens-Johnson 症候群での粘膜潰瘍を調べるための尿生殖器診察，(iv) ウイルス性発疹，薬疹，扁平苔癬，天疱瘡，類天疱瘡，SLE についての皮膚の診察，(v) SLE，反応性関節炎（Reiter 症候群），あるいは他の自己免疫疾患についての筋骨格系の診察[7]。

## C. 検査

❶ 臨床検査は，病歴聴取と身体所見の結果で選択する。水酸化カリウム溶液を用いた湿式マウント（による直接鏡検）は Candida 症の診断に有用である。ウイルスと細菌の培養は，口腔病変の擦過によって得られるが，通常では，ウイルス培養のほうが細菌培養より有用なことが多い。暗視野顕微鏡は，梅毒下疳や梅毒斑の擦過検体を検査するのに用いられる。切除生検と直接的または間接免疫蛍光抗体検査は，剥離性歯肉炎や小水疱性病変を描出するのに有用である[1,3]。前癌状態や悪性病変の細胞標本は，Papanicolaou 塗抹標本と同じ方法で作成されるが，口腔悪性腫瘍の疑いのある場合には生検の代用とはならない[1,3,6,7]。白板症，紅板症，治癒傾向のない継続する潰瘍があれば生検が必要である[2,3,6]。

❷ 画像診断はめったに適応とならない。副鼻腔疾患の合併がある場合（副鼻腔CT），悪性疾患が疑われるような頸部腫瘍やリンパ節腫大がある場合（頭頸部CT），転移性疾患が疑われる場合（胸部X線撮影，頭部および胸腹部CT），あるいは外傷（頸椎X線撮影，頭蓋CT，歯列パノラマX線撮影）などの症例に対しては有用であることが判明している[2,3]。胸部単純X線撮影は，ウイルス性肺炎や自己免疫性肺炎，あるいは二次性細菌性肺炎が疑われた場合に適応となる。

**D. 遺伝**　アフタ性潰瘍への易罹患性や自己免疫疾患の場合には遺伝学は重要な役割を果す。

## 診断

**A. 鑑別診断**　口内炎の鑑別診断には，病態生理Aにあげられた7分類のなかの病変が含まれる。口内炎の診断は，検査と画像はもちろん，鍵となる病歴聴取と身体診察を総合して行う。2週間以内に改善しない白色または赤白色病変同様，治癒しないすべての口腔潰瘍は，悪性病変を除外するために生検が必要である。

**B. 臨床症状**　口内炎は，病因に基づき，有痛性あるいは無痛性の塊，潰瘍，あるいは変色した斑として出現する[2,3,6]。

### ●文献

1. Bruce AJ, Rogers RS III. Acute oral ulcers. *Dermatol Clin* 2003;21:1–15.
2. Aragon SB, Jafek BW, Johnson, S. Stomatitis. In: Bailey BJ, Johnson JT, eds. *Head & neck surgery—otolaryngology*. Lippincott Williams & Wilkins, 2006:579–599.
3. Chan MH. Biopsy techniques, diagnosis and treatment of mucocutaneous lesions. *Dent Clin N Am* 2012:56(1):43–73.
4. Gonsalves WC, Chi AC, Neville BW. Common oral lesions: part 1. superficial mucosal lesions. *Am Fam Physician* 2007;75(4):501–506.
5. Shulman JD, Beach MM, Rivera-Hidalgo F. The prevalence of oral mucosal lesions in U.S. adults: data from the third national health and nutrition examination survey, 1988-1994. *J AM Dent Assoc* 2004;135(9):1279–1286.
6. Gonsalves WC, Wrightson AS, Henry RG. Common oral conditions in older persons. *Am Fam Physician* 2008;78(7):845–852.
7. Porter SR, Leao JC. Review article: oral ulcers and its relevance to systemic disorders. *Aliment Pharmacol Ther* 2005;21:295–306.

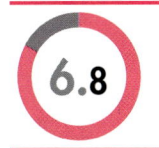

# 6.8　耳鳴　tinnitus

*Lisa Cassidy-Vu and Christy J. Thomas*

## 背景

耳鳴（tinnitus）は，外部の音刺激がないのに，患者に聞こえる音のことである。耳鳴は，ぶんぶん（buzzing），うなる音（humming），電話の呼びだし音（ringing），ヒューヒュー（whistling），あるいはシューシュー（hissing）として表現されるよう

な"to ring(鳴り響くこと)"を意味する[1,2]。知覚される音は，頭の中または頭の周囲，一側か両側の耳の中，あるいは遠方からの音として表現され，持続性あるいは間欠性，定常性あるいは拍動性になることがある[1,3,4]。拍動性耳鳴は，非拍動性耳鳴と比較して，より重大な病因が懸念される。両側性の間欠性非拍動性耳鳴は，重大な疾患に随伴することがほとんどないのに対して，一側性の電話の呼びだし音(ringing)は，より重大な問題である[1,2,4]。耳鳴は，一般的に主観的経験であるため，評価とモニタリングは，患者による自己評価が主となる。

## 病態生理

**A. 病因** 耳鳴は，それ自体は疾患ではなく，病的であれ，良性であれ，現在起こっている他の疾病過程の症状である。正常な聴覚フィードバック回路の途絶，聴神経の持続的刺激により引き起こされた蝸牛有毛細胞の障害による繰り返しの放電，あるいは脳幹における聴神経核の過活動などを含め，多くの仮説がこの現象の病因として提唱されているが[1,2,5]，明確なメカニズムは解明されていない。しかし，最近の研究によると，最も説得力のある仮説は，耳鳴は，中枢聴神経回路の中での自発的で異常な神経活動の結果により起こるというものである[1,2,5]。診断や治療を手助けするには，耳鳴を，他覚的か，自覚的かに，最初に分類することが重要である[2,3,5]。他覚的耳鳴は，患者の耳の近くの頭部や頸部におかれた聴診器を通して聴かれる。自覚的耳鳴は，最もよくみられるが，患者のみに聴かれる。

❶ **他覚的耳鳴(身体音)** これらの音は一般的に3つのカテゴリーに分類される。血管性異常，神経疾患，または耳管機能障害[1,3]。これらの音は一般的に，性質上は拍動性である。実音で機械的に発生した音であり，しばしば患者同様，診察する者によっても聴かれる。原因には以下のものがある[1,3,5]。

a. 静脈性雑音は，頭蓋内または全身性高血圧の患者に聴かれ，一般的には頸静脈由来であるが，静脈系の渦巻き流による。

b. 動静脈奇形よりも，動静脈瘻がより症候性であり，自然発生的または，外傷か感染，腫瘍や手術に関連した硬膜静脈血栓症に随伴して起こる。

c. 側頭骨付近の動脈雑音は，一般的には錐体部頸動脈系に起こり，血液の乱流に随伴した伝導音である。

d. 傍神経節腫は，頸動脈分岐部付近や，中耳の鼓膜動脈に沿った，または頸静脈球内の傍神経節細胞に起因する頸静脈グロムス腫瘍である。腫瘍が大きくなるに伴い，難聴を起こす。

e. 耳の近くのミオクローヌス。通常，口蓋筋，アブミ骨筋および鼓膜張筋による。これらの音はカチカチ音(clicking)かズドンという大音(banging)，急激で間欠的であり，ストレスで増悪するか，蛇口から流れる音や，音の調子(tone)，音声(voice)のような外部騒音によって強くなる。

f. 耳管開放，あるいは異常に開いた耳管は，呼吸量の多さと中耳の通気が少ないことが協調して耳鳴を引き起こす。この症候群は，重篤な体重減少の後に起こり，通常，呼吸に同期した波の音か，ポンとなるような音(popping sound)，と表現される。

## 6.8 耳鳴

❷ **自覚的耳鳴** 他覚的耳鳴と比較してより多くみられるが，この型は定義が簡単ではない。自覚的耳鳴の原因は，以下のように分類される[1,3,5]。

a. 耳科的。伝導性：耳垢閉塞，鼓膜穿孔，外耳炎による外耳道の腫脹，中耳に貯留した液，耳硬化症によって引き起こされる音伝導の抑制。感音性：騒音性難聴，老人性難聴，Ménière 病によって引き起こされる内耳疾患や内耳の異常。

b. 聴覚毒性。内服薬または物質が関係したもの(**評価 A.5** 参照)。

c. 神経学的。頭部外傷，むち打ち症，多発性硬化症，聴神経腫瘍，その他の小脳橋角部腫瘍。

d. 感染。中耳炎，ライム病後遺症，髄膜炎，梅毒。

e. 代謝性。甲状腺機能亢進症あるいは甲状腺機能低下症，脂質異常症，貧血，ビタミン $B_{12}$ 欠損症，亜鉛欠乏。

f. 心因性。抑うつ，不安障害，線維筋痛症，睡眠障害があれば増悪することがある。

g. その他。側頭下顎関節機能障害，他の下顎歯疾患。

**B. 疫学** 1999～2004 年までの米国において，約 5,000 万人に耳鳴があると報告され，頻回に生じる耳鳴の発症率のピークは 60～69 歳の間であった[6]。どの耳鳴でも，女性に多いと報告されている。しかし，耳鳴全般および頻回に生じる耳鳴の有病率は男性で高く，非ヒスパニック系白人が通常，その他の人種に比べて高い[6]。喫煙者あるいは元喫煙者，BMI 30 以上，高血圧や糖尿病，脂質異常症と診断されている患者では耳鳴が増加すると報告されている[3]。高頻度耳鳴の有病率は，騒音にさらされる職業，レジャー時の騒音，銃器の発砲音に曝露される人に高い。騒音性難聴の患者の 60％は，耳鳴りを経験している[3]。耳鳴のある患者には，睡眠遮断，情動障害，社会的交流の低下，全般的な健康不安などの病的状態としばしば関連がある[6]。電話の呼びだし音(ringing)と報告されている耳鳴患者の 25％は，耳鳴がない人の 3％と比較して，日常的な活動を妨げられている[3]。

---

**評 価**

**A. 病歴** 随伴する同側の耳科的症状を伴う，拍動性の一側性耳鳴では，特に潜在的に重大な疾患が疑われる。これを念頭に，以下に述べる特徴的な病歴を探る[2,4,5,7]。

❶ 耳鳴の発症日時。いつ急に進行したのか，突然起こったのか，最近の病気，外傷，音への曝露，処方の変更に注意する。高齢で進行性，両側性の発症では，老人性難聴が示唆される。

❷ 部位とパターン。一側性か両側性か。持続性か発作性か。定常か拍動性か詳細に病歴を聴取する。耳垢閉塞，耳炎，聴神経腫瘍は，一側性症状と関連する。

❸ 耳鳴の特徴と詳細な記述は，他覚的原因か自発的原因かの分類に有用である。音の調子は高いか低いか？ 低調のゴロゴロする(rumbling)音は，Ménière 病と関連しており，高調のパターンは，感音難聴を示唆する。大きさの程度はどうか？ 難聴，耳閉塞感，めまいに関連しているか？ 増悪因子や改善因子は

あるか? 体位変化や呼吸により変動する耳鳴は,耳管開放症を示唆する。
❹ 聴覚障害性の職業あるいは趣味での騒音への曝露。
❺ 薬物治療歴。アスピリン,非ステロイド性抗炎症薬,アミノグリコシド,エリスロマイシン,テトラサイクリン,バンコマイシン,シスプラチン,メトトレキサート,ビンクリスチン,ブメタニド,フロセミド,キニーネ,chloroquine,水銀や鉛などの重金属,カルシウム拮抗薬,ベンゾジアゼピン系薬,抗うつ薬,リドカイン,エタノールなど,薬物は一般的に耳鳴を引き起こすか悪化させる。
❻ 重篤な体重減少は,耳管開放症の誘因となる。
❼ 高血圧,糖尿病,甲状腺疾患,脂質異常症,貧血,ビタミン$B_{12}$欠損,感染,不安障害,抑うつを含む身体的/精神的併存状態を考慮する。静脈雑音は,全身性高血圧か頭蓋内圧の上昇により引き起こされる。血管系の動脈硬化巣は,これらの徴候を引き起こしうる。耳鳴は,抑うつや不安症の進行に寄与する。同様に,精神障害,特に睡眠障害の併存は,耳鳴への意識を高める。幻聴は,病歴によって除外する。
❽ 併存症状。耳痛や耳漏,発熱,難聴,めまい,鼻閉についてたずねる。

**B. 身体診察** 聴力,バランス,歩行のベッドサイドでの評価を含み,耳科的および神経学的側面に焦点を絞り,包括的な頭部と頸部の診察を行う[2,4,5,7]。第Ⅴ,Ⅶ,Ⅷ脳神経を検査し,眼振をみる[2,4]。血管性病因が疑われる症例では,医師は眼窩,鎖骨上,頸動脈,乳様突起,耳周囲,頸部,こめかみをさまざまな体位で聴診する。精神的な関与が疑われれば,気分,情動,知覚の評価を行う。

**C. 検査** 耳鳴の経験がある患者では,包括的な聴力検査による評価を行うべきである[2,4,5,7]。これは,難聴の存在を確定し,伝音難聴と感音難聴を区別し,後迷路性機能障害を除外するのに有用で,耳鳴の特徴を十分に評価できる。聴覚検査には通常,ティンパノメトリー,耳音響反射,純音および高音聴力検査,音声認識検査が含まれる。病歴と身体所見,聴覚検査の組み合わせで病因診断がなされる。必要があれば,全血球計算,甲状腺機能検査,血糖値,脂質,梅毒血清反応,リウマトイド因子,赤血球沈降速度,抗核抗体を含む自己免疫系の臨床検査が必要である[4,5,7]。短期間の耳鳴患者で,軽度の拍動性耳鳴のエピソードがまれにしか起こらない場合は,最初に,通常の身体診察と聴力検査を行い,経過観察するのが合理的である。しかし,持続あるいは頻回の拍動性耳鳴,または原因がわからない一側性非拍動性耳鳴では,対照的に造影MRI検査が必要となる[4,7,8]。さらに,これらの状況では,耳鼻咽喉科医または神経内科医による評価が強く推奨される[2,4,7]。同様に,重篤な聴力または耳音響反射の非対称があれば,MRIか専門医へのコンサルトが必要である[7,8]。MRIが施行できないとき,または耳硬化症,外傷あるいは遺伝性難聴が疑われるような症例をさらに評価するときには,CTまたはCT血管造影で代替できる[8]。

### 診断

**A. 鑑別診断** 耳鳴が，特発性であることはまれである。特発性耳鳴は，主として除外診断である。耳鳴診断の鍵は，耳鳴の特徴を引き出す問診と，身体所見とルーチンの聴力試験の組み合わせである。

**B. 臨床症状** 耳鳴は他人の耳では聞かれないため，外部徴候もない。しかし，耳鳴のQOLへの影響は重大である。耳鳴の約4分の1は，経過中に症状の増悪が報告されており，耳鳴障害表(Tinnitus Handicap Inventory)か耳鳴反応質問票(Tinnitus Reaction Questionnaire)などの標準的方法を使用して耳鳴の影響を慎重かつ定期的に評価する[1]。

### ●文献

1. Dinces EA. Etiology and diagnosis of tinnitus. Accessed at http://www.UpToDate.com on May 25, 2012.
2. Lockwood AH. Tinnitus. *Neurol Clin* 2005;23:893–900.
3. Bauer CA. Tinnitus and hyperacusis. In: Flint PW, Haughey BH, Lund VJ, Niparko JK, Richardson MA, Robbins KT eds. *Cummings otolaryngology head and neck surgery*. Philadelphia: Mosby, 2010;2131–2139.
4. Crummer RW, Hassan GA. Diagnostic approach to tinnitus. *Am Fam Physician* 2004;69(1):120–126.
5. Ahmad N, Seidman M. Tinnitus in the older adult: epidemiology, pathophysiology and treatment options. *Drugs Ageing* 2004;21(5):297–306.
6. Shargorodsky J, Curhan GC, Farwell WR. Prevalence and characteristics of tinnitus among US adults. *Amer J Med* 2010;123(8):711–718.
7. Hannan SA, Sami F, Wareing MJ. Tinnitus. *BMJ* 2005;330:237–238.
8. Kang M, Escott E. Imaging of tinnitus. *Otol Clin N Am* 2008;41:179–193.

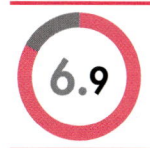

## 6.9 回転性めまい vertigo

*Alicia C. Walters-Stewart*

### 背景

**A.** 回転性めまい(vertigo)は，運動の幻覚，つまり体や周囲が動いているという感覚である。患者は，直線的な加速度運動とか傾く感じと述べることもあるが，多くの場合，体が回転している(rotation, spinning)と表現する。この感覚は，しばしば，突然はじまり，重症では悪心，嘔吐，ふらつき歩行を伴う[1]。回転性めまいは，患者の浮動性めまい(dizziness)という愁訴を4分類したものの1つである[2,3]。他の3つには，以下のものがある。

❶ **前失神** これは，気の遠くなる感じ(「重度の浮動感」)であり，脳血流の一時的減少を意味する。通常の原因は，起立性低血圧，血管迷走神経反射，不整脈，心拍出障害，低血糖である。

❷ **平衡失調** これは，運動制御系の障害を示唆する何らかの頭部知覚障害により，歩行が不安定な状態や，バランスがとれない状態である。原因には，アル

コール依存症，薬物，頸椎関節症，脳卒中，多発性硬化症，多発性感覚神経障害(例：視力障害，前庭機能低下，末梢性ニューロパチー，薬物の併存)がある。
❸ **頭部ふらふら感(light-headedness)**　患者は，周囲の環境にかかわらず，しばしば頭がぼんやりする(vague or mild wooziness)，頭重感，あるいは泳いだり浮く感じと表現する。このカテゴリーの症状は，不安，抑うつ，パニックなどの精神障害と強く関連している[2]。

**B.** 注意深い問診により，患者の愁訴を4分類の1つにあてはめると，それぞれが病態生理学的機序を反映しているので，そのまま鑑別診断にもなる[2〜5]。ここでは，おもに回転性めまいに随伴するさまざまな症状のある患者の評価に焦点を絞って，その原因を明らかにする。

## 病態生理

**A. 病因**　前庭系は，角加速度と線加速度を感知することによって空間における頭の運動と位置を監視している。卵形嚢と球形嚢の感覚受容体で線加速度を感知し，半規管の膨大部稜で角加速度(頭部回転)を感知する[3]。末梢受容体からの情報は，第VIII脳神経前庭部を通って脳幹部核と小脳へ伝達される。さらに，重要な接続が眼運動核と脊髄との間にできている。回転性めまいは，左右前庭核間に神経活動の非対称か平衡異常があることを示している。この系における異常活動は，末梢病変(内耳神経や前庭神経)でも中枢病変(脳幹や小脳)でも生じる[1]。

**B. 疫学**　いわゆる浮動性めまいという愁訴は，プライマリ・ケア外来を受診する患者の約5%を占め，疼痛を伴わない救急外来患者の3%近くの主訴でもある[2]。若年成人(30歳以下)では，精神的原因が最も多く，前庭病変によるものは中年に多い。高齢者では，多発性感覚障害を合併した脳血管障害と心血管障害が，前庭障害だけの原因より多い。浮動性めまいで受診する患者の約2分の1は回転性めまいである[2]。それゆえ，浮動性めまいの患者の多くは非前庭性である。回転性めまい患者の約1%に中枢病変が認められる[2]。浮動性めまいも回転性めまいも通常，良性で自然治癒し，致死的なものではないが，人によっては再発や持続する症状のためにQOLが損なわれる。

## 評価

医師の主要課題は，末梢性めまいと中枢性めまいを区別することである[3〜5]。
**A. 病歴**　患者の年齢，基礎にある病態(特に，高血圧，糖尿病，心疾患，精神医学的疾患)，および症状分類が，診断確定に有用である。以下の項目を聞き出すことによって，さらにそれぞれを特定できる。
❶ **時間的要因**　症状は発作性か持続性か？　発作性であればその持続時間は？　末梢性めまいは，中枢性めまいが，通常，徐々に発症するのに比べ，しばしば間欠的で突然発症する。持続性であることは，中枢神経系疾患，薬物や毒物作用，代謝障害，あるいは精神医学的の疾患を示唆する。良性発作性頭位性めまい(benign paroxysmal positional vertigo：BPPV)の持続は数分以下であり，椎骨脳底動脈の一過性虚血発作では数分から数時間，Ménière病では1〜24時間，

前庭神経炎や急性迷路炎では数日間続く．

❷ **誘発因子と増悪因子** 最近の頭部外傷(外リンパ瘻を示唆)やウイルス性疾患(迷路炎を示唆)の既往は，急に頭部を動かしたりベッド上での体位変換(良性発作性頭位性めまい)，咳やくしゃみ(外リンパ瘻)，姿勢変化(起立性障害)，運動(不整脈)，食物(Ménière病は塩辛い食事で悪化)，歩行と方向転換(多発性感覚障害)，排尿あるいは疼痛(血管迷走神経反射)，情動混乱(過換気)との関連があるか？[4〜6]

❸ **随伴症状** 強度の悪心，嘔吐，発汗，耳充満感，補充現象(音が病的に増大して聞かれる)は，末梢前庭障害に典型的である．耳鳴と徐々に発症する低音優位の難聴(一側性)を合併した発作性めまいは，Ménière病を示唆する．非対称性脱力，脳神経や小脳障害，重度の新たな頭痛，複視，しびれ感，構音障害は中枢神経疾患を示唆する．頭痛，暗点あるいは視野狭窄は，前庭性片頭痛(vestibular migraine)を示唆する[2,5]．しびれ感や異常感覚(paresthesia)は，多発性感覚神経障害の可能性を示唆することがある．Dix-Hallpikeテスト(「評価 B.1」参照)陰性の，単発性に突然発症した激しいめまいで，数日のうちに徐々に軽減するものは，(聴力障害があれば)迷路炎か，(聴力障害がなければ)前庭神経炎である．耳鳴が目立ち，一側性難聴と角膜反射消失を合併した軽度の回転性めまいでは，聴神経腫瘍を考える[4,6]．

❹ **薬物，毒物** 多くの治療薬が「浮動性めまい」をきたすが，回転性めまいを生じさせる薬物は少ない(アミノグリコシド系薬，鉛，水銀，キノロン系薬，抗痙攣薬，精神安定薬)[3]．毒物曝露の職歴と不法薬物使用を含む薬物嗜好について聞く．

**B. 身体診察** 起立位でのバイタルサイン測定，眼，耳および神経系と心血管系の診察が重要である．以下に述べるように，2つの誘発手技が身体診察の1つとして用いられる[3,5]．

❶ **眼振検出**は，眼振が回転性めまいの唯一の客観的徴候であるために重要である[3,5,7]．眼振は自発的にも眼位や体位の変化によっても生じる．それは前庭眼反射を介した前庭機能障害を示すものである．末梢前庭障害では，通常は，水平性眼振または回転性眼振を生じ，中枢神経系疾患では，垂直性眼振を生じるが，これは不吉な徴候である．Dix-Hallpikeテストと頭部強制回旋試験(head thrust testing)の2つの誘発手技が，中枢性めまいと末梢性めまいを見分けるのに役立つ[3,5,7]．

a. **Dix-Hallpikeテスト** 良性発作性頭位性めまいで生じる回転性めまいは，Dix-Hallpike手技によってしばしば診断が確定する(感度50〜90％，特異度70〜95％)[7]．座位水平30°以下で，患者の頭部を30°傾けた後，急速に仰臥位に倒す．Dix-Hallpikeテスト陽性所見は，回転性めまいの発症，数秒の潜時，回転性眼振，数分以内の消失，テストを繰り返すことによる潜時の延長，症状と眼振の軽減である(疲労現象)[3,7]．潜時と疲労現象がないこと，凝視固定による眼振が抑制されないことは，重篤な中枢性病変による真性めまいに特徴的である．

b. **頭部強制回旋試験**[3,5] 検者は患者の前に立ち，両手で頭部をつかむ．患者

は検者の鼻に焦点を合わせるようにし，一方に素早く 20°回旋する．一側の（末梢性病変として）前庭眼反射の機能障害があると，検者の鼻への眼球矯正運動（矯正断続性運動）がみられる．対照的に，正常では，眼球は鼻を簡単に固定できる．特異度は 95%以上で，感度はおよそ 50%である[3,5]．

❷ **神経学的診察**は，脳幹や中枢神経系病変の検出に有用である．不安定歩行，誤示（past-pointing），失調，あるいは異常な Romberg 徴候の存在を検出するには，患者の協調運動と感覚機能に焦点を絞って診察することが重要である[4,6]．

❸ **耳鏡**では，中耳炎や中耳真珠腫を検出する．鼓膜への陽圧や陰圧負荷（気密耳鏡）による回転性めまいを伴う眼振の発生は，外リンパ瘻を示唆する．

❹ **その他の誘発検査**（強制過換気，前庭眼反射検査，強度の頭部水平振盪検査）は，ルーチンの検査としては不要であり，専門医が行うべきである．

## C. 検査

❶ **臨床検査**　たいていの患者（80～90%）には，臨床検査は不要である[4〜7]．聴力検査は，耳鳴や難聴があるときに考慮する．血液検査は，臨床的に適応があるときのみ行う．脳幹聴覚誘発反応は，多発性硬化症や聴神経腫瘍を診断するのに有用である．Holter 心電図は，不整脈が疑われるときに行う．特殊検査（姿勢動揺検査，回転椅子検査，眼振図）は，初期評価後も診断がつかないときに専門医によって指示されるべきものである．

❷ **画像検査**　一過性虚血発作が疑われれば，Doppler 超音波検査を，中枢神経系病変が疑われれば，MRI を考慮する．head impulse test が正常で（つまり，末梢性の原因が除外される），急性持続性めまいと頭痛がある患者では，小脳梗塞と急性片頭痛性めまいが鑑別疾患であり，これには神経画像検査が必須である（以前に片頭痛を精査された患者でなければ）[5]．

## D. 遺伝

回転性めまいと関連する，重要な遺伝性あるいは家族性疾患はない．

### 診断

**A. 鑑別診断**　回転性めまいの末梢性原因には（プライマリ・ケアでの頻度順に述べると），良性発作性頭位性めまい，ウイルス性迷路炎や前庭神経炎（急性片側性前庭神経症），重度耳炎，外リンパ瘻，Ménière 病，薬物（アルコール，アミノグリコシド系薬）がある[6,7]．中枢性原因には，椎骨脳底動脈の一過性虚血発作，小脳の梗塞や腫瘍，多発性硬化症，脳幹の梗塞や腫瘍，小脳橋角部腫瘍，片頭痛，過換気，てんかん発作，脊髄小脳変性症，全身性疾患（感染症，血管炎，梅毒）がある[4,6]．"red flag(🚩)"は，新たな頭痛（特に後頭部），中枢神経症状および徴候，急性聴覚消失，垂直性眼振を含む中枢性めまいの可能性が高いと示された場合である[5]．骨関節突起による椎骨動脈の閉塞や頸椎関節症による固有受容体の過刺激によって，頸椎がまれに回転性めまいの原因となることがある．さらにまれな Mal de Debarquement 症候群（下船病）では長期航海後の長期間（年）続く左右のゆれと平衡障害が特徴である[3]．

**B. 臨床症状**　前庭機能障害のよくある症状は，回転性めまい，眼振，姿勢の不安定性である．臨床医のおもな仕事は，評価の項で述べた病歴聴取と身体診察の特

徴に留意し，通常は良性である末梢性原因と，より危険な中枢性病変を鑑別することである。中枢性めまいの随伴症状には，中等度の悪心・嘔吐，失調，神経学的徴候と症状，まれに難聴症状があり，前庭機能の代償は非常に遅い[3]。末梢性めまいでは，重度の悪心・嘔吐，耳鳴，改善増悪を繰り返す難聴，軽度の姿勢不安定性，神経学的徴候と症状の欠如，誘発試験陽性，そして迅速な前庭機能の代償の組み合わせがみられる[4]。

## ●文献

1. Dieterich M. Dizziness. *The Neurologist* 2004;10:154–164.
2. Post RE, Dickerson LM. Dizziness: a diagnostic approach. *Am Fam Physician* 2010;82(4):361–368.
3. Kutz JW. The dizzy patient. *Med Clin N Am* 2010;94:989–1002.
4. Chawla N, Olshaker JS. Diagnosis and mangement of dizziness and vertigo. *Med Clin N Am* 2006;90:291–304.
5. Barraclough K, Bronstein A. Vertigo. *BMJ* 2009;339:b3493.
6. Labuguen RH. Initial evaluation of vertigo. *Am Fam Physician* 2006;73:244–251, 254.
7. Bhattacharyya N, Baugh RF, Orvidas L, et al. Clinical practice guideline: benign paroxsymal positional vertigo. *Otolaryngol Head Neck Surg* 2008;139:S47–S81.

# 7

# 心血管系のプロブレム

## Cardiovascular Problems

*Mindy J. Lacey*

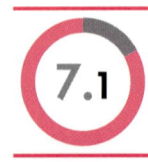

# 7.1 非典型的胸痛　atypical chest pain

Thomas J. Hansen

## 背景

「典型的」胸痛(typical chest pain)とは，狭心痛に特徴的な痛みである。この痛みは胸骨下から左頸部や左腕に放散し，圧迫感や絞扼感と表現される。「非典型的」胸痛(atypical chest pain)とは，このような特徴的所見のない胸痛のことを指す。

## 病態生理

非典型的胸痛は，胸腔内のあらゆる臓器を原因として生じるが，胸腔以外の原因(甲状腺炎やパニック障害)によっても生じる。

## 評価

急性の胸痛を評価するアプローチでは，典型的・非典型的胸痛を問わず，それが心疾患由来であるかどうかを迅速に評価しなければならない。非典型的胸痛であっても急性心筋梗塞(acute myocardial infarction)を除外することはできず，特に女性[1]，糖尿病患者，高齢者では，急性心筋梗塞は非典型的胸痛として現れることがある。患者が受診してから5分以内に胸痛の病歴聴取と心電図を行うべきである[2]。心電図は，初期治療における選択や診断・治療上の決断を行ううえで重要である。

**A. 病歴**　病歴聴取では，発生時刻，痛みの特徴，部位(胸骨後部，剣状突起下，広範囲)，痛みの頻度(持続性，間欠性，急性発症)，痛みの持続時間，誘因(運動，ストレス，食事，呼吸，体動)，痛みの性状(焼けるような，絞られるような，鈍い，鋭い，引き裂かれる，重い)，および随伴症状(息切れ，発汗，悪心・嘔吐，下顎痛，背部痛，放散痛，動悸，脱力感，疲労感)に注意する。

その他の関連質問事項として，冠動脈疾患の危険因子の評価(糖尿病，喫煙歴，高血圧，脂質異常症，家族歴)，食欲不振，不安，咳および/または喘鳴，薬物使用歴，発熱，深部静脈血栓症や肺塞栓の既往歴，仰臥位で増悪し前屈で改善する痛み，腫瘍性病変の有無，皮膚病変または発疹の有無，癌の既往歴，妊娠中または産褥期，経口避妊薬の服用，外傷，食事と痛みとの関連，失神もしくは失神前状態の有無などがあげられる。

**B. 身体診察**　身体診察では，酸素飽和度や心電図と同様に，迅速なバイタルサインの評価が重要である。引き続いて胸部の診察を行う。心臓の診察では，心膜摩擦音，収縮期および拡張期雑音，Ⅲ音およびⅣ音，頸静脈怒張に注意する。肺の聴診では，呼吸音の減弱，胸膜摩擦音，ラ音(断続性ラ音，低音性連続性ラ音 rhonchi，高音性連続性ラ音 wheezes)が重要である。下腿の診察では，浮腫や大動脈解離による血行障害の有無を確認し，筋骨格系の診断では，再現性のある痛みや限局

性の痛みに注意する。皮膚の診察では，病変，腫瘍，発疹を評価する。

## C. 検査

❶ **酸素飽和度** 92％以下の酸素飽和度は，心筋梗塞，自然気胸，肺塞栓，肺炎などを示唆し，動脈血液ガス分析が必要である。

❷ **心電図** 入手可能であれば，常に以前の心電図と比較する。陰性T波では**心筋虚血**，ST上昇では**心筋傷害**，ST低下では**心内膜下の梗塞**を疑う。Q波は**心筋梗塞**の診断と関連している[3]。**肺塞栓**は，古典的には$S_1Q_3T_3$パターン（Ⅰ誘導で大きなS波，Ⅱ誘導でST低下，Ⅲ誘導で大きなQ波と陰性T派を示す）と関連するとされるが，その感度は20％以下である。**急性心膜炎**では，ST部分が平坦またはくぼんだ形の広範なST上昇とPR低下を伴う。

❸ **その他の臨床検査**
  a. **代謝系セット検査** 肝障害とともに胸痛の原因となる代謝障害の検出。
  b. **全血球計算（CBC）** 感染や炎症性疾患の検索を行う。
  c. **クレアチニンキナーゼMB分画（CK-MB）とトロポニン** 上昇している場合，急性心筋梗塞についての陽性的中率は高いが，初期には陰性のこともある。
  d. **Dダイマー** 肺塞栓に関して感度は高いが，特異度は低い。
  e. **肝機能検査，アミラーゼ，*Helicobacter pylori*** 肝腫大や膵炎，*H. pylori*による胃十二指腸潰瘍など，疼痛の原因となる消化器疾患を検索する。
  f. **薬物中毒検査** 胸痛の原因としてコカイン使用が考えられるときに行う。

❹ **画像検査**
  a. **胸部X線撮影** 肺炎，気胸，大動脈解離，急性心膜炎，食道破裂の診断に有用である。
  b. **超音波検査** 心外膜疾患，心臓弁膜症の診断や心臓壁運動異常を確認するうえで有用である。
  c. **負荷心エコー検査** 心筋梗塞が除外され，状態の安定した患者で，心疾患の有無を決めるために行われる。
  d. **CT検査** 状態の安定した患者で，大動脈解離の診断に用いられるが，肺塞栓や心膜液貯留も描出できる。

## 診 断

### A. 鑑別診断
非典型的胸痛の鑑別診断として以下があげられる[4]。

❶ **乳房疾患** 膿瘍，悪性腫瘍，線維腺腫，乳腺炎

❷ **心血管系** 急性心筋梗塞，狭心症，大動脈解離，大動脈弁疾患，肥大型心筋症，僧帽弁逸脱症候群，心筋炎，心膜炎，原発性肺高血圧症，胸部大動脈瘤，腫瘍

❸ **消化器疾患** 食道破裂，食道炎，消化管異物，胃拡張，胃炎，肝腫大，Mallory-Weiss症候群，膵炎，消化管潰瘍，Plummer-Vinson症候群，脾梗塞，横隔膜下膿瘍，Zenker憩室

❹ **筋骨格系の異常** 肋骨打撲もしくは骨折，頸椎ヘルニア，肋軟骨炎，肋間筋痙

攣，肋間筋炎（intercostal myositis），大胸筋・小胸筋の肉離れ（pectoral strain），変形性関節症，胸郭出口症候群
- ❺ **神経痛** 帯状疱疹，神経線維腫，腫瘍，脊髄癆（tabes dorsalis），肋間上腕神経領域の脊髄後角ニューロンの過敏化[5]
- ❻ **心因性** 不安，パニック発作
- ❼ **肺疾患** 気管支炎，腫瘍，胸膜炎，肺炎，肺高血圧，肺梗塞
- ❽ **甲状腺** 甲状腺炎

**B. 臨床的アプローチ** 非典型的胸痛に対して，いったん心疾患を除外できたら，通常は詳細な病歴聴取，身体診察を行うことで診断に至る。上述の検査は診断と適切な治療計画を決定するうえで有用である。

### ●文献

1. DeCara JE. Noninvasive cardiac testing in women. *J Am Med Womens Assoc* 2003, 58(4):254–263.
2. Lee TH, Goldman L. Evaluation of the patient with acute chest pain. *JAMA* 2000;342:1187–1195.
3. Braunwald B, Fauci A, Kasper D, et al., eds. *Harrison's principles of internal medicine,* 15th ed, New York, NY: McGraw-Hill, 2001.
4. Adler SN, Gasbarra DB, Adler-Klein D, eds. *A pocket manual of differential diagnosis,* 4th ed. Philadelphia, PA: Lippincott Williams & Wilkins, 2000.
5. Rasmussen J, Grothusen J, Rosso AL, et al. Atypical chest pain: evidence of intercostobrachial nerve sensitization in complex regional pain syndrome. *Pain Physician* 2009;12:E329–E334.

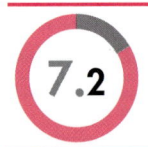

## 7.2 抗凝固　anticoagulation

*Mindy J. Lacey and Chia L. Chang*

### 背景

抗凝固能の薬理学的調節は，不適切な血栓形成，もしくはおもにアテローム性動脈硬化由来のさまざまな疾患における最終臓器病変を予防するためによく用いられる。正常の凝固機構を阻害する治療の基本的な前提は，出血性合併症を防ぎつつ，新しい血栓形成を予防することである[1]。通常の臨床で抗凝固療法が用いられるのは，心筋梗塞，脳梗塞，肺塞栓，深部静脈血栓症，その他さまざまな後天的もしくは遺伝的な凝固亢進状態の予防と治療のためである[2]。

### 病態生理

凝固は，一次および二次の止血機構から成り立つ。一次止血とは，数分以内に損傷した血管内皮に血小板血栓の形成が起こることをいう。二次止血とは，フィブリンを産生し，血小板血栓に架橋して張力を強化し，長期間の血流の安定性を保つことをいう。二次止血は，増幅と調整を同時に生じさせるセリンプロテアーゼを介した反応の，複雑で入り組んだカスケードによってもたらされる。通常，薬物的抗凝固

## 表7.2.1 通常使用される抗凝固剤の生理的なターゲット

| 薬物 | ターゲット | メカニズム |
| --- | --- | --- |
| アスピリン | 血小板 | シクロオキシゲナーゼ(COX)阻害 |
| クロピドグレル[†] | 血小板 | 糖蛋白(glycoprotein：GP)Ⅱb/Ⅲa 阻害 |
|  |  | アデノシンニリン酸(ADP)受容体の阻害によってGPⅡb/Ⅲaの活性化を抑止する |
| ワルファリン | 凝固因子 | ビタミンK拮抗 |
| ヘパリン/ヘパリン類似物質 | 凝固因子 | ヘパリンはアンチトロンビンⅢと結合して，アンチトロンビンⅢが有する不活性トロンビンに対する阻害作用を活性化し，第Ⅹ因子を不活性化しプロトロンビンからトロンビンへの転化を抑制する。また血栓形成のときに，フィブリノーゲンからフィブリン形成することを抑制する。 |
|  |  | 低分子ヘパリン(Lovenox®)はヘパリン同様の作用をもつがその効果はXa因子阻害やⅡa因子阻害同様により選択的である |
| ダビガトラン[†] | 凝固因子 | トロンビン直接阻害 |
| リバーロキサバン[†] | 凝固因子 | 第Xa因子阻害 |

[†]訳注：日本での商品名。クロピドグレル：プラビックス®，ダビガトラン：プラザキサ®，リバーロキサバン：イグザレルト®

は，これらの経路を選択的に変更することで行われる(**表7.2.1**)。治療効果，また過量投与の合併症(すなわち，血小板もしくは凝固因子が関連する出血)は，投与された薬物が目指す効果の結果，生じる。

### 評 価

血栓症や抗凝固薬過量投与の診断には，治療選択の舵取りと同様，綿密な病歴聴取と身体診察が重要である。簡単にいえば，臨床的な病像は，抗凝固療法を行うこととなった基礎疾患の病像(例えば心血管系の疾患など)であり，これらの抗凝固療法を受けている患者を評価するときは，基本的に出血の合併症(青あざができやすい，出血が遷延する，その他の出血素因)がないかどうかを明らかにすることに重

点をおく。侵襲的治療や，止血に影響を及ぼす薬物の代謝にかかわるような治療を行う前に，最近もしくはこれまでの慢性的な抗凝固療法(ハーブなどを含む)の病歴を確認することが重要である。

### 診 断

明らかな凝固異常の徴候がないときは，血液検査による評価が治療を調整する礎石となる。国際標準化比(international normalized ratio：INR)，部分トロンボプラスチン時間(partial thromboplastin time：PTT)，そしてまれに出血時間の3つがおもな測定法として利用される。プロトロンビン時間を報告するための標準化されたシステムであるINRは，外因性の凝固カスケードの機能を監視するために使用されるツールであり，典型的にはワルファリンの効果を測定するために用いられる。PTTはヘパリンやその他の化合物が内因性の凝固カスケードを阻害している度合いのマーカーであるが，低分子ヘパリンは例外であり，ルーチンの採血モニタリングを必要としない。出血時間は，止血・血小板機能やそれに関連する薬物についての初歩的な測定法である一方，日常診療の中で行うにはしばしば煩わしく，通常は紫斑などの身体的徴候のほうが，抗血小板薬の効果を判定するのによく使用される。

### 治 療

表7.2.2を参照。

#### 表7.2.2　抗凝固療法が必要となるおもな疾患の薬物療法

| 疾患 | おもな治療 | ワルファリン投与時の治療目標 | 治療期間 |
|---|---|---|---|
| 心房細動 | CHADS2スコアに沿って治療：アスピリン(ASA)，ASA＋クロピドグレル[†]，ワルファリン，ダビガトラン[†]，リバーロキサバン[†] | INR：2〜3 | 生涯 |
| 深部静脈血栓症 | ワルファリン　急性期はヘパリン・LMWH | INR：2〜3 | ワルファリン投与は再発性や出血リスクに伴って3カ月〜生涯で検討する |

### 表 7.2.2 抗凝固療法が必要となるおもな疾患の薬物療法(つづき)

| 疾患 | おもな治療 | ワルファリン投与時の治療目標 | 治療期間 |
|---|---|---|---|
| 肺塞栓症 | ワルファリン<br>急性期はヘパリン・LMWH | INR：2〜3 | ワルファリン投与は再発性や出血リスクに伴って3カ月〜生涯で検討する |
| 脳血管障害 | 梗塞のタイプによって低用量アスピリン，クロピドグレル, Aggrenox®(アスピリンとジピリダモールの合剤)<br>心原性の場合はワルファリン | INR：2〜3 | 生涯 |
| 心筋梗塞 | アスピリン，クロピドグレル | なし | 生涯 |
| 腸間膜・内臓の血栓症 | 急性期は LMWH<br>ワルファリン | INR：2〜3 | 生涯 |
| 人工弁膜(機械弁) | 大動脈弁，僧帽弁ともにワルファリン | 大動脈弁：<br>　INR 2〜3<br>僧帽弁：<br>　IINR 2.5〜3.5 | 生涯 |
| 人工弁膜(生体弁) | 大動脈弁：アスピリン<br>僧帽弁：3カ月ワルファリン治療後にアスピリン | INR：2〜3 | 生涯 |
| 抗リン脂質抗体症候群 | ワルファリン<br>急性期は LMWH | INR：2〜3 | 生涯 |
| 第V因子ライデン変異 | リスクに沿ってアスピリンかワルファリン<br>急性期は LMWH | INR：2〜3 | 生涯 |

INR(international normalized ratio)：国際標準化比, LMWH(low-molecular-weight heparin)：低分子ヘパリン
†訳注：日本での商品名。クロピドグレル：プラビックス®，ダビガトラン：プラザキサ®，リバーロキサバン：イグザレルト®

## ●文献

1. Lee A, Crowther M. Practical issues with vitamin K antagonists: elevated INRs, low time-in-therapeutic range, and warfarin failure. *J Thromb Thrombolysis* 2011;31(3):249–258.
2. Houbballah R, LaMuraglia GM. Clotting problems: diagnosis and management of underlying coagulopathies. *Semin Vasc Surg* 2010;23(4):221–227.
3. American College of Chest Physicians. *Antithrombotic therapy and prevention of thrombosis*, 9th ed. American College of Chest Physicians Evidence-Based Clinical Practice Guidelines. February 2012; 141 (2 suppl).

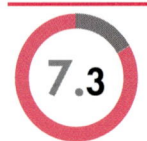

# 7.3 胸痛 chest pain

*Sanjeev Sharma*

## 背景

胸痛を主訴として救急外来を受診する患者は年間約560万人にのぼる。これは腹痛についで2番目に多い救急外来受診の理由である。米国では、年間300万人以上の胸痛患者が入院している。通常は、胸痛の原因が良性で非心臓性であることが多い。これらの患者に対して標準化された診断的アプローチを行うことが、生命を脅かす病状を見逃し、最悪の事態へ陥らないために必要である。

## 病態生理

通常、狭心痛は動脈硬化性プラークによる冠動脈の完全または不完全閉塞によって生じる心筋への血流低下が原因である。これにより組織の低酸素、嫌気性代謝、乳酸アシドーシスおよび異常なプロスタグランジン産生が生じる。肺や胸膜由来の痛みは、それらの臓器、または横隔膜への刺激や炎症に起因する。消化器由来の痛みは消化管粘膜の炎症や狭窄・閉塞などの構造的異常により生じる。胆嚢、膵臓、胃疾患からも関連痛が起こりうる。胸壁を構成する肋骨、筋肉、脊椎、皮膚に対して起こる外傷、炎症、その他の病態が胸痛を生じさせうる。

## 評価

患者の評価は、診断を確定し、迅速な治療計画を策定するために行う。まずは生命を脅かす心血管系疾患の除外を優先する。急性胸痛患者に対しては、担当医は患者の血行動態と呼吸状態を評価しなければならない。もし、いずれかが安定していない場合、治療は患者の全身状態を落ち着かせることに集中すべきである。

**A. 病歴** 胸痛の原因を診断するためには、その詳細を記述することが重要である。原因を特定する要素には、患者の年齢、性別、その他の合併疾患がある。痛みの正確な部位、性状、症状の程度、発生状況、持続時間、増悪因子、放散の有無について質問する。左腕への放散痛は心筋虚血でしばしば認められる。大動脈解離では肩甲骨間へ放散する。また、心疾患の危険因子である喫煙、高血圧、糖尿病、脂質異常症および冠動脈疾患の家族歴についても質問する必要がある[1]。消化管症状

について質問しておくのも重要である。

**B. 身体診察**　迅速に行われるべき身体診察として，一連のバイタルサイン，チアノーゼ，呼吸困難，発汗の有無，頸部・胸部・腹部の評価，脈拍の有無と特徴をみるための主要な末梢動脈の触診があげられる。胸壁上に局所の圧痛があれば，胸壁の病態であることを示している。

**C. 検査**
酸素化の状態をみるためにパルスオキシメータを測定する必要がある。

❶ **血液検査**　心原性酵素であるクレアチニンキナーゼ(CK)，クレアチニンキナーゼMB分画(CK-MB)やトロポニンTまたはトロポニンIは，心由来の胸痛が疑われる患者で検査する[2]。C反応性蛋白(CRP)，脳性ナトリウム利尿ペプチド〔brain natriuretic peptide(またはB型ナトリウム利尿ペプチド B-type natriuretic peptide)〕，血清ミオグロビンが胸痛患者の評価に使用される。生命を脅かす心由来の胸痛の可能性は，1回の心原性酵素の測定では否定できないので，3回の測定がすすめられる[3]。消化器疾患が疑われるときは，肝機能，アミラーゼ，リパーゼを含む包括的代謝系セット検査を行う[4]。

❷ **心電図**　心電図は必須の検査である。心筋の虚血や梗塞に合致する所見を認める場合には，急性心筋梗塞や不安定狭心症を強く疑う。

❸ **心エコー検査**　心臓弁膜症が疑われる場合に有用である。

❹ **胸部X線撮影**　肺炎，胸水，気胸などの肺疾患の診断に有用である。縦隔拡大は大動脈解離の患者で認められる。

❺ **CTもしくはMRI**　もし，病歴聴取や身体診察で大動脈解離の可能性があれば，大動脈評価のためにこれらの画像検査を実施する。経胸壁心エコーは心機能を評価するために行われる。

❻ **換気血流肺シンチグラフィやヘリカルCT**　これらの検査は，静脈血栓塞栓症や血液凝固異常の病歴が認められる場合，最初に行うのが適切である。

❼ **心負荷試験**　これらの試験は，中等度から高度の冠動脈疾患リスクを有する患者で適応がある。選択肢として，トレッドミルを用いて3分ごとに漸増する歩行負荷をかけるBruce法がある。画像検査を用いたものとしては，運動負荷もしくはドブタミン負荷を用いた心エコー検査がある。アデノシン(カーディオライト®)やドブタミンなどを用いた薬物負荷試験も実行可能なものの1つである。

❽ **その他の検査**　胸痛患者で，生命を脅かす状態を示す所見がない場合，医師は将来的に重大な合併症を生じうる慢性疾患，例えば安定狭心症などに注意を払う必要がある。低リスクの患者に対しては，運動負荷心電図や負荷心エコー法など，冠動脈疾患に対して費用対効果が高く侵襲性の低い検査を実施する。消化管疾患が原因と考えられる場合には，消化管内視鏡検査を行う。胸痛患者の10%以上で感情的・心理的な問題がある。そのような患者では専門医による適切な評価が必要である[5]。

### 診断

胸痛の鑑別診断を**表7.3.1**に示す。患者が胸痛を訴えた場合，第1に行うことは心

血管疾患，気胸，肺塞栓，大動脈解離などの生命を脅かす疾患を除外することである。病歴聴取，身体診察，心電図，胸部 X 線撮影が適切に行われれば，これらの疾患を除外するのに役立つ。いったん生命を脅かす疾患が除外されれば，胸壁の異常の原因をつき止めるため，その他の検査を行うことが容認される。

### 表 7.3.1 胸痛の鑑別診断

**心疾患**
虚血性疾患
　心筋梗塞
　安定型狭心症
　不安定狭心症
心筋症
心膜炎
心臓弁膜症
　大動脈弁狭窄
　僧帽弁逸脱
肥大型心筋症
大動脈解離

**心疾患以外**
肺
　肺炎
　胸膜炎
　肺塞栓
　胸水
　気胸
消化器系
　食道攣縮
　食道炎・胃炎
　潰瘍性疾患
　胆石
筋骨格系
　肋軟骨炎
　筋攣縮
　頸部神経根症
神経系
　帯状疱疹
　神経路の圧迫
精神科疾患
　不安状態

## ●文献

1. Rich EC, Crowson TW, Harris IB. The diagnostic value of the medical history. *Arch Intern Med* 1987;147:1957.
2. Hamm CW, Goldmann BU, Heeschen C, et al. Emergency room triage of patients with acute chest pain by means of rapid testing for cardiac troponin T or troponin I. *N Engl J Med* 1997;337(23): 1648–1653.
3. Caragher TE, Fernandez BB, Jacobs FL, et al. Evaluation of quantitative cardiac biomarker point-of-care testing in the emergency department. *J Emerg Med* 2002;22(1):1–7.
4. Eslick GD, Fass R. Noncardiac chest pain: evaluation and treatment. *Gastroenterol Clin North Am* 2003;32(2):531–552.
5. Ho KY, Kang JY, Yeo B, et al. Non-cardiac, non-oesophageal chest pain: the relevance of psychological factors. *Gut* 1998;43(1):105–110.

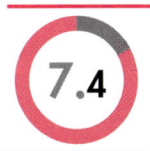

# 7.4 徐脈 bradycardia

*Mark D. Goodman*

## 背景

徐脈(bradycardia)は，1分間の脈拍数が60未満と定義され，インパルス(電気的興奮)生成や伝導の障害によって生じる．これには憂慮すべきものとそうでないものが含まれる．例えば，よく鍛えられたアスリートでは，徐脈であっても内在するリスクや疾患がないことが多いが，心疾患や神経疾患の患者に出現する徐脈は，ときに致死的なことがある[1]．

最も重要な初期評価は，その徐脈が病的か無害かの鑑別である．失神，神経学的変化，心筋虚血や狭心症，疲労感，呼吸困難などがあれば，その徐脈が健康に悪影響をもたらしていることは容易に推測できる[1]．

## 病態生理

**A. 病因** 徐脈を示す疾患には，冷気への曝露，電解質異常(低カリウム)，感染，低血糖，甲状腺機能低下または甲状腺機能亢進症，下壁の心筋梗塞，心筋虚血，頭蓋内圧亢進，薬物(β遮断薬，カルシウム拮抗薬，抗不整脈薬，リチウム，ジゴキシン)，心房細動，QT延長症候群，洞不全症候群などがあげられる．著明な徐脈の原因となる疾患の中で可逆的なものとして，閉塞型睡眠時無呼吸症候群で低酸素に至る場合があげられ，無呼吸症の適切な治療により徐脈は消失する．

### ❶ QT延長症候群

  a. この疾患は，1957年に再発性の失神発作と突然死を認める家系について報告されたのが最初である．心電図上，QT延長を示す数種類の異なる家系があり，悪性の心室性不整脈および失神や突然死を起こす傾向がある．失神発作を訴える患者の場合，心電図を含む臨床評価を行えば，ほとんどの場合，この疾患の臨床的特徴であるQT間隔の延長がみつかる．いくつかの薬物で

QTc(補正 QT 時間)の延長を起こす可能性があり，薬物起因性の QTc 延長と遺伝性 QT 延長症候群を鑑別することも重要である[2]。
  b. 生命を脅かす心イベントは，遺伝的背景に従って特別な環境要因のもとで生じることが多い。すなわち，運動，性的または感情的興奮，睡眠や休憩，騒音などが誘因となりうる。

❷ 洞不全症候群
  a. 洞不全症候群には洞結節異常を伴うさまざまな病態が含まれ，特に高齢者に多く認められる。心電図所見としては，洞性徐脈，洞停止，洞房ブロック，洞性徐脈と上室頻拍が交互に出現する徐脈頻拍症候群などが含まれる。治療の主流は，心房もしくは心房心室へのペースメーカ植込み術である[3,4]。
  b. 原因としては，心筋症，膠原病性血管疾患，虚血性心疾患，心筋梗塞，心外膜炎，心筋炎，リウマチ性心疾患，電解質異常(特に低カリウム血症と低カルシウム血症)，薬物が含まれる。最も頻度の高い原因は，特発性の変性による線維化である。冠動脈疾患が洞不全症候群に併存することもある。この症候群は 65 歳以上の心疾患患者の 600 人に 1 人に生じ，米国で行われているペースメーカ植込み術の 50％を占める。

B. 疫学　一般人口における徐脈の発生頻度は不明であるが，50 歳以上の心疾患患者の中では 0.6/10,000 人の頻度である。発生年齢のピークは 60〜70 歳代である。

### 評　価

A. 病歴
❶ 症状　呼吸困難，動悸，胸痛，運動能力の低下，頻呼吸，浮遊感，失神など，心・神経・呼吸器系の機能低下を示す証拠を明らかにする。
❷ 心疾患リスク　家族歴，喫煙歴，脂質異常症，糖尿病，高血圧について質問する。
❸ 基礎疾患　徐脈を生じる危険因子はあるか。心筋症，アルコール依存や過剰摂取，リウマチ性心疾患，その他の併存疾患の有無について確認する。
❹ 薬物　徐脈を生じる薬物として，ジゴキシン，フェノチアジン，キニジン，プロカインアミド，β遮断薬，カルシウム拮抗薬，クロニジン，リチウム，抗不整脈薬があげられる。特に，β遮断薬による徐脈の頻度が高いが，それはこの薬物が高血圧や狭心症予防のためだけでなく，片頭痛予防，本態性振戦，甲状腺中毒症，緑内障，不安障害などの治療に幅広く使用されているからである。さらにβ遮断作用は QT 間隔の延長としても現れる。

B. 身体診察　安静時の脈拍と血圧，体温，呼吸数を測定し，循環血漿量減少のおそれがあれば，血圧・脈拍は臥位と立位で測定(起立試験)すべきである。甲状腺の触診および甲状腺疾患の所見(皮膚，毛髪，眼球突出)を確認し，引き続き心音の聴診を行う。さらに脈拍，血管雑音，腹部大動脈瘤の有無も検討する。浮腫はあるか，肺野は正常か，頸静脈怒張はあるか，チアノーゼはあるか，などの検討を行う。

C. 検査
❶ 心原性酵素，うっ血性心不全に関連するペプチド，電解質，カルシウムおよび

マグネシウム，甲状腺刺激ホルモン（thyroid-stimulating hormone：TSH），チロキシン（$T_4$）およびトリヨードチロニン（$T_3$），さらに可能性があればジゴキシンや抗不整脈薬の血中濃度を測定する。
❷ 心電図を記録する。患者の症状が間欠的でまれであればイベントモニター，症状の頻度がもう少し多ければHolter心電図を検査する。

### 診 断

#### A. 鑑別診断
❶ **洞性徐脈**[5]　正常のP-QRS-T波で頻度が1分間に60未満。
❷ **洞ブロック：P波の欠如**　不完全型ではときどきP-QRS-T波の欠如がみられる。完全型ではP波が完全に欠如し，心室ペースメーカからの遅い補充収縮によるQRS-T波が出現する。
❸ **洞不全症候群**　前述したとおり，心拍インパルス生成の全体的な異常により発生し，徐脈と頻脈の合併頻度はさまざまである。
❹ **Ⅰ度房室ブロック：最も多い心電図所見**　PR間隔は洞結節から心房，房室結節，Purkinje線維を経由して心室の興奮を発生させるまでの伝達速度を反映する。一般的に0.2秒以上の延長と定義される。
❺ **Ⅱ度房室ブロック**　これは心房からの刺激が1：1で心室へ伝達されない状態であり，以下のようなタイプが含まれる。
　a. Mobitz Ⅰ型（Wenckebach）　PP間隔は一定であり，PR間隔が徐々に延長しながら，心房から心室への伝導が途切れる。
　b. Mobitz Ⅱ型　PP間隔は一定であり，PR間隔の延長なく，突然心房から心室への伝導が途切れる。
❻ **Ⅲ度房室ブロック：完全房室ブロック**　心房と心室の活動がそれぞれ独立している。

#### B. 臨床的アプローチ
まったく無症状の徐脈の患者に対する治療介入の適応はほとんどない。自覚症状や心疾患の危険性がある場合，可能であれば，原因となっている薬物の変更や減量，甲状腺異常などの基礎疾患の治療，ペースメーカ植込みなどを考慮する。さらに患者教育や危険予防策の実践が必要となる。

### ●文献

1. Mangrum JM, Dimarco JP. The evaluation and management of bradycardia. *JAMA* 2000;342(10): 703–709.
2. Moss AJ. Long QT syndrome. *JAMA* 2003;289(16):2041–2044.
3. Roth B. *Beta-blocker toxicity eMedicine.* (www.emedicine.com) updated April 15, 2005.
4. Adan V, Crown LA. Diagnosis and treatment of sick sinus syndrome. *Am Fam Physician* 2003;67(8):1725–1732.
5. Baustian GH, Hodgson JM. *Sinus bradycardia.* FIRSTConsult (www.firstconsult.com) updated May 19, 2005.

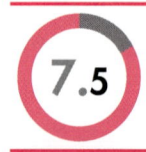

## 7.5 心拡大　cardiomegaly

*Matt Bogard*

### 背景

心拡大(cardiomegaly)とは，心臓が正常の上限を超えて実際に拡大した状態である。これは身体所見であり，さまざまな疾患の結果として生じ，そのほとんどが異常である。心臓のサイズは胸部X線写真の心胸郭比(cardiothoracic ratio：CTR)で評価するのが簡便で一般的である。これは，水平に測定した心臓の左右の最大径と肋骨内側の左右最大径の比として測定する[1]。CTRは通常成人では50〜55％程度で，乳児・幼児では60％まで正常である。胸壁の変形や不適切な撮影条件により，誤って心臓が大きくみえる場合もある。

### 病態生理

**A．病因**　心臓の拡大を起こす最も多い原因は，圧負荷の過剰，1つもしくは複数の心室の筋肥大(muscle hypertrophy)，心内腔を拡張させる容量負荷，心筋症である。そのため，心拡大は，典型的には心血管系疾患(高血圧，虚血性疾患，心臓弁膜症，家族性の奇形など)の結果として生じるが，全身性疾患に起因して生じることもある(貧血，ウイルスまたはリケッチア感染症，咬刺症による中毒，薬物，蛋白同化ステロイド[2]，甲状腺機能亢進症もしくは甲状腺機能低下症，副甲状腺機能亢進症，先端巨大症[3]，糖尿病，自己免疫疾患やアミロイド・サルコイド沈着を起こす疾患，転移性疾患)。心室瘤や心膜液貯留によっても心陰影は拡大してみえる。激しい運動を続けていると心拡大を起こすことがあり，"athlete's heart(スポーツ心臓)"と名づけられている[4]。多くの症例で，特に左室肥大を伴っている場合，基礎疾患の治療により心拡大は改善する。

**B．疫学**　疾患の早期の段階で心拡大が偶然，指摘されることも多い。リウマチ性心疾患，感染症，遺伝性心筋症の患者が，小児・若年成人で偶発的に発見される。また，これらの患者で最初の臨床症状が，不整脈からの突然死(通常は激しい運動時に起こる)のことがある。年齢を経るに従って虚血性心疾患，高血圧，自己免疫性疾患の有病率が上昇するため，心拡大の多くは高齢者にみられる。

### 評価

**A．病歴**　既往歴では，うっ血性心不全，冠動脈疾患，高血圧，リウマチ熱，全身性疾患について質問する。家族歴では，高血圧，脂質異常症，突然死が明らかになることもある。生活歴では，アルコールや薬物乱用，心毒性物質への曝露について質問する。システムレビューでは，疲労感，浮動性めまい(dizziness)，呼吸困難，狭心症状，咳，浮腫，夜間頻尿，心原性悪液質による体重減少，その他の隠れた全身性疾患に特異的な症状を含める。

## B. 身体診察

**❶ 心臓の診察** 視診では，みかけ上の心拡大の原因となる胸郭の変形や，鎖骨中線より外側で拍動する膨隆を認めることがある．心尖拍動(point of maximal impulse：PMI)を第5肋間より下方および鎖骨中線より外側に認める場合は，胸壁の構造異常がなければ，左室拡大に非常に特異的である．拡張型心筋症では心尖拍動は広く(2～3 cm)弱いが，交感神経興奮状態においては強い．心膜液貯留では心尖拍動は触知しない．触診で心尖拍動が確認できない場合は，心臓の左縁は打診によって評価できる．心濁音界が鎖骨中線や第5肋間を超えるのは異常である．左心機能低下例では，末梢の脈拍が弱かったり，交互性に触知したりする．聴診では，心拡大の原因となる心臓弁膜症の心雑音や，心内腔拡大の結果生じる逆流性雑音を聴取することがある．心膜疾患では，心音の減弱や心膜摩擦音を聴取することがある．Ⅲ音やⅣ音は，心拡大の結果生じる心不全で認められる．不整脈は心拡大で頻繁に生じる．心拡大の原因として高血圧がみられることもある．

**❷ 心臓以外の診察** 身体所見が，心拡大の原因となる基礎疾患(自己免疫疾患，感染症，内分泌疾患，アルコール依存症)を示すことがある．心拡大を合併する心不全に特徴的な心臓以外の所見として，咳，呼吸困難，断続性ラ音，笛声音(wheezes)，浮腫，肝頸静脈逆流，頸静脈怒張などがみられることもある．

## C. 検査

**❶** 標準的な胸部X線写真(立位PA像)で深吸気時に第10肋骨が確認でき，胸郭の変形や体位の回転がなければ，CTR測定が可能である．しかし，心エコーで確認できる心肥大の5分の1は，胸部X線では確認できない．

**❷** 心拡大では心電図でほぼ常に異常所見を認めるが，非特異的な所見であることが多い．心電図所見として高電位や軸偏位を認める．心房および心室期外収縮は頻繁に認められ，心拡大患者の25％に心房細動が生じる[5]．$V_1$誘導が心房の直上にあるので，この誘導に心房の拡大が最も反映される．$V_1$誘導での高いP波は心房肥大(右房負荷)を示唆し，開大したP波は心房の拡張(左房負荷)を示唆する．$V_5$誘導は左室の上になるので，$V_5$誘導での高いR波は左室肥大を示唆する．心拡大では虚血性変化を合併することも多い．

**❸** 心エコー検査は，心拡大の確実な診断のために行われる．また収縮能・拡張能，壁肥厚，虚血部位，心室瘤，心膜液および弁膜症についての有用な情報も得られる[6]．

**❹** 血液検査では，全身性の原因疾患を明確にすることができるが，特に脳性ナトリウム利尿ペプチド〔brain(B-type)natriuretic peptide：BNP，多くの施設でCHFペプチドと呼ばれている〕は心室壁の伸長に伴って上昇する．うっ血性心不全による心拡大は，結果として血清トロポニン濃度の上昇につながることがある[7]．

## D. 遺伝
家族性の拡張型心筋症，閉塞型心筋症および家族性右房拡張などがあり，ある種の遺伝子が心筋症の危険性に関与しているという研究もある[4]．また，家族性の心拡大に関与する多くの自己免疫および内分泌因子が報告されている．

## 診 断

**A. 鑑別診断** 第1に，本当の心拡大と不適切なX線撮影によるみかけ上の心拡大を区別することが重要である。第10肋骨が確認できる十分な吸気がされているかが最も重要な点である。そうでないと，心臓が左側に大きく丸みを帯びて撮影される。前後方向(AP)撮影やポータブル撮影では，標準撮影より装置と対象の距離が短くなり，誤って心臓が拡大して撮影される。背臥位での撮影では十分に吸気ができない。体幹の回転，側弯症，漏斗胸では，みかけ上の心拡大を生じる。

**B. 臨床症状** 心臓が拡大すると，全身および心臓自体へ血液を還流させる効率が悪くなる。そのため，心拡大の臨床症状は，おもに心不全の症状となる(呼吸困難，めまい，疲労感)。さらに不整脈や狭心症症状，突然死なども加わる。その他，心拡大の原因疾患に関連する徴候や症状が認められる。

### ●文献

1. *Stedman's medical dictionary*, 5th ed. Philadelphia, PA: Lippincott Williams & Williams, 2005.
2. Ahlgrim C, Guglin M. Anabolics and cardiomyopathy in a bodybuilder: case report and literature review. *J Card Failure* 2009;15(6):496–500.
3. Schwarz E, Jammula P, Gupta R, et al. A case and review of acromegaly-induced cardiomyopathy and the relationship between growth hormone and heart failure: cause or cure or neither or both? *J Cardiovasc Pharmacol Ther* 2006;11(4):232–244.
4. Lauschke J, Maisch B. Athlete's heart or hypertrophic cardiomyopathy? *Clinic Res Cardiol* 2009;98(2):80–88.
5. Hancock E, Deal B, Mirvis D, et al. AHA/ACCF/HRS recommendations for the standardization and interpretation of the electrocardiogram: part v: electrocardiogram changes associated with cardiac chamber hypertrophy: a scientific statement from the American Heart Association Electrocardiography and Arrhythmias Committee, Council on Clinical Cardiology; The American College of Cardiology Foundation; and The Heart Rhythm Society. Endorsed by The International Society for Computerized Electrocardiology. *J Am Coll Cardiol* 2009;53(11):992–1002.
6. Pewsner D, Juni P, Egger M, et al. Accuracy of electrocardiography in diagnosis of left ventricular hypertrophy in arterial hypertension: systematic review. *BMJ* 2007;335(7622):711.
7. Jungbauer C, Riedlinger J, Buchner S, et al. High-sensitive troponin T in chronic heart failure correlates with severity of symptoms, left ventricular dysfunction and prognosis independently from N-terminal pro-B-type natriuretic peptide. *Clin Chem Lab Med* 2011;49(11):1899–1906.

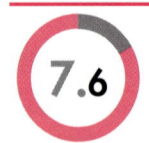

# 7.6 うっ血性心不全
## congestive heart failure
*Rebecca Wester*

## 背 景

心不全(heart failure：HF)は，「構造的もしくは機能的な心疾患により，心室の拡張能や収縮能に障害を生じたために発生する複合的な臨床症候群」と定義される[1]。心不全患者は，評価を受けるときにうっ血徴候(水分過多など)を呈さない可能性もあり，**うっ血性心不全**(congestive heart failure)という古い用語よりは**心不全**(heart failure)という用語が望ましい[1]。心不全は，複雑な病態で，治療費用がかかり，致死的でもある。心不全は先進国では大きな健康問題であり，北米や西欧

諸国では，有病率，発症率ともに増加傾向にある[2]。予想外というわけではないが，心不全関連の入院率は過去10年で途切れなく上昇している[1]。治療の進歩にかかわらず，心不全患者の死亡率は許容範囲を越えて高く，予備軍の患者を早期に発見することが急務となっている[3]。北米では，およそ500万人の患者が心不全を有し，年間55万人以上が新たに心不全になると診断されている[1]。肺癌などの明らかな例外を除けば，心不全はその他のよくある癌と同じくらい「悪性(malignant)」であり，同程度に生命予後が短縮する[4]。2005年，米国で直接・間接的に心不全に関してかかった費用は279億ドルで，年間29億ドルが心不全治療薬に費やされた[1]。心不全の予後の改善，急性心筋梗塞後の生存率の改善，高齢化によって，将来的にも心不全に関する医療費負担は増加し続けるであろう。

## 病態生理

### A. 病因

❶ 心室のリモデリングと左室の収縮不全という相関する2つのプロセスが，心不全で重要な役割を果たしている。心不全を伴った患者では，約70％が収縮不全，15％が拡張不全であり，残りの15％は両者を合併している[4]。収縮障害性心不全は，現在では**左室駆出率の低下を伴った心不全**〔HF with reduced left ventricular ejection fraction(LVEF)〕，拡張障害性心不全は**左室駆出率の保たれた心不全**(HF with preserved LVEF)と称される[1]。reduced LVEF(以前の収縮障害性心不全)は，心筋の収縮能低下と関連する。preserved LVEF(以前の拡張障害性心不全)は，左室への血液流入の低下と関連している。

❷ 心不全の原因は，収縮障害性か拡張障害性か，左心不全か右心不全か，急性か慢性かによって異なる。北米および西欧では，冠動脈疾患と高血圧が双方のタイプの左室機能不全の最大の原因である。症例の75％では，心不全に先行して高血圧を認める[5]。右心不全の最もよくある原因は左心不全である。その他の右心不全の原因には，肺高血圧，肺性心，右心系の弁膜症などがある[6]。**表7.6.1**に心不全のよくある原因を示す。

### B. 疫学

❶ 心不全患者を評価する場合には，基礎疾患だけでなく，症状悪化の誘因を鑑別することが重要である。OPTIMIZE-HF studyでは，心不全のため入院した患者の誘因が明らかにされている。肺炎・呼吸器疾患(15％)，虚血(15％)，不整脈(14％)，コントロール不良の高血圧(11％)，薬物のアドヒアランス不良(9％)，腎機能の悪化(7％)，食事のアドヒアランス不良(5％)などである[6]。これらの心不全患者のうち，61％が，1つもしくはそれ以上の要因を抱えており，39％では悪化の誘因を特定できなかった[7]。それほどみられない悪化の誘因として，肺塞栓，高拍出状態(貧血，妊娠，甲状腺中毒症など)，心毒性物質(アルコール，コカイン，抗不整脈薬，カルシウム拮抗薬，NSAID，抗癌薬など)，心臓の感染症(心筋炎，心内膜炎，心外膜炎)などがある。

❷ 心不全は，基本的には高齢者の疾患である[1]。心不全の発症率は65歳以上では1,000人あたり10人に達し，心不全で入院する患者の約80％が65歳以上である[1]。Framingham Heart Studyでは心不全の発症率は10年間で2倍に増加している[3]。

### 表 7.6.1　心不全の種類と原因

**左室収縮能障害のある場合**
原因
　虚血性心疾患，高血圧，アルコール依存症，肥満，弁膜症（大動脈弁狭窄など），慢性頻脈性不整脈

**左室収縮能障害のない場合**
原因
　急性心筋虚血による一過性収縮障害
　高拍出状態に伴う左心房高血圧（甲状腺中毒など）
　高血圧・虚血・加齢・肥満・持続性頻脈性不整脈による左室拡張機能障害
　その他，浸潤性疾患（アミロイドーシスなど）による拘束型心筋症，収縮性心膜炎と心タンポナーデ，純粋な右心不全など

## 評　価

### A．病歴

❶ 臨床症状は血行動態が変化した後に起こり，本質的には「氷山の一角」である[8]。労作性呼吸困難，起坐呼吸，発作性夜間呼吸困難（paroxysmal nocturnal dyspnea：PND）は，基本にある肺うっ血の結果として起こり，心不全の最も特徴的な症状である。呼吸困難は，心不全において最も顕著な症状であり，一方，起坐呼吸と発作性夜間呼吸困難はより心不全が進行した状況で起こる。起坐呼吸は「身体を伸ばして寝たときに快適に呼吸ができますか？」という質問で評価できる。またPNFは「就寝後に息切れで目が覚めますか？」という質問で評価する。発作性夜間呼吸困難は睡眠後2，3時間で起こり，5〜30分間座位になっていると軽減する。全身的な血管のうっ血の結果として，末梢の浮腫，腹水，腹痛・腹満感，悪心が起こり，低心拍出量の結果として，疲労感や精神状態の変化が起こる。心不全患者に疲労感，体重増加，運動耐用能の低下，咳，眠気，知的活動の低下がみられることは珍しいことではない。これらの症状はよくあるが，すべての心不全患者に起こるわけではない。例えば，心不全患者において労作性呼吸困難は，感度66％・特異度52％，起坐呼吸は，感度66％・特異度47％である[8]。座位であったり身体活動度が落ちた患者は，もともとの運動量が少ないために労作性呼吸困難を感じないことがある。高齢の心不全患者は，乾性咳嗽，夜間頻尿を伴う日中の尿量低下，混乱などの非典型的な症状を起こす。身体機能の予備能がどれくらいあるか（入浴，着衣，歩行などの日常動作がどれくらいできるか）評価することは重要であり，「やりたいと思ってもこれ以上できなくなるような日常行為がありますか？」と質問することが望ましい[1]。

❷ 詳細な家族歴を得る必要があるが，それはアテローム性動脈硬化症の家族内発生傾向だけでなく，心筋症，原因不明の突然死，刺激伝導系疾患，骨格系筋疾患の有無を確かめるためでもある。特発性拡張型心筋症例の30％が，家族性

の可能性がある[1]。リウマチ性疾患，細菌・寄生虫感染症，肥満，アミロイドーシス，甲状腺機能異常，褐色細胞腫などの非心臓性疾患は心不全の原因となる可能性があり，それらを疑わせる臨床症状をきたす患者で鑑別にあげるのは適切なことである。喫煙歴も，同様に確認すべきである[1]。

**B. 身体診察** 通常，慢性心不全より急性心不全のほうが身体診察の感度は高い。軽度から中等度の心不全では，数分間以上の臥床後の違和感以外は安静時には何の症状も認めない。重症の心不全では，脈圧は低下し，拡張期血圧は上昇する。全身の静脈圧上昇は頸静脈の拡張として現れる。この圧が異常に高いとき，特徴的な腹部頸静脈逆流がみられる。頸静脈圧(jugular venous pressure)の上昇は体液量過剰に特徴的に現れるが，残念なことに，呼吸困難患者の中で頸静脈圧上昇は少数の患者でしかみられず，また肥満患者では評価が困難である。頸静脈怒張(jugular venous distention)の診断的意義は感度70%・特異度42%である[8]。心不全患者でⅢ音，Ⅳ音はよく聴取されるが，心不全に特異的なものではない。その他の身体所見としては肺の副雑音(ラ音)，心性浮腫(通常は左右対称で，急性心不全では圧痕性，慢性心不全では硬性浮腫となる)，胸水，腹水，うっ血性肝腫大，ときに脾腫，黄疸，心臓性悪液質がみられる。呼吸雑音は，より急性の代償不全を意味し，慢性心不全患者ではあまりみられない[1]。循環不全を伴う重症急性心不全では，収縮期低血圧とともに四肢末梢の冷感，発汗，またCheyne-Stokes呼吸などを呈する。口唇や爪床のチアノーゼ，洞性頻脈なども同様にみられる。最初に行われる診察としては，患者の水分量の状態や起立時の血圧変化，BMIのために身長・体重の測定を行うべきである。2～3日中に生じる3ポンド(約1.36 kg)の体重増加または減少は水分過多や利尿により起こる。両側末梢の浮腫がみられるようになるまでには，全身の組織には最大で5L程度の水分が貯留されている。浮腫は，仙骨部や大腿上部など低い位置に分布しうる。

**C. 検査** 心不全患者に対する血液生化学検査では，糖尿病，腎臓病，貧血，甲状腺中毒，肝障害をスクリーニングすることが重要である。最初の採血には全血球計算，尿検査，電解質(カルシウム・マグネシウムを含む)，BUN，血清クレアチニン，空腹時血糖($HbA_{1c}$も)，脂質代謝，肝機能検査，甲状腺刺激ホルモン(TSH)を含める[1]。胸痛がある場合の心原性酵素測定のように，心不全の原因や誘因となる特別な疾患が考えられる場合には，追加検査としてオーダーする[1]。ヘモクロマトーシス，睡眠障害パターン(睡眠時無呼吸など)，HIVなどのスクリーニングは患者を選定して行う[1]。通常，心不全患者ではナトリウム量やカリウム量は正常であるが，重症心不全では低ナトリウム血症や高カリウム血症を認めることもある。肝機能障害は，しばしばうっ血肝や心原性肝硬変で出現する。

❶ **心エコー検査**は，心不全患者の評価において唯一，最も有効な検査である。LVEF低下を伴う心不全(収縮期心不全)では，左室駆出率は40%未満であるが，LVEFが保たれている心不全(拡張期心不全)では，駆出率が正常なこともありえる。左室拡張終期圧(left ventricular end-diastolic pressure：LVEDP)の上昇は拡張障害を示唆する。また，この検査で，心膜疾患，心筋疾患，心臓弁膜症についての情報が得られる。患者の臨床状態が変化した場合や，治療が心機能に著明な改善をもたらしたと思われる場合には再評価が必要である[1]。

❷ **心電図**では，心不全患者の 20〜30％に心房細動を認める。さらに，心電図検査によって陳旧性梗塞，左室肥大，左房拡大，心房細動以外の不整脈，低電位および脚ブロックなどが評価できる。

❸ **胸部 X 線写真**では，典型的には心拡大を示し，感度 97％・特異度 10％である[8]。その他の心不全の X 線所見としては，肺血管陰影の再分布，間質性または肺胞性肺水腫，肺門周囲の血管陰影の拡大による雲状陰影を示し，蝶形 (butterfly) 陰影やコウモリの翼様 (bat wing) 陰影を形成する。ルーチンの経過観察のために定期的に X 線撮影を行うことは推奨されない[1]。

❹ **脳性ナトリウム利尿ペプチド (BNP)** は左室拡張終期圧上昇の独立した予測因子である。心内腔の容量拡大と圧負荷に比例して分泌が増加する。救急外来において，呼吸困難患者で心不全の診断が確定していないとき，BNP が 100 pg/mL 以下であれば，心不全を除外できる[1,9]。

❺ **冠動脈造影を含む心臓カテーテル検査**は，心不全の患者で狭心痛がある場合や，狭心痛はないが冠動脈疾患が疑われ，血行再建の適応が考慮される場合に検討する[1]。

❻ **MRI や心臓シンチグラフィおよび心筋生検**は，日常診療における心不全の診断のためにはあまり行われない。非侵襲的検査単独で十分に心不全の存在をつき止めることはできず，血行動態を測定して心不全のうっ血をみつけるというのは，通常，症状がでる前のことなので，診断上，困難な課題となっている[8]。

心不全は心筋症や左室機能不全（これらの用語は心不全のための構造的・機能的理由があるということを意味する）と同等の意味合いではないことは強調されるべきである。心不全とは，病歴での特徴的な症状（呼吸困難や疲労感）や身体診察での特徴（浮腫や呼吸雑音）によって特徴づけられる症候群である[1]。心不全は注意深い病歴聴取と身体診察に基づいた臨床診断であるため，これを診断するための唯一の検査というものはない[1,8]。

### ●文献

1. Hunt SA, Abraham WT, Chin MH, et al. Focused update incorporated into the ACC/AHA 2005 guidelines for the diagnosis and management of heart failure in adults. *Circulation* 2009;119:e391–e479.
2. Cleland JG, Khand A, Clark A. The heart failure epidemic: exactly how big is it? *Eur Heart J* 2001;22:623–626.
3. Ho KK, Pinsky JL, Kannel WB. The epidemiology of heart failure: the Framingham Study. *J Am Coll Cardiol* 1993;22:6A–13A.
4. Stewart S, MacIntyre K, Hole DJ, Capewell S, McMurray JJ. More "malignant" than cancer? Five-year survival following a first admission for heart failure. *Eur J Heart Failure* 2001;3:315–322.
5. Lloyd-Jones D, Adams RJ, Brown TM, et al. Heart diease and stroke statistics-2010 update: a report from the American Heart Association. *Circulation* 2010;121(7):e46–e215.
6. Nohria A, Lewis E, Stevenson LW. Medical management of advanced heart failure. *JAMA* 2002;287:628–640.
7. Fonafrow GC, Abraham WT, Albert NM, et al. Factors identified as precipitating hospital admission for heart failure and clincal outcomes. *Arch Intern Med* 2008;168(8):847–854.
8. Gheorghiade M, Follarth F, Ponikowski P, et al. Assessing and grading congestion in acute heart failure: a scientific statement for the acute heart failure committee of the Heart Failure Association of the European Society of Cardiology and endorsed by the European Society of Intensive Care Medicine. *Eur J Heart Failure* 2010;12:423–433.
9. Battaglia M, Pewser D, Juni P, et al. Accurancy of B-type natriuretic peptide tests to exclude congestive heart failure. *Arch Intern Med* 2006;166:1073–1080.

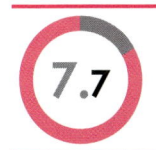

## 7.7 拡張期心雑音　diastolic heart murmur

*Douglas J. Inciarte*

### 概念

拡張期心雑音（diastolic heart murmur）は，心筋が弛緩する間，すなわち，Ⅱ音の後からⅠ音のはじまるまでの間に発生する心雑音である（Ⅱ音/心雑音/Ⅰ音）。典型的な拡張期心雑音は，僧帽弁や三尖弁の狭窄，および大動脈弁や肺動脈弁の逆流の場合に聴取される。拡張期雑音は，病的状態や心臓の構造的異常を伴うことが多いので，十分な評価が必要である。雑音は4つのカテゴリーに分類される（図7.7.1〜4）。

**A. 拡張早期雑音**　Ⅱ音とともにはじまり，雑音のピークが拡張期の前3分の1までにある雑音。

**B. 拡張中期雑音**　Ⅱ音の後からはじまり，Ⅰ音のはじまる前に終了する雑音。

**C. 拡張後期雑音**　拡張期の終わり際で心房の収縮する時点からはじまり，Ⅰ音まで継続する雑音。

**D. 連続性雑音**　収縮期から拡張期に連続する雑音。このような雑音は血流が高圧の領域から低圧の領域へ流れる結果として生じる[1]。

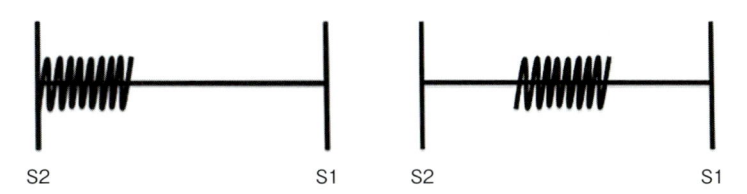

**図 7.7.1　拡張早期雑音**
大動脈弁，肺動脈弁逆流症，Ⅲ音，左前下行枝の狭窄でみられる

**図 7.7.2　拡張中期雑音**
僧帽弁，三尖弁狭窄や心房粘液腫でみられる

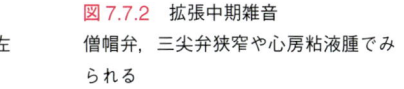

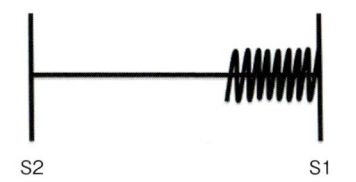

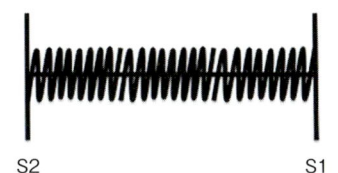

**図 7.7.3　拡張後期雑音**
僧帽弁，三尖弁狭窄，心房粘液腫，左-右シャント，完全型ブロック，Ⅳ音でみられる

**図 7.7.4　連続性雑音**
動脈管開存症（patent ductus arteriosus：PDA）患者で古典的に知られている

## 病態生理／評価／診断

### A. 拡張早期雑音

#### ❶ 大動脈弁逆流

a. **病態生理** 大動脈基部や上行大動脈の変性や拡大のために大動脈弁尖の十分な閉鎖ができない状態である。大動脈弁逆流(aortic regurgitation：AR)は，結果として左室拡張終期容量が増加し，左室内腔の拡大と壁肥厚が生じる。最終的な身体所見として，収縮期血圧と拡張期血圧の圧較差の増大(動脈圧の増大)，頸動脈拍動の可視化，鎖骨上部の拍動，急速に立ちあがり下降する脈(水槌脈)，爪床の拍動性潮紅(Quincke脈)，大腿動脈に聴診器を軽く押しつけたときに聴取される往復雑音(Duroziez雑音)，脈ごとに頭部がゆれる(Musset徴候)，増大した心拍出量による強い駆出音(大腿動脈のpistol-shot音)などが出現する[2,3]。

b. **疫学** 女性より男性に多く，60歳以上の成人に発生しやすい。Marfan症候群，Ehlers-Danlos症候群，常染色体劣性遺伝やX染色体遺伝，膠原病性血管疾患などがある場合には家族内発生しやすい[3]。

c. **病因**[2〜4] リウマチ性心臓病，先天性心臓病(二尖弁，心室中隔欠損と大動脈弁逸脱)，膠原病性血管疾患(全身性エリテマトーデス)，結合組織病(Marfan症候群，Turner症候群，弾性線維性偽黄色腫，強直性脊椎炎，Ehlers-Danlos症候群，リウマチ性多発筋痛症)，上行大動脈瘤，大動脈炎(梅毒，高安病，肉芽腫性血管炎)，嚢胞性中膜壊死，Reiter症候群，粘液腫性大動脈弁，大動脈弁の石灰化，dexfenfluramineまたはphentermine/fenfluramineなどの大動脈弁輪拡張作用のある食欲抑制薬で治療中の患者，感染性心内膜炎，大動脈解離，外傷，高血圧，腎臓病の末期(循環血液量増加による一過性心雑音)。

d. **病歴** リウマチ熱の既往はあるか，また以下のような項目について質問する。再燃性のレンサ球菌性咽頭炎，安静時の息切れ(心機能低下の徴候)，労作時の胸部圧迫感，動悸(不整脈の症状)，下肢の腫脹，外傷(大動脈解離のリスク)，静脈内への薬物投与，直近の歯科治療(心内膜炎のリスク)，fenfluramine/dexfenfluramin(Fen-Phen)†などの体重減少を起こす薬物の使用，角膜亜脱臼の病歴や細長い手足(Marfan症候群の存在)，性感染症(梅毒の可能性)，および関節の弛緩(Ehlers-Danlos症候群)などである[3]。

e. **診断** 患者が座位の前傾姿勢のまま深呼気で息を止めているときに，漸減性の，吹きこむような音の特徴を有し，弱く高調性の拡張期雑音を胸骨左縁・右第2肋間で聴取する。また心尖部への放散を伴い，強く手を握ったり，蹲踞の姿勢で増強する。その際の音質は音楽的で"diastolic whoop"と表現される。さらに，心尖部で聴取される拡張期ランブルは**Austin Flint雑音**と呼ばれている[1]。

f. **臨床所見** 心不全症状，労作性呼吸困難，疲労感，発作性夜間呼吸困難，肺水腫，狭心症，非典型胸痛，収縮期血圧の上昇と拡張期血圧の低下[3]。

†訳注：fenfluramine は肥満に対する食欲抑制薬で中枢のセロトニン(5-HT)系に影響する。FDA に承認されて 1990 年代に流行したが，心臓弁逆流と関係することが明らかになり 1997 年に発売中止となった。Fen-Phen は fenfluramine と phentermine の含剤。

❷ **肺動脈弁逆流**
  a. **病態生理** 肺動脈弁の不十分な閉鎖。
  b. **病因** 通常は肺高血圧の二次的合併症として生じるが，その他の原因として特発性肺動脈拡張症，心臓手術後やバルーン形成術後，右心系心内膜炎，先天的肺動脈弁欠損などがあげられる。
  c. **診断** 漸減性の吹きこむような特徴の高調性拡張期雑音(Graham-Steel 雑音)が左胸骨左縁，左第 2，3 肋間(これに比して大動脈逆流は胸骨右縁)で最もよく聴取される。また，この雑音は吸気時に増強する。
  d. **臨床所見** 右室の容量負荷と圧負荷，すなわち，著明な右心室の肥大と頸静脈圧上昇[1,3]。
❸ **左前下行枝狭窄** "Dock 雑音"は大動脈弁逆流の雑音と類似しており，狭窄した冠動脈を血液が流れる際の乱流により発生する。この雑音は左第 2，3 肋間，胸骨左縁で聴取される[1]。
❹ **Ⅲ音ギャロップ/心室性ギャロップ** 拡張早期ギャロップとして聴取される。幼児では通常病的意義はないが，成人で聴取される場合，典型的には心不全の徴候である。

## B. 拡張中期雑音
❶ **僧帽弁狭窄 (mitral stenosis：MS)**
  a. **病態生理** 僧帽弁尖の線維化により可動性が欠如し，それにより左房から左室への血液流入が障害され，左房・肺血管・右心系の圧上昇が発生する。
  b. **疫学** おもに女性に多い。
  c. **病因** リウマチ熱，先天性疾患，悪性カルチノイド，methysergide 治療†，全身性エリテマトーデス，関節リウマチ。
  d. **病歴** リウマチ熱の既往(最も多い原因)，労作性の息切れ(最も多い症状)，動悸(僧帽弁狭窄に合併する心房細動)，旅行歴(リウマチ熱は途上国に多い)，および/または片頭痛治療歴(methysergide)はあるか。
  e. **診断** 大きな僧帽弁開放音に続く低調性の拡張期ランブルが，患者を左側臥位にしたときに心尖部で最もよく聴取される。また，雑音は呼気で増強する。
  f. **臨床所見** "mitral facies(血管攣縮により頬部に生じる赤紫色の紅斑)"，心不全徴候(労作性呼吸困難，浮腫)，心房細動，胸痛，左房拡大で反回神経圧迫されることにより生じる嗄声，疲労感[4]。

†訳注：メチセルジド。日本で臨床使用なし。5-HT2 受容体拮抗薬で血管収縮抑制などの効果。

❷ **三尖弁狭窄 (tricuspid stenosis)**
  a. **病態生理** 三尖弁尖の線維化により可動性が欠如し，それにより右房および頸静脈圧の上昇が生じる。心房細動の際には拡張中期雑音が発生する(洞調律の場合は拡張後期雑音となる)。

b. **病因** 通常は，僧帽弁狭窄，リウマチ熱，カルチノイド心疾患，右房粘液腫などと関連している[1]。
  c. **診断** 三尖弁の開放音からはじまる拡張中期ランブルが胸骨左縁で最もよく聴取され，雑音は吸気により増強する(Carvallo 徴候)。
  d. **臨床所見** 心房細動，右心不全，肝腫大，腹水，浮腫などが出現する。
❸ **心房粘液腫** これは最も頻度の高い原発性心臓腫瘍であり，良性のゼラチン様増殖を起こす。大きくなると僧帽弁や三尖弁を閉塞させ，胸痛，呼吸困難，浮腫，失神などの症状が出現する。左房粘液腫では，僧帽弁狭窄と類似した心雑音を認める(右房粘液腫では三尖弁狭窄に類似する)。心房粘液腫の心雑音は，患者の体位によって変化し，「腫瘍による過剰心音(tumor polp)」も出現する。
❹ **房室弁通過音** これは**血流雑音**として知られている[1]。
C. **拡張後期雑音**
❶ **僧帽弁狭窄** 心房収縮が増大すると拡張後期の血流や圧が増大し，拡張後期雑音が生じる。
❷ **三尖弁狭窄** 洞調律の際に出現する。
❸ **心房粘液腫** 拡張中期と同様に拡張後期に出現することがある。
❹ **左-右シャント**
❺ **完全房室ブロック** Rytand 雑音と呼ばれる短い拡張後期雑音である。
❻ **Ⅳ音/心房性ギャロップ** 心房収縮の際に心房への血流流入に抵抗があると発生する。これは，拡張後期ギャロップを生じ，心筋疾患，冠動脈疾患，高血圧で認められ，深吸気で増強する[1]。
D. **連続性雑音** 収縮期にはじまり，Ⅱ音付近で最大となり，拡張期の一部もしくは全域へ継続する。
❶ **動脈管開存症** 連続性の機械性雑音であり，胸骨左縁の中部または上部，第 2 肋間で聴取され，背部へ放散する。
❷ **その他の連続性雑音の原因** 大動脈肺動脈瘻，シャント(心房中隔欠損)，動静脈瘻，全身・肺動脈系の動脈狭窄，大動脈縮窄症，妊婦の「乳房雑音(mammary souffle)」，静脈雑音および心膜摩擦音[1]。

### 診断のための検査

A. 通常選択されるのは経胸壁心エコーである。心内膜炎や疣贅の評価など特殊な場合には経食道心エコーを検討する。

B. その他の診断的検査としては心電図，胸部 X 線撮影，心臓カテーテル検査，血液培養，心内膜炎を疑う場合には全血球計算と白血球分類，心エコーで確定診断不能の場合に行う核医学検査，大動脈評価のための大動脈造影，胸部 CT・大動脈 MRI(解離を診断するため)，運動負荷試験，遺伝子異常診断のための組織検査や DNA 解析，膠原病性血管疾患や梅毒診断のための血清学的検査がある[2,4,5]。

## ●文献

1. Chatterjee K. *Auscultation of cardiac murmurs. Up To Date:* online 13.2 (www.uptodate.com); updated on April 2005.
2. Cheitlin MD. Surgery for chronic aortic regurgitation: when should it be considered? *Am Fam Physician* 2001;64:1709–1714.
3. Scherger JE, O'Hanlon KM, Jones RC, et al. *Aortic regurgitation. FIRSTConsult* (http://www.firstconsult.com.cuhsl.creighton.edu/?type=med&id=01014202) Updated on Wednesday, June 25, 2005.
4. Cunningham R, Corretti M, Henrich W. *Valvular heart disease in patients with end-stage renal disease. Up to Date:* online 13.2 (www.uptodate.com); updated on April 2005.
5. Ferri FF, Saver DF, Hodgson JM, et al. *Mitral stenosis. FIRSTConsult* (http://www.firstconsult.com.cuhsl.creighton.edu/?type=med&id=01014231) Updated on Friday, May 27, 2005.

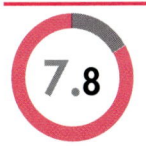

# 7.8 収縮期心雑音 systolic heart murmur

*James E. Hougas, III*

## 概念

心雑音は，元来の心音であるⅠ音とⅡ音，また，通常病的であるⅢ音とⅣ音とは異なる心音を表すものである。Ⅰ音～Ⅳ音が非常に短い音であるのに比して，心雑音は通常あとを引く音となる。厳密に述べると，収縮期雑音(systolic murmur)は，心臓の収縮期(systole)，すなわち僧帽弁・三尖弁の閉じる音であるⅠ音と大動脈弁・肺動脈弁の閉じる音であるⅡ音の間に発生する。拡張期雑音(diastolic murmur)は心臓が弛緩し血流が満たされる(diastole)時期であるⅡ音とⅠ音の間に発生する。これらの雑音は無害と考えるべきではなく，精査を必要とするが，それについては他の節で記述する[1]。

## 病態生理

心雑音は，血管系，最もよくあるのは心臓内での血液の乱流に起因する。これは正常な経路を早い血流が通る場合(頻脈)や異常開口部を早い血流が通る場合(中隔欠損)，狭いもしくはイレギュラーな弁の開放を経て拡張された心室腔や血管へ流入する場合(狭窄症)，不十分な弁を血流が後方に流れる場合(逆流)に発生する[1]。

## 評価

**A. 病歴** 詳細で完全な病歴の聴取は，これまで聞こえなかった心雑音を評価するときには決して欠かすことができない。

❶ 心臓弁膜症や先天性心臓病に関するいかなる既往歴にも注意することが重要である。また，ドラッグの静脈内投与，大量の喫煙およびその他の危険性の高い習慣などの社会歴についても聴取する。さらに，貧血，甲状腺疾患および妊娠歴も雑音と関係するので注意を要する。

❷ システムレビューには，あらゆる種類の呼吸困難，労作性呼吸困難，発汗，胸痛，動悸，浮腫，失神，増悪因子および軽快因子，さらに症状の時間的経過や進行具合を含める．その他のあげておくべき全身症状には，体重減少，発熱および/または悪寒，新しい発疹，最近の心筋梗塞の病歴，易疲労性などがある．若年死もしくは突然死の家族歴があれば肥大型心筋症のような遺伝性疾患の可能性が増大する．
❸ 心雑音の時間的増悪や症状の発現がみられる場合には，詳細な精査が必要となる[1,2]．

## B. 身体診察
❶ 常に患者のバイタルサインと患者の苦痛を観察することからはじめる．
❷ 心臓の診察には，4つの心音聴取部位での聴診，頸部および末梢での脈拍の触診，および心音の性状についての記載が含まれる．心雑音については，その聴取部位，大きさおよび聴取時期を記載する．また，その雑音が吸気・呼気，Valsalva法，手の把持運動，体位変換で変化するかどうかについても記録する．右側の雑音(肺動脈弁，三尖弁)は，通常，吸気で増強し，左側の雑音(大動脈弁，僧帽弁)は，呼気で増強する．Valsalva法で，肥大型心筋症や僧帽弁逸脱での雑音が増強する．手の把持運動では，僧帽弁逆流症と心室中隔欠損の雑音が増強する．肥大型心筋症と僧帽弁逸脱を除くすべての雑音は立位で減弱するが，しゃがみこむ姿勢では逆になる．
❸ 心雑音の時期により，全(汎)収縮期(holosystolic/pansystolic)，収縮中期(収縮期駆出性)，収縮早期，収縮中期〜後期に分けられる．全収縮期雑音は収縮している時期を通じて発生する．収縮中期雑音は通常のⅠ音の直後に発生する．収縮早期雑音はⅠ音と同時に発生しⅠ音が目立たなくなる．収縮中期〜後期雑音はⅠ音が発生して十分経過してからはじまる．聴取部位とそれに関連した雑音について表7.8.1に表記する[1,3]．
❹ 心雑音は，その大きさと振動触知の有無によって段階づけられる[3]．
　a．グレードⅠ　かすかな音で聴取しにくく，容易に見逃され，聴取には努力を要する．
　b．グレードⅡ　より聴取しやすいソフトな音で，特に運動時に増強する．
　c．グレードⅢ　かなり大きい音で，心臓拍動を触知しない．
　d．グレードⅣ　大きな音で，心臓の拍動を触知する．
　e．グレードⅤ　より大きな音で心拍動を触知するものの，聴取するには聴診器が必要となる．
　f．グレードⅥ　心拍動を触知する雑音で，聴診器を胸壁につける前から聞こえるほど大きい音がする．

## C. 検査
グレードⅠやⅡの収縮中期雑音で，症状や心電図，胸部X線写真の異常を認めないものでは，それ以上の精査は不要である．それ以外の収縮期雑音患者では，心エコーを実施すべきである．心電図と胸部X線撮影は収縮期雑音のルーチン検査として行わなくてもよいが，その他の臨床症状(胸痛など)に対する精密検査としての適応がある．症状を伴わないグレードⅠやⅡの収縮中期雑音のみの場合は，正常の心電図・胸部X線撮影を示すと予想される[1]．

## 表 7.8.1 心雑音の身体所見

| 収縮期雑音 | 性状 | 増減の手技 | 聴取部位 |
|---|---|---|---|
| 大動脈弁狭窄症 | 収縮中期,漸増-漸減性 | 頸動脈への放散,呼気時に振動蝕知 | 第2肋間胸骨右縁 |
| 三尖弁逆流症 | 通常収縮早期,まれに中期 | 吸気で増強 | 下部胸骨左縁,剣状突起下で聴取 |
| 僧帽弁逆流症 | 通常は収縮早期,まれに中期 | 握手運動で増強 | 心尖部から腋窩へ放散 |
| 僧帽弁逸脱症 | 中期〜後期にクリック様の音 | 立位もしくはValsalva法で増強 | 心尖部:聴診器の「膜型」面を使用する |
| 肺動脈弁狭窄症 | 収縮中期,漸増漸減 | 吸気で増強,胸骨上部へ放散 | 第2〜3肋間胸骨左縁 |
| 心室中隔欠損症 | 粗い汎収縮期 | 胸骨右縁へ放散,握手運動で増強 | 心尖部から胸骨右縁 |
| 肥大型心筋症 | 粗い収縮中期で駆出性 | 立位もしくはValsalva法で増強 | 大動脈弁領域から心尖部,心臓を越えて放散しない |

❶ 心電図は,どこでも利用可能で,安価な検査である.これにより心筋虚血,最初に梗塞を起こした部位,不整脈に関する情報が得られ,場合によっては心室の拡張や心房の拡大も判明する.

❷ 正面・側面の胸部X線撮影で,心臓の大きさ,血管の石灰化,肺血管の突出,肺うっ血の情報が得られる.新しい心雑音にあわせて心不全の徴候がある場合,より重大な事態に至る可能性がある.

❸ 有用な血液検査には,全血球計算(貧血,感染,赤血球破壊),甲状腺刺激ホルモン(甲状腺機能低下症・甲状腺機能亢進症),血液培養(心内膜炎),トロポニンI,CK/CK-MB(心筋障害のマーカー)およびCHFペプチドなどがある.

❹ 経胸壁心エコーは非侵襲的で,どこででも検査可能であり,心臓の内部構造や弁を通過する血流の方向・速度を計測できる点で,非常に重要な情報を提供してくれる.患者の体型によってはその効果は限定的となる.精査が必要な心雑音の評価法としては第1選択となる.

❺ 経食道心エコーや心臓カテーテルは,経胸壁心エコーを施行後でも診断不能な

症例に対して実施される。これらの検査は侵襲性で高価であり，急性冠症候群のように必ず検査を必要とする所見がなければ，収縮期雑音の患者に対する第1選択としては適切でない。

### 診 断

通常は，注意深い病歴聴取や身体診察によって患者の収縮期雑音の由来を診断できる。必要であれば心エコーにより診療上の疑問を解決できる。心雑音のさらなる修練のために，いくつかのウェブサイトが開設されており，特徴的な心雑音を学ぶのに有用である。

- **A. Virtual Stethoscope**　http://sprojects.mmi.mcgill.ca/mvs/mvsteth.htm
- **B. The Auscultation Assistant**　http://www.wilkes.med.ucla.edu/inex.htm
- **C. Cardiac Auscultation**　http://www.egeneralmedical.com/listohearmur.html

#### ●文献

1. Bonow RO, Carabello BA, Chatterjee K, et al. 2008 Focused update incorporated into the ACC/AHA 2006 Guidelines for the Management of Patients with Valvular Heart Disease. *Circulation* 2008;118:e523–e661.
2. Kasper D, Braunwald E, Wilson JD, eds. *Harrison's principals of internal medicine*, 16th ed. New York, NY: McGraw-Hill, 2005.
3. Greenberger N, Hinthorn D. *History taking and physical examination*. St. Louis, MO: Mosby, 1993.

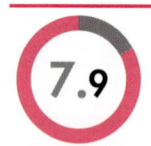

## 7.9　高血圧　hypertension

K. John Burhan

### 概 念

高血圧は，米国における疾病罹患および死亡の最大の原因である。高血圧治療は，妊娠していない成人において外来通院の最大の理由である。いくつかの分析で，高血圧患者34％が適切な治療，25％が不適切な治療を受けており，11％が無治療，そして30％の高血圧患者は自分がそうであることすら知らないと推定されている[1]。

### 背 景

「高血圧の予防，診断，評価および治療に関する第7次合同委員会報告」に基づく18歳以上の成人の高血圧分類は以下のとおりである（表7.9.1）。
- **A.** 収縮期血圧は，120 mmHg以下を正常とする。
- **B.** 新分類の「高血圧前症（prehypertention）」は，収縮期血圧が120〜139 mmHgおよび/または拡張期血圧が80〜89 mmHgと定義される。高血圧前症は病気ではなく，薬物療法の適応にはならない。このカテゴリーにある人は，高血圧を発症する

危険性が高く，将来高血圧へ移行しないようにライフスタイルを改善するよう指導を受けるべきである。

**C. ステージ1の高血圧**は，収縮期血圧が140〜159 mmHg および/または拡張期血圧が90〜99 mmHg と定義される。

**D. ステージ2の高血圧**は，最初のスクリーニングの後，2回以上の受診時に，それぞれ2回以上測定された平均収縮血圧が160 mmHg 以上と定義される[2]。

### 表7.9.1 米国における18歳以上の成人の高血圧分類

| 血圧の分類 | 収縮期血圧(mmHg) | 拡張期血圧(mmHg) |
|---|---|---|
| 正常 | <120 | <80 |
| 高血圧前症 | 120〜139 | 80〜89 |
| ステージ1高血圧 | 140〜159 | 90〜99 |
| ステージ2高血圧 | ≧160 | ≧100 |

Department of Health and Human Service, National Institutes of Health, *The Seventh Report of the Joint National Committee on Prevention, Detection, Evaluation, and Treatment of High Blood Pressure.* www.nhlbi.nih.gov/guidelinges.hypertension

## 病態生理

**A. 病因** 高血圧患者の90〜95％で原因は不明である[1]。高血圧の原因が特定できない場合は，原発性または本態性高血圧症と呼ばれる。特定の臓器異常や遺伝子欠損が原因である高血圧患者は，二次性高血圧と分類される[3]。

**B. 疫学** 米国では，およそ3人に1人に高血圧があり，18歳以上の成人の約28％，およそ5,900万人が「高血圧前症」と推定されている[1]。新しく心筋梗塞を発症した患者の約50％，また新しく脳梗塞を発症した患者の3分の2の患者で血圧が160/95 mmHg 以上である。さらに，正常血圧の人と比較して，収縮期血圧が160 mmHg 以上，拡張期血圧が95 mmHg 以上の人で脳卒中の相対リスクは4倍以上になり，教育および経済レベルの低い人で血圧が高くなる傾向が認められる。

## 評価

**A. 病歴** 高血圧の診断が確定した場合，標的臓器障害の有無，患者の心血管疾患の危険度および高血圧の二次的原因などについて詳細な情報を得る必要がある。標的臓器障害を評価する質問には，急性または進行性の視力障害，または数時間で改善する早朝の後頭部痛が含まれる。さらに，狭心症，虚血性心疾患，末梢血管疾患，うっ血性心不全，脳血管障害，網膜症，腎臓病の症状について評価する[3]。また，二次性高血圧の原因を示唆する症状や患者の年齢および性別についても探索すべきである。55歳未満では，高血圧は女性に比べて男性の頻度が高いが，55歳以

上になると女性の頻度が増加する[2]。その他の重要な病歴には，医療関係者による以前の高血圧の診断がある。さらに，糖尿病，脂質異常，肥満などの関連健康問題や家族歴についても検討する必要がある。

❶ **服薬歴** 現在および過去の降圧薬の服用状況について調査することが重要である。患者はさまざまな理由で服薬を中止するが，その中には「気分がよくなった」から「薬を買うお金がない」などが含まれる。また，患者が現在または以前使用していたハーブ類や市販薬（OTC医薬品）による治療についても調査する。市販薬の多くの咳止め，風邪薬およびやせ薬には血圧を上昇させる作用がある。残念ながら，いくつかの市販のハーブ製剤による治療は処方薬に影響を及ぼし，その代謝，血中濃度，効果，副作用に変化を生じさせ，治療を複雑にする。これらのハーブ製剤は製造業者ごとに極端に作用が異なる。そのため，医療従事者はハーブ製剤の由来，使用法，副作用，代謝，排泄，毒性および明らかになっている処方薬との相乗効果についてのガイドにアクセスできるようにしておくべきである。さらに，処方薬にも血圧を上昇させる成分が含まれていることがある。

❷ **社会歴** タバコ，カフェイン，アルコール，違法薬物の使用などについて検討すべきである。食事歴は，飽和脂肪や食塩の摂取量を予測するうえで参考になる。また，運動時間やレジャーの内容を確認することも重要である。

## B. 身体診察

❶ **血圧測定** 血圧計のカフの正しい選択や標準化した測定方法は，測定値の誤差を最小限にする。適切なカフ選択のガイドラインを表7.9.2に示す。また，血圧測定前の準備についてのガイドラインは，間違った血圧測定を避けるために重要であり，表7.9.3にその内容を示す。血圧計のカフを正しく加圧するには，加圧中に橈骨動脈を触知しておく。そして，橈骨動脈が触知できなくなったら，血圧計でその血圧値を確認し，さらに30 mmHgを加えた値を記憶する。1度カフ内の空気を抜き，再度加圧していく前に30秒ほど時間をあけておくことが重要である。聴診器のベル部を上腕動脈のうえに軽く乗せ，先ほど確認した血圧値までカフを一気にふくらませ，1秒間に2～3 mmHgのスピードで徐々にカフ内の空気を抜いていく。最低2拍の連続する拍動が最初に聴取された血圧値を記録し，これを収縮期血圧とする。さらにカフを緩めていき，音が減弱し，消失する時点の血圧値を記録する。カフの圧をさらに20 mmHg加えて再度減弱させ，音の消失する値を再確認する。完全に音が消失したら，0 mmHgまで空気を迅速に抜く。音が消失した時点の血圧値を拡張期血圧とする。左右の腕それぞれで血圧を測定する[4]。

❷ **その他の重要な項目** 身体診察の中では，高血圧に合致する網膜変化を確認するための眼の診察も重要である。甲状腺を触診し，腫瘤や腫大の有無，および左右差について検討する。心血管系の診察の中には，頸動脈や大腿動脈の触診と聴診，拍動の強度の左右差や血管雑音の確認が含まれる。末梢動脈の触知および完全な心臓の診察が必要であり，その中には，心肥大による膨隆，心雑音，ギャロップ，摩擦音，頸静脈怒張およびⅠ音やⅡ音の心音増大などの記述が含まれる。腹部の診察では血管雑音，拍動性腫瘍の有無や腎臓の腫大に関す

### 表 7.9.2　正しい血圧計のカフの選び方

- カフの幅は上腕周囲径の約 40％（平均的な成人では約 12〜14 cm）が必要である。
- カフの長さは上右腕周囲径の約 80％（上腕をほとんどすべて巻くことができる長さ）が必要である。
- アネロイド式血圧計の場合には，定期的な再調整が必要である。

Bickley LS, Szilagyi PG. Beginning the physical examination: general survey and vital signs. In: *Guide to physical examination and history taking*. 8 th ed. Philadelphia, PA: Lippincott Williams & Wilkins. 2003: 75-78

る評価が重要である。肺に関する十分な診察も必要である。四肢の診察では，浮腫や末梢動脈病変による変化の有無を検討する。神経学的診察や皮膚の診察も重要である。

### C. 検査

❶ 高血圧患者の評価するための基本的な臨床検査には，尿酸，ミクロアルブミンを含めた尿検査，全血球計算，血清クレアチニン，カリウム，カルシウム，および BUN がある。空腹時血糖やリポ蛋白分析も重要であり，リポ蛋白の中には総コレステロール，中性脂肪，低比重リポ蛋白（low-density lipoprotein：LDL）コレステロール，高比重リポ蛋白（high-density lipoprotein：HDL）コレステロールが含まれる。糸球体濾過率（glomerular filtration rate：GFR）やクレアチニンクリアランスの推定には計算式を使った方法がある（表 7.9.4）。もし二次性高血圧が疑われる場合には，特別の血液検査が必要となる。

❷ 心電図で，陳旧性の心筋障害，リズム異常，左室肥大に合致する変化などを評価することができる。

❸ 画像診断も有用なことがある。胸部 X 線撮影は心肥大の患者の評価に有用であるが，その効果は限定的で，心エコー検査で心機能や左室肥大に関するより詳

### 表 7.9.3　血圧測定の準備

- 理想的には血圧測定の 30 分前には，喫煙やカフェイン入りの飲み物を摂取せず，また少なくとも測定前の 5 分間は安静を保つことが重要である。
- 診察室は静かで，暖かく，快適な環境であることを確認する。
- 測定する腕は，衣類を身につけておらず，人工透析のシャント，上腕動脈の以前のカットダウンの瘢痕，リンパ浮腫がないことを確認する（腋窩リンパ節廓清術や放射線療法のあとがないか確認する）。
- 上腕動脈を触診し，良好に拍動が触れるか確認する。
- 肘窩が心臓の高さ ── 第 4 肋間の胸骨縁付近 ── に来るように上腕動脈の位置を決める。
- 患者が座位の場合には，患者の腰より少し高い位置でテーブルの上に腕をおき，もし患者が立位の場合には胸部の中央で腕を保持する。

Bickley LS, Szilagyi PG. Beginning the physical examination: general survey and vital signs. In: *Guide to physical examination and history taking*. 8th ed. Philadelphia, PA: Lippincott Williams & Wilkins. 2003: 75-78

> **表 7.9.4　血清クレアチニン値(Pcr)から糸球体濾過率(GFR)を推定する計算式**
>
> 1　腎疾患における食事療法と降圧療法の臨床研究(Modification of Diet in Renal Disease Study)における推定計算式[a]
>
> 推定 GFR(mL/min/1.73 m$^2$) = 1.86 × (血清クレアチニン)$^{-1.154}$ × (年齢)$^{-0.203}$
> 女性は 0.742 倍
> アフリカ系米国人は 1.21 倍
>
> 2　Cockroft-Gault の計算式
>
> 推定クレアチニン・クリアランス(mL/min)
>
> $$= \frac{(140-年齢) \times 体重(kg)}{72 \times (血清クレアチニン値)(mg/dL)}$$
>
> 女性は 0.85 倍

GFR(glomerular filtration rate)：糸球体濾過率
[a] Kasper DL, Braunwald E, Fauci AS, et al. *Harrison's principles of internal medicine*, 16th ed. Part 8; Chapter 230. McGraw-Hill Companies, 2005.

細な情報が得られる。

**D. 遺伝**　現時点にいたるまで，一般人を対象とした研究で，単一またはいくつかの複合した遺伝子異常により高血圧が発生する，という確証は得られていない。

## 診　断

### A. 鑑別診断
❶ 本態性高血圧症
❷ 二次性高血圧
  **a. 腎血管性高血圧**
    i. 腎動脈の本幹および/または大きな分枝での狭窄が，高血圧患者の 2〜5% に認められる。
    ii. 最初の検査には，腎臓内抵抗指標の測定を含む Doppler 超音波検査。
    iii. この診断には，子癇または子癇前症(妊娠高血圧腎症)の患者の一部も含まれる。
  **b. 腎実質性高血圧**　腎実質臓器を傷害する疾患では，腎臓内の小血管に炎症性および線維性変化が生じるために，血流障害とその結果としての高血圧が発生する。
  **c. 原発性アルドステロン症**　副腎の腫瘍または両側過形成を考慮する必要がある。
  **d. Cushing 症候群**
    i. 体幹の肥満，易疲労性，紫色の皮膚線状，無月経，多毛症，浮腫，尿糖，満月様顔貌，および水牛様肩甲部脂肪沈着。
    ii. 30〜40 歳代に最も多い。

iii. デキサメタゾン試験でコルチゾールは抑制されない。
e. 褐色細胞腫
　　i. 若年から中年成人に最も多い。
　　ii. 頭痛，動悸，発汗過多，耐糖能異常，高カルシウム血症，体重減少，不安。
　　iii. 24時間蓄尿でバニリルマンデル酸(VMA)，メタネフリン，遊離カテコールアミンを測定する。
f. 大動脈縮窄症
　　i. 心雑音が，棘突起上や側胸部，ときには背部で聴取される。
　　ii. 大腿動脈の拍動が，減弱，遅延，または欠如する。
　　iii. 胸部X線写真で，縮窄部と肋骨の陥凹による「3の字徴候(the three sign)」が認められる。
g. 副甲状腺機能亢進症
　　i. 高カルシウム血症
　　ii. 腎石灰化や腎臓結石のために腎実質障害が生じる。
h. 経口避妊薬の服用
i. 悪性高血圧[3]
　　i. 拡張期血圧が常に130 mmHg以上。
　　ii. 乳頭浮腫，網膜出血および滲出物。
　　iii. 嘔吐，重度の頭痛，一過性の視野異常や欠損，昏迷，昏睡，乏尿および心機能不全などの出現の可能性がある。
j. 睡眠時無呼吸

**B. 臨床症状**　高血圧が数年間続いても，それを知らないで生活する人が大部分である。ときには高血圧によって鼻出血，血尿，脱力，めまい，動悸，易疲労感，インポテンスなどの軽い症状が出現することもある。二次性高血圧のように，疾患の部分症状として高血圧が生じた場合には，その原疾患によるその他の症状を併発する。

### ●文献

1. American Heart Association Inc. Accessed at www.americanheart.org, on April 11, 2006.
2. Department of Health and Human Service, National Institutes of Health. The Seventh Report of the Joint National Committee on Prevention, Detection, Evaluation, and Treatment of High Blood Pressure. Accessed at www.nhlbi.nih.gov/guidelines/hypertension, on April 11, 2006.
3. Kasper DL, Braunwald E, Fauci AS, et al. *Harrison's principles of internal medicine*, 16th ed. Part 8; Chapter 230. New York, NY: McGraw-Hill, 2005.
4. Bickley LS, Szilagyi PG. Beginning the physical examination: general survey and vital signs. In: *Guide to physical examination and history taking*, 8th ed. Philadelphia, PA: Lippincott Williams & Wilkins, 2003:75–78.
5. U.S. Preventive Services Task Force. Screening for high blood pressure: reaffirmation recommendation statement. *Am Fam Physician* 2009; 79(12) 1087–1088.

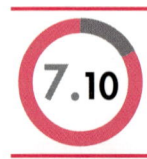

## 7.10 動悸 palpitation

Naureen Rafiq

### 背景

動悸(palpitation)とは，心拍に関する不快で異常な感覚であり，激しく鼓動する(pounding)とか，走り回る・飛び跳ねる(racing)などと表現される。

### 病態生理

**A. 病因** 動悸は，プライマリ・ケア医や循環器内科医が遭遇するよくある患者の訴えである。動悸の原因についてのリストを以下にあげる(表7.10.1参照)。

#### 表7.10.1 動悸の原因

| 心原性 | 薬物 |
|---|---|
| 不整脈 | アルコール |
| 心房細動/心房粗動 | 抗コリン薬 |
| 多源性心房頻拍 | カフェイン |
| 心室期外収縮 | 違法薬物(コカインなど) |
| 洞不全症候群 | ニコチン |
| 洞結節異常 | 交感神経作動薬 |
| 同性頻脈 | 覚醒剤 |
| 上室性頻脈 | |
| 心室頻拍 | **内分泌/代謝** |
| Wolff-Parkinson-White(WPW)症候群 | 甲状腺機能亢進 |
| その他の心原性疾患 | 低血糖 |
| 心臓内シャント | 褐色細胞腫 |
| 心筋症 | |
| ペースメーカ | **精神的** |
| 僧帽弁狭窄症などの心臓弁膜症 | 不安障害 |
| | パニック発作 |
| | 身体化障害 |
| | ストレス |
| | |
| | **その他** |
| | 貧血 |
| | 発熱 |
| | 過激な運動 |

**B. 疫学** 190人の患者について調査した前向き研究によれば，43％の患者の動悸が心臓由来であり，31％は不安やパニック障害，さらに16％は原因不明であった[1]。心臓が電気的に拍動していることを考慮して，動悸の原因疾患を思い出すためによい記憶法は **E-PACED**〔**E**lectrolytes（電解質），**P**sychiatric（精神医学的），**A**nemia（貧血），**C**ardiac（心原性），**E**ndocrine（内分泌），**D**rug（薬物）〕である[2]。

**C. 症状** 症状は単に心拍が気になるというものから，胸部圧迫感（chest tightness），息切れ（shortness of breath），頭部ふらふら感（light-headedness），失神まで幅広く，数秒のものからしばらく続くものまである。

### 評　価

診察中に患者の動悸が起こるのはまれなので，病歴聴取と身体診察が動悸を評価するうえで最も重要な役割を果たすことになる。さらに，身体診察のみで診断の糸口が掴めることはまれなので，包括的で詳細な病歴聴取がいっそう重要となる。

**A. 病歴** 動悸の病歴では，患者の年齢，詳細な症状描写，また動悸が発生した場面での周辺状況，間欠性か，持続時間，誘発および軽快因子などに焦点をあてる。

❶ 動悸が発生する状況を調べると，不安やパニック発作に関連していることもあるが，ストレス発生時にカテコールアミンが多量に分泌されることも考慮するべきである。そのような精神疾患をもつ患者を評価するための検証済みのスクリーニング検査も用意されている[3]。夜間臥床時に発生する動悸は，心房および心室期外収縮の可能性があり，体位変換によって発生する場合には，房室結節性頻拍が示唆されることがある。

❷ 単発の拍動，あるいは脈が跳ぶ異常は，期外収縮や良性の異所性収縮のことが多い。

❸ 運動によって誘発される動悸は，発作性上室頻拍や心室頻拍のことがある。動悸が迷走神経刺激法で消失すれば，発作性上室頻拍である。

❹ 拍動数が多く規則的な動悸は，発作性上室頻拍や心室頻拍であり，拍動数が多く不整な動悸は心房細動，多発性心房頻拍および種々の房室ブロックを伴う心房粗動である。コロコロ変わる（flip-flopping）ような，または急に止まったりはじまったりするような感覚は，上室性または心室期外収縮によって生じている可能性がある。動悸が頸部の拍動として感じられることもある。特に，洞房結節性頻拍は，頸部の急速で規則的な拍動と関連しており，心室期外収縮では，規則性がなく間欠的となる。

❺ 動悸に関連してめまいや失神寸前，もしくは失神発作を合併する場合，医師は患者が致死的な状態に陥るリスクがあることに留意するべきである。これらの症状があれば，心室頻拍を迅速に鑑別するための検査を行うべきである。

❻ 発症年齢が小児期の場合，上室頻拍が疑われる。暑がりなどの甲状腺機能亢進に関する症状についても検討する。違法薬物，カフェイン，ニコチンの習慣的摂取も，貧血や代謝障害と同様，動悸に関連する可能性がある重要な事項である。

**B. 身体診察** 身体診察の所見でも，心雑音で心臓弁膜症や心筋症が示唆された

り，収縮中期クリックで僧帽弁逸脱が示唆されるなど，診断の手がかりが得られることがある．動悸を伴う心房細動の患者では，階段を少し下りただけで心拍のコントロールが不十分となり動悸が持続する[1]．その場合には，うっ血性心不全の有無を検討する必要がある．

## C. 検査

❶ **12誘導心電図** PR間隔の短縮やδ波(心室早期収縮)，左室肥大や陳旧性心筋梗塞を示唆するQ波，期外収縮，QT延長，心ブロックおよびその他の心機能異常について検討する．

❷ **血液検査** 通常採血の有用性は貧血，甲状腺機能，電解質異常(カリウムやマグネシウム)の有無を検討する場合のみに限定される．携帯型心電図のほうが精密検査としてはより有用である．

❸ **Holter心電図** 日常的に症状がある場合に実施する．

❹ **持続型(埋め込み型)ループイベントレコーダー** 診断においてより重要な情報を提供する[4,5]．

❺ **心エコー** 弁膜症性疾患など，心臓の構造的異常を検出することができる．

### 診断

動悸の原因は多岐にわたる(表7.10.1)．多くの症例で，原因は良性である．めまいや失神などの症状と関連しているときは，生命を脅かすような原因が示唆される．病歴が診断のために最も有効なツールであり，包括的で詳細に事実をたどる質問をするように心がける．身体診察がさらなる診断の糸口や可能性を支持する情報を提供することもある．検査には12誘導心電図やいくつかの血液検査などがある．

### ◉文献

1. Abbott AV. Diagnostic approach to palpitations. *Am Fam Physician* 2005;71:743–750.
2. Weber BE, Kapoor WN. Evaluation and outcomes of patients with palpitations. *Am J Med* 1996;100:138–148.
3. Taylor RB, ed. *The 10-minute diagnosis manual*, 1st ed. Philadelphia, PA: JB Lippincott, 1994.
4. Zimetbaum P, Josephson ME. Evaluation of patients with palpitations. *N Engl J Med* 1998;338:1369–1373.
5. Zimetbaum P, Josephson ME. The evolving role of ambulatory monitoring in general clinical practice. *Ann Intern Med* 1999;130:848–856.

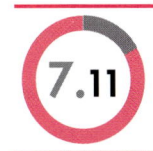

# 7.11 心膜摩擦音　pericardial friction rub

*Stephen L. George*

## 背景

心膜は，壁側心膜と呼ばれる外側の膜と臓側心膜と呼ばれる内側の膜が心臓と大血管の経路を包みこむ袋のような構造物である．2つの膜の間は，約5〜50 mLの血漿濾過液で満たされており，横隔神経の支配を受けている．これらの液体は胸管を通して右側胸腔へ排出される．摩擦音は心膜炎の85％で存在し，心膜炎を診断するための基本的な徴候である．患者は，典型的には急性の胸痛と特徴的な連続性の心電図変化を呈する[1〜4]．

## 病態生理

**A． 急性心膜炎の病因**　急性心膜炎（acute pericarditis）は通常は良性で，自然治癒が見込め，容易に治療可能な疾患である．2つの膜の間の炎症により，漿液性，線維性，膿性の反応が起きうる．心膜液は必ずしも存在するわけではない．特発性のものとウイルス性（コクサッキーウイルス，エコーウイルス，Epstein-Barrウイルス，インフルエンザウイルス，HIV，肝炎ウイルス，水痘，麻疹，ムンプス）のものを合わせると，症例の80〜90％を占める．悪性腫瘍は3番目に多い原因で5％である．特定の原因は症例の7％でしかつき止められない．その他の原因としては以下のものがある：細菌性（結核，ブドウ球菌，*Haemophilus*属，肺炎球菌，*Salmonella*，髄膜炎菌，梅毒），真菌（*Histoplasma*症，*Blastomyces*症，*Coccidioides*症，*Aspergillus*症），寄生虫（包虫症，アメーバ症，*Rickettsia*症，*Toxoplasma*症），関節リウマチ，全身性エリテマトーデス（SLE），痛風，強皮症（85％にのぼる），リウマチ熱，サルコイドーシス，その他の炎症性疾患（Sjögren症候群，混合性結合組織病，Reiter症候群，Whipple病，家族性地中海熱，その他の血清病），尿毒症，人工透析，甲状腺機能低下症，コレステロール性心外膜炎，心筋梗塞後1〜4日後，心膜切開術後1〜3日後，転移性（乳腺，肺，リンパ腫，悪性黒色腫，白血病），放射線治療，薬物（ペニシリン系薬，クロモリンナトリウム，ドキソルビシン，シクロホスファミド，プロカインアミド，フェニトイン，minoxidil），大動脈解離，心外傷，心臓カテーテル・ペースメーカ留置後，出血．心筋梗塞に関連した心外膜炎は再灌流療法の進歩に伴い有意に減少してきている．Dressler症候群は急性心筋梗塞後数週間から数カ月後にかけて発生する[1〜7]．

**B． 急性心膜炎の疫学**　入院患者の約0.1％，また救急部門における非心臓性の胸痛の5％を占める[1,2,4]．また20〜50歳の成人男性に多い．最大15％の患者で数カ月以内に症状の再発があり，最終的には25％の患者が再発を経験する[2,5〜7]．

### 評　価

**A. 病歴**

❶ 多くの患者は，急性で鋭い，胸骨上もしくは左前胸部の痛みを起こすが，鈍痛，うずくような痛み，灼熱感，圧迫感のような痛みの場合もある。痛みの特徴としては，僧帽筋縁に放散し，吸気，臥床，嚥下，体動により増悪するが，座位や前傾姿勢により軽快する。頸部，顎，腕にも放散することがあり，通常はニトログリセリンでは軽快しない[1,3,4,6,7]。

❷ しばしば発熱，不安，筋肉痛といった前駆症状を伴う。合併症として，呼吸困難(特に心タンポナーデのある場合)，体重減少(悪性腫瘍)，湿性咳嗽(肺炎や化膿性心膜炎)，喀血(結核)などがある。非特異的な症状としては，吃逆，咳，嗄声(横隔神経)，動悸，悪心・嘔吐がある[1,4,6]。

❸ 既往歴，手術歴が原因疾患の推定に役立つことがある。例えば，直近の心膜切開術，腎不全，リウマチ性疾患，外傷，悪性腫瘍，薬物の使用などである[1〜7]。

**B. 身体診察**　心膜摩擦音は，革がきしむような，もしくは引っかくような音であり，前傾姿勢・呼気終末に胸骨左縁に沿った領域で聴診器の膜部を用いると最も聴診しやすい。通常は三層構造の音(心房収縮摩擦音，心室収縮摩擦音，早期心室拡張摩擦音)であるが，2相性または1相性の音として聴こえることもある。心膜摩擦音は，間欠的であることがあり，連続して診察を行わないと見逃されることもある。Beckの三徴(心音の不明瞭化，頸静脈怒張，低血圧)奇脈，Kussmaul徴候は心タンポナーデを示唆する。急速な心膜液貯留がある場合，タンポナーデは最低200 mLの液体貯留で起こりうる[1〜5]。

**C. 検査**

❶ **臨床検査**　臨床状況によって検査項目の詳細が決定される。最小限の精査として，全血球計算，白血球分類，C反応性蛋白(CRP)，BUN，クレアチニン，心原性酵素は含まれるべきである。心外膜炎の35〜55%で心原性酵素の上昇がみられる。リウマトイド因子や抗核抗体のような非特異的なリウマチ系の検査も望ましい。結核については，ツベルクリン検査と心膜液のアデノシンデアミナーゼ測定が望ましい。甲状腺機能，レンサ球菌抗原試験，心膜液の性状，抗体力価，そして心膜生検も検討される[1,2,5,6]。

❷ **心電図**　心電図は，急性心膜炎の診断とマネジメントに非常に有効である。まず最初に，心電図変化として上に向かって凹型のST上昇とPR低下が胸部・四肢誘導に出現し，$V_1$誘導と$_aV_R$誘導で対側性変化(reciprocal change)を伴う。T波はしだいに平坦化し，その後陰性化する。3週間前から持続性のT波逆転があれば，慢性的な液体貯留があり，さらなる精査の必要性が示唆される。急性心筋梗塞とは異なり，Q波や対側性変化は存在しない。液体貯留やタンポナーデでは電気的な交互性変化(electrical alternan)が起こりうる。頻脈を伴う電気的交互脈は比較的タンポナーデに特異的である[1,2,4,6,8]。

❸ **画像検査**　診断，治療，さらに心膜穿刺術のガイドのために，心エコー検査は必ず行われるべきである。胸部X線写真でフラスコ型の心拡大を呈するには，最低200 mLの液体貯留が必要となる[1,2,4,5]。

### 診 断

心膜摩擦音の鑑別診断は，胸痛の鑑別と同じくらい多岐にわたるが，その臨床状況がガイドとなる．考慮すべき疾患には，急性冠症候群，大動脈解離，食道破裂，肺塞栓，肺梗塞，気胸，食道炎，食道攣縮，急性胃炎，肺炎，胆嚢炎，肋軟骨炎などがある[1,2,6,7]．

### ●文献

1. Khandaker MH, Espinosa RE, Nishimura RA, et al. Pericardial disease: diagnosis and management. *Mayo Clin Proc* 2010;85(6):572–593.
2. Tingle LE, Moina D, Calvert CW. Acute pericarditis. *Am Fam Physician* 2007;76:1509–1514.
3. Leal ME. Pericarditis and pericardial effusions. In: Bope ET, Kellerman RD. *Bope and Kellerman: Conn's current therapy 2012*, 1st ed. St. Louis: W.B. Saunders, 2012:458–460.
4. Stehlik J, Benjamin IJ. Pericardial and myocardial disease. In: Andreoli TE, Ivor BJ, Griggs RC, Wing EJ. *Andreoli and Carpenter's Cecil essentials of medicine*, 8th ed. Philadelphia, PA: Saunders Elsevier, 2010:145–148.
5. Delgado GA, Ferri FF, Forunato DJ. *Ferri's clinical advisor 2012*, 1st ed. Philadelphia, PA: Mosby, 2012:768–769.
6. Wu K. Pericarditis. 2011. Accessed at https://www.online.epocrates.com/noFrame/Showpage.do?method=disease&MonographId=243 on May 19, 2012.
7. Massimo I, LeWinter MM. Clinical presentation and diagnostic evaluation of acute pericarditis. 2011. Accessed at http://www.uptodate.com/contents/clinical-presentation-and-diagnostic-evaluation-of-acutepericarditis?source=searchresult&search=pericarditis&selectedTitle=1%7E150 on May 19, 2012.
8. Goldberger A. *Goldberger: clinical electrocardiography: a simplified approach*, 7th ed. Philadelphia, PA: Mosby Elsevier, 2006:139–140.

## 7.12 Raynaud病　Raynaud's disease

*Sandra B. Baumberger*

### 背 景

**A. 定義**　Raynaud病は，種々の持続時間で生じる指先の一時的な虚血であり，末梢血管の攣縮がその原因である．これは1862年にはじめてこの異常を記載したMaurice Raynaudにちなんで名づけられた．この病気はおもに手指やつま先に起こるが，その他，舌，鼻，耳，乳頭などに生じることもある[1]．基礎疾患のないRaynaud病は，原発性Raynaud病（primary Raynaud's disease：PRD）として知られている．このタイプのRaynaud病は，比較的軽度で一過性である．通常，二次性Raynaud病（secondary Raynaud's disease：SRD）もしくはRaynaud現象（Raynaud's phenomenon）は，基礎疾患と関連している[2]．

## 病態生理

**A. 病因** 感情的ストレスや寒冷が最も大きな誘因と考えられる。その持続時間は数分間から数時間に及ぶ。古典的には，発作で3つの色調変化が生じる。最初のステージでは，皮膚が蒼白となり，ときに冷感，無感覚および/またはしびれ感を伴う。第2ステージになると，チアノーゼが出現し，第1ステージに関連した症状も起こりうる。最終的に第3ステージでは，紅潮し，ときに拍動性の疼痛を生じる[3]。原発性Raynaud病は，発作後の2年間にほかの自己免疫機序の症状がなければ，自己免疫疾患へ進行する危険性は低い。しかし，逆にRaynaud病が強皮症の前駆症状である可能性もある。原発性・二次性のRaynaud病患者では，手指への血流異常と寒冷刺激からの回復異常が証明されている。強皮症患者では，血管内皮の増殖によって血管内腔はすでに狭められている。このため寒冷刺激による虚血がよりいっそう増悪する[3]。

**B. 疫学** Raynaud病の有病率は，女性で3〜20%，男性で3〜14%と幅がある。米国での原発性Raynaud病の有病率は約5%程度であるが，フランスでは最大17%にのぼる[4]。原発性Raynaud病は，通常20〜30歳代に発症する。二次性Raynaud病は，基礎疾患および/または自己免疫疾患の症状とともに発症する。Raynaud病は，寒冷地でより多く認められ，継続的に機械的振動に曝露されるような職業に併発しやすい[5]。二次性Raynaud病に関係するその他の原因としては，全身性エリテマトーデス(SLE)，関節リウマチ，皮膚筋炎，多発筋炎，過粘稠度症候群，抗癌薬投与，β遮断薬などがある。血管性頭痛や異型狭心症，原発性肺高血圧症のような血管攣縮性疾患も二次性Raynaud病と関係している可能性がある[6]。

## 評価

**A. 病歴と身体診察** 患者に病歴を聞く場合，いつ症状が発生するかが重要である。Raynaud病患者は，相対的に気温が暖かいところから冷たいところへ移動したときに症状が出現すると訴える。情動的ストレスは，交感神経系を刺激し，症状を引き起こすとされている。薬物使用歴と喫煙歴もまた，病歴の中で確認する必要がある[4]。また，ハンマー手症候群(hand-arm vibration syndrome)と呼ばれるRaynaud病の亜型の症状がある場合には，振動を生み出す機械や道具，指に負担をかける反復性の運動について質問することも診断の手掛かりになる[1]。身体診察では，手指の包括的な診察に焦点を絞る。手指の指針では，手指硬化症や潰瘍の有無を注意深く観察し，爪床の毛細血管網の著明な拡大やその消失の有無について検討する。これらの所見は強皮症を示唆する[4]。さらに，Malar紅斑，持続性のチアノーゼ，および/または手指の壊死組織なども観察する。

**B. 遺伝** 原発性Raynaud病および二次性Raynaud病の正確な病態生理はいまだに不明瞭であるが，遺伝的影響を強く受けると考えられている。家系についての分析や双生児研究により，遺伝的な素因の働きが確認されている。家系分析では，いくつかの家系で常染色体優性遺伝の可能性が示唆されている。ここにいたっても，遺伝子変異を起こすと思われる遺伝子候補ははっきりしていない[7]。

## 診断

**A. 鑑別診断** 原発性 Raynaud 病は，症状が比較的軽く，基礎疾患がない若い女性で診断されることが最も多い。二次性 Raynaud 病は，強皮症や SLE などの自己免疫疾患の患者で考慮すべきである。その他の鑑別には，喫煙男性の閉塞性血栓性動脈炎，胸郭出口症候群，手の過度の使用による手根管症候群，末端チアノーゼ症，B 型または C 型肝炎に合併するクリオグロブリン血症があげられる。二次性 Raynaud 病を引き起こしうる薬物には，β遮断薬，経口避妊薬，抗癌薬，麦角アルカロイド，シクロスポリン，αインターフェロンなどが考えられるが，これ以外でも起こりうる[8]。

**B. 臨床症状** 寒冷曝露時の手指の色調変化は古典的な徴候であるが，すべての患者で 3 種類の色調変化を生じるわけではない。チアノーゼのあとに蒼白となる変化が最も頻度が高いとする論文があり，またチアノーゼの出現する患者では病気の重症度が高いとする報告もある[1]。Raynaud 病の診断をしようとするとき，心にとどめておくべき最も重要なことは，二次性 Raynaud 病の患者では，Raynaud 病の症状に加えて，ほとんど常にその他の結合組織の関連症状を有するということである。

### ●文献

1. Block, JA. Raynaud's phenomenon. *Lancet* 2001;357:2042–2048.
2. National Heart Lung and Blood Institute. Accessed at www.nhlbi.nih.gov/health/health-topics/topics/raynaud/ on February 23, 2012.
3. National Institute of Arthritis and Musculoskeletal and Skin Diseases. Accessed at www.niams.nih.gov on April 1, 2012.
4. *Clinical manifestations and diagnosis of the Raynaud phenomenon.* Accessed at www.uptodate.com on April 9, 2012.
5. Canada's National Occupational Health and Safety Resource. Accessed at www.ccohs.ca/oshanswers/diseases/raynaud/html on April 11, 2006.
6. *Raynaud's phenomenon,* 2004. Accessed at www.firstconsult.com.
7. Pistorius MA, Planchon B, Schott JJ, Lemarec H. Hereditary and genetic aspects of Raynaud's disease. *J Mal Vasc* 2006;31(1):10–15.
8. *Raynaud's phenomenon,* 2004. Accessed at www.imedicine.com.

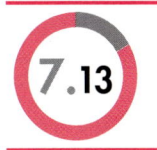

# 7.13 頻脈 tachycardia

*Hannah M. Heckart*

## 背景

頻脈は，心拍が 100 回/min 以上の状態が 3 拍以上続く状態と定義される。これは上室性と心室性の 2 つに大きく分類され，前者はさらに広い QRS 波形と狭い QRS 波形の頻脈に分けられる[1]。

### 病態生理

頻脈の患者を評価する場合には，まず頻脈の発生機序を明らかにし，ついで個々の不整脈を同定する必要がある．頻脈の症状には，胸部不快感，呼吸困難，疲労感，ふらつき，失神前状態，失神，動悸などがある．確認しておくべき既往歴としては，心筋梗塞，心室肥大，心不全，心臓弁膜症，先天性疾患がある．カフェイン・アルコールの摂取歴，ストレス，甲状腺機能亢進も頻脈を引き起こしうる[1]．

### 評価

**A. 病歴** 患者の血行動態が安定しているか，また患者に症状があるのか(苦痛がある，もしくは意識障害がある状態)，無症状なのか(意識があり苦痛がない状態)について判断する．

**B. 身体診察** 心臓の聴診を行い，心雑音，心膜摩擦音，およびギャロップを聴き分ける．頸静脈怒張，下肢浮腫があれば，心不全が示唆されるので確認する．肺野で断続性ラ音(crackles)を聴診する．甲状腺腫大がないかも確認する．

**C. 検査**

❶ **心電図** 12誘導心電図を記録し，脈拍，リズム，QRS間隔を単極誘導(おもにⅡ誘導)で確認する．

❷ **血液検査** 低マグネシウム血症，低カリウム血症，貧血，甲状腺機能亢進，低酸素血症，違法薬物，脳性(B型)ナトリウム利尿ペプチド，ジギタリス中毒を検討する．

### 診断

**A. 狭いQRS波の頻脈(QRS＜120ミリ秒)**

❶ **洞性頻脈** 成人での洞性頻脈の原因は多岐にわたる．病的なもの(貧血，甲状腺中毒，低酸素，血圧低下，脱水)も生理的なもの(貧血，発熱)もある．心電図では，正常なP波とQRS構造を認める．治療は原因疾患の治療に準ずる．

❷ **心房細動** 心房細動は絶対的不整(irregularly irregular)のリズムであり，心室レートはさまざまで，心電図上P波を認識できない．心房から心室への変行伝導や先行する脚ブロックが存在する場合，心房細動と心房粗動との鑑別が困難になる．

❸ **心房粗動** 心房粗動では，心電図モニターで180〜350回/minの頻度で典型的なP波である「のこぎり波」がみられる．心室はそれより遅い収縮頻度であるが，2：1もしくは4：1の伝導ブロックのため，150〜75回/minの心拍数を示す．心房粗動は心房性の血栓塞栓症のリスクと関係する．

❹ **発作性上室頻拍** 発作性上室頻拍の最もよくある原因は，心房からの刺激が房室結節内でリエントリーを起こすことである．心電図の変化では，規則的なQRS波形が140〜250回/minで突然発生する．心室の脱分極と同時に起こる心房の脱分極が逆行伝導するため，P波ははっきりしないことがある．Wolff-Parkinson-White症候群では側副伝導路を刺激が順行性に伝導するときに発生する

が，δ波(QRS 波に先行する上向きの傾き)を形成し PR 間隔は短縮する。
- ❺ **多源性心房頻拍(multifocal atrial tachycardia：MAT)**　多源性心房頻拍は心不全や慢性閉塞性肺疾患(COPD)の症例でみられる不整脈である。3つの異なる形のP波がそれぞれ無秩序に存在する。

## B. 広い QRS 波の頻拍(QRS＞120 ミリ秒)
- ❶ **心室頻拍(ventricular tachycardia：VT)**　変行伝導を伴う上室頻拍と心室頻拍を鑑別することは非常に難しい。広い QRS 波の頻拍の存在が疑われるときは，患者には心室頻拍があるものとして治療すべきである。以下に述べる手がかりが上室性と心室性の鑑別に役立つ[3]。
  - a. RS 波をどの胸部誘導でも識別できない場合は，心室頻拍である。
  - b. RS 波が認められる場合，RS 間隔(R 波の立ちあがりから S 波の下降した部位)が 100 ミリ秒以上の場合，心室頻拍を強く疑う。
  - c. RS 間隔が 100 ミリ秒未満の場合，頻脈の起源は上室性でも心室性でも可能性があり，房室解離について評価する必要がある。房室解離があれば，心室頻拍である。
  - d. RS 間隔が 100 ミリ秒未満で明らかな房室解離がない場合，前胸部の QRS 構造が一致していないかどうか($V_1$～$V_6$で同様の陰性所見)を探す。これがあれば心室頻拍が示唆される。
- ❷ **トルサードドポアンツ(torsade de pointes)**　さまざまな振幅の QRS 構造をもつ多形の心室頻拍の形をとる。特に QT 間隔が延長した患者で認められる。低カリウムや低マグネシウムの患者でも存在しうる。エリスロマイシン，フェノチアジン，ハロペリドール，メサドンのような薬物もトルサードドポアンツの原因となりうる。
- ❸ **心室細動**　心室細動は生命にかかわる不整脈であり，異常な心室の脱分極により統一された心筋の収縮が妨げられて発生する。心電図では，心室細動は，明確な QRS 波形のない混沌とした不整な形を示すのが特徴である。

### ●文献
1. Lilly, L. *Pathophysiology of heart disease*, 4th ed. Baltimore, MD: Lippincott Williams & Wilkins, 2007.
2. Colucci R, Silver M, Shubrook J. Common types of supraventricular tachycardia: diagnosis and management. *Am Fam Physician* 2010;82(8):942–952.
3. Eckardt L, Breithardt G, Kirchhof P. Approach to wide complex tachycardias in patients without structural heart disease. *Heart* 2006;92(5):704–711.

# ⑧

# 呼吸器系のプロブレム

**Respiratory Problems**

*Christopher Bunt*

## 8.1 咳 cough

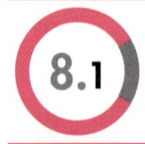

Kenji L. Takano

### 背景

咳（cough）は，米国で最もよくみられる外来受診理由である[1]。急性発症は，年間 2 億例以上を数え，慢性の咳は，かなりの病状を呈して QOL を低下させる[2]。

### 病態生理

咳は，上気道をクリアする反射で，迷走神経の求心性知覚線維が刺激されることで引き起こされる。この内臓反射は，高次の大脳皮質中枢でも制御される。

### 評価

**A. 病歴** 詳細な病歴聴取は，原因究明のために重要である。
❶ **咳の特徴** 咳の原因究明にあたっては，以下の違いを考慮する。
  a. 咳の持続期間。
     ⅰ. 急性の咳は 3 週間以内。
     ⅱ. 亜急性の咳は 3 週間から 8 週間以内。
     ⅲ. 慢性の咳は 8 週間以上。
  b. 小児か，成人か。
❷ **咳の特徴** 急性，亜急性，慢性の咳には，それぞれに特徴的な原因と臨床症状がある。小児の慢性の咳には，特別な考慮が必要である。
  a. 急性の咳の原因は，一過性のウイルス感染が最も多いが，深刻で致死的な病気の最初の徴候のこともある[3]。肺炎，重度の喘息，慢性閉塞性肺疾患（chronic obstructive pulmonary disease：COPD），うっ血性心不全，肺塞栓症の鑑別には，焦点を絞った病歴聴取が必要である。ひどい胸膜痛や喀血では，肺塞栓症や体位性の呼吸困難を疑い，両側下肢の浮腫では，うっ血性心不全を疑う。喫煙歴は確認すべきである。慢性気管支炎や気管支癌の原因ともなりうるので，禁煙を指導する。患者が結核に曝露された可能性があれば，旅行歴も確認する。予防接種歴も確認する。既往歴，有害物質との環境や職場での曝露を確認する。致死的な疾患でなければ，最もよくみられる原因は，ウイルスによる上下気道感染か，喘息や COPD の軽度増悪，気管支炎，環境曝露である。
  b. 亜急性の咳では，感染後か非感染性の病態を疑う[3]。感染後の症状が持続しているなら，肺炎に進展したか気管支炎になったことを示唆する。吸気時のゼーゼー音や発作性の咳，咳の後に嘔吐があれば，百日咳を疑う。喘息などの症状が治療されなければ，亜急性の咳になりうる。胃食道逆流症（gastro-esophageal reflux disease：GERD）のような他の病因でも起こり，胃酸の逆

流や胸焼けといった胃腸症状から推測される。上気道咳症候群(upper airway cough syndrome：UACS)[†]は，もう1つの原因で，後鼻漏や副鼻腔の症状など，上気道の臨床症状から診断できる。

c. 慢性の咳には，鑑別疾患が多く，アンジオテンシン変換酵素(ACE)阻害薬などの薬物や喫煙など環境の影響，持続している喘息などを考慮する[4]。GERDも慢性の咳の原因となることがあり，胃腸症状がなくてもその可能性がある。通常，このカテゴリーの患者は，すでに咳で受診しており，以前の治療内容や治療への反応を確認することが診断の手助けとなる。慢性の咳は，亜急性の咳と同様の病因が多く，複数の病因によって引き起こされることが多い。特に喫煙歴，体重減少，喀血からは，癌を常に疑う。胸部X線撮影は，慢性の咳の評価に用いられ，感染症や腫瘍，サルコイドーシスを除外できる。

d. 小児の咳の評価では，いくつか重要な違いがある[5,6]。例えば，異物誤嚥を疑えば，早急に胸部X線撮影を行う。適切な年齢であれば，肺活量測定も早期に行う。嚢胞性線維症，気管食道瘻，先天性心疾患のある小児では，最初に咳を呈することがあり，これらが疑われた場合は，さらに詳しい病歴をとる必要がある。小児は，受動喫煙などの環境刺激に敏感であったりする。抗菌薬などの薬の種類と用量は成人と異なるため，小児科のガイドラインに従う。幼児に対しては，市販の鎮咳薬(OTC医薬品)を使わないように，親に勧めるべきである[7]。

[†]訳注：上気道咳症候群とは，従来の後鼻漏を含め，上気道の咳受容体への刺激が原因で咳が続く病態を指す。

## B. 身体診察

❶ **焦点を絞った身体診察** 身体診療には，体温，脈拍数，呼吸数，酸素飽和度，血圧などのバイタルサインを含む。上半身を脱衣させたうえで，心臓と肺の診察を行う。耳，鼻，副鼻腔，咽頭の診察は，咳の鑑別に必要不可欠である。

❷ **追加的身体診察** 病歴に基づいて，心臓の評価は，頸静脈怒張や肝腫大といったうっ血性心不全の徴候に焦点をあてて行う。リンパ節腫脹は，悪液質の原因・証拠として腫瘍を示唆し，消耗は慢性疾患や癌，ヒト免疫不全ウイルス(HIV)を示唆する。ばち指，樽状胸郭，末梢のチアノーゼは，病歴で特定できなくてもCOPDを示唆する。

## C. 検査

❶ **臨床検査** 急性の致死的でない咳の大部分は臨床検査を必要としない。肺炎の場合，全血球計算と血液培養を行うのは妥当である。外来診療の場では，Gram染色や喀痰培養はおそらく治療戦略を変えないし，実用的でない。病歴で結核が疑われる場合，ツベルクリン反応検査が有用である。さらなる臨床検査で，百日咳や嚢胞性線維症のスクリーニング検査などの，特異的診断が可能である。

❷ **X線検査** 肺炎のような下気道の疾患を疑えば，胸部X線撮影を考慮する。発熱や頻呼吸，喀痰など，異常な身体所見があれば，X線撮影は支持される。小児では，咳の原因として異物がみつかることがある。通常，妊娠のような特定

の禁忌がなければ，慢性の咳がある患者には，胸部 X 線撮影を行う。肺塞栓症が疑われれば，肺塞栓症を評価するための適切な検査を行う。亜急性または慢性の咳で副鼻腔炎を疑えば，副鼻腔の CT 検査を行う。

❸ **呼吸機能検査** 成人では，気管支拡張薬を用いたピークフローの測定で，気管支喘息を診断できる。小児や成人の治療に反応しない慢性の咳では，肺活量を測定する[5]。6 歳以上であれば，肺活量の測定は可能である[6]。

❹ **侵襲的検査** 気管支鏡検査は異物や腫瘍などの異常画像のフォローアップに有用である。慢性の GERD 患者で非酸性の GERD が原因として疑われる場合には，食道内 pH モニタリングや食道造影の役割がある[8]。

## 診 断

**A. 鑑別診断** 一般に急性の咳は，感染症，特にウイルスによることが多い。このことを前提とすれば，細菌が原因でない限り，抗菌薬は無効である。急性の咳を評価する場合，うっ血性心不全の増悪，肺炎，肺塞栓症など，致死的な疾患を常に考慮する。亜急性の咳は，感染後の回復時期であったり，喘息や GERD，COPD による慢性の咳が持続していることもある。慢性の咳には，多くの鑑別診断があり，感染症および ACE 阻害薬や上気道咳症候群のような非感染性の病態を含む。非喫煙者で，免疫機能が正常で，胸部 X 線写真も正常な成人が慢性の咳をしていれば，上気道咳症候群を疑う。しばしば，いくつか特定の疾患が慢性の咳を引き起こす。環境物質も咳を引き起こすので，対策を立てて曝露を減らさなければ，症状は持続する。

**B. 特に注意すべきこと** 原因がみつからなかったり，治療効果が得られなければ，より広く精査を行い，専門医にコンサルトする。一般に，乳幼児や高齢者，免疫不全患者では，臨床症状の改善を確認するため，厳重にフォローする。

**免責事項**
本項に含まれる意見や主張は著者の個人的な見解であり，米国空軍医療部門，米国空軍，国防総省全体の公式見解やそれを反映した意見と解釈されてはならない。

## ●文献

1. Chun-Ju H, Cherry DK, Beatty PC, et al. National Ambulatory Medical Care Survey: 2007 Summary. *US Department of Health and Human Services, CDC* November 2010: 27.
2. French CL, Irwin RS, Curley FJ, Krikorian CJ. Impact of chronic cough on quality of life. *Arch Intern Med* 1998;158(15):1657–1661.
3. Irwin RS, Baumann MH, Boser DC, et al.; American College of Chest Physicians. Diagnosis and management of cough executive summary: ACCP evidence-based clinical practice guidelines. *Chest* 2006;129(1 suppl):1S–23S.
4. Benich JJ, Carek PJ. Evaluation of the patient with chronic cough. *Am Fam Physician* 2011;84(8):887–892.
5. Asilsoy S, Bayram E, Agin H, et al. Evaluation of chronic cough in children. *Chest* 2008;134(6):1122–1128.
6. Custer JW, Rau RE, eds. *The Harriett Lane Handbook*, 18th ed. Philadelphia, PA: Elsevier Mosby, 2009.
7. AAP Practice Guideline: Withdrawal of Cold Medicines, Addressing Parent Concerns 2008. Accessed at http://practice.aap.org/content.aspx?aid =2254 on Feb 20, 2012.
8. Irwin RS. Chronic cough due to gastroesophageal reflux disease: ACCP evidence-based clinical practice guidelines. *Chest* 2006; 129(suppl):805–945.

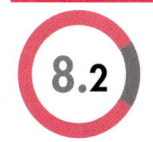

# 8.2 チアノーゼ cyanosis

*Michael J. Gravett*

## 背景

チアノーゼ(cyanosis)は，皮膚や粘膜が青藍色になった状態であり，血中の還元(脱酸素化)ヘモグロビン量やヘモグロビン誘導体が増加しているために起こる。

## 病態生理

通常，血中の還元ヘモグロビンが 4 g/dL 以上になるとチアノーゼが出現する[1]。これは 6 g/dL のヘモグロビン濃度の患者では動脈酸素飽和度が 60%，20 g/dL のヘモグロビン濃度の患者では動脈酸素飽和度が 88% に相当する[2]。皮膚の色素沈着や厚さはチアノーゼの見え方に影響する。肌の黒い人は，かなり低酸素にならないと皮膚の変化がみられない[1]。チアノーゼは，基礎疾患によって中枢型と末梢型に分類される。

**A.** 中枢型チアノーゼは，解剖学的シャントや特定の条件下での異常ヘモグロビンによる酸素飽和度の低下で起きる[3]。中枢型チアノーゼは，皮膚と粘膜の変色が特徴である。通常，以下のいずれかの原因で起こる。

❶ 気道閉塞(喉頭蓋炎，急性喉頭気管気管支炎，喘息，慢性気管支炎，肺気腫，異物誤嚥)。

❷ 肺胞-毛細血管ブロック(サルコイドーシス，肺線維症，肺炎，肺水腫，肺胞蛋白症)による酸素吸収の減少，または肺気腫，塵肺，サルコイドーシスによる換気血流比($\dot{V}/\dot{Q}$)の不均衡。

❸ 肺血流の減少(敗血症性ショック，心原性ショック，肺塞栓，肺血管シャント，先天性心疾患)。

❹ 8,000～13,000 フィート(約 2,400～4,000 m)以上の高地での酸素摂取量の減少[1,4]。

❺ 酸素と結合できない異常ヘモグロビン(メトヘモグロビン血症，スルフヘモグロビン血症，その他の異常ヘモグロビン血症)。一酸化炭素中毒では青みがかった色よりも鮮紅色にみえることに注意。真のチアノーゼではないが，同じカテゴリーで考えることが多い。

**B.** 末梢型チアノーゼは血流の低下や，動脈血の異常に高い酸素消費で起こる。心拍出量の低下，寒冷曝露，動脈または静脈の閉塞が原因である。中枢型チアノーゼとは対照的に口腔粘膜はチアノーゼを呈さない[2]。末梢型チアノーゼはおもに以下の原因で起こる。

❶ 急性心筋梗塞やその他のポンプ失調による心拍出量の低下。

❷ 寒冷曝露，塞栓や血栓による動脈の閉塞，静脈のうっ滞や閉塞による局所ないしは区域的現象。

❸ 全身の寒冷曝露(Raynaud 病)。

## 評価

### A. 病歴

❶ チアノーゼの出現はいつからか。チアノーゼは最近の出現か，先天性か。出生時からチアノーゼがあったり，小児期にそん踞（うずくまり）の病歴があれば，先天性心疾患が考えられる。メトヘモグロビン血症による慢性チアノーゼには，先天性と後天性の両方がありうる。その他，慢性チアノーゼの原因として，慢性閉塞性肺疾患(COPD)，肺線維症，肺動静脈瘻がある。急性および亜急性のチアノーゼの原因には，急性心筋梗塞，気胸，肺塞栓症，肺炎，上気道閉塞がある。

❷ 患者に自覚症状はあるか。患者が無症状であれば，メトヘモグロビン血症（先天性か薬物性）かスルフヘモグロビン血症の可能性がある。このような患者では，薬物摂取歴（処方薬および/または違法薬物）や環境因子が重要である。寒冷曝露による間欠的なチアノーゼ，皮膚の色調変化，疼痛は，Raynaud現象を示唆する。特に胸痛や呼吸困難などの症状を訴える患者では，心疾患や呼吸器疾患によるチアノーゼの可能性がより高くなる。

❸ 患者に心疾患や肺疾患の危険因子はないか。喫煙歴，脂質異常症，気管支喘息，薬物乱用（特にメタンフェタミン），高度肥満（睡眠時無呼吸），神経筋疾患，自己免疫疾患はないか。狭心症を示唆する運動誘発性の胸痛や間欠的チアノーゼはないか。胸痛があれば，急性肺塞栓症や気胸の可能性もある。肺炎を示唆する咳や発熱はないか。呼吸器に障害をもたらすような物質に，職業上あるいは環境的に患者が曝露されていないか。

❹ 異常ヘモグロビンや肺疾患の家族歴はないか。患者の血圧は低下していないか。そうであれば，敗血症や心不全など急性呼吸促迫症候群(acute respiratory distress syndrome：ARDS)を起こす病態の可能性がある。

### B. 身体診察

❶ **初期評価** バイタルサイン：頻脈は不整脈やショック状態，脱水症，貧血，発熱の徴候である。呼吸数が増加・減少したり呼吸補助筋を使っているのは，低酸素の徴候である。低血圧は，血管虚脱の徴候である。

❷ **追加的身体診察** ストライダー（喘鳴，8.8参照）は，上気道の閉塞を示唆する。咽頭に閉塞がないか診察する。喉頭蓋炎や気道異物が疑われる場合は，気管挿管の準備をする。頸静脈怒張がないか，頸部を診察する。胸部の聴診では，肺水腫を示唆するラ音（訳注：断続性ラ音 crackles），反応性の気道疾患に合致する笛声音と類鼾音（訳注：連続性ラ音，wheezesとrhonchi），肺炎や気胸を示唆する呼吸音の消失に注意する。心臓の聴診では，心雑音，不整脈，異常心音に注意する。特に四肢に局在するチアノーゼを認める場合は，動脈塞栓や静脈血栓症を鑑別するため，四肢の動脈拍動を触診する。腹部の診察では，腹腔内の突発事態や動脈瘤の所見に注意する。慢性肺疾患を示唆するばち指がないか，爪を診察する。

### C. 検査

❶ パルスオキシメトリで酸素飽和度を推定できるが，それを，直接，測定してい

るわけではない。チアノーゼの評価には，動脈血液ガス分析によって，直接，酸素を測定する必要がある。異常ヘモグロビン血症患者では，$PaO_2$ は正常であってもヘモグロビンの酸素飽和度は低下している。多くの場合，$PaO_2$ の低下は，呼吸器や心臓の疾患によって起こる。

❷ 胸部 X 線撮影は，心臓のサイズや肺実質の評価に有用である。浸潤影は肺炎や ARDS，肺水腫でみられる。気胸の有無を確認する。間質性肺炎の所見にも注意する。胸水は感染症，悪性腫瘍や肺水腫で起こりうる。

❸ 心電図で，急性心筋梗塞や不整脈，心膜の障害を証明できる。肺性 P 波，右室肥大，右軸偏位があれば，慢性肺疾患を考える必要がある。

❹ 心エコー検査は，拡張障害型と収縮障害型の心不全の両方の診断に有用なだけでなく，急性・陳旧性心筋梗塞による壁運動の異常を観察できる。肺高血圧の有無も観察できる。

❺ 胸部 CT は，肺塞栓を診断し，さまざまな心臓や肺の疾患において胸部 X 線よりもより多くの情報を提供してくれる。

❻ 換気血流肺シンチグラフィでも，肺塞栓症の診断は可能である。これは患者が腎臓病やアレルギーで造影 CT が禁忌の場合に有用である。

❼ 肺動脈カテーテル検査と肺動脈圧測定によって，チアノーゼの原因が心臓由来か肺由来か鑑別できる。

❽ 呼吸機能検査も診断の補助として役立つ。

### 診 断

**A．** 焦点を絞った病歴聴取，診察所見，臨床検査によって，患者のチアノーゼの原因は解明できる。また，酸素投与に対する反応からチアノーゼの原因を絞りこむことができる[4]。低酸素血症の原因が肺炎や肺塞栓症，気管支喘息による軽度から中等度の換気血流不均等の場合，酸素投与によって症状は改善する。重度の換気血流不均等の原因が重症の肺水腫や急性呼吸促迫症候群(ARDS)による肺内シャントの場合，酸素投与ではおそらく改善しない。COPD などによる中等度の換気血流不均等の場合，酸素投与には反応するが，二酸化炭素濃度の上昇に注意する。動脈血液ガス分析から，$PaO_2$ と酸素飽和度が直接測定できる。いくつかの型の異常ヘモグロビン血症の患者でも検査することができ，治療方針を決めるのに役立つ。$CO_2$ が上昇している低酸素血症では，COPD や気管支喘息を考え，$CO_2$ が正常か減少している低酸素血症では，肺炎や ARDS，肺水腫，肺塞栓，間質性肺炎を考える[5]。

**B．** チアノーゼの原因がわかれば，その原因に沿って治療する。偽チアノーゼの原因には，銀中毒やビスマス中毒(粘膜の濃い青灰色)，ヘモクロマトーシス(褐色)，多血症(紅色)があげられる。心拍出量の低下による末梢型チアノーゼの場合，循環血液量減少の原因(例：脱水，ショック，心不全)を明らかにする必要がある。

**免責事項**
本項に含まれる意見や主張は著者の個人的な見解であり，米国空軍医療部門，米国空軍，国防総省全体の公式見解やそれを反映した意見と解釈されてはならない。

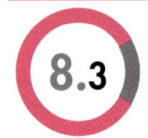

## 8.3 喀血 hemoptysis

*Sean P. Wherry*

### 背景

喀血(hemoptysis)は，肺実質，細気管支，気管を含む下気道からの血液または血痰の喀出である。

### 病態生理

喀血は，しばしば不安を招き，生命にかかわるとの恐れを生む。文献で定義されている1日600 mL以上の喀血の場合，確かに生命にかかわり，肺胞内でのわずか400 mLの血液で酸素化が障害されるといわれている[1]。

### A. 病因と疫学

❶ **感染症** 米国胸部疾患学会(American Thoracic Society)によると，喀血の原因は100以上ある[2]。最もよくみられる原因は，感染症で，プライマリ・ケアの現場では，60～70％を占める[3]。第三世界では，流行にもよるが，結核が世界で最もよくみられる原因である[4]。米国国内では，ウイルス性気管支炎と細菌性肺炎が喀血の主因で，結核よりも多い[3]。肺感染症は表在粘膜の炎症と血管の破綻を引き起こし，血液の色を帯びた痰になると考えられる。

❷ **腫瘍性疾患**は，喀血の19～20％を占める[2]。気管支癌は，その90％を占め，残りは転移性腫瘍(腎臓，結腸，乳房)である[1,3]。喫煙歴のある40歳以上の患者では，腫瘍性疾患を考える。

❸ **肺静脈圧の上昇** 肺動脈圧の上昇は，喀血の原因として知られている。これにはうっ血性心不全，重度の僧帽弁狭窄症，肺高血圧が含まれる[2,3]。

❹ **特発性の喀血**は，除外診断によるが，喀血の7～34％を占める[3]。一般に特発性喀血の患者は，自然によくなり，長く再発しない。しかし，喫煙歴のある40歳以上の患者では肺癌のリスクが高いため，慎重にフォローすべきである[3]。

### 評 価

喀血患者の初期評価法は，出血の程度にかかわらず同じである．しかし，大量の喀血による死亡率は迅速に評価することで低下する[2]．評価の最初は，患者が本当に喀血したのか，吐血や偽喀血(鼻や咽頭からの出血)のように，別の病因による出血かどうかを見分けることである．

**A．病歴** 血痰の性状および湿性の咳，熱型，呼吸困難の悪化など，関連症状に細心の注意を払う．しばしば患者によって誇張されるが，喀痰の量を評価する．泡沫状の鮮紅色やピンク色で凝血塊があれば，喀血の可能性が高い．一方，暗褐色や黒色でコーヒー残渣様であれば，胃が原因の可能性が高い．同様に，悪心・嘔吐の存在，胃や肝疾患の既往，鼻出血の病歴は，喀血の可能性を下げる．喀血が疑われた場合，詳細な病歴聴取とシステムレビューにより原因解明に導かれる．抗凝固薬の使用歴，乳癌・結腸癌・腎臓癌の既往歴，腓腹筋の圧痛や腫脹，胸膜炎性胸痛，心疾患や心不全，起坐呼吸，最近の旅行，血尿，意図しない体重の増加や減少，慢性閉塞性肺疾患(COPD)，喫煙歴などが喀血の診断と治療に役立つ[3]．

**B．身体診察** 心拍数，血圧，体温，呼吸数，酸素飽和度を含めたバイタルサインをとる．ショック，血液量減少，低酸素，呼吸不全の徴候があれば，速やかに原因を同定し，処置を行う．耳鼻咽喉の診察は詳細に行う．鼻炎と鼻中隔穿孔を伴う鞍鼻は，多発血管炎性肉芽腫症(Wegener)でみられる．口内炎と陰部潰瘍があれば，Behçet病を疑う[4]．肺の診察では，呼吸や胸壁の異常だけでなく，ストライダー(8.8参照)，ラ音，笛声音(8.9参照)，呼吸音の減弱に注意する．心臓の診察では，心雑音，IV音，頸静脈怒張の有無に注意を払う．四肢の診察では，浮腫やばち指，チアノーゼの有無に注意する．

**C．診断的評価**

❶ **臨床検査** 患者の重症度，併存疾患，関連症状から，どの臨床検査がよいかが決まる．呼吸困難を有する患者では，すべて動脈血液ガスを調べる[1]．ほとんどの患者で，全血球計算，腎機能，凝固能，電解質を含む血液検査と尿検査を行う[1,2]．痰は分析し(Gram染色，真菌染色，抗酸菌染色)，培養に提出する．40歳以上の喫煙者と腫瘍の可能性のある患者では，喀痰細胞診を提出する[4]．

❷ **画像検査** 詳細な病歴と身体診察に続いて，肺実質と心臓，肺血管系の評価のため，胸部X線撮影を行う[1~5]．空洞病変，腫瘍，浸潤，無気肺の所見があれば，診断と治療に役立つ[4]．胸部X線写真の20～40％は正常と読影される[1]．胸部X線写真が正常で腫瘍の危険因子がなく，喀血の再発がなければ，これ以上の検査は必要なく，経過観察でよい．胸部X線写真で異常があり，症状を繰り返しており，腫瘍の危険因子があるなら，高分解能CTを行う[3]．

❸ **気管支鏡検査** 腫瘍が強く疑われる患者に行う[3]．利点は出血部位を含めた気管支内を直接観察できることで，かつそのまま止血操作が可能である．即時に治療介入が必要な大出血では，硬性気管支鏡を用いる．これは吸引能力が高く，気道確保に優れているためである．しかし，全身麻酔が必要で，多くは上葉を観察できない[4]．光ファイバー気管支鏡検査は，24～48時間経過した軽度の喀血の場合に用いられる[3]．ベッドサイドで実施することができ，より末梢部位に到達できる[4]．

## 免責事項

本項に含まれる意見や主張は著者の個人的な見解であり，米国空軍医療部門，米国空軍，国防総省全体の公式見解やそれを反映した意見と解釈されてはならない。

### ●文献

1. Corder R. Hemoptysis. *Emerg Med Clin N Am* 2003;21:421–435.
2. Lenner R, Schilero G, Lesser M. Hemoptysis: diagnosis and management. *Comp Ther* 2002;28(1):7–14.
3. Bidwell JL, Pachner RW. Hemoptysis: diagnosis and management. *Am Fam Physician* 2005;72(7):1253–1260.
4. Jean-Baptiste E. Clinical assessment and management of massive hemoptysis. *Crit Care Med* 2000;28(5):1642–1647.
5. Marshall TJ, Flower CDR, Jackson JE. The role of radiology in the investigation and management of patients with haemoptysis. *Clin Radiol* 1996;51:391–400.

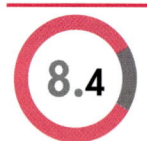

## 8.4 胸水　pleural effusion

Kenisha R. Heath

### 背景

胸水（pleural effusion）は，胸膜からの液体の生成と吸収の不均衡を意味し，胸膜腔に過剰の液体貯留を伴う[1]。胸水の原因はさまざまであるが，成人で最もよくある原因は，うっ血性心不全，感染症，肺塞栓症，悪性腫瘍である[2]。

### 病態生理

胸水が貯留する機序は，心不全のような微小血管循環の静水圧上昇であったり，低アルブミン血症による浸透圧の低下であったり，無気肺による胸腔内の陰圧の上昇であったりする。他のよくある機序は，trapped lung[†]と胸膜腔の分離，感染から生じる炎症性伝達物質による微小血管循環の透過性の増加，腫瘍や線維症による閉塞が原因となっている胸膜からのリンパ排液の障害，横隔膜リンパ管を通じた腹腔内からの腹水の移動などである[1]。

### 評価

#### A．病歴

❶ 肺　患者の症状は，胸水の量に依存する。胸水の量が多いと胸膜痛や呼吸困難，乾性咳嗽を訴える。胸水の量が少なければ無症状である。

❷ 随伴症状　感染症があれば，発熱を，肺塞栓症や肺癌では，血痰を，悪性腫瘍や結核，感染症があれば，体重減少を呈する[2]。

❸ 既往歴　直近に腹部手術の既往があれば，術後の胸水や肺塞栓症に続発する胸水のことがある。悪性腫瘍に続発する胸水を除外する必要がある[2]。複数の心疾患の危険因子をもつ患者では，うっ血性心不全を考える。

❹ **家族歴**　悪性腫瘍，心臓病，感染症を考える。
❺ **社会歴**　アルコール乱用や膵疾患の既往があれば，膵性浸出液による胸水貯留を呈することがある。慢性的，長期的にアスベストに曝露されていれば，中皮腫による浸出液か良性石綿胸水のことがある[2]。

## B. 身体診察
❶ **焦点を絞った身体診察**　患者の呼吸数，努力呼吸，呼吸音をしっかり評価する。胸水を示唆する身体所見として，打診での濁音，呼吸音の低下や消失，触覚振盪音の低下がある。所見の有無は胸水の量に依存する。
❷ **追加的身体診察**　腹水は肝性胸水を示唆するが，心雑音や心拡大があれば心不全を示唆する。下肢のむくみがあれば，肺塞栓症を，心膜摩擦音があれば，心膜炎を考える[2]。

## C. 検査
❶ **X線撮影**　胸水の疑いがあれば，後前方向（PA）と側面から胸部X線撮影をする。立位では胸水は肺の下方に移動し，肋骨横隔膜角が鈍化し，横隔膜は平坦化し，患側の胸郭が持ち上がる[1]。一般に200 mL以上の胸水なら，PA像で判定できるが，側臥位での撮影なら，より少ない胸水でも判定できる[3]。
❷ **超音波検査**は，X線撮影でも検出できない少量の胸水を識別できる。また，固体と液体成分を区別できる。さらに，少量の胸水や被包化された胸水を穿刺する際のガイドとして使える[1]。
❸ **CT**は，単純X線撮影や超音波検査で解剖学的構造を特定できないときに使用する。また少量の胸水を検出するだけでなく，胸膜肥厚と胸水を判別できる[2]。
❹ **胸腔穿刺**　病歴と身体診察で胸水の原因がわからなければ，胸腔穿刺を行う。しかし，胸腔穿刺が全症例で必要なわけではない。
　a. **相対的禁忌**　心不全が明らかな患者，安全に穿刺するには胸水が少なすぎる患者，直近に胸部または腹部の手術を受けた患者[1]，重度の慢性閉塞性肺疾患（COPD）の患者，両側に肺や胸膜の病変が存在している患者[4]。
　b. **漏出性か滲出性か？**　胸水は，蛋白，乳酸デヒドロゲナーゼ（LDH），pHを測定し，Gram染色，抗酸菌（AFB）染色，細胞診，微生物培養に提出する[4]。胸水の検査で，静水圧と膠質浸透圧の不均衡による漏出性か，胸膜や血管の透過性増大か，胸膜腔のリンパ排液障害による滲出性か判別できる[3]。漏出性胸水の原因は，一般にうっ血性心不全と肝硬変である。その場合，これ以上の精査は不要で，通常は原疾患の治療に反応する。滲出性胸水には，悪性腫瘍や感染症などの原因が含まれており，さらなる検査が必要である。
　　　Lightの基準は，滲出性か漏出性か鑑別するのに信頼性の高いツールである。この基準では，血清および胸水のLDHと蛋白を比較する[3]。以下の3つの定義のうち少なくとも1つを満たせば，胸水は滲出性である（表8.4.1）。
　　　　ⅰ．胸水蛋白／血清蛋白＞0.5
　　　　ⅱ．胸水LDH／血清LDH＞0.6
　　　　ⅲ．胸水LDHが血清での正常上限値の3分の2以上
　c. 滲出性かどうか調べるためのその他の検査項目として，胸水中のコレステ

### 表 8.4.1　Light の基準

|  | 胸水蛋白 / 血清蛋白 | 胸水 LDH/ 血清 LDH | 胸水 LDH/ 血清 LDH の正常上限 |
|---|---|---|---|
| 滲出性 | >0.5 | >0.6 | >2/3 |
| 漏出性 | ≦0.5 | ≦0.6 | ≦2/3 |

LDH(lactate dehydrogenase)：乳酸デヒドロゲナーゼ

ロール，トリグリセリド，グルコース，アルブミンがある。

### 診断

胸水の分析は診断に不可欠である。

**A.** 胸水が漏出性の場合，原因は，通常，うっ血性心不全，低アルブミン血症，無気肺，ネフローゼ症候群である[3]。病歴と身体診察から得られた臨床的な手がかりを活用することが，ここで求められている。

**B.** 滲出性胸水の典型的な原因は，肺炎およびその他の感染症，悪性腫瘍，結核，肺塞栓症，lung entrapment[†]，結合組織病である。しかし，鑑別疾患が多岐にわたるため，グルコース，細胞数，pH，アミラーゼ，トリグリセリドを測定したほうがよい。胸腔鏡，気管支鏡，胸腔穿刺，胸膜生検も有用である。

**C.** ほとんどの場合，患者の診察と胸腔穿刺の結果から診断できるが，診断がつかない場合もある[5]。診断がつかないときは，患者を注意深く観察し，専門医にコンサルトする。

[†]訳注：最近では，胸腔の炎症が一定期間を経過し，成熟した線維性の膜に覆われて肺が機械的に膨張できない場合などに限定して trapped lung と呼び，腫瘍や感染症などの活動性の胸膜病変が原因となっている場合を lung entrapment と呼んで区別している。両者で対処法は異なるが，総称して unexpandable lung と呼ぶこともある。

### ●文献

1. Yataco JC, Dweik RA. Pleural effusions: evaluation and management. *Cleveland Clin J Med* 2005;72:854–872.
2. Porcel JM, Light RW. Diagnostic approach to pleural effusion in adults. *Am Fam Physician* 2006;73(7):1211–1220.
3. Heffner JE. *Diagnostic evaluation of a pleural effusion in adults: initial testing*. Accessed at http://www.uptodate.com/contents/diagnostic-evaluation-of-a-pleuraleffusion-in-adults-initial-testing on June 2012.
4. Medford A, Maskell N. Pleural effusion. *Postgrad Med J* 2005;81:702–710.
5. Rodriquez-Panadero F, Janssen J.P, Astoul P. Thoracoscopy: general overview and place in the diagnosis and management of pleural effusion. *Eur Resp J* 2006;28,2:409–422.

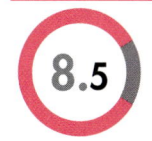

# 8.5 胸膜痛 pleuritic pain

Lisa B. Norton

## 背景

胸膜痛(pleuritic pain)は，胸腔の内側を覆う壁側胸膜から生じる疼痛である。一般に鋭く，焼けるような，引っかかるような疼痛であるが，鈍痛と感じられることもある[1]。「胸膜痛」は，痛みの特徴よりも痛みの原因を記述する用語と考えたほうがよい。「胸膜炎」はよく胸膜痛と同義に用いられる。

## 病態生理

**A. 病因** 壁側胸膜は，呼吸に伴う痛みの主因であり，胸壁の内側と横隔膜の上面と縦隔の側面を覆っている。胸壁の内側と横隔膜の外側は，肋間神経に支配されている。この部位の炎症は局所的な胸痛をもたらす。横隔膜中央部の壁側胸膜は，横隔神経に支配されており，この部位の炎症はしばしば同側の肩や首に関連痛を起こす。臓側胸膜は，肺の全表面を覆っている中皮組織の層で，無感覚である[1〜3]。

**B. 疫学** 胸痛が心臓や肺の血管によるものではなく，胸膜由来であると最初に区別することが重要である。プライマリ・ケアの場で胸痛をみる確率は，1〜3%である[4]。ベルギーの救急医療の現場では，胸痛を主訴に受診した患者のうち，心血管系由来の胸痛は54%に，心臓以外に由来する胸痛は41%にみられた。対照的に，この研究ではプライマリ・ケア外来における心血管系由来の胸痛の割合は13%で，心臓以外に原因のある胸痛の割合は76%であった[5]。スウェーデンの研究では，プライマリ・ケアを受診した胸痛患者の17%で虚血性心疾患が診断ないしは疑われた[5〜7]。

## 評価

### A. 病歴

❶ **現病歴** 病歴だけで胸膜痛の原因を特定するのは困難である[4,8]。病歴で重要なのは，時間経過を明らかにし，生命にかかわるような病態についての指標をみつけることである[8]。気になる急性(分〜時)の経過には，心筋梗塞，肺塞栓症，気胸，外傷がある。亜急性(時〜日)の経過には，肺炎，肺炎随伴感染症，心膜炎などの炎症性の病態がある。慢性(日〜週)の経過には，悪性腫瘍，関節リウマチや全身性エリテマトーデスなどの結合組織病がある。

❷ **システムレビュー** 鑑別疾患をあげるためにも，システムレビューを使用し，検査を行う前に，可能性のある疾患の事前確率を求める。典型的な狭心症の症状では，急性冠症候群を考える[9]。労作性呼吸困難は，うっ血性心不全を示唆する[10]。Wellsスコアが2点以上なら，肺塞栓症の可能性が高まる[11]。突然の引き裂くような猛烈な胸背部の痛みは，解離性大動脈瘤を示唆する[4]。

❸ **既往歴** 既往歴に最も価値があるのは，患者から得られた症状の記述をもとに組み立てた初期の鑑別疾患を絞り込めるところである。

B. **身体診察** 胸膜痛では，大部分の身体所見の陽性・陰性適中率は低い[4]。胸膜摩擦音は，肺塞栓症や肺炎の患者の4％で聴取される[8,12]。心筋梗塞は，発汗，Ⅲ音ギャロップ，新たな弁機能不全の徴候を生じることがある。肺炎，胸水，気胸は，すべて呼吸音の減弱した部位と関連していることがある。肺炎は，山羊音と関連するが，胸水では関係しない。気胸は，打診で鼓音となるが，胸水や肺炎ではそうはならない。

C. **検査** 胸膜痛のある患者には，後前方向（PA）と側面の胸部X線撮影を行う。X線撮影は，気胸や胸部大動脈瘤のような生命にかかわる疾患を素早く確認もしくは示唆してくれる。しかし，すべての胸膜痛の原因に対して完璧というわけではない。他に考慮するべき検査として，心電図，胸部CT，心筋逸脱酵素，リウマチ血清学的検査，肺の超音波検査がある。胸膜痛を救急外来のベッドサイドで評価するさまざまな検査法についてのある研究では，救急外来で胸部X線写真が正常であった場合，肺の超音波検査の陽性的中率は94.12％，陰性的中率は98.21％と優れており，Dダイマーやn反応性蛋白（CRP）と比べて痛みの原因に対するROC曲線下面積は0.967と優れていた[13]。

D. **遺伝** この分野の研究は直接は急速に発展しているが，胸膜痛の大部分の原因疾患は，特定の遺伝子異常と直接は関連していない。注意すべき例外に（遺伝子異常によって直接的に，またはいくつかの癌のように遺伝的に関連した状態で間接的に引き起こされる）凝固亢進の状態がある。

## 診断

A. 胸膜痛の鑑別疾患はかなり多い。ウイルス感染，特にB群コクサッキーウイルスは，胸膜痛の最もよくある原因の1つである[8]。鑑別疾患の中で，心筋梗塞などいくつかの疾患は，本当の壁側胸膜の炎症によるものではないが，症状が似ているため，鑑別疾患に含まれる。一般に胸膜痛の原因として，急性冠症候群，肺塞栓症，大動脈解離，肺癌，気胸，胸壁症候群（chest wall syndrome）†，肋軟骨炎，外傷，線維筋痛症[14]，嚥下痛，胃食道逆流症（GERD），心因性胸痛があげられる[4]。後者は常に除外診断である（表8.5.1）。

†訳注：胸壁由来と考えられる不定の胸痛を指す。

**免責事項**
本項に含まれる意見や主張は著者の個人的な見解であり，米国空軍医療部門，米国空軍，国防総省全体の公式見解やそれを反映した意見と解釈されてはならない。

### 表 8.5.1 胸膜痛の鑑別疾患

- 急性冠症候群
- 肺塞栓
- 気胸
- 肺炎
- 胸水
- 肺気腫
- 大動脈解離
- 心膜炎
- 肋軟骨炎
- 悪性腫瘍
- 線維筋痛症
- その他の疾患：感染症，自己免疫疾患，薬物

## ●文献

1. Brims FJH, Davies HE, Lee YC. Respiratory chest pain: diagnosis and treatment. *Med Clin N Am* 2010;94:217–232.
2. English JC, Leslie KO. Pathology of the pleura. *Clin Chest Med* 2006;27:157–180.
3. Cagle PT, Allen TC. Pathology of the pleura: what the pulmonologists need to know. *Respirology* 2011;16:430–438.
4. Yelland M, Cayley WE, Vach W. An algorithm for the diagnosis and management of chest pain in primary care. *Med Clin N Am* 2010;94:349–374.
5. Buntinx F, Knockaert D, Bruyninckx R, et al. Chest pain in general practice or in the hospital emergency department: is it the same? *Fam Pract* 2001;18(6):586–589.
6. Ruigomez A, Rodriguez LA, Wallander MA, et al. Chest pain in general practice: incidence, comorbidity and mortality. *Fam Pract* 2006;23(2):167–174.
7. Nilsson S, Scheike M, Engblom D, et al. Chest pain and ischaemic heart disease in primary care. *Br J Gen Pract* 2003;53:378–382.
8. Kass SM, Williams PM, Reamy BV. Pleurisy. *Am Fam Physician* 2007;75:1357–1364.
9. Gibbons RJ, Balady GJ, Bricker JT, et al. ACC/AHA 2002 guideline update for exercise testing: summary article: a report of the American College of Cardiology/American Heart Association Task Force on Practice Guidelines (Committee to Update the 1997 Exercise Testing Guidelines). *Circulation* 2002;106:1883–1892.
10. Davie AP, Caruana FL, Sutherland GER, et al. Assessing diagnosis in heart failure: which features are any use? *QJM* 1997;90:335–339.
11. Wells PS, Anderson DR, Rodger M, et al. Derivation of a simple clinical model to categorize patients probability of pulmonary embolism: increasing the models utility with the SimpliRED D-dimer. *Thromb Haemost* 2000;83:416–420.
12. Miniati M, Prediletto R, Formichi B, et al. Accuracy of clinical assessment in the diagnosis of pulmonary embolism. *Am J Respir Crit Care Med* 1999;159:864–871.
13. Volpicelli G, Cardinale L, Berchialla P, et al. A comparison of different diagnostic tests in the bedside evaluation of pleuritic pain in the ED. *Am J Emerg Med* 2012;30:317–324.
14. Almansa C, Wang B, Achem SR. Noncardiac chest pain and fibromyalgia. *Med Clin N Am* 2010;94:275–289.

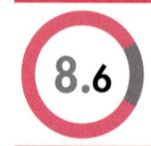

## 8.6 気胸　pneumothorax

Carlton J. Covey

### 背景

気胸(pneumothorax)は，臓側胸膜か壁側胸膜の破綻により，空気が肺と壁側の間(胸腔)に入って起こる。臨床症状は，無症状から軽度，即時に治療介入を要する致死的な状態まである。

### 病態生理

気胸は，自然気胸と非自然気胸の2つのカテゴリーに分類される。自然気胸は明らかな増悪因子がなくても起こり，さらに原発性と続発性に分類される。非自然気胸は外傷性で，医原性と非医原性からなる。

#### A. 自然気胸

❶ 原発性自然気胸は，肺疾患の既往がなく，もともと健康であった人に起こる。長身でやせ型の若い成人(20～30歳)に多く，20歳代前半の若者が最多で，40歳以上では少ない[1,2]。原発性自然気胸は，肺尖部のブレブやブラの破裂で起こることが多い。喫煙は，用量依存的に原発性自然気胸の可能性を高める。1日12本までの喫煙者の相対リスクは7倍で，22本以上のヘビースモーカーではリスクは100倍以上になる[1]。原発性自然気胸の年間推定発症率は，男性で10万人中7.4～18人で，女性では10万人中1.2～6人である[3]。原発性自然気胸の再発率は，約30%である。しかし，原発性自然気胸を起こした患者が予防的に根治的な治療を受けるべきでない，という合意は変わらない[1,4]。

❷ 続発性自然気胸は，肺の基礎疾患の合併症として起こり，より重篤である。続発性自然気胸の病因として多数の肺疾患があるが，慢性閉塞性肺疾患(COPD)が最も多い[5]。続発性自然気胸は，肺感染症，特に*Pneumocystis jirovecii*(旧称*Pneumocystis carinii*)肺炎や結核などの患者に起き，また原発性肺腫瘍や転移性肺腫瘍の患者にも起きる。発症率は原発性自然気胸と同様で，米国では年間15,000例と推定されている[1]。続発性自然気胸の再発率は，約40～80%である。この高い再発率と重症度より，続発性自然気胸を起こした患者は，たとえ初発であっても，即時に再発予防の治療を受けるべきであるという合意が得られている[1,4]。

#### B. 外傷性気胸

❶ 医原性気胸は，原発性自然気胸や続発性自然気胸よりもよくみられ，定義上は医療処置の合併症として起こる[6]。最も多い原因は経胸的針生検であるが，中心静脈カテーテル挿入，胸腔穿刺，気管支鏡検査などの手技中に起き，また，人工呼吸の合併症としても起こりうる。

❷ 刺傷のような穿孔性外傷では，胸壁の創部より空気が入る。気胸は鈍的外傷で

も起こり，肋骨骨折により臓側胸膜が裂けて起こることもある。しかし，非貫通性外傷による気胸の大半で，肋骨骨折を欠く[1]。鈍的外傷では，減速性の外力により胸部が圧迫され，肺胞の圧力が上がり，気胸を引き起こす。

## 評 価

### A. 病歴

❶ **自然気胸** 突然の一側の胸痛または不快感(ほとんどが胸膜性)が最もよくある症状である。通常，原発性自然気胸は安静時に発症し，患者がすぐに医療機関を受診することは少ない[2]。呼吸困難はあっても軽度のことが多い。肺予備能の低下した基礎疾患をもつ患者の気胸(続発性自然気胸)では，一般的に症状は重く，呼吸困難が最も顕著な症状である。

❷ **外傷性気胸** 症状は自然気胸と同じであるが，医療処置や外傷が先立つ。医原性気胸では，診断や治療上の処置を行った後，24時間以上経ってから症状が出ることがある[2]。人工呼吸管理をしている患者の状態が悪化した場合は，気胸を疑う。これは急性呼吸促迫症候群(ARDS)，誤嚥性肺炎，COPD，間質性肺炎の患者に多い[1,2]。

### B. 身体診察
軽度の気胸ではバイタルサインは正常なことがあるが，頻脈が自然気胸の最も多い徴候である[3]。重度の気胸や続発性自然気胸の患者では，著明な頻呼吸やチアノーゼ，低酸素血症が起こり，急速に悪化し，致命的になりうる。緊張性気胸や医学的緊急事態では，低血圧を伴うこともある。胸部や肺の診察では，片側の胸腔の拡張や触覚振盪音の消失がみられ，打診で過共鳴音が聴かれ，聴診で患側の呼吸音の減弱や消失がみられる[1,5]。

### C. 検査

❶ 胸部X線写真は診断上重要で，臓側胸膜のラインとその外側の肺紋理の消失を確認できる。胸膜のラインは両側の空気密度の差で決まり，くっきりと境界明瞭となる。この所見は，立位での吸気時後前方向(PA)撮影でよくわかる[7]。呼気撮影を追加する価値はなく，診断上，推奨されていない。診断がはっきりしない場合や患者が重症で座れない場合は，側臥位撮影(患側を上)が有用である[1,7]。

❷ 動脈血液ガス分析は一般に低酸素症を呈するが，ときに過換気により低二酸化炭素(炭酸ガス)血症を呈する[1]。低酸素症は気胸による換気血流比の低下と換気の欠如(シャント作成)による。

❸ 胸部X線撮影で診断がつかないときは，CTが役に立つが，初発の気胸患者には推奨されない[4]。続発性自然気胸では，肺の基礎疾患によりX線写真の見え方が変わり，読影を困難にする。このような場合は，CTが必要になる。胸部X線写真だけでは最大40％判別できない外傷性気胸の場合も，CTの利用が重要になる[8]。最近では特に救急部門で，気胸の診断にベッドサイドの超音波が使われている。しかし残念ながら，特に基礎疾患にCOPDをもつ患者では偽陽性になりやすいため，ほとんどの患者は確認のため，CTを必要とする[8]。

## 診 断

### A. 鑑別診断

❶ 胸膜痛および呼吸困難の鑑別疾患には，心筋梗塞，COPDの増悪，大動脈解離，心膜炎，肺炎，肺塞栓症など，致死的疾患を含む[9]。背の高いやせた人が急な胸痛と軽度の呼吸困難を訴えた場合，病歴と身体診察から原発性自然気胸と診断でき，胸部X線写真で臓側胸膜のラインを確認できれば，確定診断できる。

❷ 続発性自然気胸は診断がやや難しい。特にCOPDの患者では基礎疾患により呼吸音や触覚振盪音が減弱しているため，症状は明らかでも身体所見はわかりにくいことが多い。先述の通り，X線写真による評価も，より難しくなる。肺気腫の患者では肺紋理に乏しいため，臓側胸膜のラインの中枢側と末梢側の違いがわかりにくい。

### B. 臨床徴候

❶ 気胸の症状は軽度なものから致死的なものまである。ほとんどの健常者は，原発性自然気胸があるから，と病院にかかることはない。若い背の高いやせた男性の患者で，安静時に胸痛が急性発症したときは，自然気胸を強く疑うように心がける。診断や治療上の処置後に胸膜痛や呼吸困難を生じた患者や，肋骨や肩甲骨を骨折した患者はもちろん，胸部に著しい鈍的外傷を受けたすべての患者に対し，気胸がないか評価すべきである。特にCOPDなど肺に基礎疾患がある患者では，自然気胸のリスクが高く，通常は明らかな臨床症状を呈する。

❷ 緊張性気胸はまれであるが致死的な病態で，胸腔内に空気が入っても外にでない場合に起こる。胸腔圧が大気圧を超えると，同側の肺，縦隔，体側の肺が圧迫される。緊張性気胸の診断は臨床的に行い，適切な治療を迅速に行う。X線評価のために診断が遅れてはならない。診断は，治療の結果で確定できる。第2肋間鎖骨中線より口径の太い針(14〜16 G)を刺す。脱気後，症状が急速に改善すれば，診断は確定する[1]。

**免責事項**
本項に含まれる意見や主張は著者の個人的な見解であり，米国空軍医療部門，米国空軍，国防総省全体の公式見解やそれを反映した意見と解釈されてはならない。

### ●文献

1. Light RW, Lee YC. Pneumothorax, chylothorax, hemothorax, and fibrothorax. In: *Murray and Nadel's textbook of respiratory medicine,* 5th ed. Philadelphia, PA: Saunders, 2010:1764–1778.
2. Baumann MH, Noppen M. Pneumothorax. *Respirology* 2004;9:157–164.
3. Sahn SA, Heffner JE. Spontaneous pneumothorax. *N Engl J Med* 2000;342:868–874.
4. Baumann MH, Strange C, Heffner JE, et al. Management of spontaneous pneumothorax: an American College of Chest Physicians Delphi consensus statement. *Chest* 2001;119:590–602.
5. Noppen M. Spontaneous pneumothorax: epidemiology, pathophysiology and cause. *Eur Respir Rev* 2010;19:217–219.
6. Gordon CE, Feller-Kopman D, Balk EM, Smetana GW. Pneumothorax following thoracentesis. *Arch Intern Med* 2010;170(4):332–339.
7. O'Connor AR, Morgan WE. Radiologic review of pneumothorax. *BMJ* 2005;330:1493–1497.
8. Rowen KR, Kirkpatrick AW, Liu D, et al. Traumatic pneumothorax detection with thoracic US: correlation with chest radiography and CT-initial experience. *Radiology* 2002;225:210–214.
9. Kass SM, Williams PM, Reamy BV. Pleurisy. *Am Fam Physician* 2007;75:1357–1364.

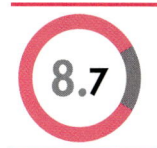

## 8.7 息切れ shortness of breath

*David K. Gordon II*

### 背景

息切れ(shortness of breath)や呼吸困難は,「強さが変化する質的に独特な感覚からなる,不快な呼吸の主観的体験で,その体験は生理的,心理的,社会的,環境的要因の多様な相互作用からなり,二次的に生理反応や行動反応を引き起こす」と定義されている[1]。

呼吸困難を体験した患者の苦痛を考えると,患者が救急部や救急外来を受診するのは当然である。2009年に米国の救急部門を受診した1億3,600万人以上の中で,2.7％が呼吸困難を主訴に受診した。咳や胸痛など,呼吸困難に関連した主訴は,救急部門受診の8.8％を占めた[2]。

### 病態生理

呼吸器系には,適切なガス交換と体内の酸塩基平衡を維持する役目がある。酸素化を損ったり,酸血症(acidemia)を起こす原因は,心臓や肺やその他の臓器のいずれに由来していようが,呼吸困難感や息切れ感を起こす。呼吸困難はさまざまな致死的疾患(表8.7.1)の第1の徴候である。呼吸困難を体験する患者の大多数は,以下の5つの慢性疾患のいずれかを有している[3,4]。

- 喘息
- 慢性閉塞性肺疾患(COPD)
- 間質性肺疾患
- 心筋障害
- 肥満／体調不良

息切れや呼吸困難(呼吸数＞25, $SpO_2$＜93％)の徴候で救急部門を受診する高齢者(65歳以上)で最もよくみられる診断は以下のとおりである[5]。

- 非代償性心不全
- 肺炎
- COPD
- 肺塞栓症
- 喘息

### 表 8.7.1 呼吸困難を起こす致死的疾患

**上気道**
- 気管異物
- 血管性浮腫
- アナフィラキシー
- 咽頭と頸部の感染症
- 気道外傷

**肺 / 下気道**
- 肺塞栓症
- 慢性閉塞性肺疾患（COPD）
- 喘息
- 気胸 / 血胸と縦隔気腫
- 肺感染症
- 非心原性肺水腫
- 直達の肺損傷
- 急性呼吸促迫症候群（ARDS）
- 肺出血

**心原性**
- 急性冠症候群
- 急性非代償性心不全
- 急性肺水腫
- 高拍出性心不全
- 心筋症
- 心不整脈
- 弁膜症
- 心タンポナーデ

**神経系**
- 脳卒中
- 神経筋疾患

**中毒，代謝性**
- サリチル酸や一酸化炭素による中毒
- 中毒に関連した代謝性アシドーシス
- 糖尿病性ケトアシドーシス
- 敗血症
- 貧血
- 急性胸部症候群

### 評価

心疾患は，米国における死亡の主要な原因である。息切れは，心筋梗塞や狭心症に特徴的な症状の1つであり，ときに唯一の症状である[6]。このように，呼吸困難の患者の精密検査をはじめる際には，心疾患を鑑別疾患の上位に残すべきである。

**A. 病歴** 呼吸困難の原因が呼吸器系か心血管系か鑑別する方法を知ることは，正確な診断のために必要である。医療従事者は胸痛を評価するのとほぼ同じように，患者に，息切れがどのようなことなのか，具体的な言葉で説明してもらうことによって，呼吸困難を評価すべきである。呼吸困難のいくつかの原因は，患者が症状の説明に使う日常用語からわかる。

- COPDの患者は，「呼吸する努力の増加」「満足のいかない呼吸感」「深く息を吸えない感覚」を訴える[7]。
- 心不全の患者は，一般に「空気がたりない」「窒息する」感覚を訴える[8]。
- 心血管障害では，一般に「荒い息遣い」と関連している[9]。
- 気管支痙攣は，しばしば「胸部圧迫感」と表現される。
- 間質性肺疾患は，「早くて浅い呼吸」によく該当する。

既往歴や処方された薬物の服薬順守，症状の持続時間，アレルゲンや毒素への曝露，先行する出来事，最近発症した咳や発熱，最近の手術歴や肺塞栓症のリスクを上げる不動化(不動)，最近の外傷など，他の病歴も聴取する。

**B. 身体診察** 患者の観察からはじめることで，短時間で患者の重大な呼吸困難の徴候を評価できる。

- 差し迫った呼吸停止の徴候。
  - チアノーゼ
  - 努力呼吸を持続する能力の低下。
  - 意識レベルの低下。
- 重篤な呼吸困難の徴候。
  - 胸郭の陥凹。
  - 努力呼吸を維持するための補助呼吸筋の使用。
  - 極度の発汗。
  - 途切れ途切れで支離滅裂な話。
  - 緊張，不安。
  - 仰臥位の拒否。
  - 意識レベルの変化。

素早く初期評価し，患者が安定していると判断できれば，より詳細な診察を通じて，患者の呼吸困難の原因が呼吸器疾患か心疾患か判別する。バイタルサイン，特に呼吸数とパルスオキシメトリ値を確認する。つぎに顔と首の診察に移り，鼻孔の開存，後鼻漏，咽頭の炎症／感染，異物，気道偏位，頸静脈怒張の有無を観察する。胸部に移り，胸郭の動きの対称性，胸郭の陥凹，補助呼吸筋の使用，三脚座位，胸郭の形状(COPDにみられる樽状胸郭など)を観察する。異常な呼吸音を聴取する。

- 吸気性喘鳴(inspiratory stridor)：声帯より上での閉塞(例：喉頭蓋炎，異物)。

- 呼気性喘鳴(expiratory stridor)：声帯以下での閉塞(例：クループ，細気管支炎，異物)。
- 笛声音(wheezing)：気管以下での閉塞(例：喘息，アナフィラキシー，気管支内異物)。
- ラ音(crackles, rales)：肺胞スペース内の液体貯留(例：肺炎，急性非代償性心不全)。
- 呼吸音の減弱：肺内に空気が入るのを妨げる何らかの原因(例：気胸，緊張性気胸，血胸)。

　患者の呼吸困難の原因を明らかにする心臓の診察により，いくつかわかることがある。心不全患者の心房細動のように，不整脈は呼吸困難の原因になりうる。心タンポナーデでは，減弱したかすかな心音が聴取され，この心機能障害の状態では全身の酸素供給が低下し，呼吸困難をもたらす。Ⅲ音とⅣ音は，左室機能障害を示唆する。頸静脈怒張は，急性非代償性心不全や心タンポナーデでみられる。つぎに腹部の診察を行う。横隔膜を圧迫して胸腔や肺の容量を減らしたり，下大静脈を圧迫して心臓への血液の戻りを減らすような腹腔内腫瘍がないか調べる。最後に患者の皮膚と四肢の視診を行う。変色は灌流低下や低酸素症を，末梢の浮腫は急性非代償性心不全を示唆する。

## C. 検査

❶ 胸部X線撮影とパルスオキシメトリは，心臓や肺による呼吸困難のさまざまな原因を調べるのに有用である。心肥大，胸水，上葉の肺静脈うっ血は，急性心不全を示唆する。肺の浸潤影は，肺炎に特徴的で，気胸は，特に肺尖部で透過性亢進として確認される。COPDや喘息では，肺の容量増加と横隔膜の平坦化がみられる。これらすべてがパルスオキシメトリ値の低下をもたらす。

❷ 心電図は，心臓の虚血／梗塞，心肥大，肺塞栓症，不整脈，心タンポナーデの評価に必要である。初期の心電図が正常でも心筋梗塞を除外できないことに留意する。後で心筋梗塞と診断された患者の約20%が初期心電図は正常で，初期心電図で診断できたのはたった33%であった[10]。心エコー検査は，胸部X線で心拡大のある呼吸困難の患者について，左心不全をさらに評価するために考慮する。

❸ 呼吸機能検査は，拘束性および閉塞性肺疾患の評価の一環として，肺疾患が疑われる安定した患者に行う。初期の呼吸機能検査が正常でも肺疾患が強く疑われるなら，メタコリン負荷試験を行う。間欠的な呼吸困難がある患者では，喘息の診断に有用である。

❹ その他の検査も患者の呼吸困難の原因を正確に特定するために考慮する。

- 血液検査
  - 心臓バイオマーカーの上昇は，心臓の虚血または梗塞を示唆する。
  - 脳性ナトリウム利尿ペプチド(brain natriuretic peptide：BNP)の上昇は，急性非代償性心不全の診断に有用である。
  - Dダイマー陽性は，肺塞栓症の検査前確率が高い場合，有用である。
  - 全血球計算は貧血だけでなく，敗血症やその後のARDSを同定する。

- 画像検査
  - 胸部 CT や換気血流肺シンチグラフィは肺塞栓症や肺炎，悪性腫瘍，肺水腫の診断に用いる。
- その他
  - 吸気時陰圧や努力肺活量の測定は，重症筋無力症や Guillain-Barré 症候群などの神経筋疾患の疑いのある呼吸困難の患者に有用なベッドサイド試験である。筋電図検査や神経伝導検査は，神経筋疾患の確定診断に行う。

## 診断

呼吸困難の原因となる基礎疾患は，臨床的評価，胸部 X 線撮影，パルスオキシメトリを用いることで，70％の確率で同定できる[11]。この 3 つで診断できなければ，おもに肺と心臓に焦点をあてながら系統的評価を行う。

**A.** 呼吸困難の症例の 75％は，肺疾患が原因である[3]。病歴と身体所見から肺疾患が示唆された場合，胸部 X 線とパルスオキシメトリのつぎは，呼吸機能検査と胸部 CT／換気血流肺シンチグラフィを行う。

**B.** 肺疾患が否定された場合，または病歴と身体所見から心疾患が示唆された場合，心臓の評価を直ちにはじめる。胸部 X 線撮影，パルスオキシメトリ，心電図，心臓バイオマーカーはすべて行う。緊急の致死的疾患が否定されれば，病歴や身体所見，検査所見をもとに心エコー検査や不整脈の評価を行う。

**免責事項**
本項に含まれる意見や主張は著者の個人的な見解であり，米国空軍医療部門，米国空軍，国防総省全体の公式見解やそれを反映した意見と解釈されてはならない。

## ● 文献

1. Dyspnea. Mechanisms, assessment, and management: a consensus statement. American Thoracic Society. Am *J Respir Crit Care Med* 1999;159:321.
2. American College of Emergency Physicians. Accessed at http://www.acep.org/uploadedFiles/ACEP/newsroom/NewsMediaResources/StatisticsData/2009%20NHAMCS_ED_Factsheet_ED.pdf on July 17, 2012.
3. Pratter MR, Curley FJ, Dubois J, Irwin RS. Cause and evaluation of chronic dyspnea in a pulmonary disease clinic. *Arch intern Med* 1989;149:2277.
4. Martinez FJ, Stanopoulos I, Acero R, et al. Graded comprehensive cardiopulmonary exercise testing in the evaluation of dyspnea unexplained by routing evaluation. *Chest* 1994;105:168.
5. Ray P, Birolleau S, Lefort Y, et al. Acute respiratory failure in the elderly: etiology, emergency diagnosis, and prognosis. *Crit Care* 2006;10:R82.
6. Cook DG, Shaper AG. Breathlessness, lung function and the risk of heart attack. *Eur Heart J* 1988;9:1215.
7. O'Donnell DE, Bertley JC, Chau LK, Webb KA. Qualitative aspects of exertional breathlessness in chronic airflow limitation: pathophysiologic mechanisms. *Am J Respir Crit Care Med* 1997;155:109.
8. Simon PM, Schwartzstein RM, Weiss JW, et al. Distinguishable types of dyspnea in patients with shortness of breath. *Am Rev Respir Dis* 1990;142:1009.
9. Mahler DA, Harver A, Lentine T, et al. Descriptors of breathlessness in cardiorespiratory diseases. *Am J Respir Crit Care Med* 1996;154:1357.
10. UpToDate: Accessed at http://www.uptodate.com/contents/evaluation-of-the-adult-with-dyspnea-in-the-emergency-department on July 17, 2012.
11. Mulrow CD, Lucey CR, Farnett LE. Discriminating causes of dyspnea through clinical examination. *J Gen Intern Med* 1993;8:383–392.

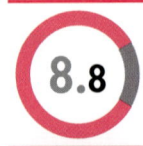

## 8.8 ストライダー（喘鳴） stridor

*Dillon J. Savard*

### 背景

ストライダー（stridor）は，部分的な気道狭窄によってつくられた乱気流による粗くゼーゼーとした呼吸音である。一般に幼児期によくみられるが，どの年齢でも起こりうる[1,2]。

### 病態生理

通常，ストライダーは吸気時に起こり，喉頭やその上方での閉塞を意味する。両相のストライダーは気管上部の喉頭やそれ以下の閉塞で起こり，器質的な閉塞を示唆する。呼気時のストライダーは，気管下部か主気管支の閉塞を示唆する。嗄声や失声がみられるときは声帯に障害がある[1,2]。

### 評価

最初に患者を安定させる。ストライダーのある一部の患者は呼吸困難状態にあり，直ちに緊急治療を要する。

#### A．病歴
❶ 直ちに鑑別疾患（表8.8.1）を絞りこむには，まず発熱の有無とストライダーが急性（新規）か持続性か再発性かを確認する。また直近の上気道感染の症状や，症状を軽減・悪化させる姿勢や活動についてたずねる。さらに摂食困難，発育障害，息詰まり（choking）や喉詰まり（gagging「ゲェッとなる」），声の変化，免疫抑制状態，挿管の既往，首や胸の手術，神経筋疾患，未熟児，先天性症候群についてたずねる。ストライダーの先天性の原因は，通常生後6カ月未満に明らかになる。6カ月以上の小児に数時間から数日のストライダーがみられる場合は，たいていはウイルス性クループか異物誤嚥であるが，重篤感があれば喉頭蓋炎や膿瘍を考える。成人で喫煙やアルコール乱用の既往があれば，癌の疑いが高まる[2,3,4]。

  a. ウイルス性喉頭気管支炎（クループ）は小児のストライダーの90％を占める。典型は，6歳未満の子どもで，2～3日先行する上気道感染があり，犬吠様の咳と吸気時のストライダーを伴うが，重篤な発熱はない。
  b. 喉頭軟化症は，乳児のストライダーの最もよくある原因である。生後2週間以内に仰臥位で悪化する間欠的な吸気時のストライダーを呈し，摂食困難になる。通常は約9カ月で自然によくなる。胃食道逆流や神経筋疾患が喉頭軟化症に伴うことが多い[2,4,5]。
  c. 喉頭蓋炎と細菌性気管炎は，致死的な感染症で，重篤感があり，通常は高熱を伴い，急速な進行で，流涎や声の変化を伴い，著明な嚥下痛を伴う[4,5]。

### 表 8.8.1 ストライダー（喘鳴）のよくある原因

**先天性**[a]
喉頭軟化症[b]
喉頭嚢胞，喉頭横隔膜
喉頭血管腫
腫瘍
声門下狭窄[c]
声帯麻痺[c]
小顎症
血管輪
異所性甲状腺
ネコ鳴き症候群（cri du chat）
巨舌症

**炎症性**
喉頭気管気管支炎（クループ）
喉頭蓋炎，細菌性気管炎
咽後膿瘍
アレルギー性浮腫
ジフテリア，破傷風

**非炎症性**
異物
胃食道逆流症
ヒステリー性ストライダー
外傷

a：生後6カ月未満の小児によくみられる。
b：6カ月以上の小児や神経筋疾患のある成人にもみられる。
c：一般に先天性であるが，医原性もありうる。

    d．熱のない急性の息詰まりや喉詰まり（「ゲェッ」となる）は，異物の誤嚥や摂取を示唆する。

## B．身体診察

❶ 焦点を絞った身体診察
    a．体温，呼吸数，脈拍数，呼吸仕事量を含め，全身状態を重視する。また首，口蓋，扁桃，顎，舌の大きさ，肺，耳，鼻（反射鏡の曇りで開存を評価）を診察する。
    b．呼吸困難の徴候には，呼吸困難，頻呼吸，胸郭陥凹，鼻腔拡張がある。閉塞が悪化するとストライダーは弱まるので，重症度の指標としては胸郭陥凹の程度のほうがストライダーより優れているといえる。チアノーゼは，病状がよくない徴候である。

❷ 追加的身体診察
    a．高熱，流涎，重度の呼吸困難があり，座位や前傾姿勢（いわゆる sniffing position）をとる重篤感のある小児では，喉頭蓋炎や咽頭膿瘍が示唆される。
    b．気道閉塞の特定の病因を示唆する既知の症候群の特徴を探す。例：小顎症（Pierre-Robin 症候群），巨舌症（Beckwith-Wiedemann 症候群），皮膚血管腫（声門下血管腫）[4,5]。

## C．検査

❶ 喉頭蓋炎や細菌気管炎が強く疑われる場合，または患者が不安定な場合，検査よりも治療を優先する。詳しい検査が必要な場合は，内視鏡検査がゴールドスタンダードであるが，X線画像も限られた診断情報をもたらす。胸部または頭部/頸部X線写真で異物がみつかり，相対的血液減少や縦隔の偏位，空気閉じ込め（air trapping）などのサインがみつかることがある。クループは頸部の後前

方向の(PA)X線撮影で"steeple sign(尖塔のように狭窄した主気管)"を認めることがあるが，臨床的根拠で診断できる。膿瘍は咽頭後部や気管後部のスペースの存在から示唆される[3,4,6,7]。
❷ 頸部のCTやMRIは，気道狭窄の確認には向かないが，慢性のストライダーの診断には有用である。声帯麻痺が疑われる場合は声帯超音波検査が行われる[4]。
❸ 呼吸器ウイルスの抗体セット検査や直接蛍光抗体検査を行うことができる。全血球計算は急性期の患者に有用である(好中球優位の白血球増加があれば，細菌感染症の可能性が高い)。動脈血液ガス分析で酸塩基平衡状態がわかる。酸素投与を受けている患者では，パルスオキシメトリで安心していても，二酸化炭素濃度が部分的気道閉塞によって高いことがある[3,4]。

### 診断

ストライダーの診断をつけるとき，3つの基本的なパターンがある：急性熱性，急性非熱性，慢性。

#### A. 急性のストライダー

❶ 喉頭気管気管支炎(クループ)は，小児のストライダーの90％を占める。通常，診断は臨床像(小児の急性発症で軽度の熱を伴う)でつく。ウイルス感染が原因で，最もよくみられるのはパラインフルエンザウイルスであるが，RSウイルス，ライノウイルス，アデノウイルス，インフルエンザウイルスの可能性もある。通常，原因疾患は5日間で軽快する。喉頭蓋炎と異なり，入院を要することはまれである[3,5]。
❷ 喉頭軟化症は，臨床的(慢性無熱性で，6カ月未満の小児)に自信をもって疑い，内視鏡検査で確認する。
❸ 喉頭蓋炎は，医学的緊急事態である。典型的には，若年小児に発熱，呼吸困難，咽頭痛，流涎を伴い重篤感がある。Hibワクチンが開発されるまでは，インフルエンザ桿菌がストライダー(と喉頭蓋炎)の最も多い原因であった。現在ではレンサ球菌やブドウ球菌，ウイルス感染の可能性が高い。こもった声は咽後膿瘍を示唆する。
❹ 異物誤嚥は，急性発症で，症状は喉頭蓋炎に似ているが，熱はない。異物誤嚥は，1〜2歳児によくみられるが，成人でも起こすことがあり，慢性のストライダーの原因になりうる[3]。
❺ 急性のアレルギー反応も，ストライダーを引き起こす。病歴から可能性のあるアレルゲンを同定する。呼吸虚脱が目立つが熱はない。
❻ 外傷も，急性のストライダーを引き起こすが，病歴からすぐに診断はつく。

#### B. 慢性のストライダー
慢性のストライダーは，通常，幼児期に起こる。喉頭乳頭腫，腫瘍，声門下狭窄は一般に先天性であるが，異物誤嚥やヒステリー性ストライダーはどの年代でも起こりうる。喉頭軟化症や喉頭病変は喉頭横隔膜，血管腫，嚢胞によって起こり，通常は生後間もなくみつかる[5]。

**免責事項**
本項に含まれる意見や主張は著者の個人的な見解であり，米国空軍医療部門，米国空軍，国防総省全体の公式見解やそれを反映した意見と解釈されてはならない。

● 文献

1. Marx JA, Hockberger RS, Walls RM, eds. *Rosen's emergency medicine,* 7th ed. Philadelphia, PA: Mosby, 2009:2104–2105.
2. Rakel RE, Rakel DP, eds. *Textbook of family medicine,* 8th ed. Philadelphia, PA: WB Saunders, 2011:334–336.
3. Long SS, Pickering LK, Prober CG, eds. *Principles and practice of pediatric infectious diseases revised reprint,* 3rd ed. Philadelphia, PA: Churchill Livingstone, 2009:172–177.
4. Flint PW, Haughey BH, Lund VJ, et al., eds. *Cummings otolaryngology—head and neck surgery,* 5th ed. Philadelphia, PA: Mosby, 2010:2866–2868, 2896–2901.
5. Kliegman RM, Stanton BF, St. Geme III JW, Schor NF, Behrman RE, eds. *Nelson textbook of pediatrics,* 19th ed. Philadelphia, PA: WB Saunders, 2011:283, 314, 1450–1451, 1445–1446, 1445.e3–1445.e4.
6. Barratt GE, Koopmann CF Jr, Coulthard SW. Retropharyngeal abscess—a ten-year experience. *Laryngoscope* 1984;94:455.
7. Stankiewicz JA, Bowes AK. Croup and epiglottitis: a radiologic study. *Laryngoscope* 1985;95:1159.

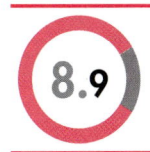

## 8.9 笛声音（喘鳴） wheezing

*Katrina N. Wherry*

### 背景

笛声音(喘鳴，wheezing)は，プライマリ・ケア医がみる最も頻度の高い呼吸器症状の1つである．5歳以下の小児の25％までが，笛声音を生じる疾患でプライマリ・ケア医を受診する[1]．

### 病態生理

呼気笛声音は，空気が急速に小さくて狭い気道を通過するときに聴診で聞こえる音である．低年齢の小児や幼児は大人より気道が小さいため，より頻回に笛声音症状を起こす[2]．

**A. 幼児の笛声音** この年齢層で最もよくみられる原因は下気道の感染症であり，例えばRSウイルスやコロナウイルスによる．感染に伴う小さい気道内の浮腫は，気道狭窄を起こし，気道の虚脱と空気の閉じ込め(air trapping)を引き起こす．この一連の変化で2歳以下の小児が笛声音を生じたら，それは細気管支炎と呼ばれる[1]．その他に幼児でよくみられる笛声音の原因は喘息である．反復性笛声音や下気道疾患のある幼児の多くは，アトピー疾患の証拠がなくても，また若年であっても喘息である可能性が非常に高い[3]．よくみられる喘息の危険因子は，受動喫煙，男性，不潔な生活環境である．幼児の反復性笛声音の第3の原因(多くの場合，認識されていない)は，食物や液体の吸入や誤嚥で，胃食道逆流症(GERD)とも関連している．典型的なのは，食事中の咳である．しかし異物によって繰り返し喉頭を刺激されると，咳反射が低下し，咳が消退することがある[1]．幼児の笛声音の珍しいまれな原因を表8.9.1に記載する．

**B. 小児の笛声音** 反復性笛声音の原因で最もよくみられるのは喘息で，有病率

表 8.9.1　年齢別による笛声音の珍しいまれな原因[1,5]

| 幼児，小児 | 成人 |
|---|---|
| 百日咳と結核 | 肺塞栓症 |
| 気管支肺異形成症 | 閉塞を引き起こす良性および悪性腫瘍 |
| 嚢胞性線維症 | 好酸球性肺浸潤 |
| うっ血性心不全 | 声帯機能不全 |
| 先天性血管奇形 | |
| 縦隔腫瘍 | |
| 閉塞性細気管支炎 | |
| 免疫不全 | |
| 気管気管支奇形 | |

は血清 IgE 値の上昇とよく相関している。幼児の場合と同様に，喘息をもつ小児は，喘息のない小児に比べて肺機能が低下しており，受動喫煙は，喘息の発症リスクを高める[3]。同様に，反復性笛声音のその他のよくみられる原因として，繰り返す食物や液体の誤嚥があり，GERD と関連している。小児が局所的な笛声音を突然発症したときは，異物吸入を疑う。誤嚥よりも多くみられるが，飲み込んだ異物が食道で詰まると，気管を圧迫して笛声音の原因になりうる[1]。小児の単回の笛声音発作は，感染症が原因で起こるが，最もよくある病原体はウイルス（例えば RS ウイルスやパラインフルエンザウイルス）である（表 8.9.1）。

**C. 成人の笛声音**　喘息は，成人の笛声音の最もよくみられる原因の 1 つで，先進国での有病率は 10〜12％ である[4]。喘息を有する成人の大部分は，幼児期に診断されているが，小児期に反復性笛声音の既往がなくても，喘息が成人期に発症することはある[4]。成人の喘息の有病率も血清 IgE 値の上昇とよく相関している[1]。慢性閉塞性肺疾患（COPD）は，成人の反復性笛声音のもう 1 つの原因で，通常はかなりの喫煙歴がある。これらの患者は，通常，咳や労作性呼吸困難や喀痰など，笛声音を伴う他の症状をもっている[4]。成人の一時的な笛声音は，うっ血性心不全や肺塞栓症に続発することもある[5]。詳細な診断には表 8.9.1 を参照のこと。

### 評　価

喘息がすべての年齢層でよくみられる原因であることを考えると，笛声音の初期評価では，喘鳴を引き起こす他の疾患を除外するのがよい[1]。

**A. 病歴**

❶ **発症**　生後数週間以内なら，先天性疾患を考える。発症が突然なら異物誤嚥をより疑う[1,2]。

❷ **タイミングとパターン**　笛声音が発作性で再発性なら，喘息をより疑う。喘鳴が毎年特定の時期に起きるなら，感染症や特定の環境アレルゲンによる喘息をより疑う[1,2]。

❸ **関連症状**　咳や喀痰，発熱，上気道症状があれば，感染症や COPD を考える。

幼児や小児の食事中の咳は，誤嚥や逆流と関連していることがある。幼児や小児の体重増加が乏しければ，GERD や囊胞性線維症を考える[2,6]。

❹ **家族歴と社会歴** アトピーの三徴，喘息，湿疹，環境アレルギー，これらの家族歴があれば喘息をより疑う。かなりの喫煙歴か，親の喫煙があれば，喘息やCOPD を考える。囊胞性線維症の患者のほとんどは，家族歴がないが，笛声音を引き起こす反復する感染は，囊胞性線維症が原因のことがある[6]。

**B. 身体診察** 新生児に，持続するチアノーゼがあれば，先天異常がないか調べる。成人と小児に，頻回の笛声音発作とばち指があれば，囊胞性線維症が関連していないか調べる。異物誤嚥の場合，笛声音と一致して限局した振動がないか，胸部を触診する。打診での濁音は，著明な感染による硬化(consolidation)と矛盾しない。笛声音は，聴診で聞くことができ，限局した笛声音は異物誤嚥をより示唆するので，聴診部位に注意する。他の呼吸音にも注意する：crackles(断続性ラ音)は感染症やうっ血性心不全で現れ，stridor(喘鳴)は上気道に影響するウイルス感染で聞かれる[6]。

**C. 検査** どの検査を行うかは，しっかり病歴聴取と身体診察を行ったうえで考えた鑑別診断による。喘息や COPD の疑いがあれば，スパイロメトリーを実施する。一般に，5歳以上の患者では，スパイロメトリーを行うために必要な手順を踏むことができる。幼児では，β作動薬吸入による治療反応を検査することができる[1,5]。胸部 X 線所見では，感染症による笛声音の原因や，腫瘍や先天性奇形のようなまれな原因が明らかになる。嚥下調査は，患者の頻回の誤嚥や GERD，誤嚥した異物，解剖学的異常を確認するのに役立つ。他の検査が鑑別疾患を絞りこむのに役立たなければ，気管支鏡検査を考慮する[6]。囊胞性線維症を疑えば，遺伝子検査と汗試験を行う。百日咳や結核を疑えば，百日咳抗体の検査とツベルクリン反応検査を行う[1]。

### 診断

鑑別診断は，しっかり病歴を聴取した後に作成され，身体所見と検査によって立証される。すべての年齢層で，笛声音の最もよくある原因の１つは喘息である。特に幼児ではたくさんの他の疾患(いくつかはまれ)で喘息に似た症状を呈するため，笛声音の他の原因の除外につとめる[1]。

**免責事項**
本項に含まれる意見や主張は著者の個人的な見解であり，米国空軍医療部門，米国空軍，国防総省全体の公式見解やそれを反映した意見と解釈されてはならない。

### ●文献

1. Martinati LC, Boner AL. Clinical diagnosis of wheezing in childhood. *Allergy* 1995;50:701–710.
2. Weiss LN. The diagnosis of wheezing in children. *Am Fam Physician* 2008;77(8):1109–1114.
3. Martinez FD, Wright AL, Taussig LM, et al.; Group Health Medical Associates. Asthma and wheezing in the first six years of life. *N Engl J Med* 1995;332:133–138.
4. Fauci AS, Braunwald E, Kasper DK, et al., eds. *Harrison's principles of internal medicine*, 17th ed. New York, NY: McGraw Hill Medical, 2008. Accessed at http://accessmedicine.com/resourceTOC.aspx?resourceID=4 on May 1, 2012.

5. Summary report 2007 National Asthma Education and Prevention Program expert panel report 3: Guidelines for the diagnosis and management of asthma. Accessed at http://www.nhlbi.nih.gov/guidelines/asthma/asthsumm.pdf on May 1, 2012.
6. Finder JD. Understanding airway disease in infants. *Curr Probl Pediatr* 1999;29:65–81.

# ⑨

# 消化器系のプロブレム

## Gastrointestinal Problems

*Richard Fruehling*

## 9.1 腹痛 abdominal pain

*Zachary W. Meyer and Richard Fruehling*

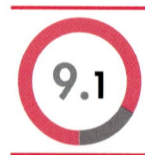

### 背景

腹痛（abdominal pain）はよくある主訴であり，救急外来を受診する患者の10%を占める．原因は多岐にわたり，腹腔外と腹腔内の原因からなる．身体所見が明らかな場合もあれば，良性のようにみえて重篤な状態に移行することを見逃してしまう場合もある．

### 病態生理

よくある腹痛の原因のうち，腹腔内疾患で注意すべきものを表9.1.1に示す[1]．腹腔内の激痛の原因を，特に選んで表9.1.2に示す．腹腔外の原因はBOX 9.1に示す．

#### 表9.1.1 よくある腹痛の原因（腹腔内）

| 診断 | 病因 | 疫学 |
|---|---|---|
| 胃，食道，十二指腸の炎症 | 胃酸過多，胃粘膜バリアの破綻，感染，外因性 | すべての年代．胃腸炎は旅行歴や家族の罹患歴など，季節性のことがある 消化性潰瘍の項を参照 |
| 急性虫垂炎 | 虫垂腔の閉塞が，腫脹，虚血，感染，穿孔を生じる | 思春期から青年期 小児，女性および高齢者で穿孔率が高い 死亡率0.1%（穿孔では2～6%） |
| 胆道系疾患 | 胆石の移動が疝痛を起こす 胆嚢管または総胆管での結石嵌頓が胆嚢炎，胆管炎を起こす | 35～60歳がピーク 20歳未満ではまれ 男女比は1:3 危険因子：多産，肥満，アルコール摂取，経口避妊薬の使用 |
| 尿管疝痛 | 家族歴，脱水，尿路感染症，痛風，薬物 | 30～40歳，男性に多く，小児に少ない |
| 憩室炎 | 憩室の感染/炎症，穿孔 腹膜炎，瘻孔，膿瘍を生じることがある | 年齢の上昇とともに発症率が上昇する 女性より男性に多い 再発は多い 「左側の虫垂炎」と呼ばれる |

### 表9.1.1 よくある腹痛の原因(腹腔内)(つづき)

| | | |
|---|---|---|
| 消化性潰瘍 | Helicobacter pylori と関連していることがある<br>危険因子にはNSAIDの使用,喫煙および飲酒などがある | すべての年代で生じる,50歳がピーク<br>男性は女性の2倍,罹患しやすい<br>重篤な出血および穿孔はまれ |

NSAID(nonsteroidal anti-inflammatory drug):非ステロイド性抗炎症薬
Bengiamin RN, Budhram GR, King KE, Wightman JM. Abdominal pain. In: Marx JA, ed. *Rosen's emergency medicine: concepts and clinical practice*, 7th ed. Philadelphia, PA: Mosby, 2010: 160-194 より引用。

## 評価

### A. 病歴

❶ 病歴には,以下の項目を含む。寛解因子(**P**alliative/alleviating factor),痛みの性質(**Q**uality of pain),放散痛パターン(**R**adiation or reffered pain pattern),強さ(**S**everity),時間との関係(**T**ime of onset/temporal relationship)。痛みの性状は特に参考になる(例:差しこむような,持続するような,切られるような,焼けるような,裂かれるような,噛みちぎられるような)。

❷ 女性の腹痛患者では,詳細な婦人科的病歴を聴取し,妊娠(子宮外妊娠も含む)の可能性を考慮する。

❸ 腹部手術の既往のある患者では,小腸閉塞を考慮する。警告症状には,症状の増悪傾向,発熱,重篤感,極端な年齢(小児または高齢者)などがよくある。

### 表9.1.2 生命にかかわる腹痛の原因

| 診断 | 病因 | 疫学 |
|---|---|---|
| 大動脈瘤破裂 | 正確な病因は不明<br>寄与因子:動脈硬化,遺伝的素因,結合組織病,感染 | 男性に多い<br>危険因子:高血圧,糖尿病,喫煙,COPD,冠動脈疾患 |
| 急性膵炎 | アルコール,胆石,高トリグリセリド血症,高カルシウム血症,ERCP後 | 成人で最も多く,小児ではまれ。男性に多い。 |
| 腸間膜虚血 | しばしば多因性,動脈硬化存在下の一過性低血圧など。血管の閉塞は65%に起こる(75%は塞栓症) | 心血管疾患,うっ血性心不全,糖尿病,敗血症,脱水などのある高齢者に多い<br>死亡率70% |

COPD(chronic obstructive pulmonary disease):慢性閉塞性肺疾患, ERCP(endoscopic retrograde cholangiopancreatography):内視鏡的逆行性胆管膵管造影

### BOX 9.1　腹痛を起こす重要な腹腔外の原因

胸郭：心筋梗塞と不安定狭心症，肺炎，肺塞栓，心膜炎，椎間板ヘルニア
泌尿器：精巣捻転
腹壁：筋痙攣，筋肉内血腫，帯状疱疹
感染：溶血レンサ球菌性咽頭炎（おもに小児），伝染性単核球症，ロッキー山紅斑熱
全身性疾患：糖尿病性ケトアシドーシス，アルコール性ケトアシドーシス，尿毒症，鎌状赤血球症，ポルフィリン症，全身性エリテマトーデス，血管炎，緑内障，甲状腺機能亢進症
中毒：メタノール中毒，重金属中毒，サソリ咬傷，ヘビ咬傷，クモ咬傷

Bengiamin RN, Budhram GR, King KE, Wightman JM. Abdominal pain. In: Marx JA, ed. *Rosen's emergency medicine: concepts and clinical practice*, 7th ed. Philadelphia, PA: Mosby, 2010: 160-194 より引用。

## B．身体診察

❶ 全身状態の把握は特に有用である。腸管閉塞による疝痛患者はのたうち回り，楽な姿勢をとろうとする。腹膜炎患者はじっとしていることを好み，横になることや踵をたたくことなどで痛みが増悪する。バイタルサインを確実にとり，発熱，頻脈，低血圧がないか，敗血症性ショックの徴候を見逃さないようにする。

❷ 腹部の視診では，膨隆，拍動および紅斑（Grey Turner 徴候あるいは Cullen 徴候）がないか調べる。

❸ 聴診では，腸音や，動脈瘤でみられる血管雑音に注意する。虫垂炎では，腸音はときに消失している。

❹ 触診は，痛みから遠い部分からはじめ，愛護的に行う。筋性防御や硬さに注意する。腫瘤や臓器腫大をとらえる。Murphy 徴候は，胆嚢炎の診断に役立つ。腸腰筋徴候や閉鎖筋徴候は，虫垂炎を示唆する。陰部診察は，ヘルニアを除外するのに重要で，また直腸診は，盲腸後部の虫垂炎を見つけるのに役立つ。

## C．検査

❶ **臨床検査**　妊娠の可能性があるすべての女性患者で，ヒト絨毛性ゴナドトロピン（human chorionic gonadotropin：hCG）を調べる必要がある。電解質の測定によって，高カルシウム血症などの代謝異常を除外できる。感染症を考慮する場合，またヘマトクリットの変動や血小板数をモニタリングする目的で，全血球計算を行う。肝機能値の上昇によって，肝細胞性疾患あるいは閉塞性胆道疾患を確認することができる。アミラーゼ値上昇は，膵炎，唾液腺疾患，腸管虚血，または卵管疾患でみられる。リパーゼは，膵臓に非常に特異的である。尿検査は，尿路感染症の除外に有用である。血尿は，腎結石の90％でみられる。膿尿は，感染性の腫瘤（虫垂炎など）が尿管に接しているときにみられることがある[2]。

❷ **画像検査**　急性腹症の単純X線撮影（立位と仰臥位）で，遊離ガス（free air）と異常ガスパターンを見つけることができる。単純X線撮影では，腎結石（85％），胆道系結石（15％）または腹部以外の原因として，肺炎を見つけることもでき

る。超音波検査は子宮外妊娠，虫垂炎，胆道系疾患，腹部大動脈瘤，または水尿管の除外に有用である。CT が他の検査にとって代わりつつある。その理由は，虫垂炎，尿管結石，胆嚢炎，憩室炎，膵炎の診断に早くて正確な画像を提供できるからである。高齢の腹痛患者では，CT は患者の45％で初期診断を変化させ，26％で入院の適応に影響する[3]。

## 診 断

❶ **鑑別診断** 鑑別診断は多岐にわたることが多いので，頻回の再評価が必要である。もし，治療がうまくいかなかった場合は，そのときの診断が誤っていなかったかを疑い，鑑別診断を広げなければならない。診断がつかない場合には，再度の診察と注意深い経過観察が必要である。

❷ **臨床症状** 異なる種類の腹痛でみられるパターンを表9.1.3 に示す。原因疾患が多いので，幅広い鑑別診断が必要である。身体診察，臨床検査，その他の補助検査など，診断的にはいろいろなアプローチが存在する。

### 表9.1.3 腹痛の種類

| | |
|---|---|
| 内臓痛 | 臓器を包む無髄神経線維が引きのばされて起こる痛み。「絞るような痛み，鈍痛あるいはじわっとした痛み」で持続性のことも間欠性のこともある。このタイプの痛みは部位がはっきりせず，びまん性のことが多い。虫垂炎，胆嚢炎，腸管閉塞，腎結石などがその例である。前腸由来（胃，十二指腸，膵胆道系）の臓器では心窩部に，中腸由来（小腸，上行結腸）では臍周囲に，後腸由来（下行結腸）では恥骨上部と背部に痛みが起こる。 |
| 体性痛 | 壁側腹膜の疼痛神経線維から起こる。通常は，より鋭く，限局性で持続性，内臓痛に引き続いて起こることもある。いろいろな原因（出血，化学物質刺激，感染）による腹膜の炎症があることを示し，重篤な疾患がないかが最も気がかりとなる痛みである。患者はじっとしていることを好む。 |
| 放散痛 | 病んだ臓器から離れた場所に感じる痛みと定義される。横隔膜の刺激は肩に，尿管結石では鼠径部に放散する。放散痛は，発生学的デルマトームに沿って起こるので，原因部位の同定を誤らせる。しかし，通常は罹患した臓器と同側に感じられる[4]。 |

### ●文献

1. Bengiamin RN, Budhram GR, King KE, Wightman JM. Abdominal pain. In: Marx JA, ed. *Rosen's emergency medicine: concepts and clinical practice*, 7th ed. Philadelphia, PA: Mosby, 2010:159–169.
2. Kamin RA, Nowicki TA, Courtney DS, et al. Pearls and pitfalls in the emergency department evaluation of abdominal pain. *Emerg Med Clin North Am* 2003;21:61–72.
3. Esses D, Birnbaum A, Bijur P, et al. Ability of CT to alter decision making in elderly patients with acute abdominal pain. *Am J Emerg Med* 2004;22:270–272.
4. O'Brien MC. Chapter 74. Acute abdominal pain. In: Tintinalli JE, ed. *Tintinalli's emergency medicine*, 7th ed. New York, NY: McGraw-Hill, 2011.

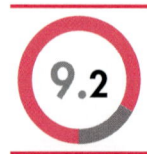

## 9.2 腹水 ascites

*Manoj Kumar and Milton (Pete) Johnson*

### 背景

腹水（ascites）は腹腔内の液体貯留である。腹水は最も多い肝硬変の主要合併症として知られている。代償性肝硬変患者の50％が10年以内に腹水を生じる[1]。腹水を伴う肝硬変患者の1年後の死亡率は約15％、5年後の死亡率は44％である[2]。特発性細菌性腹膜炎と肝腎症候群は腹水の合併症として知られていて、重症化や死亡に有意に寄与し、生存期間中央値は2.5年である。このような患者では、肝移植によって生存率が40％上昇するので、移植目的でよく紹介される[3]。

### 病態生理

肝硬変患者における腹水の機序は、末梢動脈の拡張によるものとする仮説が広く受け入れられている。進行した肝硬変患者にみられる門脈圧亢進症は、肝静脈洞圧の上昇によるものと考えられ、これが一酸化窒素（NO）を介して生じる内臓および末梢動脈拡張の引き金となる。この血管拡張は、レニン-アンジオテンシン系、交感神経系、抗利尿ホルモンを刺激し、体液のホメオスターシスが維持される[4]。これらの因子が、塩分と水分を保持するので、Starlingの法則における力のバランスを乱すことになる。そして、肝表面から液体が「汗のように」吹きだし、腹腔内に腹水となって貯留する。慢性肝炎の患者では、低アルブミン血症に伴うアドレナリン、ノルアドレナリン値の上昇もまた腹水産生に寄与する。低アルブミン血症は、膠質浸透圧を低下させ、血管内から腹腔内への漏出を助長する。動脈圧の低下や血管抵抗の低下は腎臓の血管収縮、灌流量の低下を引き起こし、腎障害の引き金となる。腎臓は自由水を除去する能力を失い、希釈性の低ナトリウム血症を引き起こし、肝腎症候群をもたらす。

### 評価

**A．病歴** 病歴聴取では、肝疾患の危険因子について確認しなければならない。飲酒歴、輸血歴、刺青、HIVなどが、ウイルス肝炎の感染に関連している。その他に、癌（白血病、リンパ腫）、心不全、腎疾患、結核感染の既往についても確認する。明らかな肝硬変の病因がなく、肥満、糖尿病、脂質異常症もない場合は、非アルコール性脂肪性肝炎（nonalcoholic steatohepatitis：NASH）も鑑別にあがる。

**B．身体診察** 腹部膨満を伴う患者では、打診で側腹部を診察することが必要である。濁音が明らかに認められる場合には、濁音界の移動を調べる必要がある。濁音界の移動は感度は80％以上、特異度は50％以上で腹水の診断に有用である。腹水を間違いなくとらえるには少なくとも1,500 mLの液体貯留が必要である[5]。肝疾患のある肥満患者では、肥満なのか腹水貯留なのか判別が困難で、超音波検査が

必要な場合がある。腹壁の側副静脈血行路，黄疸，手掌紅斑，くも状血管腫などは門脈圧亢進，肝不全の徴候である。

**C. 検査** 腹水の診断がつけば，すべての患者で試験穿刺が必要となる。出血のリスクは低く，新鮮凍結血漿や血小板輸血の準備は必要ない[6]。腹水が新規に発生した場合のほか，発熱，腹痛，圧痛，低血圧，イレウス，アシドーシス，高窒素血症，低体温，脳症，腹部緊満を伴う場合にも，穿刺が必要である。細胞数，細胞分類，腹水中の蛋白，血清-腹水アルブミン比がルーチン検査である。感染が疑われる場合には，血液培養のボトルで培養検査を提出し，感染が除外されるまでは経験的な抗菌薬治療を行うべきである。CA125は，腹水の鑑別には役に立たない[6]。pH，乳酸値，コレステロール値，フィブロネクチン，グリコサミノグリカンも役に立たない[7]。腹水検査の意義や解釈について，表9.2.1および表9.2.2に示す。

## 診断

**A. 鑑別診断** 腹水の鑑別診断を表9.2.3に示す。あまり多くない原因には，リンパ管や尿管への外傷，クラミジア感染，*Coccidioides*症，淋菌感染症，ネフローゼ症候群，漿膜炎，甲状腺機能低下症，後天性免疫不全症候群，Fitz-Hugh-Curtis症候群，腹膜中皮腫がある。

### 表9.2.1 腹水の所見と臨床的意義

| 性状 | 特異的所見 | 臨床的意義 |
|---|---|---|
| 外観 | 清澄 | 肝硬変 |
|  | 混濁/にごり | 感染 |
|  | 乳白光色 | トリグリセリド濃度の上昇 |
|  | ミルク様 | トリグリセリド濃度の上昇 |
|  | ピンク/血性 | 外傷性穿刺，悪性疾患 |
|  | 褐色 | 黄疸，胆嚢破裂，十二指腸潰瘍穿孔 |
| 細胞数と分画 | 多形核白血球>250 | 特発性細菌性腹膜炎 |
| 血清腹水アルブミン較差(血清アルブミン-腹水アルブミン)(g/dL) | >1.1 | 門脈圧亢進症：肝硬変，アルコール性肝炎，大きな肝転移による圧迫，Budd-Chiari症候群，心臓性腹水，妊娠時の急性脂肪肝，粘液水腫，混合腹水 |
|  | <1.1 | 非門脈圧亢進：癌性腹膜炎(最も多い)，結核，膵性腹水あるいは胆汁性腹水，腸管虚血あるいは閉塞，ネフローゼ症候群 |

### 表 9.2.2 腹水穿刺所見と臨床的関連

| 性状 | 臨床的関連 |
|---|---|
| アミラーゼ | 小腸あるいは膵障害時に上昇 |
| LDH | 合併症がない場合，LDH は血清値の半分以下，腹膜炎＞SBP＞血清 LDH |
| ブドウ糖濃度 | 癌腫症や SBP で軽度低下，腸管穿孔や末期 SBP では糖濃度は 0 になる |
| 細胞診 | 癌腫症であれば有益。検査が陽性となるには悪性細胞が腹水へ放出されていなければならない。すべての悪性腫瘍関連症例についての感度は 67％ である |
| 腎臓関連検査 | 肝腎症候群の評価 |

LDH (lactate dehydrogenase)：乳酸デヒドロゲナーゼ，SBP (spontaneous bacterial peritonitis)：特発性細菌性腹膜炎

**B．臨床症状** よくある症状として，悪心，食欲不振，胸やけ，息切れ，腹囲増加，起坐呼吸，体重減少，および下腿浮腫がある。特発性細菌性腹膜炎や肝性脳症の徴候を示すこともある。食道静脈瘤の患者は，静脈瘤破裂の徴候を示すことがある。肝脾腫，臍ヘルニア，下腿浮腫もよくみられる。腫瘤やリンパ節腫脹は，悪性疾患の存在を思わせる。頸静脈怒張，心拡大，Ⅲ音聴取は，心臓由来の腹水貯留を思わせる。ネフローゼ症候群では全身性浮腫を呈する。

### 表 9.2.3 腹水の鑑別疾患

| 原因 | コメント |
|---|---|
| 肝硬変 | 腹水の約 80％ を占める[3] |
| アルコール性肝炎 | |
| 癌腫症 | 悪性腫瘍関連腹水の 3 分の 2 |
| 転移 | 悪性腫瘍関連腹水の 3 分の 1 |
| うっ血性心不全 | 心不全あるいは重症肺疾患の病歴 |
| 結核 | 腹水の約 1％ 以下を占める[3] |
| B 型，C 型肝炎 | 肝硬変へ進行 |
| 膵疾患 | 腹水アミラーゼは血清の 5 倍 |
| Wilson 病 | 影響の程度は肝機能障害から肝不全まで幅広い |
| ヘモクロマトーシス | 鉄沈着によって肝硬変を起こす |
| 収縮性心膜炎 | うっ血肝をきたす |
| 混合腹水 | 5％ 以下（肝硬変＋その他の原因） |

## ●文献

1. Gines P, Quintero E, Arroyo V, et al. Compensated cirrhosis: natural history and prognostic factors. *Hepatology* 1987;7:12–18.
2. Planas R, Montoliu S, Balleste B, et al. Natural history of patients hospitalized for management of cirrhotic ascites. *Clin Gastroenterol Hepatol* 2006;4:1385–1394.
3. Gines P, Cardenas A, Arroyo V, et al. Current concepts: management of cirrhosis and ascites. *N Engl J Med* 2004;350:1646–1654.
4. Schrier RW, Arroyo V, et al. Peripheral arterial vasodilation hypothesis: a proposal for the initiation of renal sodium and water retention in cirrhosis. *Hepatology* 1988;8:1151–1157.
5. Cattau EL Jr, Benjamin SB, Knuff TE, Castell DO. The accuracy of the physical exam in the diagnosis of suspected ascites. *JAMA* 1982;247:1164–1166.
6. Runyon BA, AASLD Practice Guidelines Committee. Management of adult patients with ascites due to cirrhosis: an update. *Hepatology* 2009;49(6):2087.
7. Haubrich WS, Schaffner F, Brek J, et al. *Bockus gastroenterology,* 5th ed. Philadelphia, PA: WB Saunders, 1994:2009.

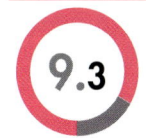

# 9.3 便秘 constipation

Timothy McAuliff and Richard Fruehling

## 背景

便秘(constipation)は，一般の人々の間でよくみられる消化器症状の1つである。便秘の定義は患者によって異なり，便が硬すぎる，小さい，排出が困難，排便回数が少なすぎる，などと表現される[1]。医師が分類し，客観的に診断できるようにするため，2006年に国際委員会はRome-Ⅲ基準(表9.3.1参照)を作成した[2]。

### 表9.3.1 機能性便秘の診断のためのRome-Ⅲ基準

**成人**
- つぎの症状のうち2つ以上が6カ月のうち少なくとも3カ月以上存在する。
  - 排便時の少なくとも25%で怒責(いきみ)。
  - 排便時の少なくとも25%で兎糞様便あるいは硬便。
  - 排便時の少なくとも25%で残便感。
  - 排便時の少なくとも25%で肛門あるいは直腸の閉塞感と閉塞。
  - 排便時の少なくとも25%で用指的補助(例：摘便，骨盤底の支持)。
  - 1週間で排便が3回未満。
- 下剤の使用なしに軟便になることはまれ。
- 過敏性腸症候群の診断基準を満たさない。

(次ページにつづく)

### 表 9.3.1 機能性便秘の診断のための Rome-Ⅲ基準(つづき)

**乳児と幼児**
- つぎの症状のうち1つが,2週間以上存在する。
  - ほとんどの排便が硬便(小石様＝兎糞様)。
  - 1週間で2回以下の排便。
- 代謝性,内分泌性,あるいは解剖学的原因で説明できない。

Longstreth GF, Thompson WG, Chey WD, et al. Functional Bowel Disorders. *Gastroenterology* 2006; 130: 1480-1491 より許可を得て改変。

### 病態生理

結腸と直腸には,消化機能と排泄機能がある。回腸からの排出物の混合,未消化の炭水化物の処理(消化と吸収),水分を吸収して半固形便あるいは固形便を作り出すこと,そして体外への便の排泄などである。これらの過程は,さまざまな神経伝達物質,副交感神経叢,随意および不随意機能の協調によって行われる。

**A. 病因** 便の形状,蠕動機能または大腸の内径,直腸の排出機能および骨盤底の変化が便秘を引き起こす[3,4]。危険因子は多岐にわたり,特に多い原因として低繊維食,運動不足,薬物性があげられる[5](表 9.3.2 参照)。

**B. 疫学** さまざまな研究で便秘の有病率は2～28％とされており,女性と高齢者に多い[6]。

### 表 9.3.2 便秘の原因(原因になりうる程度で分類)

| 機能性(よくある) | 薬物性(あまりない) | |
|---|---|---|
| 低繊維食 | 制酸薬 | クロニジン |
| 運動不足 | 抗コリン薬 | 利尿薬 |
| 脱水 | 抗うつ薬 | Sinemet |
| 内容物移動遅延 | カルシウム拮抗薬 | 麻薬 |
| 排出遅延 | コレスチラミン | 交感神経作動薬 |
| 過敏性腸症候群 | 非ステロイド性抗炎症薬 | 向精神薬 |
| 炎症性腸疾患 | | |
| ミルク過剰摂取 | | |
| 排便我慢 | | |

| 器質性(あまりない) | 神経性(まれ) | 内分泌/代謝性(まれ) |
|---|---|---|
| 裂肛 | 脳血管障害 | 糖尿病 |
| 痔核 | 多発性硬化症 | 高カルシウム血症 |
| 結腸狭窄 | Parkinson病 | 副甲状腺機能亢進症 |
| 憩室炎 | Hirschsprung病 | 低カリウム血症 |
| 虚血 | 脊髄腫瘍あるいは異常 | 甲状腺機能低下症 |

## 表9.3.2 便秘の原因(原因になりうる程度で分類)(つづき)

| | | |
|---|---|---|
| 放射線大腸炎 | 脳性麻痺 | 尿毒症 |
| 腺癌 | Chagas病 | セリアック病 |
| 鎖肛 | ボツリヌス中毒 | 嚢胞性線維症 |
| 骨盤内腫瘍 | Down症候群 | 妊娠 |
| | プルーンベリー症候群 | |

**心因性(あまりない)**　　　**結合組織性(まれ)**
不安　　　　　　　　　　　アミロイドーシス
抑うつ　　　　　　　　　　強皮症
身体化障害　　　　　　　　全身性エリテマトーデス

### 評　価　(図9.3.1参照)

**A. 病歴と身体診察**　まず,さらなる精査を必要とする危険な徴候がないかを確認する(血便,体重減少,腸閉塞,大腸癌の家族歴)。これらの危険因子がなければ,病歴と身体診察(直腸指診,便潜血検査を含む)で,特発性と二次性の便秘を区別する(表9.3.3に,特発性または機能性と続発性を鑑別するのに役立つ病歴と身体所見を示す)。続発性の原因が判明した場合には,その原因を治療する。初回の診察で続発性の原因が見つからなかった場合,高繊維食,運動習慣の増進,薬物を試みる。保存的治療でうまくいかない場合は,さらなる精査が必要となる[7]。

注記:頑固な便秘(obstipation, 便もガスも出ない状態)は腸管の通過障害を示唆し,緊急に外科的な対応が必要となることもある。

**B. 検査**　初期検査には生化学検査(カルシウムや血糖値も),全血球計算(貧血の確認),甲状腺機能を含む。腹部単純X線撮影では腸管の拡張が見つかることがある。大腸の通過時間は,「カプセル型内視鏡」もしくはX線不透過性マーカーを用いた検査で測定される。肛門直腸もしくは大腸の内圧測定で,大腸の緊張度と運動性についての情報を提供できることがある[8]。大腸内視鏡は,以下のような徴候がある場合に考慮する。貧血,下血,便潜血陽性,閉塞症状,新規発症の便秘,体重減少,便の径の変化,50歳以上で大腸癌のスクリーニング検査を行う場合[9]。

### 診　断

**A. 鑑別診断**　機能性便秘の鑑別診断は表9.3.2を参照。

**9　消化器系のプロブレム**

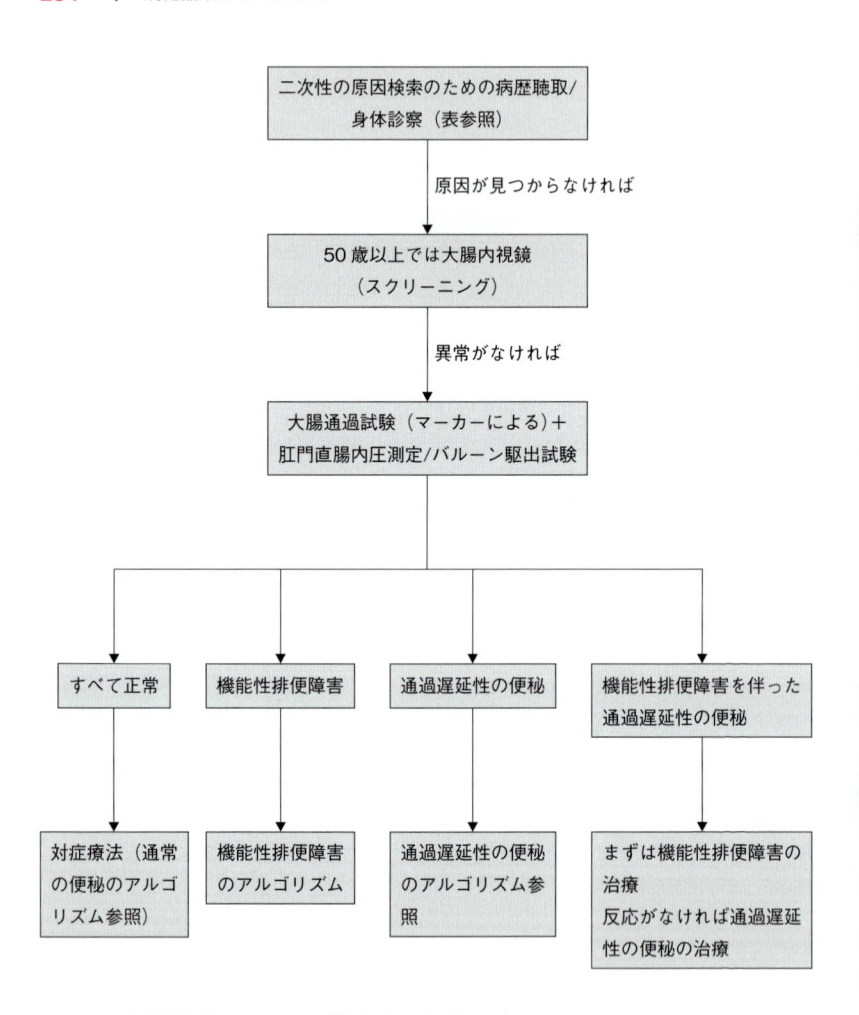

```
┌─────────────────────────────┐
│二次性の原因検索のための病歴聴取/│
│     身体診察（表参照）       │
└─────────────────────────────┘
              │ 原因が見つからなければ
              ▼
┌─────────────────────────────┐
│  50歳以上では大腸内視鏡      │
│     （スクリーニング）       │
└─────────────────────────────┘
              │ 異常がなければ
              ▼
┌─────────────────────────────┐
│ 大腸通過試験（マーカーによる）＋│
│ 肛門直腸内圧測定/バルーン駆出試験│
└─────────────────────────────┘
       │        │        │        │
       ▼        ▼        ▼        ▼
  ┌───────┐ ┌───────┐ ┌───────┐ ┌────────────┐
  │すべて │ │機能性 │ │通過遅 │ │機能性排便障害│
  │正常   │ │排便障 │ │延性の │ │を伴った通過 │
  │       │ │害     │ │便秘   │ │遅延性の便秘 │
  └───────┘ └───────┘ └───────┘ └────────────┘
       │        │        │          │
       ▼        ▼        ▼          ▼
  ┌───────┐ ┌───────┐ ┌───────┐ ┌────────────┐
  │対症療 │ │機能性 │ │通過遅 │ │まずは機能性 │
  │法（通 │ │排便障 │ │延性の │ │排便障害の治 │
  │常の便 │ │害のア │ │便秘の │ │療           │
  │秘のア │ │ルゴリ │ │アルゴ │ │反応がなければ│
  │ルゴリ │ │ズム   │ │リズム │ │通過遅延性の │
  │ズム参 │ │       │ │参照   │ │便秘の治療   │
  │照）   │ │       │ │       │ │             │
  └───────┘ └───────┘ └───────┘ └────────────┘
```

**図 9.3.1** 保存的治療に反応しない慢性便秘の診断的アプローチ

（Arnold Wald博士の厚意による。Etiology and evaluation of chronic constipation in adults. UpToDate, 2012）

### 表 9.3.3 便秘の病歴と身体所見

| 要素 | 所見 | 考えるべき状態 |
|---|---|---|
| **病歴** | | |
| 発症年齢 | 幼児 | 先天性疾患 |
| 持続期間 | 急性発症 | 治療可能な原因 |
| | 長期間 | 機能性の原因 |
| 最も困った症状 | 排便時のいきみ | 骨盤底機能不全 |
| | 摘便の必要性 | |
| | 排便間の疝痛や満腹感 | 過敏性腸症候群 |
| 薬物使用歴 | | 原因薬物は表 9.3.2 を参照 |
| **身体所見** | | |
| 直腸診 | 恥骨直腸痛 | 恥骨直腸痙攣 |
| | 検査者の指を押し出せない | 骨盤底機能不全 |
| | 直腸腫瘤, 肛門狭窄 | 閉塞 |
| | 裂肛 | 原因か結果か? |
| | 糞詰まり | 蠕動遅延性便秘 |
| 擬態排便 | しまりのない肛門輪 | 神経原性の原因 |
| 擬態排出と停滞時の肛門周囲機能 | 低活動性 | 骨盤底機能障害 |
| 腟部診察(女性) | 直腸瘤 | 骨盤弛緩 |
| 神経学的診察 | その他の局所神経所見 | 神経原性の原因 |
| 腹部診察 | 腫瘤, 手術痕 | 閉塞の原因 |

### ●文献

1. Stewart WF, Liberman JN, Sandler RS, et al. Epidemiology of constipation (EPOC) study in the United States: relation of clinical subtypes to sociodemographic features. *Am J Gastroenterol* 1999;94:3530.
2. Longstreth GF, Thompson WG, Chey WD, et al. Functional bowel disorders. *Gastroenterology* 2006;130:1480–1491.
3. Arce DA, Ermocilla CA, Costa H. Evaluation of constipation. *Am Fam Physician* 2002;65:2283–2290.
4. Faigel DO. A clinical approach to constipation. *Clin Cornerstone* 2002;4(4):11–21.
5. Leung FW. Etiologic factors of chronic constipation: review of the scientific evidence. *Dig Dis Sci* 2007;52(2):313–316.
6. Satish-Rao SC. Constipation: evaluation and treatment. *Gastroenterol Clin North Am* 2003;32:659–683.
7. Barnett JL, Hasler WL, Camilleri M. American Gastroenterological Association medical position statement on anorectal testing techniques. American Gastroenterological Association. *Gastroenterology* 1999;116:732.
8. Rao SS, Singh S. Clinical utility of colonic and anorectal manometry in chronic constipation. *J Clin Gastroenterol* 2010;44:597.
9. Qureshi W, Adler DG, Davila RE, et al. ASGE guideline: guideline on the use of endoscopy in the management of constipation. *Gastrointest Endosc* 2005;62:199.

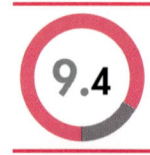

## 9.4 下痢　diarrhea

*Safana Anna Makhdoom and Robert C. Messbarger*

### 背景

下痢(diarrhea)の臨床上最も有益な定義は，実際のところ最もあいまいで，患者の立場からの定義，つまり，急性で頻回の柔らかい便である。あるいは10歳代から成人であれば200 g/日以上，乳児・小児であれば10 g/kg/日以上の排便と定義できるかもしれない[1,2]。また別のいい方をすれば，下痢とは，個人の平均的な状態より，排便回数が増加し，便の形状が崩れていることともいえる。最後の定義は，小児の場合，臨床的に有用である。

便はしばしば水様であり，回数が多く抑制が効かない。下痢は，発熱や腹部の疝痛，排便時痛，粘液便および/または血便を伴うこともある。さらに，下痢の持続期間は，臨床的に重要である。14日未満の下痢は急性，30日を超えるものは慢性と呼ばれる[3]。

特殊な状況下では(例えば，衰弱した，または免疫不全の患者では)，生命を脅かすこともある。

### 病態生理

#### A. 病因

❶ 急性下痢症は，感染性の場合も非感染性の場合もある。ほとんどの急性の下痢は，先進国においても途上国においても感染性である。病原体は細菌，原虫および/またはウイルスなどである。非感染性の下痢では，食物アレルギー，薬物および/または炎症性腸疾患，甲状腺中毒症，カルチノイド症候群などがあげられる。

小児診療においても，急性下痢症は感染性腸炎によることが多い。しかし，小児では，別の感染性疾患(例えば急性中耳炎，尿路感染症)，生命を脅かす状態〔腸重積，中毒性巨大結腸症，虫垂炎，溶血性尿毒症症候群(hemolyticuremic syndrome：HUS)〕，過剰栄養，飢餓時の排便，抗菌薬起因性下痢などの病態も考えなければならない。さらにまれな病態として，内分泌異常，解剖学的奇形，遺伝子異常〔先天性副腎過形成，盲係蹄症候群(blind loop syndrome)，嚢胞性線維症〕がある。

大量の便は小腸に原因があり，少量の下痢，血便，疼痛を伴う下痢は直腸・大腸に原因があることが多い。

❷ 慢性下痢症は，脂肪性，炎症性，分泌性，浸透圧性の4つのタイプに分けられる。
　a. 脂肪性下痢は，過度の脂肪便を含み，直接測定やズダンⅢ染色でわかる。
　b. 炎症性下痢では，便中に粘液，血液および/または白血球が証明される。

c. 分泌性下痢は，水様性で有意の浸透圧格差を示さない(<50 mOsm/kg)。
d. 浸透圧性下痢は，液状で浸透圧格差(>125 mOsm/kg)を示す。

## B. 疫学

❶ 米国では，下痢の疫学はあまり研究されていない。世界的に急性下痢症が小児の死因第1位であることはよく知られている。米国ではウイルス性が最も多いが，重症例では細菌性が多い。米国では急性下痢症に対する診断的精査はあまり必要でなく，対症的な経口的脱水補正と患者を安心させるための説明のみで十分である。しかし，特定の臨床状態(例：貧困層や免疫不全患者)では，この病気が命取りになることがある。

❷ 慢性下痢症は世界的な小児の(健康)問題であり，感染が最も多い原因である。先進国では，慢性下痢症は，過敏性腸症候群，炎症性腸疾患，吸収不良症候群でみられることが多い。先進国での小児の慢性下痢症の原因は，吸収不良か消化不良が多い[2]。この2つの疾患は慢性の非特異的下痢症かセリアック病である。

## 評価

急性下痢症のほとんどは，軽症で自然寛解し，血液検査を必要としない。初期評価で問題となるのは，軽症患者の中で重症な疾患をもつ患者をみきわめることである。重症疾患の"red flag(🚩)"はつぎのとおりである。循環血液量減少，血性下痢，発熱，24時間で5回以上の形のない下痢，ひどい腹痛，最近の抗菌薬使用あるいは入院中，新生児，高齢者および免疫不全患者の下痢[4]。

上記の"red flag(🚩)"があるかもしくは体重減少，全身性の症状(発熱，食欲不振)，腹部腫瘤，その他悪性腫瘍を思わせる所見がある慢性下痢症では，身体診察以上の評価が必要である。

小児の急性下痢症は，無熱性でも発熱性でも，血便がなければ，通常はウイルス性腸炎であり，高価な検査を必要としない。無熱性でも発熱性でも，小児の血性の下痢は，ウイルス性腸炎(通常は発熱性)，溶血性尿毒症症候群，腸重積，偽膜性腸炎(後の3つは通常無熱性)いずれかの可能性があり，判別は困難である。

小児の持続性の慢性下痢症は精査を必要とする。激しい腹痛，脱水，腹部腫瘤を伴う場合にも精査を要する。

**A. 病歴**　急性下痢症の評価は，発症，期間，パターン(1日のうちいつ出るか，食事摂取との関連，切迫性)，便の性状(血性か，悪臭があるか，浮遊性か，油っぽいか)についての病歴聴取からはじめる。職業との関連(例えば生肉を扱うか)，旅行歴(メキシコ，米国の山地)，性的活動(HIVのリスク)，ペット飼育歴，病原体に曝露される可能性がある趣味などについても質問する。その他のキーポイントは，発熱があるか，服薬歴(メトホルミンなど)，食事歴，既往歴(院内感染や免疫抑制状態の確認)などである。

慢性下痢症では，発現，期間，パターン，および便の性状についての詳細な病歴聴取が必要である。重要な所見として，顕著な体重減少，1年以上続く下痢，夜間の下痢，および排便時のいきみなどがある。その他の質問では，社会的または疫学的病歴(旅行，食事，性的活動，生活環境，水資源)，家族歴(炎症性腸疾患の有

無),随伴症状(発熱,便失禁,腹痛)および寛解増悪因子(食事,ストレス,薬物)に焦点を合わせる。詳細な病歴では,医原性(薬物,手術),免疫不全状態,および精神医学的病因(下剤の乱用,神経性食欲不振症)を評価する。詳細なシステムレビューで,糖尿病,甲状腺機能亢進症,リウマチ疾患,および腫瘍など,下痢の原因となりうる全身性疾患の有無がわかる。

　小児の場合,上記の質問事項に加え,調理や食事の変化,便の性状,乳幼児の外見(機嫌がよいか悪いか),最近の内服歴・入院歴,デイケアへの参加,疾患への曝露などについても確認しなければならない。

**B. 身体診察** 循環血液量減少の徴候(例:乾燥した粘膜,起立性低血圧)に焦点を当てる。発熱および腹膜刺激症状は侵襲的な原因を示す(赤痢,*Campylobacter*)[3,5]。腹部所見(腫瘤,腹水,肝臓変化)や直腸肛門所見(緊張低下,疾患の存在),リンパ節腫脹,口腔潰瘍,発疹,あるいは甲状腺の変化などが診断の決め手となることがある[6]。

　小児の患者では,腹部腫瘤は腸重積症を示唆する。重篤にみえる乳児や小児は,中毒性巨大結腸症,偽膜性腸炎,腸重積症を示唆する。紫斑を認める場合は,溶血性尿毒症症候群を考える。腹膜刺激症状では虫垂疾患を考える。

**C. 検査** 図9.4.1と図9.4.2に,急性下痢症と慢性下痢症の評価法を示す。

　小児患者で画像検査(例:腸重積に対する超音波または二重造影法,虫垂疾患に対する超音波やCT)を必要とする閾値は,特になだめることが難しい場合には,血便もしくは発熱性の下痢で低くすべきである。

## 診断

**A. 鑑別診断** 表9.4.1に下痢症の鑑別診断を示す。

**B. 臨床症状**

❶ 急性下痢症のいくつかには特徴的なパターンがある。旅行者下痢症は,外国に到着後,通常3〜10日で下痢を引き起こす大腸菌,*Salmonella*,*Campylobacter*などで汚染された食物や水に曝露されることによって起こる。食後6時間以内に起こる下痢症は,細菌毒素によって起こる。(黄色ブドウ球菌*Staphylococcus aureus*)。8時間以上経過した後に症状がはじまる場合には,細菌性(8〜16時間では*Clostridium perfringens*)もウイルス性も考えうる[3]。発熱を伴う下痢症は,侵襲性の細菌,腸管ウイルス,あるいは細胞障害性病原体による。もし最近の抗菌薬使用歴や入院歴がある場合は,*Clostridium difficile*毒素を考えなければならない。*C. difficile*は最近の入院や抗菌薬使用がない人にもみられ,便中*C. difficile*毒素を測定する閾値は低くしなければならない。

❷ 慢性下痢症は,原因となる病態が多く,決まったパターンを示すことが少ない。しかし,下痢から便秘に至るさまざまの排便パターンを伴う疝痛様の腹痛は,過敏性腸症候群でよくみられる。腹痛,体重減少,発熱を伴う下痢症は,炎症性腸疾患の特徴である。最後に,吸収不良症候群では,体重減少,多量の脂肪性の臭い便がみられる。鼓腸は,炭水化物の吸収不良症候群で多くみられ,膵外分泌不全では,白色便を呈する。

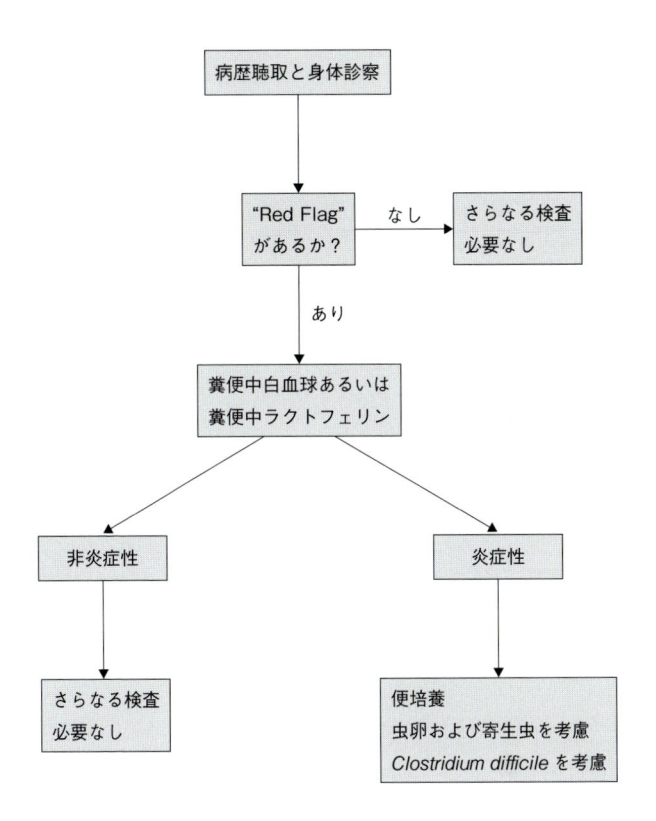

```
         ┌──────────────────┐
         │ 病歴聴取と身体診察 │
         └──────────────────┘
                  │
                  ▼
         ┌──────────┐  なし  ┌──────────┐
         │"Red Flag"├───────▶│さらなる検査│
         │があるか？ │        │必要なし  │
         └──────────┘        └──────────┘
              │ あり
              ▼
         ┌──────────────────┐
         │糞便中白血球あるいは│
         │糞便中ラクトフェリン│
         └──────────────────┘
           │              │
           ▼              ▼
      ┌────────┐      ┌──────┐
      │非炎症性│      │炎症性│
      └────────┘      └──────┘
           │              │
           ▼              ▼
      ┌────────┐   ┌──────────────────────┐
      │さらなる検査│   │便培養                │
      │必要なし  │   │虫卵および寄生虫を考慮│
      └────────┘   │*Clostridium difficile*を考慮│
                   └──────────────────────┘
```

**図 9.4.1** 急性下痢症へのアプローチ

(Thielman NM, Guerrant RL. Clinical practice. Acute infectious diarrhea. *N Engl J Med* 2004; 350: 38 より改変)

　注記：自宅で経口補水治療を行う場合，1 L の水に対し小さじ 4 分の 1 杯の塩と重曹を加える。これに大さじ 4 杯の砂糖を加える[3]。

240　9　消化器系のプロブレム

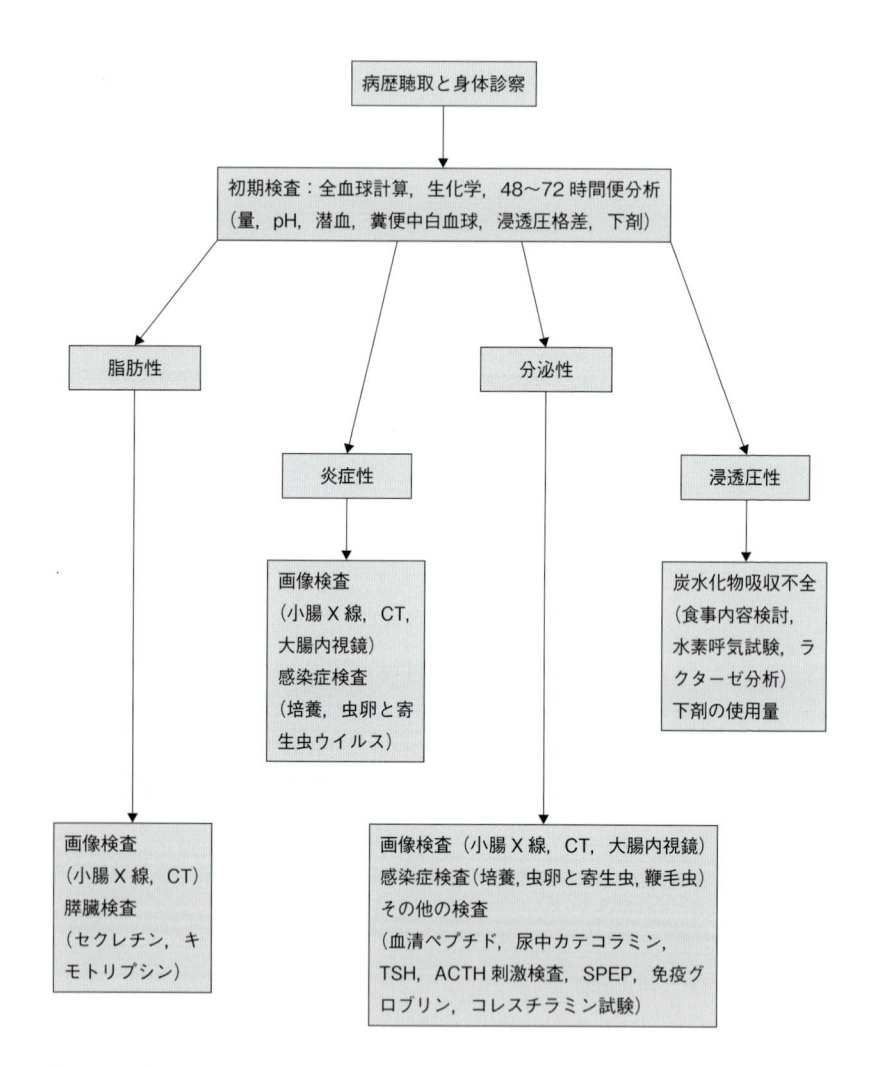

```
                    ┌─────────────────┐
                    │ 病歴聴取と身体診察 │
                    └────────┬────────┘
                             ↓
        ┌──────────────────────────────────────────┐
        │ 初期検査：全血球計算，生化学，48～72時間便分析 │
        │ （量，pH，潜血，糞便中白血球，浸透圧格差，下剤）│
        └──┬─────────┬──────────────┬─────────┬────┘
           ↓         ↓              ↓         ↓
      ┌───────┐ ┌───────┐      ┌───────┐ ┌───────┐
      │ 脂肪性 │ │ 炎症性 │      │ 分泌性 │ │浸透圧性│
      └───┬───┘ └───┬───┘      └───┬───┘ └───┬───┘
```

図 9.4.2　慢性下痢症への検査アプローチ

脂肪性：
画像検査（小腸X線，CT）
膵臓検査（セクレチン，キモトリプシン）

炎症性：
画像検査（小腸X線，CT，大腸内視鏡）
感染症検査（培養，虫卵と寄生虫ウイルス）

分泌性：
画像検査（小腸X線，CT，大腸内視鏡）
感染症検査（培養，虫卵と寄生虫，鞭毛虫）
その他の検査（血清ペプチド，尿中カテコラミン，TSH，ACTH刺激検査，SPEP，免疫グロブリン，コレスチラミン試験）

浸透圧性：
炭水化物吸収不全（食事内容検討，水素呼気試験，ラクターゼ分析）
下剤の使用量

ACTH（adrenocorticotropic hormone）：副腎皮質刺激ホルモン，SPEP（serum protein electrophoresis）：血清蛋白電気泳動，TSH（thyroid-stimulating hormone）：甲状腺刺激ホルモン
(Fine KD, Schiller LR. AGA technical review on the evaluation and management of chronic diarrhea. *Gastroenterology* 1999; 116: 1464 より改変して引用)

## 表 9.4.1 急性下痢症と慢性下痢症の鑑別診断

**急性下痢症**
**感染性**
細菌感染症(Salmonella, Campylobacter, 赤痢菌, 大腸菌)
ウイルス感染症(ロタウイルス, ノロウイルス)
原虫(Cryptosporidium, Lambl 鞭毛虫, 赤痢アメーバ)

**非感染性**
食物不耐症
薬物
炎症性腸疾患
カルチノイド
甲状腺疾患

**慢性下痢症**
**脂肪性**
消化管吸収不全
消化不全

**炎症性**
炎症性腸疾患
感染性
虚血
腫瘍

**分泌性**
薬物
蠕動障害
腫瘍
炎症性腸疾患
毒素

**浸透圧性**
炭水化物吸収不全
マグネシウム, 硫酸塩, リン酸塩の摂取

## ●文献

1. Feldman M, Friedman L, Brandt L (eds.) (2010). *Sleisenger and Fordtran's gastrointestinal and liver disease: pathophysiology/diagnosis/management*, 9th ed. Chapter 15: Diarrhea. Accessed online at MDConsult.com.
2. Kellermayer R, Shulman RJ. *Approach to the causes of chronic diarrhea in children.* Accessed at UpToDate.com (http://www.uptodate.com/contents/overview-of-the-causes-of-chronic-diarrhea-in-children?source=see_link) on May 5, 2012.
3. Wanke CA (2011). Approach to the adult with acute diarrhea in developed countries. Retrieved from UpToDate.com
4. Thielman NM, Guerrant RL. Clinical practice. Acute infectious diarrhea. N Engl J Med 2004;350:38.
5. DuPont HL. Guidelines on acute infectious diarrhea in adults. The practice parameters committee of the American college of gastroenterology. Am J Gastroenterol 1997;92:1962.
6. Schiller LR. Chronic diarrhea. Gastroenterology 2004;127:287.

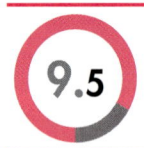

# 9.5 嚥下障害　dysphagia

*Susan M. Newman and Richard Fruehling*

## 背景

嚥下障害（dysphagia）は，プライマリ・ケアでは，特に高齢者によくみられる症状である．60歳以上の患者の10％，入院患者の25％，および介護施設入所者の30〜40％は嚥下障害を経験する．

## 病態生理

器質的な嚥下障害はおもに2カ所で起こる．1つは中咽頭での嚥下反射の開始時，もう1つは食道での下方への食物の排出時である．上部食道括約筋から食道への通過障害で中咽頭の嚥下障害症状が起こり，食道内での蠕動障害や食物塊の通過障害で食道の嚥下障害症状が起こる．閉塞性および神経筋性の障害は中咽頭と食道の両方で起こる．中咽頭性および食道性の嚥下障害のよくみられる原因を表9.5.1に示す[1]．

### 表9.5.1　嚥下障害の鑑別診断

**中咽頭性嚥下障害**
神経筋性（中枢神経疾患）
脳血管障害
Parkinson病
脳幹部腫瘍

## 表 9.5.1 嚥下障害の鑑別診断(つづき)

**変性疾患**
    筋萎縮性側索硬化症
    多発性硬化症
    Huntington 病

**感染後**
    ポリオ脊髄炎
    梅毒

**末梢神経系**
    末梢神経症

**神経筋接合部障害**
    重症筋無力症

**骨格筋障害(ミオパチー)**
    多発性筋炎
    皮膚筋炎

**筋ジストロフィ(筋強直性ジストロフィ,眼咽頭ジストロフィ)**
**輪状咽頭の狭窄(上部食道括約筋)**
**アカラシア**

**閉塞性病変**
腫瘍
炎症性腫瘤
外傷 / 外科切除
Zenker 憩室
食道ウェブ
外因性構造物
前縦隔病変
頸椎症

**食道性嚥下障害**
**神経筋性**
アカラシア
痙性運動障害
    びまん性食道痙攣
    下部食道括約筋緊張亢進
    くるみ割り食道
皮膚硬化症

(次ページにつづく)

### 表 9.5.1　嚥下障害の鑑別診断（つづき）

**閉塞性病変**
内因性構造物
　腫瘍
　狭窄
　消化性潰瘍
　放射線治療後
　化学物質性
　薬物性
　下部食道輪（Schatzki 輪）
　食道ウェブ
　異物

**外因性構造物**
血管による圧迫
拡張した大動脈，左心房
迷入血管
縦隔腫瘤
リンパ節腫脹
胸骨下甲状腺

Castell DO. Approach to the patient with dysphagia. In: Yamada T, ed. *Textbook of gastroenterology*, 2nd ed. Philadelphia, PA: Lippincott Williams & Wilkins, 1995 より引用。

### 評　価

最適の検査は，年齢，発症の急激さ，併存疾患，および地域で検査可能かどうかなどの要因によって選ぶ。

**A. 病歴**　注意深い病歴聴取で，嚥下障害の部位が中咽頭か食道か，また閉塞性か神経筋性かを鑑別することによって，原因の 80～85％ は同定できる。嚥下障害の発症，程度，期間に随伴症状を加味することによって鑑別診断を狭めることができる（**表 9.5.2** 参照）[3]。飲酒と喫煙の病歴は，重要な情報である。薬物は，直接的食道障害，運動障害，逆流をもたらす下部食道括約筋の緊張的低下，嚥下障害のもとになる口内乾燥症などの原因となる（**表 9.5.3** 参照）[4]。

**B. 身体診察**　身体診察では，頭部・眼・耳・鼻・咽頭（HEENT），頸部の診察，神経学的診察を行う。嚥下障害の合併症である誤嚥の評価のためにも，呼吸器系の診察は重要である。しかし，身体診察は，脳血管障害を経験した患者でなければ，限られた情報しかもたらさない。嘔吐反射も嚥下障害のない患者の 13％ ではみられないので，これも有用ではない。

**C. 検査**　病歴や身体診察で必要ありとされない限りは，嚥下障害を評価するためのスクリーニング検査の適応はほとんどない。画像検査は確定診断のためにしばし

ば必要となる。American College of Radiologist Appropriateness Criteria によると，説明のできない口咽頭または胸骨下の嚥下障害の評価のためには，通常，二相性の食道造影が適応となる。ビデオ撮影もよく行われる。加えて，いくつかの臨床的な状況により，内圧測定や内視鏡（咽喉頭鏡や上部消化管内視鏡）も考慮される。しかし，通常はバリウム造影検査の前に行うことは推奨されない。内視鏡は，上部消化管二重造影よりも感度(92% vs. 54%)，特異度(100% vs. 91%)が高く，拡張部位などの生検も可能であるが，高価で侵襲的でもある。

### 表9.5.2 嚥下障害の関連症状と原因

| 状態 | 考慮すべき診断 |
| --- | --- |
| 進行性の嚥下障害 | 神経筋原性 |
| 突然の嚥下障害 | 閉塞性，食道炎 |
| 初期の飲み込み困難 | 中咽頭性 |
| 飲み込み後の詰まり感 | 食道性 |
| 咳 | |
| 　飲み込み初期 | 神経筋原性 |
| 　飲み込み後期 | 閉塞性 |
| 体重減少 | |
| 　高齢者 | 癌 |
| 　逆流で | アカラシア |
| 進行性症状 | |
| 　胸やけ | 潰瘍性狭窄，皮膚筋炎 |
| 間欠性症状 | 食道輪やウェブ，びまん性食道痙攣，くるみ割り食道 |
| 嚥下時疼痛 | 食道炎 |
| | 　放射線治療後 |
| | 　感染性：単純ヘルペスウイルス，*Candida* 症 |
| | 経口避妊薬誘発 |
| 疼痛の増悪 | |
| 　固形物のみ | 閉塞性 |
| 　固形物と水様物 | 神経筋原性 |
| 古い食物の逆流 | Zenker 憩室 |
| 筋力低下と嚥下障害 | 脳血管障害，筋原性ジストロフィ，重症筋無力症，多発性硬化症 |
| 口臭 | Zenker 憩室 |
| 頻回の飲み込みにより軽減する嚥下障害 | アカラシア |
| 冷たい食物で増悪する嚥下障害 | 神経筋原性運動障害 |

Johnson A. Deglutition. In: Scott-Brown WG, Kerr AG, eds. *Scott-Brown's otolaryngology*, 6th ed. Boston, MA: Butterworth-Heinemann, 1997 より引用。

## 表9.5.3 嚥下障害と関連する薬物

**直接的に食道粘膜を傷害する薬物**
ドキシサイクリン（Vibramycin）[†]
テトラサイクリン
クリンダマイシン（Cleocin）[†]
スルファメトキサゾール/トリメトプリム（ST合剤）（Bactrim, Septra）[†]
非ステロイド性抗炎症薬
アレンドロネート（Fosamax）[†]
ジドブジン（Retrovir）[†]
アスコルビン酸（ビタミンC）
塩化カリウム製剤（Slow-K）[a†]
テオフィリン
キニジン
硫酸鉄

**下部食道括約筋緊張低下と逆流を起こす薬物，ホルモン，食物**
ブチルスコポラミン
テオフィリン
ニトロ製剤
カルシウム拮抗薬
アルコール，脂肪，チョコレート

**口内乾燥症に関連する薬物**
抗コリン薬：アトロピン，スコポラミン（Transderm Scop）
$\alpha$遮断薬
アンジオテンシン変換酵素阻害薬
アンジオテンシンII受容体遮断薬
抗不整脈薬
ジソピラミド（Norpace）[†]
メキシレチン（Mexitil）[†]
臭化イプラトロピウム（Atrovent）[†]
抗ヒスタミン薬
利尿薬
麻薬
抗精神病薬

[a] 原書注：特に徐放性製剤において。
[†] 訳注：日本での商品名。ドキシサイクリン：ビブラマイシン®，クリンダマイシン：ダラシン®，スルファメトキサゾール/トリメトプリム：バクタ®，アレンドロネート：フォサマック®，ジドブジン：レトロビル®，塩化カリウム製剤：スローケー®，ジソピラミド：リスモダン®，メキシレチン：メキシチール®，臭化イプラトロピウム：アトロベント®

Boyce HW. Drug-induced esophageal damage: diseases of medical progress. [Editorial] Gastrointest Endosc 1998; 47: 547-550; Stoschus B, Allescher HD. Drug-induced dysphagia. *Dysphagia* 1993; 8: 154-159 より引用。

### 診　断

**A. 鑑別診断**　嚥下障害の診断では，つぎの 2 つの質問に対する答えが中心となる．部位は中咽頭か食道か，神経筋性か閉塞性か(**表 9.5.1**)．中咽頭の嚥下障害患者では，嚥下開始困難，咳，窒息感，鼻への逆流がある．発声は鼻声音を示す．中咽頭の嚥下障害は脳卒中，Parkinson 病，その他長期の神経筋疾患と関連がある．局所の器質的病変ではあまり多くない．食道の嚥下障害は，しばしば喉や胸にものが使えた感じをもたらす．運動障害や器質的閉塞がよくみられる．ある種の薬物は直接食道粘膜を傷害する．一方，下部食道括約筋の緊張を低下させ，逆流を起こす薬物もある(**表 9.5.3**)[4,5]．

**B. 臨床症状**　神経筋性嚥下障害患者では，徐々に進行性の固形物と流動物に対する嚥下障害が生じる．冷たい食物はしばしば症状を悪化させる．患者は繰り返し嚥下をすること，また Valsalva 手技，体位を変えることによって食物を飲み込む．彼らは単純閉塞障害の患者に比べて嚥下時の痛みをより多く経験する．アカラシア，皮膚硬化症，びまん性食道攣縮の場合，典型例では，流動食よりも固形物の嚥下障害をきたす．患者は未消化な食物を逆流させる．数カ月間で急速に進行する嚥下障害は，食道癌を疑わせる．体重減少は器質的閉塞疾患をより疑わせる．おもな閉塞性疾患は潰瘍性狭窄，癌，Schatzki 輪である．

### ●文献

1. ACR Appropriateness Criteria® dysphagia. 1998 (revised 2010). NGC:007921.
2. Castell DO. Approach to the patient with dysphagia. In: Yamada T, ed. *Textbook of gastroenterology*, 2nd ed. Philadelphia, PA: Lippincott Williams & Wilkins, 1995.
3. Johnson A. Deglutition. In: Scott-Brown WG, Kerr AG, eds. *Scott-Brown's otolaryngology*, 6th ed. Boston, MA: Butterworth-Heinemann, 1997.
4. Koch WM. Swallowing disorder. Diagnosis and therapy. *Med Clin North Am* 1993;77:571.
5. Boyce HW. Drug-induced esophageal damage: diseases of medical progress [Editorial]. *Gastrointest Endosc* 1998;47:547–550.
6. Stoschus B, Allescher HD. Drug-induced dysphagia. *Dysphagia* 1993;8:154–159.

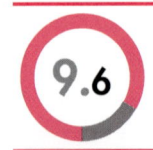

## 9.6 心窩部不快感　epigastric distress

*Daniela Cardozo and Milton (Pete) Johnson*

### 背景

心窩部不快感は，消化器系，心血管系，肺疾患など多臓器にわたる多くの原因で生じる。胃，食道，腸管，および膵臓などの癌は，まれであっても，必ず考慮しなければならない。重複する症状があると，初期診断は難しく，多くの患者で確定診断には至らずじまいになる。心窩部不快感の原因となる肺，心臓，血管疾患については他章で述べる。

### 病態生理

**A. 病因**　心窩部不快感の原因の 25％は消化性潰瘍によるものである。プライマリ・ケア医がもっと多く遭遇する原因は，機能性ディスペプシアともいわれる特発性のものである。逆流や胸やけが最初の訴えであるときには，胃食道逆流症(gastroesophageal reflux disease：GERD)が疑われる。食道炎は胃食道逆流症と関連していることもあるが，過剰胃酸分泌状態と関連していることもある。また，食道炎と胃炎は一義的には炎症疾患であり，非ステロイド性抗炎症薬(NSAID)などの薬物やアルコールなどの毒素と関連していることもある。ほとんどの消化性潰瘍疾患は *Helicobacter pylori* 感染と関連している。胆石(過飽和の胆汁から形成される)では，胆囊管の閉塞によって痛みが生じる。胆石による胆囊管の閉塞は，急性の炎症疾患としての胆囊炎を起こす。

**B. 疫学**　心窩部不快感と消化不良は毎年人口の 25％に起こるが，ほとんどの人が医師にかからない。胆石になりやすい患者は，高齢者，肥満者(特に急激に体重減少した人)，妊婦，フィブラート系薬，エストロゲンや経口避妊薬などの薬物を内服している患者である。さらに，特定の人種，母方の家族歴，女性，糖尿病，肝硬変や高トリグリセリド血症などの代謝疾患の患者も胆石になりやすい。

### 評価

心窩部不快感のよくある原因に関連した典型的な病歴，身体診察，検査所見を表 9.6.1 に示す。

**A. 遺伝**　心窩部不快感の原因のほとんどは環境因子に由来するが，胆石などのいくつかの原因には遺伝的要因もある。遺伝性膵炎はカチオニックトリプシノーゲン遺伝子の突然変異が原因で起こる。

### 表9.6.1 心窩部不快感の原因となる消化管疾患の典型的な病歴,身体所見,検査所見

| | 病歴 | 身体所見 | 検査所見 |
|---|---|---|---|
| GERD | 胸やけ,逆流,すっぱいゲップ,喉へ放散する痛み,仰臥位で増悪する痛み,慢性の咳,嗄声,プロトンポンプ阻害薬使用による症状軽減 | 歯牙侵蝕,しばしば診察では正常 | 通常は正常 |
| 消化性潰瘍疾患 | 潰瘍の既往歴と家族歴,喫煙歴,NSAIDの使用,食事摂取による痛み軽減 | 低血圧または頻脈(消化管出血),タール便 | *Helicobacter pylori*抗体陽性,尿素呼気試験陽性,便*H. pylori*検査,便潜血陽性 |
| 消化管悪性疾患 | 嚥下障害,体重減少,持続痛,食欲不振,遷延性嘔吐,50歳以上,喫煙と飲酒歴,家族歴 | 体重減少,腫瘤触知,Virchowリンパ節,低血圧および頻脈(消化管出血),血便,黒色表皮腫,不安定爪,口角症,結膜蒼白 | 貧血,便潜血陽性 |
| 膵炎 | 突然の刺すような,背部へ放散する激痛,飲酒歴 | びまん性の激痛 | アミラーゼ,リパーゼ高値 |
| 胆石症 | 急性の増強する痛み,3時間以内持続,肩甲骨部や右肩へ放散する痛み,発汗,嘔吐,食事で誘発される痛み,夜間に起こることが多い,遺伝的因子 | 腫瘤は触知できない | 通常は正常 |

(次ページにつづく)

### 表 9.6.1 心窩部不快感の原因となる消化管疾患の典型的な病歴，身体所見，検査所見（つづき）

| | | | |
|---|---|---|---|
| 胆嚢炎 | 3時間以上持続，心窩部から右上腹部へ移動する痛み，無胆汁便，濃染尿 | 腫瘤を触知できる（30〜40%），発熱，黄疸（15%），Murphy徴候陽性 | 白血球増加（左方移動あり），赤血球沈降速度亢進，ビリルビン高値，トランスアミナーゼ高値，アルカリホファターゼ高値，アミラーゼ高値 |
| 過敏性腸症候群 | 便秘および/または下痢，排便による痛みの軽減 | 正常 | 正常 |

Bazaldua OV, Schneider FD. Evaluation and management of dyspepsia. *Am Fam Physician* 1999; 60: 1773-1788; Dyspepsia and GERD Practice Guideline. Institute for Clinical Systems Improvement (ICSI); 2004 Jul; Marshall BJ. Gastritis and peptic ulcer disease. In: Rakel RE, ed. *Conn's current therapy*, 57th ed. Elsevier, 2005: 600-603; Ahmad M, et al. Differential diagnosis of gallstone induced complications. *South Med J* 2000; 93: 261-264 より引用。

## 診 断

### A. 診断的アプローチ

❶ 患者の病歴と全身の診察が，限られた検査とともに心窩部不快感の最も多い原因を根拠づけるのに有用である。臨床所見に応じて全血球計算や包括的な代謝系の検査をオーダーする。これらの情報より，危険信号の存在を察知し，さらに詳細な検査の必要性を示すこととなる。米国消化器学会（American Gastroenterological Association）は，*Helicobacter pylori* 便中抗原検査もしくは尿素呼気試験が陽性であれば，危険な症状がない 55 歳以下の患者の場合，オメプラゾールなどのプロトンポンプ阻害薬の倍量投与を 4〜8 週間試みるアプローチを勧めている。症状が緩和されれば，さらなる評価は必要ない。症状が緩和されなければ，上部消化管内視鏡検査が必要とされる。55 歳以上の患者または年齢に関係なく危険な症状がある患者では，上部消化管内視鏡をはじめとするさらに侵襲的な評価が必要である。

❷ 胆石疝痛は，15 分のインターバルで増悪し，3 時間以上持続する急性発症の心窩部もしくは右上腹部の痛みであり，通常，腫瘤を触知しない。痛みは肩甲骨間もしくは右肩に放散する。発汗や嘔吐はよくみられる。胆石疝痛は，しばしば食事（特に脂肪食で胆嚢の収縮が誘発される）に引き続いて起こる。発熱，頻脈や Murphy 徴候は，通常みられない。急性胆嚢炎は，心窩部もしくは右上腹部痛，腫瘤触知，発熱の原因となる。痛みは，典型的には 3 時間以上持続し，時間が経つと，心窩部から右上腹部痛に移動してくる。高齢者では，限局した

### 表 9.6.2　心窩部不快感に関連する薬物

アカルボース
ビスホスホネート（系葉）
鉄剤
NSAID
内服抗菌薬
カリウム補充薬
副腎皮質ステロイドの全身投与

圧痛が唯一の症状であることがある。30〜40％で胆嚢が触知でき，黄疸は15％の患者でみられる。胆嚢炎では通常，白血球増加および左方移動が認められる。血清アルカリホスファターゼやビリルビンの上昇は，胆嚢炎で必発の徴候ではない。もし認められれば，胆管炎や総胆管結石，Mirizzi症候群といったさらに深刻な状況が考えられる。身体診察では炎症や痛みの主座を同定できないことが多く，このことが前述のような生化学検査結果が認められた場合に，超音波検査が即座に必要となる理由である[2]。

❸ 心窩部不快感を示す悪性疾患はまれである。胃癌や食道癌の症状は心窩部不快感を示すほかの疾患の症状に似ている。進行する嚥下障害，説明のつかない鉄欠乏性貧血，意図しない体重減少，消化管出血の病歴，嚥下時痛，リンパ節腫脹，黄疸，頑固な悪心，血性の嘔吐などの危険な徴候があれば，より重篤な疾患の患者を鑑別できる。多くの薬物が非潰瘍性の心窩部不快感を引き起こす（表9.6.2参照）。薬物関連性の心窩部不快感を見つけることにより，むだな検査を避けることができ，高価な検査を行わずにすむ。

❹ 過敏性腸症候群は，通常，慢性の腹痛と異常な排便習慣を生じる。機能性ディスペプシアとの重複もある。

❺ 虚血性心疾患の痛みが心窩部に起こることもあり，除外されなければならない。代謝性疾患が心窩部不快感の原因になることはまれであるが，吸収不良症候群，膠原病，Zollinger-Ellison症候群，Crohn病は鑑別疾患に加えるべきである。

**B. 鑑別診断**　心窩部不快感の原因となる消化器系の鑑別疾患を表9.6.3に示す。

### 表 9.6.3　心窩部不快感の原因となる消化管疾患の鑑別診断

**食道**
食道炎
胃食道逆流症
薬物性

（次ページにつづく）

### 表9.6.3 心窩部不快感の原因となる消化管疾患の鑑別診断(つづき)

**肺**
肺炎
肺塞栓
気胸

**膵臓**
膵炎

**心臓**
虚血性心疾患
心膜炎

**胃**
胃炎
消化性潰瘍
出血
胃不全麻痺
薬物性

**胆嚢**
胆石症
胆嚢炎

**腸**
過敏性腸症候群
出血

### ●文献

1. Bazaldua OV, Schneider FD. Evaluation and management of dyspepsia. *Am Fam Physician* 1999; 60:1773–1788.
2. Ahmed A, Cheung RC, Keeffe EB. Management of gallstones and their complications. *Am Fam Physician* 2000; 61:1673–1680, 1687–1688.
3. Singer AJ, McCracken G, Henry MC, et al. Correlation among clinical, laboratory, and hepatobiliary scanning findings in patients with suspected acute cholecystitis. Ann Emerg Med 1996; 28:267.
4. Thompson W, Longstreth, Drossman D. Functional bowel disorders and functional abdominal pain. Gut 1999; 45 Suppl 2: 1143
5. Klauser AG, Schindlbeck NE, Müller-Lissner SA. Symptoms in gastro-oesophageal reflux disease. Lancet 1990; 335:205.

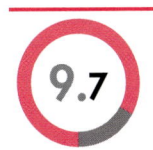

# 9.7 上部消化管出血
## upper gastrointestinal bleeding

*Lindsey M. Mosel and Milton (Pete) Johnson*

### 背景

上部消化管出血(upper gastrointestinal bleeding)は，Treitz 靱帯より近位部からの出血と定義される。米国では40万人が入院し，死亡率は13%である。女性に比べ男性は2倍多くみられ，年齢とともに発症率も上昇する[1]。出血は，急性のことも慢性のこともあり，また顕性あるいは潜在性のこともある。患者は血行動態的に安定している場合も不安定な場合もある。

### 病態生理

上部消化管出血は，通常，血管系を守る防御的障壁と消化管内の厳しい環境との間に破綻が起きたときに起こる。最もよくある原因を，割合とともに表 9.7.1 に示す。

### 表 9.7.1 消化管出血のよくある原因と診断の糸口

| 原因 | 診断の糸口 |
| --- | --- |
| 消化性潰瘍(55%) | NSAID の使用，*Helicobacter pylori* 感染，ストレス |
| 胃食道静脈瘤(14%) | エタノール摂取，臍静脈瘤あるいは直腸静脈瘤，手掌紅斑，腹水，くも状血管腫 |
| 動静脈奇形(6%) | 出血の既往 |
| Mallory-Weiss 裂傷(5%) | 出血前の嘔吐，エタノール摂取，若年者に起こる |
| 腫瘍(4%) | エタノール摂取，喫煙，燻製食品，胃食道逆流症，Barrett 食道，体重減少 |

Jutabha RJ, Jensen DM. Approach to the patient with upper gastrointestinal bleeding. UpToDate June 2005 より引用。

### 評価

評価と診断を成功させる鍵は，患者の血行動態全般に注目した系統的なアプローチである(図 9.7.1 参照)。

**A. 病歴** 病歴から原因となる出血源を正確に同定できるのは40%のみである[3]。吐血と下血が急性上部消化管出血の最もありふれた症状である。その他の徴候とし

て，腹痛，コーヒー残渣様吐物，嚥下障害，タール便，直腸出血，吐血，胸痛がある。60%は同じ部位からの再出血であるので，出血の既往があるかどうかを確認することが重要である[3]。併存疾患(消化性潰瘍，膵炎，肝硬変，癌)があるか，薬物使用歴〔クロピドグレル，ワルファリン，非ステロイド性抗炎症薬(NSAID)，アスピリン，選択的セロトニン再取り込み阻害薬(SSRI)，副腎皮質ステロイド〕からも病態が明らかになる[1]。アルコール摂取および薬物使用歴は非常に重要である。蘇生の緊急性および効果に影響するため，患者の心肺機能状態には特に注意を払わなければならない。表9.7.1は，よくある原因について，その他の診断の糸口を示し，表9.7.2は，まれな原因を示す。

### B. 身体診察

❶ **バイタルサイン**　初回の身体診察で最重要なことは，患者の血行動態が安定しているかどうかをみきわめることである。血行動態が不安定な患者は，外傷患者と同様に扱うべきである。経鼻胃管(NGチューブ)は診断確定のためにしばしば留置される。血行動態が安定したことを確かめたのちに，初期身体診察で鼻および咽喉頭の出血源を除外すべきである。

❷ **皮膚診察**　紅斑，点状出血，静脈瘤に注意する。眼瞼血膜の蒼白は，慢性貧血の徴候である。無数の粘膜毛細血管拡張は，血管系の基礎疾患を示唆する。

❸ **腹部診察**　慢性肝疾患の身体的特徴(肝脾腫，くも状血管腫，手掌紅斑，メデューサの頭，女性化乳房，および睾丸萎縮)を探す。

❹ **直腸診**　直腸の静脈瘤，痔核，裂肛に注意する。

### C. 検査

基本検査には，全血球計算(特にヘマトクリットに注意)，凝固機能〔プロトロンビン時間(prothrombin time：PT)〕，部分トロンボプラスチン時間(partial thromboplastin time：PTT)，肝機能検査，血液生化学(消化管出血患者ではBUNがクレアチニンに対して不均衡に上昇している)，心電図，および経鼻胃管吸引液分析が含まれる。初期のヘマトクリット値は，失血の指標には向かないが，経時的にみるヘマトクリット値は，進行性失血の評価に役立つ。全血球計算の指標では，特に赤血球分布幅の上昇と平均赤血球容積(MCV)の低下が，慢性出血を示す。プロトロンビン時間および部分トロンボプラスチン時間の延長は凝固異常の存在を示唆する。肝機能値上昇は，肝臓の基礎疾患を示唆する。心電図は，心筋虚血の徴候を調べるために，特に高齢者では重要である。経鼻胃管吸引液が鮮紅色あるいはコーヒー残渣様であれば，上部消化管からの出血を疑う。さらに，経鼻胃管による洗浄で血液を除去すると，内視鏡検査が容易になる。出血源が同定できなければ，下部消化管出血を検索するために大腸内視鏡を考慮すべきである。

## 診断

上部消化管出血の鑑別診断には，嚥下したのちに吐き出される上気道と咽頭からの出血，および大腸の通過が遅いために起こる黒色便を示す下部消化管出血を含める。内視鏡検査は，典型的には24時間以内に行われる[1]。ほとんどの症例で，洗浄によって出血が確認され，内視鏡で出血源の同定と治療がなされる。まれに，出血源が同定できない場合は，核医学検査または血管造影検査が行われる。大腸内視

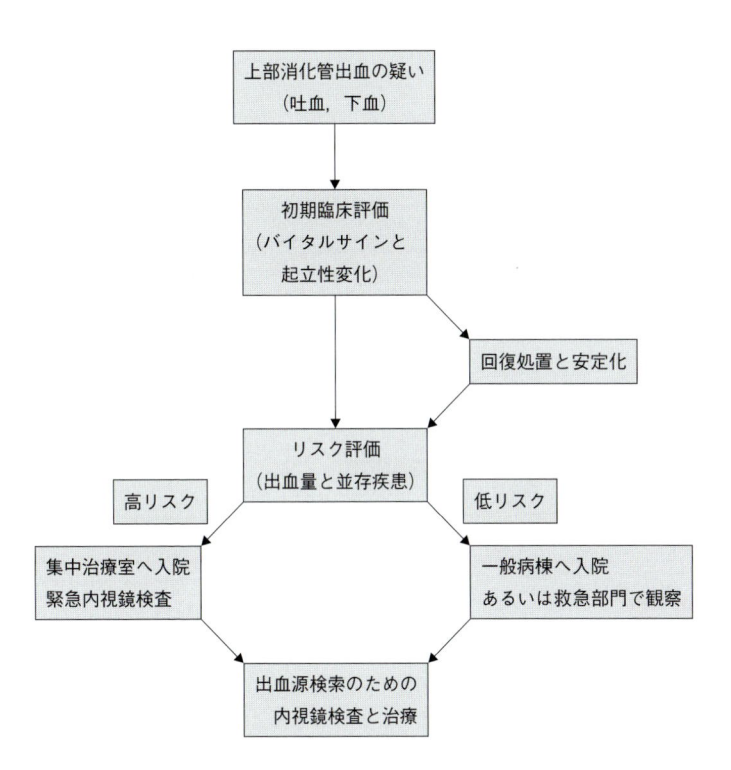

```
            ┌─────────────────┐
            │ 上部消化管出血の疑い │
            │   (吐血, 下血)    │
            └─────────────────┘
                     │
                     ▼
            ┌─────────────────┐
            │   初期臨床評価     │
            │ (バイタルサインと   │
            │   起立性変化)     │
            └─────────────────┘
                     │
                     ▼
                          ┌──────────────┐
                          │ 回復処置と安定化 │
                          └──────────────┘
                     │
                     ▼
            ┌─────────────────┐
            │   リスク評価       │
            │ (出血量と並存疾患) │
            └─────────────────┘
      高リスク              低リスク
  ┌──────────────┐    ┌──────────────┐
  │ 集中治療室へ入院 │    │ 一般病棟へ入院   │
  │ 緊急内視鏡検査   │    │ あるいは救急部門で観察 │
  └──────────────┘    └──────────────┘
            ┌─────────────────┐
            │ 出血源検索のための  │
            │  内視鏡検査と治療  │
            └─────────────────┘
```

図 9.7.1　上部消化管出血へのアプローチ

(Eisen GM, Dominitz JA, Faigel DO. An annotated algorithmic approach to upper gastrointestinal bleeding. *Gastrointest Endosc* 2001; 53: 853-858 より改変[2])

### 表 9.7.2　上部消化管出血のまれな原因

| 原因 | 診断の糸口 |
| --- | --- |
| Dieulafoy 病変 | 先天的病変。通常，内視鏡検査でみつかる。 |
| 胃前庭血管拡張 | 肝硬変または高齢女性に関連。 |
| 血性胆汁 | 通常，直近の胆道外傷に関連。 |
| 大動脈腸管瘻 | 原発性では腹部大動脈瘤に関連，続発性では腹部大動脈修復術後の瘻形成。背部痛と発熱を伴うこともある。 |

Jutabha RJ, Jensen DM. Approach to the patient with upper gastrointestinal bleeding. UpToDate June 2005[4] より引用。

鏡も考慮される。

●文献

1. Wilkins T, Khan N, Nabh A, Schade R. Diagnosis and management of upper gastrointestinal bleeding. *Am Fam Phys* 2012;469–476.
2. Eisen GM, Dominitz JA, Faigel DO. An annotated algorithmic approach to upper gastrointestinal bleeding. *Gastrointest Endosc* 2001;53:853–858.
3. McGuirk TD, Coyle WJ. Upper gastrointestinal tract bleeding. *Emerg Med Clin North Am* 1996;14:523–545.
4. Laine L. Acute and chronic gastrointestinal bleeding. In: Feldman M, Sleisinger MH, Scharschmidt BF, eds. *Gastrointestinal and liver disease: pathophysiology, diagnosis, and management*. Philadelphia, PA: WB Saunders, 1998:198–218.

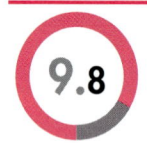

## 9.8 肝炎 hepatitis

*Manoj Kumar and Milton (Pete) Johnson*

### 背景

肝炎(hepatitis)は，感染性もしくは非感染性の原因により起こる肝臓の炎症である。米国では，感染性の中で，急性肝炎の50％を占めるのはウイルス肝炎であるが，細菌性，吸虫性，その他の病態によるものもある。

### 病態生理

肝炎は肝細胞傷害とそれに続く壊死を含む。傷害は急性も慢性もありうる。進行性の肝実質傷害は線維化の原因となり，肝機能を低下させながら肝硬変や門脈圧亢進の原因となる。いったん80～90％の肝機能が影響を受けると，70～95％の死亡率を呈する肝不全が引き続いて起こる。

**A. 病因** いくつかのウイルスが肝炎の原因となる。A型肝炎は急性肝炎の原因として最も多く，B型，C型肝炎は慢性肝炎につながる。D型肝炎ウイルスはB型肝炎ウイルスと同時感染もしくは重複感染を起こし，特に静注薬物使用者で多くみられる。E型肝炎は途上国の風土病としてみられる。臨床的にはA型肝炎と類似している。妊娠中のE型肝炎感染は劇症型肝不全の原因となる。

❶ 薬物性肝障害は肝移植の最も多い原因である。薬物への曝露は急性の場合も慢性の場合もある。最も多い原因薬物はアセトアミノフェンである。その他の薬物として抗菌薬(オーグメンチン®が最も多い)，中枢神経，筋骨格系，消化管に作用する薬物がある。抗レトロウイルス薬(特にプロテアーゼ阻害薬)と脂質異常症治療薬もまた原因となる。アルコールはその直接的な肝障害，または他の薬物の代謝への影響を通じて肝炎の原因となる。いくつかのハーブ製剤やダイエット用健康補助食品も薬物性肝障害の原因となりうる。

❷ 脂肪性肝疾患，肝の脂肪変性では肝細胞内に脂肪滴が蓄積する。アルコール常

用者では，アルコール肝炎の原因となり，最終的にはアルコール性肝硬変に至る。非アルコール性脂肪性肝疾患はインスリン抵抗性が原因である。肝細胞変性から非アルコール性脂肪性肝炎への一連の流れに引き続き，肝硬変や肝不全にまで至ることがある。

❸ 自己免疫性肝炎は，男性の4倍女性に多い疾患である。$\alpha_1$アンチトリプシン欠損は，肝臓と同程度に肺にも影響する。肺とは違い，肝臓では，$\alpha_1$アンチトリプシンを循環系へ放出できないため，肝細胞の中に蓄積し，肝炎の原因となる。遺伝性ヘモクロマトーシス(6番染色体上にある*HFE*遺伝子による)は，肝臓および種々の臓器への過剰な鉄貯留を起こす疾患である。肝臓への過剰な鉄貯留は鉄分サプリメント，頻回な輸血，赤血球産生障害によっても起こる。Wilson病(13番染色体上にある*ATP7B*遺伝子による)は，肝臓および種々の臓器への過剰な銅の沈着により，肝内での銅代謝に支障をきたす疾患である。この患者は，近位腸管で正常に銅を吸収するが，胆汁への排泄が著しく障害されているため，肝細胞内への銅沈着を招き，フリーラジカル傷害による肝炎の原因となる。セルロプラスミンの欠乏がWilson病の原因というわけではない。低循環血漿性ショックによる虚血や低酸素血症も，肝炎の原因となりうる。

**B. 疫学** 2009年には，急性A型肝炎が1,987人，急性B型肝炎が3,371人，急性C型肝炎が781人，米国内で発症した[1]。発症率は，A型肝炎が10万人あたり0.6人(これまでで最低)である。B型肝炎では10万人あたり0.1～4.6人，C型肝炎では10万人あたり0.3人との報告もある[2,3]。おおよそ80万人～140万人の慢性B型肝炎，270万～390万人の慢性C型肝炎患者がいると思われる。急性B型肝炎の約5%，C型肝炎の60～85%が慢性感染となる。多くの患者が無症候性に肝酵素上昇を示すのみである。肥満患者では，脂肪性肝疾患が軽度肝酵素上昇の最も多い原因疾患である。

## 評価

**A. 病歴** 肝炎患者の病歴聴取にあたっては，危険因子を確認しなければならない。急性肝炎が疑われる場合には，ウイルス肝炎の危険因子ならびに最近の内服歴を聴取する。肝炎を含め，いかなる肝障害患者においても飲酒歴は非常に重要である。A型肝炎が疑われた場合には，発症地域への旅行歴，貝類の摂取歴，デイケアや収容施設での子どもとの接触も重要な問診事項である。B型肝炎，C型肝炎が疑われる場合には，不特定多数との性交渉，静注薬物の使用，輸血歴についても聞き出さなければならない[4,5]。

**B. 身体診察** 身体診察は，肝炎の重症度と，ときには原因を同定する助けになる。微熱，黄疸，脱水徴候は急性肝炎の代表的な所見である。肝臓は全体に腫大し，圧痛があり，辺縁は平滑で柔らかい。結節や腫瘍様の所見に遭遇することもある。慢性肝炎の初期には，肝圧痛を伴うことも伴わないこともあり，その他の全身の異常が隠されることがある。慢性肝炎が進行する過程で，新たな所見が出現する。肝不全の所見(脱毛，手掌紅斑，女性化乳房，睾丸萎縮，くも状血管腫)とともに，肝臓は硬く，結節様になる。肝硬変による二次性門脈圧亢進症がある患者で

は，腹水を認める。遺伝性ヘモクロマトーシスでは鉄過剰による色素沈着，また Wilson 病では瞳孔周囲の Kayser-Fleischer 輪が重要な所見である。

## C. 検査

❶ 検査をオーダーする際には，種々の肝炎の原因を考慮する。たいてい，基本的な検査所見(ALT，AST，ALP，$\gamma$-GTP，アルブミン，ビリルビン)が肝傷害の重症度や病態についての重要な情報を提供する。表9.8.1 と表9.8.2 によく用いられる検査項目と，その臨床的な意義を示す。特異的な検査(血清抗体価，抗核抗体，鉄検査，組織中銅の定量検査)はウイルス肝炎のタイプおよびその他の肝炎の原因同定のために用いられる。

❷ 超音波検査と CT は，胆管閉塞疾患や脂肪性肝疾患の診断に有用である。遺伝性ヘモクロマトーシス，Wilson 病，$\alpha_1$ アンチトリプシン欠損症では遺伝子検査を行う。肝生検は，診断確定ならびに疾患の重症度判定に重要な役割を果たす。

### 表 9.8.1 肝疾患評価のための一般的な臨床検査

| 検査 | 意味 | 注釈 |
| --- | --- | --- |
| ALT，AST | 肝細胞傷害と壊死 | ALT のほうが AST より肝傷害に特異的。アルコール性肝疾患では AST/ALT≧2 |
| ビリルビン(直接・間接) | 肝胆道系疾患 | 抱合型(直接)ビリルビン高値で濃染尿(ビリルビン尿)と灰白色便を呈する |
| $\gamma$-GTP | 肝胆道系疾患 | 飲酒と薬物で増加。ALP の肝由来を確定する |
| ALP | 胆汁うっ滞性疾患 | 肝臓に非特異的(胎盤や骨も同様)。胆汁うっ滞を除外する |
| PT，アルブミン | 肝合成能 | 短期と長期の指標。非特異的 |

ALT(alanine aminotransferase)：アラニンアミノトランスフェラーゼ，AST(aspartate aminotransferase)：アスパラギン酸アミノトランスフェラーゼ，$\gamma$-GTP($\gamma$-glutamyl transpeptidase)：$\gamma$-グルタミルトランスフェラーゼ，PT(prothrombin time)：プロトロンビン時間
Goldman L, Ausiello D, eds. *Cecil textbook of medicine*, 22nd ed. Philadelphia, PA: Saunders, 2003; Green RM, Flamm S. AGA technical review on the evaluation of liver chemistry tests. *Gastroenterology* 2002; 123: 1367-1384. http://www2.us.elsevierhealth.com/inst/serve?action=searchDB&searchDBfor=art&artType=abs&id=agast1231367&nav=abs&special=hilite&query=[all_fields](liver+chemistry+tests,) より引用。

### 表 9.8.2　肝炎が疑われる場合の診断検査

| | |
|---|---|
| A 型肝炎 | IgM HAV 抗体 |
| B 型肝炎 | HBs 抗原，IgM HBc 抗体 |
| C 型肝炎 | HCV 抗体（ELISA またはイムノブロット法），HCV RNA |
| 非アルコール性脂肪性肝疾患 | 超音波，肝生検 |
| アルコール性肝疾患 | 肝生検，アルコール節制で改善 |
| $\alpha_1$ アンチトリプシン欠損症 | $\alpha_1$ アンチトリプシン活性，表現型，肝生検 |
| 自己免疫性肝炎 | まず他の肝炎の除外，抗核抗体，抗平滑筋抗体，肝腎ミクロソーム抗体，IgG，肝生検 |
| 鉄過剰 | 血清フェリチン，トランスフェリン飽和度，*HFE* 遺伝子変異の検索，肝生検 |
| Wilson 病 | 血清セルロプラスミン，24 時間尿中銅，細隙灯検査での Kayser-Fleischer 輪の確認，肝生検，組織中銅の定量検査 |

ELISA（enzyme-linked immunosorbent assay）：固相酵素結合免疫測定法，HAV（hepatitis A virus）：A 型肝炎ウイルス，HCV（hepatitis C virus）：C 型肝炎ウイルス，Ig（immunoglobulin）：免疫グロブリン
Goldman L, Ausiello D, eds. *Cecil textbook of medicine*, 22nd ed. Philadelphia, PA: Saunders, 2003; Green RM, Flamm S. AGA technical review on the evaluation of liver chemistry tests. *Gastroenterology* 2002; 123: 1367-1384. http://www2.us.elsevierhealth.com/inst/serve?action=searchDB&searchDBfor=art&artType=abs&id=agast1231367&nav=abs&special=hilite&query=[all_fields](liver+chemistry+tests,) より引用。

## 診　断

**A. 鑑別診断**　肝炎の鑑別診断を表9.8.3に示す。

**B. 臨床症状**

❶ **急性肝炎**　まったく無症状（C型肝炎），上気道炎様症状，無気力，黄疸，発熱，悪心，嘔吐，食欲不振（急性A型/B型肝炎）などとさまざまな徴候を示す。急性A型/B型肝炎のおよそ1％が劇症肝炎に至る。急性C型肝炎が劇症化するかどうかについては意見が分かれている。表9.8.4に急性ウイルス性肝炎の典型的な徴候を示す。

❷ **慢性肝炎**　トランスアミナーゼ（アミノトランスフェラーゼ）の持続的な上昇（3カ月以上）を伴う肝炎は，慢性肝炎とみなされる。症状は軽度か無症状である。非特異的な疲労感，体重減少，不眠，不快感などがある。進行した状態では，静脈瘤からの出血による上部もしくは下部消化管出血をきたす。性腺機能低下，甲状腺機能低下（遺伝性ヘモクロマトーシス）といった内分泌異常，関節炎も起こりうる。非常に進行した例では，脳症，腹水，全身浮腫（肝機能異常による）を呈しうる。門脈圧亢進による脾腫のために二次的に起こる血小板減少症で出血傾向となる。慢性肝炎による進行した肝疾患は予後が不良であり，いったん肝炎と診断された患者の診療において，一貫した臨床症状，血液検査の評価，経過観察が重要である[4]。

### 表9.8.3　肝炎の鑑別診断

| | |
|---|---|
| 胆道系閉塞 | 総胆管結石，腫瘍，膵炎，原発性硬化性胆管炎などの状態<br>まず外科的処置を要する疾患を除外 |
| 肝浸潤 | 肉芽腫性肝疾患：免疫性疾患と過敏性疾患，真菌，抗酸菌，寄生虫，その他の感染症，炎症性腸疾患，リンパ腫，原発性肝硬変，薬物性，異物，中毒，リウマチ性疾患，サルコイドーシス，浸潤性悪性疾患 |
| その他の感染症 | 細菌性：*Ehrlichia*症，淋菌性肝周囲炎，*Legionella*症，*Leptospira*症，*Listeria*症，ライム病，化膿性肝膿瘍，Q熱，ロッキー山紅斑熱，*Salmonella*症，第2期梅毒，野兎病<br>真菌：*Candida*症<br>寄生虫：アメーバ性肝膿瘍，*Babesia*症，マラリア，*Toxoplasma*症<br>ウイルス：アデノウイルス，サイトメガロウイルス，Epstein-Barrウイルス，単純ヘルペスウイルス |
| 妊娠 | 妊娠時の急性脂肪肝，HELLP症候群，妊娠悪阻 |

HELLP（溶血 hemolysis，肝酵素上昇 elevated liver enzyme，血小板減少 low platelet count）
Goldman L, Ausiello D, eds. *Cecil textbook of medicine*, 22nd ed. Philadelphia, PA: Saunders, 2003; Green RM, Flamm S. AGA technical review on the evaluation of liver chemistry tests. *Gastroenterology* 2002; 123: 1367-1384. http://www2.us.elsevierhealth.com/inst/serve?action=searchDB&searchDBfor=art&artType=abs&id=agast1231367&nav=abs&special=hilite&query=[all_fields](liver+chemistry+tests,) より引用。

### 表 9.8.4 急性肝炎の「典型的」な病期

| 病期 | 症状 | 所見 | 期間 |
|---|---|---|---|
| 黄疸前期 | 食欲不振, 悪心, 疲労感, 倦怠感, 漠然とした右上腹部痛 | AST, ALT が正常の10倍以上上昇 | 感染への曝露後, 黄疸発症までの2週間 |
| 黄疸期 | 黄疸前期の症状が増悪, 濃染尿, 黄疸 | 黄疸, 肝圧痛, 高ビリルビン血症 | 黄疸前期の1～2週間後にはじまり2～6週間続く |
| 回復期 | 徐々に軽快 | 徐々に軽快 | 完全に肝機能と肝傷害が回復するまでに感染曝露後6～8週間 |

ALT（alanine aminotransferase）：アラニンアミノトランスフェラーゼ, AST（aspartate aminotransferase）：アスパラギン酸アミノトランスフェラーゼ
Goldman L, Ausiello D, eds. *Cecil textbook of medicine*, 22nd ed. Philadelphia, PA: Saunders, 2003 より引用。

### ●文献

1. Surveillance Data for Acute Viral Hepatitis—United States, 2009, CDC. Accessed at http://www.cdc.gov/hepatitis/Statistics/2009Surveillance/index.htm#
2. Recommendations for identification and public health management of persons with chronic hepatitis B virus infection. *MMWR* 2008;57(No. RR-8).
3. Armstrong GL et al. The prevalence of hepatitis C virus infection in the United States, 1999 through 2002. *Ann Int Med* 2006;144:705–714.
4. Goldman L, Ausiello D, eds. *Cecil textbook of medicine,* 22nd ed. Philadelphia, PA: Saunders, 2003.
5. Mersy DJ. Recognition of alcohol and substance abuse. *Am Fam Physician* 2003;67:1529–1532. Accessed at http://www.aafp.org/afp/20030401/1529.html

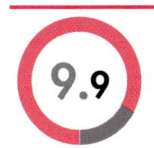

# 9.9 肝腫大　hepatomegaly

Zoilo O. Lansang and John C. Huscher

## 背景

肝腫大（hepatomegaly）は，肝胆道系疾患に関連する身体所見である。特定の疾患に対する特異度も感度も示されておらず，その所見は評価が難しい。それは肝臓の大きさにばらつきがあり，何を正常サイズとみなすのかが難しいからである。健常成人の肝臓の大きさは，鎖骨中線上で男性では8～12 cm，女性では6～10 cmである。ほとんどの研究では，肝腫大を鎖骨中線上の幅15 cm以上と定義している[1]。

### 病態生理

**A. 病因** 肝腫大には，複数の病態生理的過程がある．腫大は，ウイルス，中毒物やその他の刺激物に対する反応で，その後，慢性状態になると瘢痕化し萎縮していく．肥満と代謝疾患では，脂肪沈着により腫大する．急性や慢性の心疾患や肝臓からの血液流出が減少する状態では，血流うっ滞が腫大をもたらす．局所性腫大は，血管性嚢胞，感染性嚢胞，および腫瘍増大により起こる．アミロイド，脂質，および鉄分の異常な沈着も肝腫大をきたす．一般的な原因を表9.9.1に示す．

**B. 疫学** 肝腫大の発症率は，大規模研究では調査されていない．しかし，最近の多くの研究を集めた総説論文では，肝臓が触知される場合の肝腫大についての尤度比は2.5（信頼区間2.2〜2.8），触知されない場合の陰性尤度比は0.45（信頼区間0.38〜0.52）であった．

---

#### 表9.9.1 肝腫大の原因

**感染性**
- Epstein-Barrウイルス（EBV）による伝染性単核球症
- ウイルス性肝炎（すべての肝炎ウイルスが肝腫大をきたすわけではない）
- 肝膿瘍（化膿性，アメーバ性）
- マラリア
- アメーバ感染
- 包虫嚢胞
- *Leptospira*症
- 放線菌症

**新生物**
- 転移性癌（最も多い）
- 血管腫
- 肝細胞癌
- 骨髄腫
- 白血病
- リンパ腫
- 癌腫

**肝硬変**
- 門脈圧亢進
- 胆管閉塞
- うっ血肝
- ヘモクロマトーシス

### 表 9.9.1　肝腫大の原因（つづき）

**代謝性**
- 脂肪肝
- アミロイドーシス
- Gaucher 病
- Niemann-Pick 病
- von Gierke 病（Ⅰ型糖原病）
- Ⅲ型，Ⅵ型，Ⅸ型糖原病

**薬物，中毒**
- アルコール性
- 中毒

**先天性**
- 溶血性貧血
- リーデル葉（肝右葉の舌状の腫大）
- 多発嚢胞
- Cori 病

**その他**
- Hunter 症候群
- Zellweger 症候群
- カルニチンパルミトイルトランスフェラーゼⅠ欠損症
- 右心不全
- 肉芽腫性疾患：サルコイドーシス
- Ⅱ型糖原病

### 評　価

**A. 病歴**
❶ 危険因子を表 9.9.2 に示す。
❷ 肝疾患の症状を表 9.9.3 に示す。

**B. 身体診察**　肝臓の診察は，その不整な形と腹腔内での位置のために難しい。
❶ 右上腹部の触診では，2方向の1つを使用するのがふつうである。つまり，指先を使い下から上へ触診する方法と，季肋部から下へ触診する方法の2つである。どちらも深吸気でやりやすくなる。触診は必ず正中でも行い，肝臓の左葉の腫大も確認する。触診では，肝臓の位置，季肋下でどこまで触知できるか，性状と硬さを記録する。肝臓の下縁は触診で，上縁は打診でみる。この2点が肝臓の大きさを測るのに最も正確である[3]。もし下縁が触知できず，しかし肝腫大が疑わしい場合は，打診で上下縁を調べる。「擦り法（皮膚表面を平面で軽く

擦ったり，ひっかいたりして，聴診器で音の変化と振動の強さを聴く）」は境界をみるのに使われる．しかし，擦り検査と超音波検査を比べた最近の研究では，擦り検査の信頼性も正確性も低いことがわかった[4]．

❷ 上腹部の聴診は，臨床的にあまり利用価値がない．肝疾患のほかの身体所見では，黄疸，くも状血管腫，手掌紅斑，女性化乳房，腹水，脾腫，睾丸萎縮，末梢浮腫，Dupuytren拘縮，耳下腺腫大そして脳症がある．これらの所見はどれも肝胆道系疾患に特異的ではないので，これらの所見があればつぎの診断的検査を進める．

**C. 検査** 診断的検査には，右上腹部のCT，初期血液検査（全血球計算，生化学検査），肝酵素（AST，ALT，γ-GTP，ALP）と真の肝機能〔アルブミン，プロトロンビン時間（PT），部分トロンボプラスチン時間（PTT），ビリルビン〕が含まれる．肝酵素が上昇していれば，肝炎血清学的検査を加える．CTが禁忌あるいは利用できない場合は，超音波検査を行う．鑑別診断のために行うさらなる検査は表9.9.4のとおりである．

### 表9.9.2 肝疾患の危険因子

| | | |
|---|---|---|
| 鍼灸 | アルコール依存 | 両性間性交渉 |
| 血液製剤輸血 | 補助食品 | 肝疾患の家族歴 |
| 胆石 | 消化管出血 | 過敏性腸症候群 |
| 性感染症 | 男性同性愛 | 外国旅行 |
| 刺青 | | |

### 表9.9.3 肝疾患の症状

| | | | |
|---|---|---|---|
| 腹痛 | 瘙痒 | 悪心 | 食欲不振 |
| 混乱 | 関節痛 | 発疹 | 寝汗 |
| 疲労感 | 下痢 | 悪寒 | 睡眠障害 |
| 胃出血 | 発熱 | あざになりやすい | 嘔吐 |
| 筋痛 | 月経過多 | 頻回の鼻出血 | |

## 診 断

**A. 鑑別診断** 身体所見に基づいて行われる．

❶ **表面平滑で圧痛のない肝臓** 疑う疾患：脂肪肝，うっ血性心不全，門脈圧亢進の肝硬変，リンパ腫，門脈閉塞，肝静脈血栓症，リンパ性白血病，アミロイドーシス，住血吸虫症，カラアザール（kala-azar）

❷ **表面平滑で圧痛のある肝臓** 疑う疾患：うっ血性心不全初期，急性肝炎，アメーバ性膿瘍，肝膿瘍

❸ **結節性肝臓** 疑う疾患：門脈圧亢進の肝硬変晩期，第3期梅毒，包虫嚢胞，転移性癌
❹ **非常に硬い結節性肝臓** ほとんどが転移性癌

**B．臨床症状** 症状が曖昧なときもあるが，肝腫大が臨床的にみられた場合，徹底的に調べるべきである．適切な診断検査を行えば，通常は迅速かつ正確な診断に至る．慢性肝炎には新しい治療法があり，よい結果を得るためには，初期診断が決定的に重要である．

### 表9.9.4 肝腫大評価のための特殊検査

| 示唆される疾患 | 検査 |
| --- | --- |
| 自己免疫性肝炎 | 抗平滑筋抗体，抗肝腎ミクロソーム抗体 |
| 胆汁性肝硬変 | 抗ミトコンドリア抗体 |
| ヘモクロマトーシス | フェリチン |
| Wilson病 | セルロプラスミン |
| 肝細胞癌 | $\alpha$フェトプロテイン |
| $\alpha_1$アンチトリプシン欠損症 | $\alpha_1$アンチトリプシンの酵素測定 |

### ●文献

1. Unal B, Bilgili Y, Kocacikli E, et al. Simple evaluation of liver size on erect abdominal plain radiography. *Clin Radiol* 2004;59:1132–1135.
2. Seupaul RA, Collins R. Physical examination of the liver. *Ann Emerg Med* 2005;45:553–555.
3. Naylor CD. Physical examination of the liver. *JAMA* 1994;27:1859–1865.
4. Tucker WN, Saab S, Leland SR, et al. The scratch test is unreliable for determining the liver edge. *J Clin Gastroenterol* 1997;25:410–414.

# 9.10 黄疸 jaundice

*Vijaya Subramanian and John C. Huscher*

### 背景

黄疸（jaundice）は胆汁色素の沈着によって起こる皮膚，結膜，粘膜の黄染をいう．正常な血清ビリルビン値は，成人でも小児でも1.0 mg/dL以下である．通常は，ビリルビンの血清値が2.0〜3.0 mg/dLを超えないと，身体診察では黄疸として認識できない．

### 病態生理

**A．病因** ビリルビンはヘム環の代謝産物であり，おもに赤血球の異化作用により形成される．ビリルビン代謝のどの段階（肝前性，肝内性，肝後性）の障害でも黄疸

は起こる．通常，血清ビリルビンの96％は非抱合型(間接)である．非抱合型ビリルビン値が上昇しているときは，障害は赤血球の過剰産生，肝内取り込み異常，抱合異常によるものである．抱合型(直接)ビリルビンが上昇しているときは，肝細胞傷害，排泄障害，胆管閉塞が最も考えられる．

**B．疫学** 黄疸の成人患者では，重症な原因疾患がみられることが多い．ある研究では，黄疸患者の20％は膵臓と胆道系の癌であり，13％は胆石，10％はアルコール性肝硬変であった[1]．黄疸はめったに医学的な救急事態とはならないが，大量溶血，核黄疸，上行性胆管炎，劇症肝炎の症状であることがある．

## 評 価

### A．病歴

❶ 注意深い問診が，黄疸の病因へとつながる鍵となる．突然の発症では，ウイルス性肝炎，急性胆管閉塞，外傷や中毒性劇症肝不全を考慮する．緩徐な発症は，慢性肝疾患(アルコール性肝硬変を含む)あるいは悪性疾患を示唆する．生涯にわたって起こる場合は，遺伝性の代謝疾患や溶血疾患を疑う．無胆汁便，濃染尿と右上腹部痛，特に脂肪食後の場合は，胆汁うっ滞や胆石症を疑う．発熱，胆道系手術の既往，特に右上腹部痛は，胆管炎を示唆する．胆管炎のCharcotの三徴は，発熱，右上腹部痛と黄疸である．食欲不振，倦怠感と筋肉痛の病歴があれば，ウイルス性疾患を考える．特に，瘙痒と体重減少は，非感染性の原因，例えば瘙痒が初期の症状となる原発性胆汁性肝硬変と関連していることがある[2]．多くの薬物が肝細胞傷害と胆汁うっ滞を引き起こす(表9.10.1)．

❷ 輸血，静注薬物使用，性交渉，流行地への旅行，および汚染食物の摂取はウイルス関連の肝細胞傷害を引き起こす．既往歴や手術歴，以前の黄疸の発症，リウマチ性疾患や炎症性腸疾患の既往歴は調べる．家族歴が遺伝性のビリルビン抱合や輸送異常，Wilson病，$\alpha_1$アンチトリプシン欠損症を示唆することがある．

### B．身体診察
黄疸に加えて，腹水，脾腫，くも状血管腫，メデューサの頭，女性化乳房，睾丸萎縮，手掌紅斑，およびDupuytren拘縮は慢性肝疾患と門脈圧亢進を疑わせる．意識障害と羽ばたき振戦は肝疾患を示唆する．Kayser-Fleischer輪はWilson病でみられ，Courvoisier徴候(無痛性の腫大した胆囊)は膵癌を疑わせる．

### C．検査

❶ 黄疸患者の初期検査は，全血球計算，末梢血塗抹検査，血清ビリルビン分画(総/間接)および尿検査である．追加検査として，AST/ALT，$\gamma$-GTPとALPがある．真の肝機能として，アルブミン値とPT値をみる．

❷ 初期検査のつぎの検査は，ウイルス性肝炎の血清学的検査，抗体検査(抗ミトコンドリア抗体：原発性胆汁性肝硬変，抗平滑筋抗体と抗ミクロソーム抗体：自己免疫性肝炎)，血清鉄，トランスフェリンとフェリチン(ヘモクロマトーシス)，セルロプラスミン(Wilson病)，および$\alpha_1$アンチトリプシン活性($\alpha_1$アンチトリプシン欠損症)などである．超音波検査とCTは，肝細胞性疾患と閉塞性疾患を鑑別するのに役立つ[3]．

### 表 9.10.1 黄疸をきたす可能性のある薬物

| | |
|---|---|
| アルコール | 抗菌薬 |
| 利尿薬 | 利尿薬 |
| アセトアミノフェン | 経口血糖降下薬 |
| コレステロール低下薬 | 吸入麻酔薬 |
| 抗痙攣薬 | 化学療法薬 |
| 性ホルモン薬 | 非ステロイド性抗炎症薬 |
| 向精神薬 | ハーブ製剤 |

## 診断

病歴聴取と身体診察および検査所見を総合して,閉塞性と非閉塞性,急性と慢性,抱合型と非抱合型を鑑別する(表 9.10.2 参照)。Dubin-Johnson 症候群と Rotor 症候群は抱合型ビリルビンの輸送障害をもつ遺伝性疾患である。

全血球計算は,溶血を調べるのに有用であり,スメア像で分裂赤血球や網赤血球の増加があれば疑う。トランスアミナーゼの結果でさらに鑑別がつく。肝細胞傷害と胆汁うっ滞をトランスアミナーゼ比(AST/ALT)により鑑別する。AST/ALT の比が 2.0 以上では,アルコール性肝疾患を疑わせる。肝炎を引き起こす感染性疾患では,AST に比し ALT の著明な上昇の原因となる。10,000 IU/L 以上の上昇は,通常,急性肝障害でみられる(例:アセトアミノフェン,虚血)。トランスアミナーゼ値が正常であれば肝細胞傷害を否定でき,溶血やビリルビン生産過程の異常の可能性が高い。しかし,傷害を受ける肝実質がほとんどなくなっている慢性肝疾患では誤診することがある。ALP と γ-GTP は,胆汁うっ滞の指標である。超音波検査は,胆石の診断で最も感度が高い画像検査である。CT は,肝臓や膵臓の器質的疾患に関してより多くの情報を提供する。肝外性閉塞の場合は,消化器内科医や放射線科医により,内視鏡的逆行性胆管膵管造影(endoscopic retrograde cholangiopancreatography:ERCP)や経皮経肝胆管造影(percutaneous transhepatic cholangiography:PTC)が行われる[4]。

### 表 9.10.2 黄疸の鑑別診断

#### 非抱合型高ビリルビン血症をきたす疾患

| 過産生 | 取り込み障害 | 抱合障害 |
|---|---|---|
| 血管内溶血 | うっ血性心不全 | Crigler-Najjar 症候群 I 型と II 型 |
| 血管外溶血 | 肝硬変 | 進行性肝硬変 |
| 赤血球産生不全 | Gilbert 症候群 | Wilson 病 |
| 組織への血液漏出 | 薬物:リファンピシン,プロベネシド | 抗菌薬,エチニルエストラジオール 新生児 |

(次ページにつづく)

### 表9.10.2　黄疸の鑑別診断（つづき）

**抱合型高ビリルビン血症をきたす疾患**

| 肝外胆汁うっ滞 | 肝内胆汁うっ滞 | 肝細胞傷害 |
|---|---|---|
| 硬化性胆管炎 | ウイルス性肝炎 | 表9.10.1 参照 |
| 総胆管結石 | アルコール性肝炎 | |
| 膵炎 | 非アルコール性脂肪性肝炎 | |
| 腫瘍 | 胆汁性肝硬変 | |
| AIDS胆管症 | 毒素 | |
| 狭窄 | 浸潤性疾患 | |
| 寄生虫感染 | 中心静脈栄養法 | |
| | 妊娠 | |
| | 肝疾患末期 | |

### ●文献

1. Reisman Y, Gips GH, Lavelle SM, et al. Clinical presentation of (subclinical) jaundice. *Hepatogastroenterology* 1996;43:1190.
2. Leuschner U. Primary biliary cirrhosis-presentation and diagnosis. *Clin Liver Dis* 2003;7:741.
3. Namita Roy Chowdury, Jayan Roy Chowdury, Diagnostic approach to the patient with jaundice or asymptomatic hyperbilirubinemia. Accessed at http://www.uptodate.com/contents/diagnostic-approach-to-the-patient-with-jaundice-or-asymptomatic-hyperbilirubinemia?source=search_result&search=jaundice&selectedTitle=1~150.
4. Sean PR, Rebecca K. Jaundice in the adult patient. *Am Fam Physician* 2004;69(2):299–304.

## 9.11　直腸出血　rectal bleeding

*Nirmal Bastola and Robert C. Messbarger*

### 背景

直腸出血(rectal bleeding)は，プライマリ・ケア医が外来や救急部門でよく遭遇する問題である。直腸出血の程度は，トイレットペーパーにつく程度，便器に少量の血液がみられる，新鮮血が便に付着するなど，さまざまである。慢性的に間欠的な出血をきたすことが多い。軽度の直腸出血であれば，患者は医療機関を受診しないことが多い[1]。血便や下血を伴う急性の高度の直腸出血は，生命を脅かす場合もある[2]。

### 病態生理

直腸出血は，典型的には局所の粘膜と血管疾患の徴候であるが，小腸や大腸の近位側が原因の場合もある。微量あるいは少量の直腸出血は人口の15%に起こるよく

みられる症状である。便秘は局所の静脈や粘膜組織を傷つける。妊娠は骨盤内の静脈血流を阻害し，痔核を形成する。十二指腸より近位部からの出血はヘム鉄の代謝により黒色あるいはタール便となる。

### 評価

**A. 初期評価**　初期評価では，急性度と血行動態の安定性を確かめ，出血源が上部消化管か下部消化管かをみきわめるべきである。集中治療室で消化器専門医がいるような環境が望ましいが，潜在的に血行動態が不安定なときは，太い2本の静脈路を確保して循環血漿量の蘇生を行う必要がある。直腸出血が最小限に止まっており，患者の状態が安定していれば，評価は外来診療で行える[3〜5,9]。

**B. 病歴と鑑別診断**[2]　直腸出血の原因として圧倒的に多いのは，痔疾患である。痔核のリスクは，加齢，妊娠，長時間の座位もしくは立位，慢性の下痢もしくは便秘で高まる。痔核の症状として肛門の痒み，痛み，脱出がある。その他の原因として，肛門の亀裂，ポリープ，直腸炎，潰瘍，癌があげられる[4]。抗凝固薬の使用歴がないか確認することも必要である。

❶ 上部消化管
消化性潰瘍：アスピリンもしくはNSAIDの使用歴，喫煙。
食道静脈瘤：アルコール多飲，黄疸。
門脈圧亢進の徴候：腹水，手掌紅斑，くも状血管腫，肝腫大，脾腫，直腸静脈瘤。
Mallory-Weiss裂傷：嘔吐，悪心，痙攣が先行する出血。
胃癌：左鎖骨窩リンパ節腫脹，腫瘤触知，腹痛，体重減少，悪液質。

❷ 下部消化管
憩室疾患：60歳以上，無痛性の出血，便秘。
動静脈奇形：60歳以上，無痛性の出血，慢性腎不全。
悪性新生物：50歳以上，腹痛，体重減少，筋肉量の減少，蛋白カロリー低栄養状態，右側結腸癌であれば右側腹部の腫瘤，肝腫大，肝腫瘤，腺腫の既往や潰瘍性大腸炎の長期罹患，放射線被曝歴，家族性腺腫性ポリポーシスや大腸癌の家族歴[6]。

❸ 炎症性腸疾患
潰瘍性大腸炎：若年発症(20〜40歳)，直腸も侵される。血液や粘液の混じた下痢。
Crohn病：若年発症(20〜40歳)，肛門周囲，腹膜および/または腹壁との瘻孔を伴うことあり。
放射線性腸炎：腹部および/または骨盤の放射線治療歴。
痔：肛門部の腫瘤。有痛性(外痔核)または無痛性(内痔核)，若年発症が多い，便秘，妊娠，出産と関連。
裂肛：便秘の患者でよくみられる。排便時のいきみで起こる鋭い痛み。排便後一時間以内におさまる。20〜40歳で発症。
腸結核：肺結核症の既往または結核曝露歴。
大動脈十二指腸瘻：腹部大動脈瘤のグラフト置換術の既往。

**C. 検査**

❶ 血行動態と凝固能を評価するための初期検査には，貧血をみるための全血球計

算，血液型，便潜血検査，BUN とクレアチニン，凝固検査などがある[9]。
❷ 画像検査では，直接，出血源をみる。間欠的で軽症の直腸出血の患者には，肛門鏡あるいは軟性 S 状結腸鏡で検索する。50 歳以上で無痛性の出血では，たとえ直腸診で異常があっても，大腸癌を念頭においておく。

### 診 断

**A．慢性間欠性直腸出血** 下部消化管出血が疑われ，血行動態が安定している患者では，**大腸内視鏡**を考慮する[2,7]。大腸内視鏡が禁忌の患者の場合，S 状結腸鏡とバリウム注腸二重造影法も代替策として考慮する。40 歳以下の患者では，結腸癌の有病率は 5% 未満であるため，S 状結腸鏡で肛門直腸・S 状結腸部のみの観察で事足りるとする医師もいる[8]。さらに，30 歳以下の患者における直腸出血の原因の多くは，痔核か裂肛であり，**肛門鏡**のみで診断が可能である[9]。出血源がわからず，出血や貧血が持続する場合は，全大腸の内視鏡検査が必須である[10]。小腸が出血源である可能性は低く，2～10% にすぎず，部位的に評価が困難である。そのため，小腸を評価する適応は少ない[11,12]。しかし，内視鏡検査でも診断がつかなければ，小腸の評価も必要である。上・下部消化管内視鏡でも出血源を特定できない場合は失血を繰り返す。小腸の評価が必要と判断された場合には，小腸追跡（フォロースルー）を用いた上部消化管透視，カプセル内視鏡，血管造影（1 mL/min での失血がある場合），テクネチウム標識赤血球消化管出血シンチグラフィ（0.1 mL/min での失血がある場合），プッシュ式小腸内視鏡などが行われる[13]。

**B．急性大量直腸出血** 急性で大量の直腸出血の場合，上部消化管が出血源であることが多い。検査は**上部消化管内視鏡検査**からはじめる。患者に吐血がなく，すぐに内視鏡検査が行うことができない場合，経鼻胃管を入れて胃洗浄を行う。血液の逆流がなく，胆汁が認められれば，上部消化管からの出血である可能性は低くなり，大腸に焦点を絞った検査を行う。**大腸内視鏡**は急性下部消化管出血の診断ツールの 1 つである。大腸内視鏡は患者の血行動態やリスクに応じて，緊急的に，もしくは選択的に行われる[2,7,11,14,15]。

### ●文献

1. Talley NJ, Jones M. Self-reported rectal bleeding in a United States community: prevalence, risk factors, and health care seeking. Am J Gastroenterol 1998;93:2179–2183.
2. Maltz C. Acute gastrointestinal bleeding. Best Pract Med 2003;16:1–19. Accessed online March 11, 2005.
3. Bounds B, Friedman L. Lower gastrointestinal bleeding. Gastroenterol Clin 2003;32:1107–1125.
4. Gopal D. Diseases of the rectum and anus: a clinical approach to common disorders. Clin Cornerstone 2002;4:34–48.
5. Peter D, Dougherty J. Evaluation of the patient with gastrointestinal bleeding: an evidence based approach. Emerg Med Clin North Am 1999;17:239–261.
6. Manning LL, Dimmitt, Dimmitt SG, Wilson GR. Diagnosis of gastrointestinal bleeding in adults. Am Fam Physician 2005;71(7):1339–1346.
7. Eisen GM, Dominitz JA, Faigel DO, et al. An annotated algorithmic approach to acute lower gastrointestinal bleeding. Gastrointest Endosc. 2001;53:859–863.
8. Steele GD Jr. The National Cancer Data Base report on colorectal cancer. Cancer 1994;74:1979–1989.
9. Lewis JD, Brown A, Localio AR, Schwartz JS. Initial evaluation of rectal bleeding in young persons: a cost-effectiveness analysis. *Ann Intern Med* 2002;136:99–110.

10. Fine KD, Nelson AC, Ellington RT, Mossburg A. Comparison of the color of fecal blood with the anatomical location of gastrointestinal bleeding lesions: potential misdiagnosis using only flexible sigmoidoscopy for bright red blood per rectum. *Am J Gastroenterol* 1999;94:3202–3210.
11. Fallah MA, Prakash C, Edmundowicz S. Acute gastrointestinal bleeding. *Med Clin North Am* 2000;84:1183–1208.
12. Ell C, Remke S, May A, Helou L, Henrich R, Mayer G. The first prospective controlled trial comparing wireless capsule endoscopy with push enteroscopy in chronic gastrointestinal bleeding. Endoscopy 2002;34:685–689.
13. Zuckerman GR, Prakash C, Askin MP, Lewis BS. AGA technical review on the evaluation and management of occult and obscure gastrointestinal bleeding. Gastroenterology 2000;118:201–221.
14. Wilcox CM, Clark WS. Causes and outcome of upper and lower gastrointestinal bleeding: the Grady Hospital experience. South Med J 1999;92:44–50.
15. Zuccaro G Jr. Management of the adult patient with acute lower gastrointestinal bleeding. American College of Gastroenterology. Practice Parameters Committee. *Am J Gastroenterol* 1998;93:1202–1208.

# 9.12 脂肪便 steatorrhea

Monica Sarawagi and Milton (Pete) Johnson

## 背景

脂肪便(steatorrhea)は，脂肪の吸収不良により起こる．定義では，1日で脂肪分を100gしか摂取していないにもかかわらず，24時間で7g以上の脂肪を排出する便を脂肪便という．便器に脂っこい残渣を残す油性で悪臭のある便，ガスの増加，体重減少の病歴がみられる．通常は食事中の脂肪の90％以上が体循環に吸収されるが，その過程に障害があると脂肪の吸収が減り，脂肪便の原因となる．

## 病態生理

脂肪の消化吸収の過程で必要な3つの相のいずれかの障害が原因となる．

**A. 管腔相** この相には，消化酵素の存在下での脂肪の加水分解とそれに引き続く胆汁存在下での脂肪の可溶化などがある．

**B. 粘膜相** この相は，吸収相とも呼ばれ，粘膜での吸収やエステル化が行われる．粘膜の構造が変化した腸管疾患で欠損している．

**C. 吸収後相** この相では，カイロミクロンが形成され，リンパ管へ移送される．

❶ **病因** 慢性膵炎は脂肪便の最も多い原因であり，アルコール多飲により起こる．膵臓のリパーゼの欠損が原因である．脂肪便は，膵外分泌が90％以上障害されたときにのみ明らかになる[2]．その他には，嚢胞の線維化や膵管の閉塞も原因となる．肝硬変や胆汁うっ滞は，管腔内胆汁酸濃度の不足により，中等度の脂肪便の原因となりうる．小腸での細菌増加でも，同じような病態がみられ，胆汁酸の非抱合やミセル形成を起こす．細菌の増加は，短腸症候群，小腸憩室，蠕動障害でみられ，高齢者に多い．

粘膜吸収不良は，さまざまな腸疾患から起こりうる．最も多いのはセリアック病

である。セリアック病は，近位小腸における絨毛の萎縮と腺窩の過形成が特徴的であり，これらの粘膜の変化が脂肪便の原因となる。その他に，粘膜の変化により脂肪の吸収障害が起こる疾患には熱帯性スプルー，非定型抗酸菌症，AIDSがある。無βリポ蛋白血症はカイロミクロン形成や脂肪吸収が障害される非常にまれな疾患で，小児に多い。Lambl鞭毛虫（ジアルジア）症は原虫の感染により，脂肪の吸収障害の原因となる。その他の原因としてネオマイシン，コルヒチン，コレスチラミンがある。アミロイドーシスと慢性の小腸虚血も脂肪便の原因となりうる[1]。

粘膜吸収後の障害は，きわめてまれな腸リンパ管拡張症と呼ばれる病態，あるいは外傷，粘膜内層の充血を引き起こす心疾患に続発する後天性リンパ管閉塞によって生じる。脂肪吸収不良と腸管での蛋白質喪失をきたし，リンパ球減少を伴う。糖質とアミノ酸の吸収は保たれる。

❷ **疫学** 脂肪便の発症率と有病率を評価するのは難しい。それは，この状態が統計をとるのに難しい多様な基礎疾患からなっているからである。これらの多様な病状はあまり報告されない疾患によるか，他の理由で行われた手術でみられるものなので，論文には記載されにくい。

## 評価

**A. 病歴** 注意深い病歴聴取は，診断の糸口を与え，確定診断に至る検査へと導いてくれる。慢性膵炎患者では，心窩部痛がみられる。黄疸は，胆汁うっ滞でみられる。セリアック病やLambl鞭毛虫（ジアルジア）症では，腸管の攣縮，腹痛，腹部膨満，放屁を伴った脂肪便がみられる。

**B. 身体診察** 脂肪便に関連する身体所見は限られている。触知可能な腫瘤を除外するために腹部の診察を丁寧に行い，アルコール性肝疾患の徴候を見つける。皮下脂肪の消失，頬がこける，手掌紅斑や毛細血管拡張など末期肝硬変を示唆する所見が見つかることがある。皮膚黄染は，胆管閉塞を示唆する。

**C. 検査** 血液検査，画像評価の役割として，つぎのものがあげられる。
❶ 脂肪便の確定。
❷ 脂肪便の種類の確定。
❸ 原因となる脂肪吸収障害の評価。

脂肪便が疑われる患者では，便中の脂肪の存在を以下のような方法で調べる。

a. 均質化された便サンプルのズダンⅢ染色
b. ステアトクリット法は，遠心分離で均質化された便サンプル中の脂肪を定量的に測定する。72時間後の解析で，感度100％，特異度95％で酸性ステアクリットレベル（正常範囲は10％以下）が報告される。
c. 診断のゴールドスタンダードは，脂肪制限食摂取後72時間の便中の脂肪量を測定することである。脂肪便が確認されれば，その背後にある障害を確定するためのさらなる検査がなされる。
d. 便中エラスターゼ-1の測定は，非侵襲的な膵外分泌能検査である[3]。
e. D-キシロース検査で小腸近位部粘膜の吸収能力を測る[4]。D-キシロースの吸収には膵内分泌機能を必要としない。吸収を阻害する腸粘膜疾患は血清や尿

中の糖値を下げる。腎機能障害，脱水，甲状腺機能低下症もまた尿中値を下げるので，血清甲状腺刺激ホルモン，BUN，クレアチニン測定は必須である。小腸の細菌増殖があればD-キシロース検査で異常を示す。D-キシロース検査で異常があれば，小腸生検で粘膜病変の検索目的で専門医に紹介すべきである。粘膜病変にはグルテン腸症，Whipple病，Lambl鞭毛虫(ジアルジア)症，熱帯性スプルーや腸管リンパ腫がある。これらのいくつかは，上部消化管検査の特徴的所見により診断できることがある。D-キシロース検査で正常の場合は，粘膜機能正常を意味するので，原因は腸管内脂肪消化障害となる。最も多い原因は膵機能障害である(表9.12.1参照)。スクリーニング検査には，膵機能評価も含める。膵酵素の診断的治療では，症状が軽快すればそれが診断に結び付く。胆汁酸塩呼気試験は，核医学検査であり，胆汁酸の吸収を測定する。回腸末端はビタミン$B_{12}$吸収の場所でもあるので，Schilling試験も吸収異常の検索に使われる。回腸末端の疾患(Crohn病，肉芽腫性回腸炎，回腸切除術後状態)は胆汁酸の吸収を阻害し，胆汁酸は細菌が非抱合化する大腸へ流れる。吸収障害は，胆汁酸の供給を減らし，結果として脂肪の吸収不良を起こす。小腸細菌の増加をみる非侵襲的検査は$^{14}$C-キシロース呼気検査，胆汁酸呼気試験，および水素呼気試験である[6]。経口テトラサイクリンの診断学的投与で脂肪便が改善すれば，腸内細菌異常増殖の存在が推定され，さらに高価な検査を避けることができる。上部小腸は，口腔や呼吸器からの細菌汚染がなければ，通常は細菌学的に無菌である。内視鏡あるいは透視下での小腸管挿入による腸液吸引で，細菌コロニーが100,000/mL以上あれば小腸細菌増殖を診断できる。小腸リンパ腫，Crohn病，膵奇形を探すために，経口および経静脈造影での腹部CTを撮像することがある。あるいは，CT撮像ができなければ膵臓の超音波検査も役立つ。

**D. 遺伝** 遺伝検索は，嚢胞性線維症，グルテン腸症や有棘赤血球増加症などの家族集積性の疾患を除いては，あまり役立たない。Zollinger-Ellison症候群は，約25%に遺伝的症候群，つまり多発性内分泌腫瘍1型と関連して起こる[5]。

### 表9.12.1 膵内分泌不全の原因

| | |
|---|---|
| アルコール性肝疾患 | 嚢胞性線維症 |
| 慢性膵炎 | Zollinger-Ellison症候群 |
| 高トリグリセリド血症 | 胃切除 |
| 膵癌 | 迷走神経切除 |
| 膵切除 | ヘモクロマトーシス |
| 膵管閉塞 | Shwachman-Diamond症候群 |
| 外傷性膵炎 | トリプシノーゲン欠損症 |
| 遺伝性膵炎 | $\alpha_1$アンチトリプシン欠損症 |
| エンテロキナーゼ欠損症 | ソマトスタチノーマ |
| 移植片対宿主病 | |

## 診断

**A. 鑑別診断** よくみられる脂肪便の原因として，以下のような状態があげられる。
- 慢性膵炎
- 腸内細菌異常増殖症候群
- 回腸疾患
- セリアック病
- 腸管リンパ管拡張症
- Graves 病(Basedow 病)
- リパーゼ阻害因子，例えばテトラヒドロリプスタチン(orlistat)。

　脂肪便の程度は原因究明の糸口を提供する。軽度の脂肪便は，脂肪が腸管と接する時間が短ければ適切な吸収を妨げるので，腸管内容物が早く通過してしまうような疾患ならばどのような疾患でも起こりうる。過敏性腸症候群の突発的切迫性の下痢は脂肪便に似ているが，便中の脂肪量が真の脂肪便の診断基準にあてはまらない。この症状の適切な検索はしばしば特殊検査を必要とし，初期の病歴や検査で原因を見出せないときには，消化器専門医に紹介し，必要な検査をする必要がある。

## 治療

脂肪便は，下痢を伴ったり伴わなかったりする。下痢のコントロールのためには，食事中の脂肪制限が重要である。最初の脂肪摂取は 50 g/ 日にまで制限し，下痢が出現するまで漸増する。最大許容量は通常 100 g/ 日を超えることはなく，4 回の食事に均等に配分する。膵機能障害がある患者には，30,000〜50,000 単位相当のリパーゼを含む膵抽出物を与える必要がある。この量のリパーゼを 1 日 4 回の食事に分配する。

### ●文献

1. Gruy-Kapral C, Little KH, Fordtran JS, et al. Conjugated bile acid replacement therapy for shortbowel syndrome. *Gastroenterology* 1999;116:15.
2. Grigg AP, Angus PW, Hoyt R, et al. The incidence, pathogenesis and natural history of steatorrhea after bone marrow transplantation. *Bone Marrow Transplant* 2003;31(8):701–703.
3. Beharry S, Ellis L, Corey M, et al. How useful is fecal pancreatic elastase 1 as a marker of exocrine pancreatic disease? *J Pediatr* 2002;141(1):84–90.
4. Craig RM, Ehrenpreis ED. D-xylose testing. *J Clin Gastroenterol* 1999;29(2):143–150.
5. Domínguez-Muñoz JE. Pancreatic exocrine insufficiency: diagnosis and treatment. *J Gastroenterol Hepatol* 2011;26(Suppl. 2):12–16.
6. Ziegler TR, Cole CR. Small bowel bacterial overgrowth in adults: a potential contributor to intestinal failure. *Curr Gastroenterol Rep* 2007;9(6):463–467.

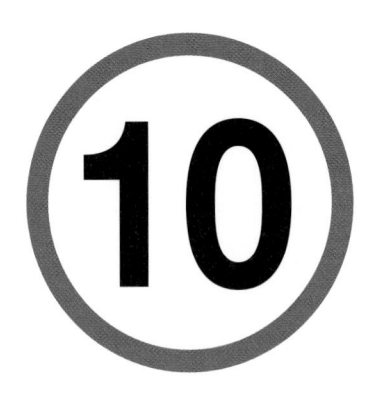

# ⑩ 腎・泌尿器系のプロブレム

## Renal and Urologic Problems

*David M. Quillen*

## 10.1 排尿困難　dysuria

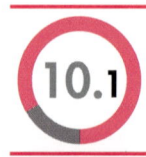

*David M. Quillen and Daniel Rubin*

### 背景

排尿困難(dysuria)は、「排尿時に痛むこと」と定義される。急性の排尿困難は、外来診療でよくみられる問題であり、年間300万人以上が外来を訪れる。排尿困難患者で最も多い診断は尿路感染症である。米国では、従来から急性尿路感染症治療に年間10億ドル近くがかかっていると推定されている。尿路感染症は、最もよくある排尿困難の原因であるが、他の多くの原因も正確に診断する必要がある。排尿困難患者の鑑別診断は、広範囲のカテゴリーに分けることができる。いくつかの注目すべき例外はあるが、男性と女性とで鑑別診断は類似している。ただし、発症率は大きく異なり、また年齢によっても変動する[1,2]。

### 病態生理

**A. 排尿困難の原因：女性**[3]

❶ 感染性
  a. 膀胱炎、下部尿路感染で腎盂腎炎を伴う場合と伴わない場合。
  b. 性感染症が原因の尿道炎：クラミジア、淋菌(*Neisseria gonorrhoeae*)、単純ヘルペスウイルス。
  c. 外陰腟炎：細菌性腟炎、*Trichomonas*症、酵母、陰部ヘルペスウイルス。

❷ 非感染性：外傷、刺激物、アレルギー、性的虐待。

**B. 排尿困難の原因：男性**[4]

❶ 感染性
  a. クラミジア、淋菌、酵母(非割礼：亀頭炎)による尿道炎、単純ヘルペスウイルス。
  b. 膀胱炎(もし培養が陽性で解剖学的異常の可能性があるなら、さらに検索が必要。
  c. 前立腺炎、慢性より急性のほうがよくみられる[5]。

❷ 非感染性
  a. 陰茎の病変、外傷、性的虐待。
  b. 特に高齢男性にみられる良性前立腺肥大症(benign prostatic hypertrophy)[1]。感染症が明らかなことはあるが、主として閉塞により発症。

### 評価

**A. 病歴**　全般的によく聴取された病歴が特に重要であり、引き続いて行う質問を方向づけるのに役立つ。他に合併する症状や危険因子に関して注意深く質問することは、診断を選びだすうえで鍵となる。

❶「内部」の排尿困難と「外部」の排尿困難。
  a. 内部の排尿困難とは不快感が体の中心にあるように感じられ，排尿開始前，または排尿開始とともにはじまる。
     • 膀胱や尿道の炎症。
  b. 外部の排尿困難とは不快感が排尿開始後にはじまることをいう。
     • 腟炎，外陰の炎症や陰茎の病変。
❷ その他の病歴上重要な事柄。
  a. 新しい性行為の相手：性感染症の原因。
  b. ペッサリーの使用：膀胱の感染。
  c. 緩徐な発症：尿道炎や外部の原因。
  d. 恥骨上部の痛み，肋骨脊柱角の圧痛，発熱，側腹部痛：腎盂腎炎。
  e. 高齢男性：良性前立腺肥大症について質問する。

**B. 身体診察**　身体診察は，診断を絞りこむのに必須である。

### ❶ 腎盂腎炎の除外
  a. 発熱
  b. 側腹部の圧痛。
  c. 恥骨上部の圧痛。

### ❷ 性器の診察
  a. 女性では腟鏡検査。
  b. 割礼を受けていない男性では包皮を後退させる。
  c. 前立腺の触診。

### ❸ 検体採取
  a. 単純ヘルペスウイルス病変
  b. 分泌物：酵母，細菌性腟炎，淋菌感染症，*Trichomonas*症。
  c. 外傷

**C. 検査**

❶ ディップスティック尿検査：硝酸塩と白血球エステラーゼ（尿素固定菌と白血球）。
❷ 直接，顕微鏡で尿を検査すると以下がわかる。
  a. 白血球，細菌，血液。
  b. 膿尿（尿中の白血球数が $10/mm^3$ 以上，と定義される）
❸ 尿培養　48 時間の培養期間が必要。

---

### 診　断

排尿困難の原因はたくさんあるが，おのおのの患者で徹底的なアプローチをしないと正確な診断は困難である。原因疾患の多くには，他に合併する症状や所見があるため，診断には，通常，注意深い病歴聴取，焦点を絞った身体診察，適切な検査が必要になる。合併症のない尿路感染症や性感染症と，より重篤な腎盂腎炎やその他の可能性のある診断を判別することが，これらの患者での課題である。

## ●文献

1. Bremnor JD, Sadovsky R. Evaluation of dysuria in adults. *Am Fam Physician* 2002;65(8):1589–1596.
2. Johnson JR, Stamm WE. Diagnosis and treatment of acute urinary tract infections. *Infect Dis Clin North Am* 1987;4(1):773–791.
3. Kurowiski K. The woman with dysuria. *Am Fam Physician* 1998;57(9):2155–2164, 2169–2170.
4. Ainsworth JG, Weaver T, Murphy S, et al. General practitioners' immediate management of men presenting with urethral symptoms. *Genitourin Med* 1996;72(6):427–430.
5. Roberts RO, Lieber MM, Rhodes R, et al. Prevalence of a physician-assigned diagnosis of prostatitis: the Olmsted County study of urinary symptoms and health status among men. *Urology* 1998;51(4):578–584.

# 10.2 血尿　hematuria

*Ku-Lang Chang and Siegfried Schmidt*

## 背景

血尿(hematuria)は，「血液が尿中にあること」と定義されるが，外来での主訴として頻繁にみられる。強拡大(400倍)で赤血球が1視野あたり50個以上の，明らかに赤く変色した尿(肉眼的血尿)のこともあれば，ディップスティックまたは顕微鏡のみでみられる顕微鏡的血尿のこともある。顕微鏡的血尿が何であるかについてはいろいろな議論があるが，米国泌尿器学会では，適切に採取した3回の尿検体のうち2回で，強拡大で1視野あたり3個以上の赤血球があれば，明らかな顕微鏡的血尿と定義している[1]。

## 病態生理

**A. 病因**　血尿の原因は多数あり，尿路の疾患や泌尿器系以外の原因も含まれる。その中には，生死にかかわる疾患(例：腎癌や膀胱癌)もあれば，あまり重篤でないものもある(例：運動誘発性血尿，膀胱ポリープ，腎囊胞)。成人の血尿は腎臓よりも泌尿器由来のことが多いことを知っておくのは重要である。精密検査をどこまで行うかは，併存する疾患，検査に伴う合併症の可能性，患者にかかる経済的負担などを考慮して判断する。精密検査を行ったり，泌尿器科医や腎臓内科医へ紹介したりする前に，事前に月経，感染症や外傷といった良性の原因を常に除外しておくべきである。

**B. 疫学**　全般的な有病率の幅は大きく(0.1～13％)，多くの要因(変数)に影響される(例：スクリーニング検査の回数，対象人口の特性)。しかし，一般人口を対象として顕微鏡的血尿についてスクリーニングを行うことは推奨されていない。血尿の有無をチェックするかどうかの決断には，重要な基礎疾患についてのさまざまな危険因子を考慮すべきであり，医師の判断にゆだねられる。重要な泌尿器科疾患の危険因子は，40歳以上，喫煙(過去，現在，受動喫煙を含む)，尿路感染症の既往，血尿の既往，種々の薬物の使用(鎮痛薬，抗炎症薬，シクロホスファミド，

HIVの治療)，職場での有害物への曝露(ベンゼン，2-ナフチルアミン，芳香族アミン，アニリン染料)，および骨盤へのX線照射である。顕微鏡的血尿は，徹底的に評価を行っても原因がみつからないことが多い。

### 評 価

**A. 病歴** 詳細な病歴聴取が，何にも増して重要である。

❶ 一般的な質問として，血尿のタイプ(肉眼的，大量，顕微鏡的)および排尿と血尿のタイミングとの関連を聞くべきである。3コップ法は，排尿を3つの部分，すなわちはじめ，中間，終わりの部分に分けるのに役立つ。解剖学的には，はじめの血尿は一般的に前尿道の疾患によって起こり，最後の血尿は膀胱頸，後尿道，あるいは前立腺の疾患で起こる。排尿時全体にわたる血尿は，より近位の病変を示唆する。ミミズ様の凝血塊は膀胱頸より中枢側の病変を示唆する。尿の色についても質問すべきであり，その色はつぎのことに影響される：phenazopyridine(オレンジ)，nitrofurantoin(褐色)，リファンピシン(黄-オレンジ)，レボドパ，メチルドパ，メトロニダゾール(赤褐色)，緩下薬のフェノールフタレイン，赤ビート，ダイオウ(ルバーブ)の摂取，食物の色，野菜の着色料(赤)。

❷ 関連症状は，種々の特徴的な問題のヒントとなることがある。例えば，最近の咽頭痛，発熱，悪寒，感冒様症状の症状は，IgA腎症や感染後糸球体腎炎の最初の徴候のことがある。頻尿，尿意切迫，排尿困難，発熱や悪寒は，感染症を示唆する。尿量の減少と鼠径部に放散する腹痛，側腹部痛は尿路の閉塞を示唆する。腟分泌物や便通の変化は(特に小児では)，異物などの尿路以外の原因を暗示する。発疹，関節痛，日光過敏，感冒様症状，Raynaud現象などは，膠原病や血管炎を示唆する。

❸ 既往歴では，旅行歴も聴取する。住血吸虫症(Bilharz住血吸虫 *Schistosoma haematobium*)が流行している地方に旅したことがあれば，寄生虫の体内侵入を疑う。さらに鎮痛薬の使用歴があれば，特に抗炎症薬の場合は，腎乳頭壊死を考えるべきである。過去にシクロホスファミドの投与があれば，化学性膀胱炎が起こりうるし，抗菌薬(例：ペニシリン系，セファロスポリン系)であれば，間質性腎炎が起こる可能性がある。特に注意しておくが，わずかな量の経口抗凝固薬の服用は血尿の原因にはならない。逆に，このような患者では，疾患の初期に血尿がみられることがあり，迅速に検査する必要がある[2]。

❹ 家族歴から多発囊胞腎，鎌状赤血球症形成傾向の素因と疾患，腎結石，さまざまな糸球体疾患，結核，良性家族性血尿が疑われることがある。腎不全，聴覚障害，血尿の組み合わせは，遺伝性Alport腎炎を示唆する。

**B. 身体診察** 全身性疾患の症状(例：発熱，発疹，リンパ節腫脹，関節腫脹，腹部・骨盤腫瘍)，潜在的な内科または腎疾患(高血圧，末梢や全身性の浮腫)に焦点を絞る。多発性毛細血管拡張と粘膜病変は，遺伝性出血性毛細血管拡張症(Osler-Weber-Rendu病)を示唆する。腹部腫瘤は，小児ではWilms腫瘍，成人では腹部悪性腫瘍や動脈瘤のことがある。直腸診や性器および泌尿器の診察により，前立腺

炎，前立腺肥大，前立腺癌，腟や尿道の変化，骨盤腫瘍が発見される。

## C. 検査

❶ まずは，排尿直後に清潔な状態で採取された検体をディップスティック法で検査する。血尿では，尿沈渣を顕微鏡で確認することが重要である。尿沈渣は，一定量(5 mL)の尿を 3,000 回転/min で遠心分離したものである。その後，上澄みを捨て，遠心分離管の底をやさしくタップし，残りの検体を混ぜる。その残りの液体をピペットでスライドガラス上に移し，カバーをかけ，顕微鏡で検査する[3]。検体を強拡大(400 倍)で検鏡し，細胞の種類や形態的特徴を判定する。結果は，強拡大の 1 視野あたりの赤血球数として記録する。患者が無症状で，特別な危険因子もない場合は，2 回の尿検査を追加する。もし，そのうち 1 つが異常であれば，さらなる検査が必要である。無症状であっても強拡大で赤血球が 1〜2 個/視野みられる場合，または明らかに潜在的な危険因子をもっている場合は，総合的な泌尿器科的検索が必要である[1]。ディップスティック法が陽性で尿の検鏡所見で赤血球が認められないときは，ヘモグロビン尿症，ミオグロビン尿症を考える。ベンジジンディップスティック法で血尿とこれらの変色の違いを見分けることができる。つぎに，感染症の除外のため，尿培養を行う。異常細胞の評価のため，尿検体を細胞診断に提出する。

❷ 血液検査には，腎機能，全血球計算および分画数，赤血球沈降速度，プロトロンビン時間，部分トロンボプラスチン時間がある。それ以上の評価については疑っている原因疾患次第である。さらに行う血液検査として，血清補体価(低ければ有意)，抗ストレプトリジン O 抗体(高いと異常)，抗核抗体，さらに詳細な検査として抗デオキシリボヌクレアーゼ B 抗体(高いと異常)，ヘモグロビン電気泳動がある。

❸ ツベルクリン皮膚テストや胸部単純 X 線撮影は，結核をみつけるために行う。静脈腎盂造影のような上部尿路の検索(腎領域の小病変への感度は限定的)，腹部・骨盤の超音波検査(3 cm 以下の固形腫瘤の検出力は限定的)，CT(腎細胞癌や小病変への感度は高い)，MRI(高コストであり文献的には広く支持されていない)[3]では，尿路結石，閉塞性尿路疾患，腎嚢胞，腎実質の異常，そして尿路以外の部位の良性疾患，およびいろいろな部位の悪性疾患がわかる。膀胱鏡で尿道と膀胱の異常を探す。さまざまな部位の生検，そして侵襲的な血管検査が必要なこともある。検査過程のどの時点でも，患者を専門医に紹介することもプライマリ・ケア医の判断の 1 つである。

### 診断

血尿診断の鍵は，臨床的な病歴聴取と身体診察である。臨床検査と画像診断は，当初の疑いを確認したり除外したりする場合のみ行う。悪性腫瘍や腎実質の疾患を含むさまざまな重篤な疾患を診断するのが究極の目標である。一般に，血尿の程度は診断や予後にほとんど関係しない[4]。1 mL の血液でも尿は目にみえて変色する。加えて，さまざまな薬物，食物，食物の着色料でも尿は変色する。一時的な血尿は非常によくみられ，特に若年者では特定の病気を示すことはめったにないことを覚

えておくとよい[5]。一時的な血尿であっても，40歳以上の患者であれば悪性腫瘍を除外するために包括的な評価を確実に行うべきである。同じように，どの年齢の患者でも，継続する血尿があれば診断をつけるために精査を行うべきである。米国泌尿器科学会による最良の医療実践方針の要約は文献「無症状の成人の血尿（Asymptomatic Microscopic Hematuria in Adults）」に記されている[1]。無症状の顕微鏡的血尿の検査方法に関するすばらしいフローチャートと特別な疾患の患者を判定するストラテジーが，最低限のコストと不要な検査による合併症とともに示されている。

検査が陰性であっても，悪性疾患が疑われる患者（おもに高齢男性）に対する再検査は必要である。検査間隔は，比較的非侵襲的な検査であれば3～6カ月，比較的侵襲的な検査であれば1～5年が適切である[6,7]。

その他の臨床的徴候も考慮すべきである。他の原因が証明されない限り，高齢者で疼痛を伴わない肉眼的血尿があり，感染がない場合は，悪性腫瘍を原因として考慮する。無菌的膿尿を伴う血尿では，尿生殖器結核，または間質性腎炎を考える。最後に，前立腺肥大症，糖尿病（腎硬化症），尿管結石，外傷（激しいマスターベーションを含む），再発を伴う尿管の悪性腫瘍の既往，鎌状赤血球症（乳頭壊死）など，他の疾患でも血尿は起こりうる。

## ●文献

1. Grossfeld GD, Wolf JS Jr, Litwan MS, et al. Asymptomatic microscopic hematuria in adults: summary of the AUA best practice policy recommendations. *Am Fam Physician* 2001;63(6):1145–1154.
2. Yun EJ, Meng MV, Carroll PR. Evaluation of the patient with hematuria. *Med Clin North Am* 2004;88(2):329–343.
3. McDonald MM, Swagerty D, Wetzel L. Assessment of microscopic hematuria in adults. *Am Fam Physician* 2006;73(10):1748–1754.
4. Thaller TR, Wang LP. Evaluation of asymptomatic microscopic hematuria in adults. *Am Fam Physician* 1999;60(4):1143–1152, 1154.
5. Murakami S, Igarashi T, Hara S, Shimazaki J. Strategies for asymptomatic microscopic hematuria: a prospective study of 1,034 patients. *J Urol* 1990;144(1):99–101.
6. Messing EM, Young TB, Hunt VB, et al. Hematuria home screening: repeat testing results. *J Urol* 1995;154(1):57–61.
7. Loo R, Whittaker J, Rabrenivich V. National practice recommendations for hematuria: how to evaluate in the absence of strong evidence? *Perm J* 2009;13(1):37–46, PMCID: 3034463.

# 10.3 勃起障害 erectile dysfunction

*Louis Kuritzky and Michel B. Diab*

## 背景

以前は「インポテンス」と一般的に呼ばれていた勃起障害（erectile dysfunction：ED）は，恒常的に性交のための勃起ができないこと，また，維持できないことと定義されるが，本質的には，診断は患者の訴えに基づく[1,2]。臨床家の役割は，勃起障害を確実に診断し，治療可能な二次的原因を除外し，着実に性機能を回復させる

ことである．患者に希望をもたせるために，ほぼ100％の男性が最新の治療法を用いれば性機能は回復すると，最初に説明すべきである．

### 病態生理

米国人男性を対象とした最新の大規模疫学調査によると，40歳以上の男性の52％に，ある程度の勃起障害がみられた．ほとんどの器質的勃起障害で，血管病変が基礎にある．血管内皮が健全であることが，陰茎に血流を供給している動脈を経由して海綿体洞を十分に拡張させるのに必要であるため，当然，血管内皮の障害を起こす病気は勃起障害に関連する．糖尿病，喫煙，高血圧，脂質異常症，末梢血管疾患は，すべて血管内皮機能を障害して勃起障害を引き起こす．組織学的な血管障害の原因を治療すると，勃起障害の男性の勃起機能が改善されるかどうかはまだ確かではない．心血管疾患の危険因子を減らす（例えば，減量，血圧コントロール，脂質コントロール，食生活の改善，禁煙，運動など）世界的規模の研究では，介入が組み合わされているため，どの介入が効果的であったかを確かめることは困難であるが，勃起障害が改善されることが示された．

### 評価

#### A．病歴

❶ 患者に質問表へ記入してもらえば性機能不全はわかるかもしれないが，ほとんどの患者は，プライバシーにかかわるこのような問題についてはプライマリ・ケア医に直接相談したいと思っている．最初の質問では，単純に「あなたは性的に活動的ですか？」とたずねる．性機能不全の評価では，患者の性志向は診断や治療に関連がない．つまり患者がホモセクシュアルか，ヘテロセクシュアルか，バイセクシュアルかは，診断と治療の方向に明らかな影響を与えない．性的に活動的でない人については，つぎに，単に個人の選択の問題なのか，性的活動を妨げる障害（例：パートナーの不在，インポテンス，身体的障害）によるのかどうかをみきわめる．

❷ 性的に活動的な人では，一連のフォローアップの質問で，性心理的原因が発見される．「あなたの性生活は10段階評価でいうとどれくらいですか？」という質問からはじめる．もし10という答えなら，性機能不全は明らかにないといえる．しかし，ほとんどの人はだいたい7と答える．そこで「何が違ったらあなたの性生活が7から10に変わりますか？」と続ける．質問に必ず答えてもらうような選択肢を使うと，基礎にある原因を示す返事が返ってくることが多く，「そうですね．もし良好な勃起ができたら」「もし勃起が30秒以上続いたら」といった声が聞かれる．性欲についての質問はテストステロン欠乏の診断に重要である．良好な性欲のある男性では，テストステロン欠乏の可能性は少ない．

❸ 服薬歴は必ず聞く．薬物由来の勃起障害では，発症と薬物をはじめた時期とに明らかな時間的相関関係がある．一方，サイアザイド系薬のような薬物では，使用してから何カ月も後に勃起障害が起こりうる．同様に，ある種の抗うつ薬は，治療早期または数週間後に性機能不全を起こすことがある．勃起障害と投

薬の関係は，休薬日に明らかになることが多い。

**B. 身体診察**　通常，身体診察が役に立つことは少ないが，明らかな精巣萎縮がないか，陰茎にPeyronie病の証拠がないかなど，性器の診察をすべきであるとされている。Peyronie病では海綿体の炎症性プラークが膨張能を制限し，陰茎の偏位が起こり，勃起時に挿入の妨げとなる。治療は外科的である。直腸診で直腸の感覚と緊張をみるが，球海綿体反射を行えば申し分がない。この反射は手指を1本，直腸に入れながら他方の手で亀頭を強く握ることで起こる。正常所見は反射弓が健常であることを示すものであるが，亀頭を握るとそれに反応して直腸の収縮が現れることで示される。結果的にテストステロン治療が必要となるときには，この時点で前立腺の診察をしておくのがよい。

**C. 検査**　勃起障害の合理的なスクリーニング検査には血糖値および脂質値（血管障害の危険因子を調べるため），朝の総テストステロン値，尿検査が含まれる。朝の総テストステロン値が低ければ，黄体化ホルモン，卵胞刺激ホルモン値を測定すべきであり，どちらか一方が高ければ性腺機能不全を示し，テストステロン置換療法の適応となる。また，これらが正常または低下していれば，下垂体機能低下または機能不全を示し，腫瘍病変除外のため，中枢神経系の画像診断が必要となる。最近では，中高年の男性では性腺機能不全であっても黄体化ホルモンや卵胞刺激ホルモンが著明に上昇しない者もいるため，テストステロンが低値（150 ng/dL 未満）で卵胞刺激ホルモンが正常であれば，中枢神経系の画像診断を要する，と専門家は述べている。

同様に中枢神経系の病変，下垂体機能低下症，薬物療法，その他いずれが原因であっても，プロラクチン値が上昇するとテストステロンの抑制が起こる。総テストステロン値が低い場合（あるいは正常下限）は，再検査すべきである。また，いい加減な朝の総テストステロン値よりも，遊離テストステロン値か性ホルモン結合グロブリン値のどちらかまたはその両方を用いて確かめる必要がある。

## 診　断

**A. 鑑別診断**　勃起障害には，大きく分けて，精神的なものと器質的なものがあるが，かなりの頻度で重複がみられる。突然の完全な機能喪失や「環境」に左右される勃起障害を訴える男性は，精神的な勃起障害がある可能性がより高い。(i)あるパートナーでは機能不全は起こらないが，他のパートナーではうまくいかない。(ii)マスターベーション時の勃起は良好であるが，パートナーでは不良である。(iii)朝の勃起は良好であるが，パートナーとは不良である。器質的勃起障害は一般的に心理的な問題を引き起こすので，多くの患者は心理的，器質的勃起障害の両方で苦しんでいる。

**B. 臨床症状**

❶ 精神的勃起障害は，抑うつ，関係性の葛藤，行動不安，パートナーへの敵意を反映していることがある。ほとんどのケースで病歴が決め手となる。突然の完全な機能喪失があり，環境やパートナーによって変化するにもかかわらず，朝やマスターベーション時の勃起は維持されるのが典型である。ときに勃起障害

以外の機能障害をもつ患者がアドバイスを求めてくることがあり，例えば早漏を勃起障害と間違うことがある。このような患者では，勃起障害以外の診断についてきちんと自覚させ，間違いについて教育することが合理的なつぎのステップである。

❷ 器質的機能障害では，勃起機能がだんだん失われるのが特徴である。器質的勃起障害のある中年男性は，勃起時の膨張の減少，勃起させるために触覚刺激を多く要するようになること，不応時間(男性が射精後，再度の刺激を受け入れて勃起するまでに要する時間)の延長に気づく。このような段階的な性機能の喪失は器質的な原因があることの証となる。

❸ プライマリ・ケアでは，適切な病歴聴取と身体診察を行っても，98％近くの患者で，回復可能なインポテンスの原因がみつからない。高血圧，糖尿病，脂質異常症であれば治療可能というわけではないが，そのような危険因子の是正が勃起障害を改善することは確かめられていない。さらに，そのような危険因子を有する患者には，高い効果をもつ経口薬であるホスホジエステラーゼ5阻害薬(タダラフィル5 mg/日)の処方[3]，真空圧縮ポンプ，海綿体内注射，その他プライマリ・ケアの現場で提供できる治療を遅らせる必要はない。しかしながら，性的機能を回復させる可能性のあるどの治療法を提供する前でも，臨床医は患者の心血管の状態が，高度の身体活動 ── 性行為，運動，重労働 ── に安全に耐えうるかどうかを確認しなければならない。一般的に，4 METsの運動強度(早歩き)に耐えうる成人は，性行為などの他の高度の身体活動を安全に行える。標準的な治療方法で反応がない患者は，専門医に紹介すべきである[4]。

## ●文献

1. Kuritzky L. Primary care issues in the management of erectile dysfunction. In: Seftel AD, ed. *Male and female sexual dysfunction*. Edinburgh: Mosby, 2004:1–15.
2. Kuritzky L, Ahmed O, Kosch S. Management of impotence in primary care. *Comp Ther* 1998;24(3):137–146.
3. Egerdie RB, Auerbach S, Roehrborn CG, et al. Tadalafil 2.5 mgor 5 mg administration once a daily for 12 weeks in men with both erectile dysfunction and symptoms of benign prostatic hyperplasia: results of a randomized, placebo-controlled, double blind study. *J Sex Med* 2012:9:271–281.
4 Gupta BP, Murad HM, Clifton MM, Prokop L, Nehra A, Kopecky SL. The effect of lifestyle modification and cardiovascular risk factor reduction on erectile dysfunction a systematic review and meta-analysis. *Arch Intern Med* 2011;171(20):1797–1803. doi:10.1001/archintemmed.2011.440

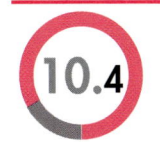

# 10.4 尿失禁 urinary incontinence

*Richard Rathe and David M. Quillen*

## 背景

成人の尿失禁（urinary incontinence）とは，「不随意に起こる排尿」と国際排尿制御学会で定義されている。尿失禁の割合は，年齢とともに増加し，最も高くて女性で34%，男性で11%である[1]。社会的に孤立し，自立した生活を失うおもな原因でもある。患者は，しばしばこの問題についてかかりつけ医とさえも話し合うことをたいへん恥ずかしく思うものである。また，尿失禁は加齢に伴う生理的なものであり，問題視しない人もいる。尿失禁は一症状であり，疾患ではない。尿失禁の型を理解すると，正確に診断ができ，効果的な治療を行うことができる[2〜5]。

**A. 定義** 尿失禁とは，不随意に起こる排尿である。

**B. 分類** 尿失禁の分類を表 10.4.1 に示す。

**C.** 尿失禁は，急性疾患または慢性疾患でありうる。

❶ 急性の原因
  a. 感染症
  b. 薬物

### 表 10.4.1 尿失禁の型

| 型 | 定義 | 機序 | 障害 |
|---|---|---|---|
| 切迫性 | 尿意を催してから，排尿を我慢できない | 尿路知覚過敏 | 特発性（高齢者で一般的）<br>尿生殖器の状態（膀胱炎，結石） |
| 腹圧性 | 腹圧が上昇すると，尿を漏らす | 括約筋機能低下 | 骨盤底筋群の筋力低下や障害<br>括約筋力低下 |
| 溢流性 | 尿閉に伴う部分的な残尿 | 尿路閉塞<br>神経支配の喪失 | 閉塞（前立腺，膀胱瘤）<br>神経性（糖尿病，神経障害） |
| 機能性 | トイレに間に合わない | 身体的，認知的機能低下 | 認知症や譫妄<br>身体的制限（移動能力の低下）<br>精神的または行動的原因 |
| 混合性 | 上記のいずれかの合併 | 上記のいずれかの合併 | 上記のいずれかの合併 |

c. 譫妄
   d. 全身性疾患の増悪(例：糖尿病，尿崩症，うっ血性心不全，脳卒中)
❷ 尿失禁に関連する慢性疾患は，2つのカテゴリーに分類される。
   a. 局所性
      i. 出産に伴う骨盤底筋群の脆弱。
      ii. 膀胱の腫瘍や変形。
      iii. 腫瘍
      iv. 肥大した前立腺や膀胱脱による閉塞。
      v. 術後
   b. 全身性
      i. 更年期障害
      ii. 神経障害(糖尿病性，アルコール性)
      iii. 認知症
      iv. 抑うつ
      v. 脳卒中
      vi. 腫瘍
      vii. Parkinson 病
D. DRIP 記憶術は可逆性の(しかも治療可能な)尿失禁の原因を記憶する方法としてよくとりあげられる。
❶ D(delirium and drug)：譫妄，薬物。
❷ R(restricted mobility and retention)：運動制限と尿うっ滞。
❸ I(infection, inflammation, impaction)：感染症，炎症，宿便。
❹ P(polyuria)：コントロール不良の糖尿病などによる多尿。

## 評価

A. 病歴
❶ 排尿歴　症状の期間，随意排尿の有無，不随意排尿のタイミング，不随意排尿量，随意排尿との関連などの詳細な病歴を聴取し，患者の問題の特性をしっかり把握することが重要である。以下の点に注意する。
   a. パッドやオムツの必要性(重症度の評価)。
   b. 咳や笑ったときの尿もれ(腹圧性を示唆)。
   c. 尿意を催してから，排尿をこらえることができない(切迫性を示唆)。
   d. 疼痛や不快感(感染症や炎症を示唆)。
   e. 膀胱を完全に空にできない(尿閉を疑う)。
   f. 尿勢の低下(尿閉を示唆)。
   g. 患者の生活に尿失禁がどのように影響しているか？
   h. 何が起こっていると患者は考えているか？
❷ おもな医学的問題
   a. 尿失禁と関連する既存の問題が患者にあるのか？
      i. 糖尿病

    ⅱ. 心不全
    ⅲ. 閉経
    ⅳ. 神経障害
  b. 患者には他に尿生殖器系の症状があるか。女性患者については，詳細な出産歴を聞き取るようにする。
❸ **服薬歴**　薬物は尿失禁のおもな原因であるため，服薬歴をすべて聴取することは重要である。
  a. 利尿薬
  b. 古い抗うつ薬
  c. 降圧薬
  d. 睡眠薬
  e. アルコール
❹ **特記事項**　中枢性および腎性尿崩症では，尿量が増加するため（1日何リットルも排泄する），尿失禁が生じることがある。患者は失った水分量に相当する多飲を呈することが多い。患者の病歴から排尿が多量であることが判明した場合は，尿崩症を考慮すべきである。
**B. 身体診察**　尿失禁の症例では，身体所見上は異常がないことが多い。基礎疾患を発見するため，以下の点に気をつける。
❶ **一般状態**　患者はトイレに行くことが身体機能的に可能であるか？
❷ **精神状態**　尿意を催したとき，患者はそれを理解し行動に移せるか？
❸ 肛門反射を含む**神経学的所見**。局所神経症状は神経学的原因を示唆する。
❹ **腹部診察**　膀胱は拡張しているか？
❺ **直腸，前立腺**　肛門付近での便貯留や，前立腺肥大がないか？
❻ **陰部診察**　萎縮性腟炎，子宮脱，骨盤内腫瘍がないか？
**C. 検査**
❶ **排尿日誌**　排尿日誌は患者の問題についての情報をより多く収集できるよい方法である。患者に排尿時間とおおよその1回排尿量，および尿失禁の有無を記入してもらう。
❷ **尿検査**　検尿の解釈には注意を払う。尿失禁以外の症状がみられない場合には，細菌尿が尿失禁の一次的原因であることはまれである。他の臨床症状から尿路感染症が確実な場合は，膀胱炎や尿道炎を治療する。原因不明の顕微鏡的血尿が持続する場合は，精密検査が必要である。
❸ **残尿量**　排尿直後，患者に膀胱カテーテルを挿入する。排尿後の残尿は，正常では50 mL未満である。残尿量が100〜200 mLのときは，膀胱収縮障害や尿閉が示唆される。残尿が200 mL以上の場合は，尿閉が強く疑われる。
❹ **BUN，クレアチニン，血糖値**　これらは基礎疾患として腎疾患や糖尿病がないかをみるのに有用で簡単な検査項目である。
❺ **特殊検査**　尿失禁の原因をもっと詳細に検査するには，泌尿器科医へのコンサルトを経て特殊検査をすることができる。これらの検査には，膀胱鏡，膀胱計測やその他の排尿検査がある。泌尿器科に紹介するまでもなく，治療がうまくいく患者は3分の2に達する[2]。

### 診断

尿失禁について正確に診断し，治療を成功させるのに最も重要なことは，病歴聴取である．しかし，病歴聴取は，最善をつくしても完全であることはない．あるレビューによれば，腹圧性尿失禁における病歴の感度は0.90，特異度は0.50であった．不安定排尿(detrusor instability)については，病歴の感度は0.74，特異度は0.55であった[2]．

尿失禁のタイプが混合している場合で，患者がその症状や頻度をあまり話したがらないとき，病歴聴取はよりいっそう難しくなる．治療に反応するか，治療が無効であるかで，この状態への実践的な対処法がわかってくる．種々の治療に反応しない場合は，泌尿器科医にコンサルトするのが望ましい．初期評価は正確でないことも多いので，常に視野を広くし，可能性のある他の疾患も考えるべきである．最後に，しばしば1つ以上の要因が尿失禁の原因となっていることを覚えておく．例えば，多くの高齢者で他の原因に加えて身体的因子(すぐにトイレにいくことができないなど)があり，これが尿失禁の要因となっている場合などがある．

### ●文献

1. Fong E, Nitti VW. Urinary incontinence. *Prim Care* 2010;37(3):599–612, ix.
2. Jensen JR, Nielsen FR, Ostergard DR. The role of patient history in the diagnosis of urinary incontinence. *Obstet Gynecol* 1994;83(5):904–910.
3. Finding Out about Incontinence. AAFP patient information handout. *Am Fam Physician* 1998;57(11):2688–2690.
4. Goode PS, Burgio KL. Pharmacologic treatment of lower urinary tract dysfunction in geriatric patients. *Am J Med Sci* 1997;314(4):262–267.
5. Weiss BD. Diagnostic evaluation of urinary incontinence in geriatric patients. *Am Fam Physician* 1998;57(11):2665–2687.

## 10.5 夜間頻尿　nocturia

Umar Ghaffar

### 背景

夜間頻尿(nocturia)は，夜間に，1回またはそれ以上の回数，尿意のために目が覚めることと定義される．夜間頻尿の有病割合は年齢とともに増加し，7～15歳の小児では4％，60歳以上の患者では実に70％まで，と幅がある．夜間頻尿の有病割合は年齢とともに増加するが，夜間頻尿が加齢の一部であると結論づけることは困難である．なぜなら，世界的にはすべての高齢者でみられるわけではないからである．夜間頻尿がQOLを低下させ，疾病の罹患率や死亡率を増加させるのに関連しているため，その臨床的な意義への認識は高まっている[1～3]．

### 病態生理

夜間頻尿の病態生理は，複雑で多元的である。多くの併存疾患が，正常な尿意を調整する1つ以上の制御経路を変化させる結果となる。原因となっている病態生理は，純粋に機械的な病変である場合も，他に複雑な神経内分泌的な機序に依存している場合もある。心房性ナトリウム利尿ペプチド(atrial natriuretic peptide：ANP)とバソプレシンは，夜間頻尿を生じるいくつかの疾患の病態生理に関連する2つのホルモンとしてよく知られている。

夜間頻尿の病因は，おもに4つカテゴリーに分類される。

❶ **日中の多尿**　継続した尿の過剰産生。睡眠時間帯だけに限らず，24時間の尿排出量が40 mL/kg以上である。多尿は，**自由水による利尿**と**浸透圧利尿**のどちらかに関連していると考えられる。
  a. 自由水による利尿
    i. 尿崩症：アルギニンバソプレシン〔arginine vasopressin(AVP)，中枢性尿崩症〕産生の欠如またはANPへの反応低下，薬物，遺伝(腎性尿崩症)。
    ii. 妊娠による尿崩症。
    iii. 原発性多飲症
  b. 浸透圧利尿
    i. 糖尿病
    ii. 薬物：ソルビトール，マンニトール，(複数の作用機序の)利尿薬，リチウム，カルシウム拮抗薬(可変効果)，選択的セロトニン再取り込み阻害薬(SSRI)。
    iii. 低カルシウムおよび低カリウムによるAVPの抑制。

❷ **夜間頻尿**　日中の尿産生が継続して減少し，夜間の尿産生が増加し，その結果24時間の尿産生量が正常量となることと定義される。
  a. **夜間頻尿症候群**　正常な尿産生における利尿変化とAVP値の上昇が欠如して引き起こされると考えられている。
  b. **浮腫形成の状態**　うっ血性心不全，慢性腎臓病(chronic kidney disease：CKD)，低アルブミン血症，慢性肝疾患，静脈系の機能不全，夜間の液体の再分布と移動に起因するANP分泌の増加。
  c. **閉塞性睡眠時無呼吸**　低酸素惹起性血管収縮によるアルギニンバソプレシン産生。
  d. **Alzheimer病**　AVP分泌の日内変動の欠如。
  e. **薬物**　テトラサイクリンによるAVP阻害。
  f. **行動**　深夜帯での過剰な水分摂取や利尿薬の服用。

❸ **膀胱許容量の減少**　下記を含む。
  a. 過活動性膀胱(例：排尿筋の過活動や活動低下)
  b. 前立腺肥大，膀胱癌による膀胱容量の減少，神経因性膀胱，結核，間質性膀胱炎。
  c. その他(例：感染症，結石，骨盤底筋群の弛緩)
  d. 薬物(例：SSRI)

- e. 宿便
- f. 産婦人科疾患

❹ **混合性夜間頻尿** 夜間頻尿の患者の多くが1つ以上の病因を有しているため，詳細な病歴聴取はきわめて重要である。

- a. **病歴** 包括的な病歴は，夜間頻尿につながるような前述のどの疾患にも関連する情報を得るように聴取されるべきである。
    - i. 下部尿路の症状(例：尿意切迫，排尿困難，排尿時のいきみ，残尿感)については，膀胱の貯蔵量あるいは許容量に関係する問題を示唆する病歴。
    - ii. 日中の頻尿となる疾患(例：糖尿病，尿崩症，慢性腎臓病)に関連する病歴。
    - iii. 浮腫の原因となる疾患(うっ血性心不全，慢性肝疾患，低アルブミン血症)。
    - iv. 神経障害の存在(脳血管疾患の既往，Alzheimer病，脊髄損傷)。
    - v. 日常の水分摂取量，基本となる排尿パターンとその変化，夜間頻尿の程度，睡眠パターンと質に注意すべきである。
    - vi. 利尿薬，SSRI，テトラサイクリン，カルシウム拮抗薬などの薬物の投薬時期と同様に，頻繁な使用はないか。

## 評 価

**A. 身体診察** 全身を幅広く診察することが必要である。

❶ **バイタル所見** 体重(肥満は閉塞性睡眠時無呼吸につながる)と起立時血圧(自律神経機能不全を示唆するかもしれない)も含める。

❷ **心・呼吸器系診察** うっ血性心不全，閉塞性睡眠時無呼吸，浮腫の手がかりに焦点を絞る。

❸ **腹部診察** 膀胱拡張，前立腺肥大，腹水，肛門括約筋弛緩をみるための直腸診察，腫瘍，宿便，脊髄損傷の徴候など。それぞれ特徴的な病因を示す。

❹ **神経学的診察** 全体の外見と下垂体や内分泌障害を評価するための視野検査。

**B. 検査**

❶ **臨床検査**
- a. ディップスティック法による尿検査。
- b. 尿培養
- c. 症例によっては顕微鏡検査は泌尿器系の原因を同定できる可能性がある。
- d. PSA値の上昇は，前立腺の病因を示唆する。
- e. BUN，クレアチニン，電解質，水制限テストで，糖尿病や尿崩症を同定できる。
- f. 肝機能検査，アルブミンで，肝機能を把握できる。

❷ 排尿後の残尿量測定で，膀胱排出路の閉塞なのか神経因性膀胱かを判別できる。

❸ 尿流動態検査は大いに有用であるが，専門家による評価解釈を要する。

### 診 断

特定の患者における，夜間頻尿の病因診断の鍵は下記のとおりである。
**A.** 病歴と身体診察により得られる。
**B.** 他の医学的疾患と正確な服薬歴を同定することが，原因となっている組織学的病因の強力な手がかりとなることがある。
**C.** 普段の排尿パターンを確認すること。
**D.** 水分摂取パターン，夜間頻尿の頻度と程度を確認すること。
**E.** 適切な診断的検査。
**F.** しかし，尿流動態検査や膀胱鏡によるさらなる評価が必要な症例では，泌尿器科専門医への紹介を要する。

### ●文献

1. Boongird S, Shah N, Nolin TD, Unruh ML. Nocturia and aging: diagnosis and treatment. *Adv Chronic Kidney Dis* 2010;17(4):e27–e40.
2. Jin MH, Moon du G. Practical management of nocturia in urology. *Indian J Urol* 2008;24(3):289–294.
3. Pressman MR, Figueroa WG, Kendrick-Mohamed J, Greenspon LW, Peterson DD. Nocturia. A rarely recognized symptom of sleep apnea and other occult sleep disorders. *Arch Intern Med* 1996;156(5):545–550.

## 10.6 乏尿と無尿 oliguria and anuria

*Deepa J. Borde and George P. Samraj*

### 背 景

**A.** 乏尿は，成人と小児においては，1日の尿量が400 mL/日未満または6時間の尿量が0.5 mL/kg/時未満，幼児においては1 mL/kg/h未満と定義される[1,2]。一方，無尿は，尿がまったく出なくなることと定義されるが，臨床的には50〜100 mL/日未満は無尿と考える。乏尿は，糸球体濾過量(glomerular filtration rate：GFR)が著明に減少し，BUNやクレアチニンの上昇と潜在的な水とナトリウムの再吸収を引き起こすような腎障害があることを示す。同時に，急性腎障害(acute kidney injury：AKI)の早期の典型的な臨床像の1つであり，しばしば血清クレアチニンの変化前に発生する。しかしながら，すべての急性腎障害患者で乏尿がみられるわけではない。

**B.** 外来で急性乏尿がみられる患者は，高カリウム血症(脱力や麻痺，心電図異常などの臨床像を呈する)，体液過剰，代謝性アシドーシス，心膜炎などの致命的な合併症のリスクがあるため入院させるべきである[1]。幸いにも，病院外で発生した乏尿は，たいてい脱水によって起こっており，もし早期に治療されれば，通常，その予後はよい[3]。しかしながら，病院内で発生した乏尿と急性腎障害は，より重症

で，恒久的な腎障害につながる複数の原因がしばしば存在しているため，その予後は悪い。

### 病態生理

**A. 乏尿** 乏尿の原因は，(1)腎前性，(2)腎性(内因性)，(3)腎後性(表10.6.1を参照)である。

❶ 腎前性の原因は，腎臓の循環血液量減少の結果おこる糸球体濾過量の低下である。原因疾患の速やかな治療により，腎機能はしばしば回復する[5]。

❷ 腎性は，腎実質自体の構造的な損傷と特徴づけられ，損傷の部位に基づいて分類される。急性腎障害の最もよくある原因は急性尿細管壊死であり，通常は虚血や腎毒素による。

❸ 腎後性は，腎盂から尿道までの尿路のどこかに閉塞機転があることによって生じる。しかしながら，上部尿路の閉塞が両側にみられるか，単腎の患者で生じないと乏尿にはならない。乏尿がなければ，部分的または断続的な閉塞機転の存在を除外できない。これらの患者では，しばしば尿排出量が正常または増加している[6]。小児では，先天的な尿管や尿道の狭窄または尿道弁が閉塞のおもな原因である。一方，成人では，悪性疾患，前立腺肥大，結石がよくみられる閉塞の原因である[5]。

**B.** 無尿は，両側の尿管の完全閉塞またはショックの結果として，最もよくみられる。他のまれな原因は，溶血性尿毒症症候群，両側の腎皮質壊死，両側の腎動静脈の閉塞，急速進行性糸球体腎炎などである[7]。無尿になる前に留置カテーテルを挿入されている患者では，広範囲にわたる検索の前に，カテーテルの閉塞，ねじれ，位置の異常を鑑別しなければならない。

### 表 10.6.1　急性乏尿の原因

| 腎前性 | 腎性 | 腎後性 |
| --- | --- | --- |
| **循環血漿量減少** | **急性糸球体腎炎** | **上部尿路閉塞** |
| 出血 | 感染症後糸球体腎炎 | 内因性 |
| 胃腸からの損失(経鼻胃管吸引も含む) | 心外膜炎に関連した糸球体腎炎 | 腎結石 |
| 利尿薬 | 全身性血管炎 | 乳頭壊死 |
| 尿糖 | 急速進行性糸球体腎炎 | 凝血塊 |
| 経皮的損失(熱傷や発汗) | 膜性増殖性糸球体腎炎 | 悪性疾患 |
| サードスペースへの貯留(熱傷，腹膜炎，膵炎，外傷) | メサンギウム増殖性糸球体腎炎 | 外因性 |
|  | IgA腎症 | 後腹膜線維症 |
|  |  | 悪性疾患 |
|  |  | 子宮内膜症 |
|  |  | 腹部大動脈瘤 |

## 表 10.6.1 急性乏尿の原因（つづき）

| 腎前性 | 腎性 | 腎後性 |
|---|---|---|
| **実際の血液量の減少**<br>　敗血症<br>　うっ血性心不全<br>　肝硬変<br>　ネフローゼ症候群<br>　血管拡張薬<br>　アナフィラキシー<br>　麻酔薬 | **急性間質性腎炎**<br>　薬物誘発性（ペニシリン系，セファロスポリン系，サルファ薬，リファンピシン，フェニトイン，フロセミド，プロトンポンプ阻害薬，NSAID）<br>　腎盂腎炎<br>　悪性疾患 | **下部尿路閉塞**<br>　膀胱<br>　　神経因性膀胱<br>　　移行上皮癌<br>　　凝血塊<br>　　膀胱結石<br>　前立腺<br>　　前立腺癌<br>　　前立腺肥大症 |
| **心拍出量の減少**<br>　心筋梗塞<br>　肺塞栓症<br>　心タンポナーデ<br>　人工呼吸 | **急性尿細管壊死**<br>　虚血（持続的な腎前性損傷）<br>　腎毒性（アミノグリコシド系，造影剤，溶血，横紋筋融解症，アムホテリシンB，シスプラチン，イホスファミド，アセトアミノフェン） | 尿道<br>　狭窄<br>　包茎<br>　尿道弁<br>　尿道カテーテル<br>　閉塞<br>　ねじれ<br>　位置異常 |
| **腎循環量の障害**<br>　ACE阻害薬<br>　NSAID | **急性血管疾患**<br>　両側腎動脈狭窄，血栓，塞栓，動脈解離 | |
| **腎血管の攣縮**<br>　高カルシウム血症<br>　肝腎症候群 | **アテローム塞栓性疾患**<br>　HELLP症候群<br>　悪性高血圧<br>　血栓性血小板減少性紫斑病<br>　溶血性尿毒症症候群 | |
| | **急性尿細管閉塞**<br>　パラプロテイン（多発性骨髄腫）<br>　結晶化（エチレングリコール摂取，腫瘍溶解，アシクロビル，メトトレキサート） | |

ACE（angiotensin-converting enzyme）：アンジオテンシン変換酵素，HELLP（溶血 hemolysis，肝酵素上昇 elevated liver enzyme，血小板減少 low platelet count），IgA（immunoglobulin A）：免疫グロブリンA，NSAID（nonsteroidal anti-inflammatory drug）：非ステロイド性抗炎症薬

## 評価

**A. 病歴** 乏尿の患者では，尿排出量の減少を訴えることもあれば訴えないこともある．ただし，患者の病気の原因を識別できる他の症状を訴えることもある．

❶ 患者は，急性腎障害の腎前性の原因につながるような脱水や出血の症状を訴えるか？ 消化器疾患の結果として，または尿毒症の症状として，悪心や嘔吐が出現することがある．尿毒症の他の症状としては，食欲不振や疲労感，混迷，瘙痒，発作などがある．下痢，出血，呼吸困難，下肢の浮腫，利尿薬の服用は，腎前性乏尿の原因を示唆している可能性がある．

❷ 患者は，閉塞性乏尿の原因となるような排尿障害や骨盤または後腹膜疾患の症状を訴えているか？

❸ 患者に，最近の旅行歴，職業上の危険因子，急性腎障害の腎性の原因につながるような新規の服薬歴(特に抗菌薬，市販の非ステロイド性抗炎症薬)はないか？

**B. 身体所見** 患者のバイタルサイン(必要な場合は起立時も含めて)を確認した後，体液量減少や体液量過剰の身体徴候について評価しなければならない．膀胱拡張や腎動脈の血管性雑音の評価のために詳細な腹部診察がなされ，もし骨盤腔内の腫瘍が疑われる場合は骨盤内の診察を，前立腺肥大を示唆する病歴がある場合は直腸診を考慮するべきである．念入りな皮膚診察により，血管炎に一致する紫斑，動脈塞栓疾患を示唆する網状皮斑，間質性腎炎でみられる皮疹が明らかになることもある．

**C. 臨床検査**

❶ 腎前性乏尿の患者では，尿検査は典型的には正常である．しかし，尿沈渣では硝子円柱や微細顆粒円柱がみられ，比重が大きくなる可能性がある．一方，腎性乏尿では，尿沈渣はかなり有用であり，急性尿細管壊死の患者では，茶色の顆粒円柱と尿細管上皮細胞が，糸球体腎炎の患者では，赤血球の形態異常や赤血球円柱がしばしばみられる．間質性腎炎の患者では，白血球や白血球円柱，好酸球が尿沈渣でみられる．尿細管の閉塞では，結晶尿や蛋白尿がみられる．

❷ 乏尿の指標 表10.6.2 は，腎前性，腎性，腎後性乏尿の病因の鑑別について，尿指数の使い方の概要を示している．腎前性急性腎障害では，腎は水を保持するためにナトリウムを保持することによって，循環血漿の低灌流に対応している．さらに，ナトリウム排泄分画($FE_{Na}$)は，典型的には1%未満である．腎前性急性腎障害には，代償性のナトリウム再吸収が障害されて$FE_{Na}$が1%以上になる2つのおもな場合がある．1つは利尿薬による治療，もう1つは腎前性乏

### 表10.6.2 乏尿の初期検査

| | 腎前性 | 腎性 | 腎後性 |
|---|---|---|---|
| 血清 BUN：クレアチニン比 | >20：1 | <20：1 | >20：1 |
| ナトリウム排泄分画(%) | <1 | >1 | 不定 |
| 尿中ナトリウム(mmol/L) | <20 | >40 | >20 |
| 尿素排泄分画(%) | <35 | <60 | |

尿になった慢性腎臓病患者である。利尿薬を服用中の患者では，尿素排泄分画はより有用な測定項目であり，典型的には，35％未満である[8]。腎性急性腎障害では，$FE_{Na}$が1％未満になる2つの原因がある。1つは造影剤による腎症，もう1つは，（横紋筋融解症や溶血による）ミオグロビン色素性腎症である。

**D. 診断的検査** 尿道留置カテーテルは，正確な尿量を測定できるので診断用器具として有用である。また，下部尿路閉塞の治療にも有用である。閉塞性尿路疾患が疑われる患者では，膀胱検査や排尿後の残尿を測定するために，排尿後に導尿カテーテルを挿入すべきである。残尿が100 mL以上あれば，膀胱排出路の閉塞を示唆する。上部尿路の閉塞は，腎のエコー検査やCTで評価することができる。十分な経静脈的な水分投与は，腎前性急性腎障害が疑われる患者の診断的方法として用いられる。腎性乏尿の原因は，まれに腎生検によって診断される。

### 診断

乏尿の早期発見(無尿ではさらに重要であるが)は，たいへん重要である，なぜなら，より早期の段階で急性腎障害を診断し，速やかな治療と永久的な腎不全を予防する機会を臨床医にもたらすからである[9]。たいていの場合，急性腎障害の致死的な合併症を治療するためには入院が必要である。包括的な病歴と身体診察，血清BUN・クレアチニン比の評価，尿沈渣，$FE_{Na}$，腎エコー検査によって，正確な診断につながることが多い。

### ●文献

1. Klahr S, Miller SB. Acute oliguria. *N Engl J Med* 1998;338:671–675.
2. Behrman RE, Kliegman RM, eds. *Nelson essentials of pediatrics*, 4th ed. Philadelphia, PA: WB Saunders, 2002.
3. Feest TG, Round A, Hamad S. Incidence of severe acute renal failure in adults: results of a community based study. *BMJ* 1993;306:481–483.
4. Elasy TA, Anderson RJ. Changing demography of acute renal failure. *Semin Dial* 1996;9:438–443.
5. Khalil P, Murthy P, Palevsky PM. The patient with acute kidney injury. *Prim Care Clin Office Pract* 2008;35:239–264.
6. Klahr S. Pathophysiology of obstructive nephropathy. *Kidney Int* 1983;23:414–426.
7. Rose BD. *Pathophysiology of renal disease*, 2nd ed. New York, NY: McGraw-Hill, 1987.
8. Carvounis CP, Nisar S, Guro-Razuman S. Significance of the fractional excretion of urea in the differential diagnosis of acute renal failure. *Kidney Int* 2002;62:2223–2229.
9. Macedo E, Malhotra R, Bouchard J, Wynn SK, Mehta RL. Oliguria is an early predictor of higher mortality in critically ill patients. *Kidney Int* 2011;80:760–767.

## 10.7 持続勃起症　priapism

*David B. Feller*

### 背景

持続勃起症(priapism)は，性的刺激と関連なく持続し，しばしば痛みを伴う陰茎の勃起と定義される。時間的経過は特に定義されないが，一般に勃起が4時間以上持続したときに診断される。比較的まれであるが(発症率は1.5/10万人・年，40歳以上の男性では2.9/10万人・年)[1]，持続勃起症は泌尿器科の救急疾患である[2]。

### 病態生理

**A. 病因**　持続勃起症は，原因により2つのタイプ(低流量または静脈閉塞性と高流量または動脈性)[3]に分けられる。動脈性持続勃起症はふつう，会陰の外傷が原因で海綿動脈が障害されたり，陰茎の外傷が直接原因になって起こる。この損傷では海綿体への動脈血の流入がコントロールされずに増加する。静脈閉塞性持続勃起症は，静脈血が十分に流出できないため起こるが，非常にまれである。持続勃起症は，タイプにより根本的な治療方法がまったく異なるため，この2つをみきわめる必要がある。

**B. 疫学**　会陰や陰茎の損傷が，ほとんどの場合，動脈性持続勃起症に先立ち，これが持続勃起症の2つのタイプを鑑別する重要な病歴上の情報となる。損傷は，陰茎や骨盤領域の直接損傷のこともあり[2]，陰茎のピアス[4]やタトゥー[5]などの軽い損傷のこともある。静脈閉塞性持続勃起症では，41％にも達する患者が，鎮静薬，トラゾドン(抗うつ薬)などのある種の向精神薬や，α遮断薬であるプラゾシンを服用していたとの研究報告がある[6]。勃起不全の治療目的で行われるプロスタグランジンの海綿体注入後に持続勃起症が起こることがよく報告されている(1～17％)。その他の薬物や薬物誘発性の原因としては，シルデナフィルクエン酸塩，テストステロン，ヘパリン，ワルファリン，コカイン，タクロリムス，サソリ毒などのホスホジエステラーゼ5阻害薬が含まれる[3]。悪性疾患，特に尿生殖器および骨盤内の癌の既往がある患者で新たに持続勃起が生じた場合は，癌の陰茎転移について評価すべきである。最近のレビューでは，陰茎転移の20～50％の症例において，持続勃起症が初発症状であった[7]。

小児の持続勃起症で最もよくみられるのは，鎌状赤血球症である。この疾患の全小児の60％以上で，持続勃起症がいつか起こると報告されている[8]。

### 評価

**A. 病歴と身体診察**　患者への具体的な質問は持続勃起症のタイプ，原因，治療の緊急性を決定するのに役立つ。持続勃起症がどのくらい長く続いているかを常に質問する。「小刻みの」症状(持続勃起は4時間未満で消退するがすぐに再発する)を

呈していないか？　どの程度の痛みを患者は経験しているか？　中等度から重度の持続性の痛みは，静脈閉塞性持続勃起症の特徴であり，組織の虚血で生じる。通常，動脈性持続勃起症による疼痛は，より軽度で一時的である。会陰または陰茎の外傷があるか。動脈性持続勃起症では，外傷が先行することがよくある。患者は持続勃起症の誘因となる投薬を受けているか？　悪性腫瘍の既往はあるか？　鎌状赤血球症や他の血管閉塞をきたす疾患の既往はあるか？

　身体診察では，外傷や悪性腫瘍を探すために尿生殖器全体の診察を行う。陰茎海綿体ではなく，尿道海綿体が持続勃起症と関連している。そのため陰茎は勃起し，敏感でも，亀頭はたるんだままである。鼠径部のリンパ節を触知し(尿生殖器の悪性腫瘍の検索)，腹部の診察を行う(腹部または尿生殖器の悪性腫瘍や外傷の検索)。

**B．臨床検査**　ほとんどの事例で，病歴聴取と身体診察により持続勃起症の原因がわかる。全血球計算と鎌状赤血球のスクリーニングは，悪性腫瘍や鎌状赤血球症を検索するのにそれぞれ役立つ。凝固検査も勧められる(治療のために吸引を考慮しているケースで)。持続勃起症が低流量性か高流量性かの判別が困難な場合は，海綿体から採取した血液の血液ガス分析も有用である[2]。

　ほとんどの症例で精密検査は必要ない。画像診断が必要な場合は，海綿体カラーDoppler超音波検査がまず選択され，続いてテクネチウム99m($^{99m}$Tc)陰茎シンチグラフィやMRIが実施される。骨盤内悪性腫瘍が疑われた場合は，通常はCTがつぎのステップとなる。持続勃起症に外傷が先行する場合，動脈造影が適応となることがある。

**C．遺伝**　鎌状赤血球症は，常染色体劣性遺伝の疾患であり，持続勃起症の発症率が高い(成人患者の40%以上，小児患者の60%以上)。

### 診　断

**A．鑑別診断**　持続勃起症の原因をみきわめる鍵は，病歴である。診察により，勃起し，圧痛を伴うが，亀頭のたるんだ陰茎が認められる。動脈性と静脈閉塞性の持続勃起症を早期に区別すべきである。前者は外傷とよく関連し，勃起の痛みは弱いか，みられない。もし陰茎が部分的に勃起していれば，虚血性(静脈閉塞性)持続勃起症の可能性は低い。持続勃起症の評価では，4時間たらずで永続的なダメージが起こるので，持続勃起症がどれくらい続いたか，また原因は何かをみきわめる努力をすべきである。最もよくある原因は，向精神薬や勃起不全治療薬の影響である。それほど多くない原因には，外傷，鎌状赤血球症，骨盤内悪性腫瘍などがある。

**B．臨床症状**　持続勃起症は，泌尿器科の救急疾患であり，積極的に対処すべきである。迅速な診断や治療がなされない場合，持続勃起症は残尿，海綿体の線維化，インポテンス，壊死を引き起こす。発症から4〜6時間以内に治療すれば，重症度や侵襲的手段の必要性は低下し，インポテンスの合併を減少させることが示されている[6]。

## ●文献

1. Eland IA, van der Lei J, Strickler BH, Sturkenboom MJ. Incidence of priapism in the general population. *Urology* 2001;57:970–972.
2. Burnett AL, Bivalacqua TJ. Priapism: new concepts in medical and surgical management. *Urol Clin North Am* 2011;38:185–194.
3. Huang YC, Harraz AM, Shindel AW. Evaluation and management of priapism: 2009 update. *Nat Rev Urol* 2009;6:262–271.
4. Holbrook, J, Minocha J, Laumann A. Body piercing: complications and prevention of health risks. *Am J Clin Dermatol* 2012;13(1):1–17.
5. Zargooshi J, Rahmanian E, Motaee H, et al. Nonischemic priapism following penile tattooing. *J Sex Med* 2012;9(3):844–848.
6. Thompson JW Jr, Ware MR, Blashfield RK. Psychotropic medication and priapism: a comprehensive review. *J Clin Psych* 1990;51:430–433.
7. Lin, Yu-H, Kim J, Stein N, et al. Malignant priapism secondary to metastatic prostatic cancer: a case report and review of the literature. *Rev Urol* 2011;13(2):90–94.
8. Morrison BF, Burnett AL. Priapism in hematological and coagulative disorders: an update. *Urology* 2011;8:223–230.

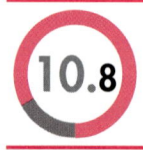

## 10.8 陰囊腫瘤　scrotal mass

Ernestine M. Lee and Eddie Needham

### 背景

陰囊腫瘤（scrotal mass）は，よくみられるが，癌のようなはっきりした腫瘤も全体的な腫脹も含まれる．陰囊腫瘤には，良性腫瘤，（正常の）解剖学的構造，感染症，悪性疾患などがありうる．臨床的意義は，完全な良性から直ちに外科手術を要する急性疾患までに及ぶ．陰囊腫瘤の鑑別診断は，皮膚，精索，精巣上体，精巣など解剖学に基づいて分類される．皮膚病変には，皮脂嚢胞，Fournier 壊疽（会陰と陰囊の壊死性筋膜炎）を含む蜂巣炎，扁平上皮癌が含まれる．精索病変には，外鼠径ヘルニア，精索静脈瘤，血腫，精索捻転，精索水腫などがある．精巣上体の腫脹は，精巣上体炎や精液瘤の可能性がある．精巣の腫瘤には，陰囊水腫，癌，精索静脈瘤，精巣捻転，睾丸炎などがある[1]．

### 病態生理

いかなる陰囊腫瘤の評価においても，第1の目標は，精巣捻転，Fournier 壊疽，嵌頓や絞扼したヘルニアなどすぐに紹介を必要とする症例かどうかを判別することである[2]．精巣捻転は，外科手術を必要とする緊急疾患である．症状の発現後，6時間以内に捻転を解除できたら，精巣の温存率は90％である[1]．

## 評価

### A. 病歴
❶ **外傷** 精巣捻転の患者の約10%で,外傷の既往がある[1]。血腫は,より直接的な外傷と関連している[2]。

❷ **疼痛** (24時間未満の)急性疼痛は,捻転,睾丸炎,精巣上体炎,陰囊血腫,ヘルニアの嵌頓または絞扼,Fournier壊疽と関連していることが多い[1~3]。嵌頓や絞扼していないヘルニアや陰囊水腫,皮膚の感染,腫瘍は,無痛であることが多い。腫瘍,精索静脈瘤,陰囊水腫などの場合は無痛性である[2]。

❸ **患者の年齢** いろいろな病変に由来する陰囊腫瘤が,生涯を通して起こりうる。精索静脈瘤は男性の15%でみられる[3]。13歳以下の小児でみられる急性腫瘤の原因としては,精巣上体の捻転が最も多い[4]。精巣腫瘍は,25~35歳の男性で最も多い悪性腫瘍である[1]。

❹ **胃腸症状** 捻転,睾丸精巣上体炎,精巣上体炎の患者は,悪心を訴えることがある。捻転の患者では,嘔吐がみられる[1]。

❺ **感染の徴候** 蜂巣炎,Fournier壊疽,精巣上体炎,睾丸炎では発熱を伴う。Fournier壊疽では,低血圧,嘔吐,嗜眠などの全身症状がしばしばみられる[1,2]。陰茎からの排膿は,精巣上体炎の患者でしばしばみられる。ムンプス(流行性耳下腺炎)の患者の80%で,唾液腺の症状出現から8日以内に睾丸炎の症状がみられる[5]。結核と梅毒も睾丸炎の原因となりうる。

❻ **性交渉歴** 性感染症の危険因子は,精巣上体炎を発症する可能性を増加させる。外傷的性交は陰囊血腫につながる。

❼ **その他の症状** 体重減少,食欲不振,寝汗,発熱は,転移性腫瘍の可能性を気づかせてくれる。腫瘍の大きさが変化するときは,交通性陰囊水腫を疑う。

### B. 身体診察
❶ **診察の体位** 立位では,特にValsalva手技を追加すれば,精索静脈瘤や陰囊水腫が,より強調される。Prehn徴候(患部の精巣を優しく挙上すると痛みが軽減される)があれば,精巣上体炎を疑う。

❷ **触診** 精巣はやや楕円形をしている。腫瘍を確認するために患者に示してもらうことは,かなり有用である。精索静脈瘤はほとんどが左側でみられるが,ミミズのような索状物として触れ,睾丸と鼠径管の間に位置している。精液瘤は,精索の中に硬い結節として存在している。精索水腫は,片側の陰囊のびまん性腫脹を呈することがある。精巣捻転は,触診されると非常に痛い。

❸ **神経学的診察** 精巣挙筋反射は,大腿内側を優しく撫でて行う。正常なら,同側の睾丸がおおよそ5~10 mmほど,鼠径管のほうへ挙上する。精巣捻転があれば,精巣挙筋反射はみられない。

❹ **透光性試験** 陰囊の皮膚に光を照射すると,陰囊水腫があれば光が透けてみえる。液体を通して光が拡散し,陰囊は赤くみえる。

❺ **全身の診察** ほとんどの男性で,左の精巣はやや低位で後方に位置する。精巣上体は,精巣の上極に位置する。精巣垂は触れないが,捻転や絞扼があれば,疼痛を伴い,腫脹し,暗紫色になる(blue dot sign)ことがある。転移性疾患があれば,局所または全身のリンパ節腫脹がみられる。

## C. 検査

❶ **画像検査** 急性精巣捻転を疑う場合は，Doppler 超音波が最も簡便で，すぐに実施できる有用な検査である。Doppler 波形は減少しているか，睾丸への血流は消失している。精巣捻転における感度は 86〜88％，特異度は 90〜100％である。Doppler 超音波をオーダーするときは，外科治療が遅延せず，睾丸を温存できるように，泌尿器科専門医へのコンサルトを考慮すべきである。

❷ **生化学検査** 精巣癌を疑うときは，腫瘍マーカー(ヒト絨毛性ゴナドトロピン，αフェトプロテイン)の測定を考慮する。

### 診 断

精巣捻転は，最も緊急性がある陰嚢腫瘤である。痛みの程度と激しさにより，たいていはすぐに診断できる。ヘルニア嵌頓も，同様に緊急性のある状態である。精巣ではない鼠径部の腫瘤ではこれを疑う。多くの良性の陰嚢腫瘤は，数週間から数カ月のうち出現し，病歴，身体診察，超音波検査で診断される。感染症による陰嚢腫瘤は亜急性の経過をたどる。

### ●文献

1. Tiemstra JD, Kapoor S. Evaluation of scrotal masses. *Am Fam Physician* 2008;78:1165–1170.
2. Davis JE, Silverman M. Scrotal emergencies. *Emerg Med Clin North Am* 2011;29:469–484.
3. Montgomery JS, Bloom DA. The diagnosis and management of scrotal masses. *Med Clin North Am* 2011;95;235–244.
4. Lewis AG, Bukowski TP, Jarvis PD. Evaluation of acute scrotum in the emergency department. *J Pediatr Surg* 1995;6:637–646.
5. Beard CM, Benson RC Jr, Kelalis PP, Elveback LR, Kurland LT. The incidence and outcome of mumps orchitis in Rochester, Minnesota, 1935 to 1974. *Mayo Clin Proc* 1977;52:3–7.

## 10.9 陰嚢痛 scrotal pain

*George P. Samraj*

### 背 景

**A. 定義** 陰嚢痛(scrotal pain)は，急性のことも，間欠性のことも，慢性のこともある。慢性の陰嚢痛は，3 カ月以上続くことがある。陰嚢痛は，成人ではよくある問題であるが，頻度は不明である。陰嚢痛は，陰嚢内の病変，陰嚢の外傷，陰嚢包の病変，陰嚢外の病変，腹腔内病変による関連痛，全身性疾患などによって生じる。陰嚢および精巣の問題は，良性から悪性，衰弱状態にまで及ぶ。陰嚢痛の最もよくある原因は，精巣上体炎や精索静脈瘤(精管切除後がよくみられる理由である)[1]，陰嚢水腫，精液瘤，結節性多発動脈炎，精巣上体嚢胞，陰嚢嚢胞である。外傷，精巣捻転を除いて，成人の陰嚢痛が外科的緊急処置を必要とすることはまれである。小児や思春期では，精索捻転が最もよくみられ(25 歳以下の男性では

4,000人に1人)，緊急処置を必要とする[2]。精索捻転の危険因子には，形態異常，精巣容量の増大，精巣腫瘍，水平位の精巣，停留睾丸の既往，長い精索などがある。外傷はそれほどみられないが，精巣の原因となる。もしすぐに適切な治療を受けることができれば精巣は温存できる(発症後6時間未満では90％，12時間以内では50％，24時間では10％未満である)[3]。

## 病態生理

### A. 病因

**❶ 陰嚢内病変** 精巣捻転(精巣垂の捻転)，精巣上体の捻転(鞘膜外，鞘膜内，急性，間欠性)，精巣上体炎，精巣炎，血管炎(例：Henoch-Schönlein紫斑病)，精巣静脈瘤，精液(水)瘤，あるいは原発性や転移性の精巣腫瘍

**❷ 陰嚢包病変** 感染症，早期のFournier壊疽，外傷，動物咬傷や虫刺傷，囊胞や特発性陰嚢浮腫，性的虐待

**❸ 陰嚢外病変** 内/外鼠径ヘルニア，ヘルニア嵌頓，陰嚢水腫(捻転の有無にかかわらず，交通性陰嚢水腫や被囊型陰嚢水腫，虫垂炎，腹膜炎，脾破裂などの急性腹部病変)，尿路感染症，前立腺炎，性感染症

**❹ 腹腔内病変や全身性疾患による関連痛** 腎結石，伝染性単核球症，コクサッキーウイルスB群感染症，Buerger病，結節性多発動脈炎

### B. 疫学

**❶ 陰嚢内の病変**

a. **精巣捻転** 捻転はどの年齢でも起こりうるが，成人ではあまりみられない。小児患者では，精索捻転(20〜30％)よりも，精巣垂の捻転が最もよくみられる(40〜60％)[4]。精巣捻転は12〜16歳で発症率が最も高く，そのほとんどが10歳以降にみられる(86〜93％)。陰嚢内病変は，生後1年内では陰嚢痛の原因として最も多い(しばしば結腸や腹腔内の疾患と誤診される)。

b. **精巣上体炎** 精巣上体炎は，成人の急性陰嚢痛の原因としては最も多い疾患である。小児の精巣上体炎は感染症や非感染症で起こることがある。思春期前に起こった場合は，尿生殖器の奇形や機能障害を疑うべきである。

c. **精巣炎** 精巣炎は通常，精巣上体炎が波及して起こる。思春期後のムンプス(流行性耳下腺炎)の約20％でムンプス精巣炎が発生する。症例の70％は一側性である。ムンプスワクチン接種が行われるようになってからは，あまりみられなくなっている[5]。

d. **精索静脈瘤** これは精巣静脈の弁が機能不全となり，静脈還流が障害されて二次性に静脈圧が増大することにより生じる，蔓状静脈叢の異常拡張である。成人と思春期でよくみられる。思春期前の小児ではまれである。静脈還流を閉塞するような腹腔内病変があると，破裂や閉塞をきたしうる。

e. **精巣腫瘍** 一次性と二次性がある。精巣癌はすべての男性の癌の1％を占め，15歳〜35歳の男性の癌で最も多い。ほとんどの癌は，胚細胞由来であり，性索や間質由来の腫瘍はまれ(4％)である。

f. **精液瘤(精巣上体囊胞)** これは精巣上体から発生する液体による良性の囊胞

病変であり，精管切除術後によくみられ，思春期前にはみられず，思春期でもたいへんまれである。

**❷ 陰嚢外の病変**
- **a.** 内/外鼠径ヘルニアやヘルニア嵌頓は，成人も小児も同様に起こる。
- **b. 陰嚢水腫** 原発性の陰嚢水腫は，新生児期に起こる。病変は，しばしば自然に軽快する。2歳以降でも残存した場合，外科医に紹介が必要になることもある。成人ではほとんどみられない。
- **c. 前立腺炎／尿路感染症／性感染症** 尿路感染症は，幼児では考慮すべきである。尿路感染症の患者では，逆流や先天奇形を調べるために，尿路の評価が必要である。小児に性感染症がみられれば，性的虐待を考慮すべきである。性感染症は，思春期や成人ではよくみられる。

**C. 陰嚢の外傷** いずれの年齢層においても，外傷によって精巣が著しい損傷をきたすことはまれである。またがることによって生じる外傷，自転車のハンドルによる外傷，スポーツ外傷による陰嚢外傷がよくみられる。陰嚢痛は通常，自覚症状あるいは自己報告で終わる。前思春期は精巣が小さいため，外傷性損傷はまれである。外傷後，1時間以上持続する陰嚢痛の場合は，精巣破裂や陰嚢血腫の評価を行う。

## 評 価

**A. 病歴**

❶ 包括的な病歴聴取は，陰嚢痛の評価にとって重要である。患者の年齢，発症時間，痛みの程度，性行為歴は，診断に重要である。症状悪化の速さや徴候，発熱に関係する症状，悪心，嘔吐，泌尿器科系の症状，尿道からの排膿に注意する。陰嚢に影響する疾患が腹部の病変に併発することもある。精巣上体炎はたいてい片側の精巣にみられ，数日から数週間の間に悪化する。一方，精巣捻転は突然不意に発症する。捻転の患者の多くで，その既往がある。捻転症状の発症時間は，捻転の管理と予後に大いに有用である。

❷ 外傷の病歴は聴取しなければならない。精巣垂の捻転は，精巣捻転よりも弱い痛みである。精巣上体炎は，突然発症することも，知らないうちに不意に発症することもある。発熱と排尿症状が精巣上体炎の患者でみられることがある。

**B. 身体診察** 包括的な身体診察は，陰嚢痛の診断に重要である。焦点を絞った診察は，観察と腹部診察，陰嚢，尿生殖器，必要であれば前立腺などである。典型的な診察は，視診，触診，必要であれば陰嚢の透光性試験などである。陰嚢は，腫脹，色調の変化，潰瘍，外傷や非対称性の有無などに注意する。幼児では，興奮や不穏の観察，啼泣は重度の病変の診断に有用である。腹痛のあるいかなる新生児や幼児でも陰嚢の状態を観察すべきである。精巣の数と位置は，停留睾丸を鑑別するために注意する。陰嚢は，外傷，片側または両側の腫脹，感染，腫瘍などについて評価する。陰嚢の変色は，一般に外傷で起こるが，捻転や精巣上体炎でもみられることがある。精巣挙筋反射は，精巣捻転について最も感度が高い身体所見である。この診察の特異度は，年齢層により異なる。もし精巣挙筋反射が痛みのある側でみ

られたら，ほとんどの症例で精巣捻転は除外できる．精巣挙筋反射がないことが，信頼できる診察所見となるので，反射を検査するときは痛みがない側から行う．その他の有用な所見は，Prehn 徴候（精巣を挙上すると，捻転では痛みが増強し，精巣上体炎では軽減する），患側の陰嚢の挙上，精巣の位置異常，異常で激しい圧痛のある精巣などである．皮膚変化を伴わない片側の腫脹はヘルニアや水瘤を示唆する．陰嚢の触診は，浮腫，感染，他の皮膚状態を評価する．陰嚢の透光性試験で，陰嚢水腫と陰嚢血腫を判別する．精巣上極の局所の圧痛と"blue dot sign"（陰嚢の皮膚を通して壊死した付属器がみられる）は，精巣垂の捻転でみられる．しかしながら，この徴候は精巣捻転でもみられる[6]．

**C. 検査** 陰嚢痛の評価には，臨床検査はほとんど必要ない．

❶ **尿検査** 尿検査は，細菌感染症や膿尿を鑑別するために行われる．尿検査で陽性所見が得られた場合，精巣や付属器の捻転と精巣上体炎を鑑別しうる．しかしながら，膿尿は捻転でもみられ，診断の混乱を引き起こすことがある．

❷ **全血球計算と包括的な生化学検査** 白血球数は非特異的な結果を示す．白血球数は，精巣上体炎や精巣捻転や付属器捻転の後期（発症後 24 時間以上経過した場合）に上昇する．まれに生化学検査は，陰嚢腫脹の原因（例：低蛋白血症，肝腎不全）を同定するのに有用である．

**D. 画像検査**

❶ **カラー Doppler 超音波検査** カラー Doppler 超音波検査は，病歴と身体診察後，捻転の診断の際に第 1 選択となる．この検査では，精巣捻転の 91.7% の症例で確定診断を得ることができる．しかしながら，精索捻転では信頼性が低い（感度 63〜90%）．カラー Doppler 超音波の精巣捻転の所見は，Doppler 波形の減弱や消失，精巣実質の不均一性および／または反対側の精巣に比べて超音波画像の変化の有無などである．高解像度の超音波検査装置を使用できれば，診断の正確性が増す．

❷ **核医学検査** 精巣捻転において，高い感度，特異度で精巣の循環灌流を測定できる．しかし，治療方法が限られている状況下で外科的処置の必要性を決定するにあたって，広く行う検査としては時間がかかりすぎる．おもな用途は，外傷の評価，無症状の腫瘤，定例の手術的検索が禁忌のとき，また Doppler 検査の結果がはっきりしない場合などである．

❸ **MRI** MRI は，解剖学的にすばらしい画像であるが，急性期の評価には有用でない．停留睾丸や陰嚢痛に関連する腹部病変の評価においては大いに有用である．

❹ 外科的な探索は，病歴および／または身体診察で精巣捻転に矛盾しないときや検査データで捻転を完全に除外できないときは，常に考慮しなければならない．精巣の温存ができるのは症状が発現してから最初の 6 時間以内である．

## 診 断

**A. 鑑別診断** 精巣機能温存の機会が非常に短いため，精巣捻転の鑑別は最も緊急性が高い．他の原因疾患（付属器捻転，精巣上体炎，外傷，ヘルニア／陰嚢水

腫，感染症，動物咬傷，腫瘍，陰嚢浮腫）では，診断手順における選択の幅が広い。すべての検査に先立って，できるだけ迅速に精巣捻転を除外することが先決である。患者の年齢，痛みが発症してからの時間とその経過は，診断に必要な最も重要な臨床的な情報である。6時間以内の片側性の激痛で，思春期に起こり，精巣を持ち上げると痛みが増悪するときは，他の疾患と判明するまでは，精巣捻転と考える。新生児が腹痛を訴えるときは，常に陰嚢を診察することが重要である。カラーDoppler超音波検査は，急性の陰嚢痛を診断するうえで最初に行われるべき検査である。発症後6時間未満の急性陰嚢痛で，精巣捻転を完全に否定できないときは，常に外科的処置を考慮しなければならない。

### ●文献

1. Wampler SM, Llanes M. Common scrotal and testicular problems primary care: *Clin Office Pract* 2010;37(3):613–626.
2. Espy PG, Koo HP. Torsion of the testicle. In: Graham SD, Glenn JF, Keane TE, eds. *Glenn's urologic surgery*, 6th ed. Philadelphia, PA: Lippincott Williams & Wilkins, 2004:513–517.
3. Ringdahl E, Teague L. Testicular torsion. *Am Fam Physician* 2006;74(10):1739–1743.
4. Barthold JS. *Abnormalities of the testis and scrotum and their surgical management*, 10th ed. Wein: Campbell-Walsh Urology Saunders, 2011:3557–3596.
5. Turgut AT, Bhatt S, Dogra VS. The acute pediatric scrotum. *Ultrasound Clin* 2006;1(3):93–107.
6. David JE, Yale SH, Goldman IL. Urology. *Scrotal Pain Clin Med Res* 2003;1(2):159–160.

## 10.10 尿道分泌物　urethral discharge

*George P. Samraj*

### 背景

尿道分泌物（urethral dischage）はよくみられる症状で，原因はいろいろな性感染症から癌までさまざまである。尿道分泌物は多量であったり，少量であったりする。性状は清澄，黄色調，白色，膿性，粘液性や漿液性，茶色，緑色，血性，水様性，明らかな膿などさまざまである。急性，慢性のいずれもみられ，患者に症状がある場合と無症状の場合とがある。尿道炎は，尿道の炎症と尿道からの帯下があることと定義される。

### 病態生理

尿道分泌物は多くの疾患の徴候として現れ，原因は以下にまとめられる。

### A. 性感染症

❶ 淋菌は，女性より男性に多い。米国疾病管理予防センター（Centers for Disease Control and Prevention）によれば，米国では2009年に70万件，人口10万人あたり122〜116.2人の割合で，新規の淋菌感染症例が報告されている。大都市の若年層やアフリカ系米国人では，20倍多く発生している[1]。ある研究では，淋

菌はクラミジアと一緒に感染している(60%にものぼる)。
❷ 非淋菌感染は，米国の性感染症では最も多く，年間280万人の新患が報告されている[1]。クラミジア感染症女性患者の85%，男性患者の40%は無症状である。非淋菌感染の潜伏期間は2〜35日とさまざまである(50%の患者が4日以内に症状が出現する)。
❸ *Chlamydia trachomatis*(非淋菌の15〜40%)
❹ *Mycoplasma genitalium*(非淋菌の15〜25%)
❺ *Ureaplasma urealyticum*
❻ *Mycoplasma hominis*
B. 尿道分泌物と関連するその他の病原微生物。
❶ **細菌** *Gardnerella vaginalis*，大腸菌，結核菌，*Corynebacterium genitalium*，*Bacteroides*属，*Mycoplasma*属，嫌気性菌。
❷ **ウイルス** 単純ヘルペスウイルス(最初のヘルペスをもつ男性の60%が非淋菌を有する)，アデノウイルス，サイトメガロウイルス，ヒトパピローマウイルスなど。
❸ **原虫** *Trichomonas vaginalis*(米国で年間約500万例の発症がみられる)
❹ **真菌** *Candida*属
C. **非性感染症**
❶ **感染症** 膀胱炎，前立腺炎。
❷ **解剖学的および先天奇形** 尿道狭窄，包茎。
❸ **医原性** カテーテル留置，医療機器の使用やその他の処置によるもの。
❹ 化学物質による刺激，灌注液，潤滑液などの化学物質使用。
❺ 腫瘍，悪性病変や新たに生じた腫瘍。
❻ **異物** 小児や10歳代の青年に多い。
❼ **薬物乱用** アンフェタミンや，その他の刺激物を慢性的に使用すると漿液性分泌物が増加する。カフェインやアルコールも尿道分泌物と関係する。
D. 尿道分泌物と関連する多種要因。
❶ 性行為，自慰，オーラルセックスなど。
❷ **原因不明** 病原微生物がみられない例は患者の3分の1にのぼる。

## 評 価

A. 病歴
❶ 包括的な病歴聴取は，尿道分泌物を診断するにあたり基本的なことである。問診すべき重要な症状は，下記のようなものがある。
  a. 排尿障害
  b. 尿道分泌物
  c. 尿道の搔痒感。
  d. 血尿
  e. 直腸症状
  f. 感染者との接触。

g. 精巣痛
h. 腰痛や便秘。

❷ 尿道分泌物の性状については，色調(膿性，粘液性や血性)，量，臭い，粘り，頻度，既往や治療歴，排尿との関連について聴取する。
   a. 性行為後3〜7日経過してみられる多量の黄色の尿道分泌物は，淋菌感染の特徴である。
   b. 透明から白色の少量，粘液性の尿道分泌物で，感染後最低1週間たって徐々に増加し，増量するに従い粘度が低下するときは，クラミジア感染症(23〜55％の頻度)が考えられる。
   c. 尿道分泌物が粘液状や少量の水様性で，2〜3週間内に増加する場合は非淋菌感染が多い。
   d. 血性分泌物は，尿道癌を示唆する。
   e. わずかな分泌物のある排尿障害では，クラミジア感染症を疑う。
   f. 性的な病歴としては，性的嗜好，過去の性病歴，性行為，コンドームの使用，セックスパートナーの人数，最近の性的接触，性的接触に使用した開口部(口腔か肛門か)をたずねる。
   g. コンドームの常用は，性感染症による尿道炎を予防する。
   h. オーラルセックスは，口腔内細菌叢による感染のため尿道分泌物を増加させる。

**B. 身体診察** 焦点を絞った身体診察では，バイタルサインと泌尿器系の診察および直腸診を必ず行う。男性においては，尿意後少なくとも2時間，なるべく最初の排尿の前に診察を行うのが最もよい。陰茎，尿道口周辺(発赤の有無)，尿道口，陰嚢，精巣，精巣上体，前立腺，肛門周囲，および鼠径部リンパ節を診察する。患者の下着のシミから分泌物の性状がわかることがあり，特に診察直前に患者が排尿している場合は有用な情報となる。診断をつけやすくするため，排尿前の午前中に患者を診察すべき場合もある。女性の場合は，婦人科的，泌尿器科的診察をしっかり行わなければならない。腫瘍，炎症，閉塞，臓器腫大などの腹腔内病変を除外するために，腹部診察を徹底して行わなければならない。その他，必要に応じて皮膚などの診察を行う。淋菌感染症を疑ったら，関節，皮膚，咽喉頭，眼など他の臓器の診察も必要となることがある。

**C. 検査**
❶ 尿道分泌物を適切に採取し，検査することが，診断の基本である。自然に分泌物が排出されない場合は，包皮を優しく反転する。親指で尿道の腹側表面を圧迫しながら，親指と他の4指でかたく陰茎を握る方法が最もよい。その手を遠位端へ移動させながら尿道を圧搾する。この手法でも，少量の分泌物しか採取できないときもある。外尿道口を優しく広げ，アルギン酸カルシウム尿生殖器用スワブ(綿チップのスワブは大きいので挿入時の違和感がとりわけ強く，綿繊維が細菌の増殖を阻害することがある)を尿道に(2〜4cm)挿入し，3〜6秒回し，尿道分泌物を採取するとよい。尿道分泌物は排尿後1〜4時間(できれば4時間)後に採取する。咽頭スワブは，臨床的に必要があれば行う。検体は培養液に直接入れるべきである。同じスワブはGram染色にも用いる[2,3]。

❷ Gram 染色と培養：好中球内に双球菌がみられたら淋菌である。好中球は観察されるものの双球菌が存在しない場合は，非淋菌である。好中球がごく少数か，あるいは存在しない場合は，他の原因を考える。咽頭，肛門，ときには結膜の培養が診断に必要な場合があるが[2〜4]，Gram 染色所見は男性の場合，非常に正確であるが，女性の場合の感度はあまり高くない（50％）。

❸ 尿道分泌物の湿性標本は，*Trichomonas*，*Candida* やある種のウイルスや細菌感染症〔例：細菌性腟症（bacterial vaginosis）における手がかり細胞（clue cell）やウイルス封入体〕の診断を確定するために作られる。

## 診 断

**A.** 尿道炎は，適切な臨床の現場において以下の 3 つのうち 1 つの検査所見があれば確定する。

❶ 膿性あるいは粘液性の分泌物がある。

❷ 分泌物の Gram 染色標本を 1,000 倍で油浸を使って顕微鏡検査した場合，1 視野 4 個以上の白血球がみえる（尿道炎が確認された男性の 85％で 1 視野 4 個以上の多形体がみられ，一方 15％ではみられない）[5]。

❸ 早朝第 1 尿で白血球エステラーゼが陽性，あるいは尿沈渣検体で強拡大（400 倍）1 視野あたり白血球が 10 個以上検鏡される。

**B.** 尿検査と尿培養は尿路感染症の診断には欠かすことができない。Stamey が提言するように（前立腺マッサージの前後で）尿を 4 つの滅菌器に採取すると，男性の尿路感染症の部位判定に役立つ[6]。その他，無症状の男性では最初の 10 mL の尿検体を使って，クラミジア感染症や淋菌感染症の検査のために，顕微鏡か「ディップスティック法」のどちらかで白血球エステラーゼの存在を検査する。最初に排出された尿検体（朝の検体）の顕微鏡検査と尿培養，尿道スワブの培養は，腟 *Trichomonas* 症を診断するのに有用である。核酸に基づく分析法〔核酸増幅検査（nucleic acid amplification assay test）〕，核酸ハイブリダイゼーション法（プローブ法），核酸遺伝形質転換法は簡便で，感度が高く，特異的であるため，今や多くの施設で行われている。一方，伝統的な培養検査は手技的に困難な問題（感度が低く，保存時に問題）がある。核酸増幅検査は，より普及しており，感染症を判定するためにさまざまな技術が用いられている〔ポリメラーゼ連鎖反応（polymerase chain reaction：PCR），リガーゼ連鎖反応，デオキシリボ核酸の strand displacement amplification（SDA）法〕。これらの検査は，尿道分泌物，早朝第 1 尿の 20〜40 mL（検査によってはより多くの検体を要する），排尿の第 1 採取検体を用いて施行できる。女性患者は，最初に流出する尿を採取する前に陰唇や尿道口付近を清拭してはいけない。施設によっては，簡便のため尿検体のほうを好み，特に尿道分泌量が少ない場合の診断確率を向上させている[4]。PCR 法は *Ureaplasma urealyticum* 感染症の診断のために実施される。

**C.** 全血球計算，血清生化学，梅毒の血清学的検査〔迅速血漿レアギン rapid plasma reagin（RPR）試験〕，HIV 感染症などの血液検査や免疫学的検査が必要となることがある。

**D.** 尿道造影や骨盤や腟，直腸の超音波検査を用いた診断的画像検査が，症例によって選択される。
**E.** 小児や高齢者では，尿道分泌物を評価する際，ときに麻酔下で診察をする必要がある。
**F.** 肛門鏡検査は，経肛門的性交を行った患者や，肛門直腸症状を有する患者で適応となる。
**G.** 膀胱尿道鏡や腹腔鏡もまた，症例によっては有用である[7]。

### 特に注意すべきこと

淋菌や *Chlamydia trachomatis* 感染症は，州保健局(State Health Department)に報告する義務があり，確定診断が必須である。米国では，患者のパートナーへの対処がすべての州で認められているわけではない。まれに尿道スワブが迷走神経を刺激することがある。性感染症による尿道分泌物の場合，患者や患者のパートナー，家族，社会にとって，心理社会的，法医学的問題が絡む。セックスパートナーを特定し，検査や治療を受けさせるべきである。尿道分泌物のある小児では，性的虐待が疑われる。妊婦が淋菌やクラミジアに感染している場合は，出産時に児に感染する可能性がある(新生児眼炎)。

### 尿道分泌物と尿道炎に続く合併症

尿道分泌物に続く合併症には，淋疾後尿道炎，女性では骨盤内炎症性疾患，不妊症，肝周囲炎，慢性骨盤痛，腹腔内臓器の癒着，胃腸や尿生殖器系の閉塞，慢性尿道炎，尿道周囲膿瘍，瘻孔，前立腺炎，精巣上体炎，精巣炎，尿道症候群，性心理学的問題，反応性関節炎(Reiter症候群)などがある。

### ●文献

1. Workowski KA, Berman S. Centers for Disease Control and Prevention (CDC). Sexually transmitted diseases treatment guidelines, 2010. *MMWR Recomm Rep*. 2010;59(RR-12):1–110.
2. Gerber GS, Brendler CB. *Evaluation of the urologic patient: history, physical examination, and urinalysis.* 10th ed. Wein: Campbell-Walsh Urology W.B. Saunders, 2011,Vol I, chapter 3.
3. Lyon CJ. Urethritis. *Clin Fam Pract* 2005;7(1):31–41.
4. Koeijers JJ, Kessels AG, Nys S, et al. Evaluation of the nitrite and leukocyte esterase activity tests for the diagnosis of acute symptomatic urinary tract infection in men. *Clin Infect Dis* 2007;45:894.
5. McCormack WM. Urethritis. In: Mandell GL, Bennett JE, Dolin R, eds. *Principles and practice of infectious diseases,* 7th ed. Philadelphia, PA: Elsevier Churchill Livingstone, 2009:chap 106, 1485–1494.
6. Meares EM, Stamey TA. Bacteriologic localization patterns in bacterial prostatitis and urethritis. *Invest Urol* 1968;5:492–518.
7. Cohen MS. Approach to the patient with a sexually transmitted disease. In: Goldman L, Ausiello D, eds. *Cecil medicine*, 24th ed. Philadelphia, PA: Saunders Elsevier, 2011:chap 293.

# ⑪

# 女性生殖器に関連したプロブレム

## Problems Related to the Female Reproductive System

*Sanjeev Sharma*

# 11.1 無月経 amenorrhea

Sumit Singhal and Sanjeev Sharma

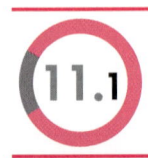

## 背景

無月経(amenorrhea)は，生殖可能な年齢群の女性における月経の欠如を表す臨床的な用語である．多くの潜在的な原因がある．

## 病態生理

無月経は，通常，原発性と続発性に分けられる．

**A. 原発性無月経** 成長が正常で第二次性徴が現れている場合は，15，16歳，また第二次性徴がみられない場合は，13歳になっても月経が欠如していること，と定義される．13歳かそれ以下で出血なしに周期的な骨盤痛(pelvic pain)がみられる場合は，流出口の閉鎖についての特殊な評価を考慮すべきである[1,2]．

**B. 続発性無月経** 過去，ほぼ周期的に月経があった女性で，3周期以上月経がない場合，または過去に月経があった女性で，6カ月以上月経がない場合，と定義される．

原発性無月経の病因：病因は4つの型に分けられる．

❶ **視床下部／下垂体(25%)** 卵巣が視床下部-下垂体からの刺激に反応しない．これは，先天性性腺刺激ホルモン放出ホルモン(GnRH)欠損(無臭覚を伴うときはKallmann症候群という)，機能的視床下部性無月経(視床下部性腺刺激ホルモン放出ホルモン異常分泌)，下垂体疾患(浸潤性疾患や腫瘍など)，高プロラクチン血症が原因のことがある．

❷ **卵巣(50%)** 性腺異形成(Turner症候群)，精巣性女性化症候群，多嚢胞性卵巣症候群，自己免疫性卵巣炎，化学療法や放射線療法によるものがある．

❸ **流出路の異常(20%)** Müller管無形成(子宮，卵管の欠如と処女膜の無孔)．

❹ **その他のまれな原因(5%)** 完全なアンドロゲン不応症候群，5α-レダクターゼ欠損などの受容体異常や酵素欠損．

続発性無月経の病因：最もありふれた続発性無月経の原因は，妊娠である．他の原因を頻度順に並べると，卵巣(40%)，視床下部(35%)，下垂体(19%)，子宮／流出路(9%)，その他(1%)．

❶ **視床下部性** 機能的下垂体性無月経(原因不明のGnRH分泌減少．危険因子は体重減少を伴う栄養欠乏，運動)，浸潤性疾患(リンパ腫とサルコイドーシス)や全身性疾患．

❷ **下垂体** 腫瘍(プロラクチノーマ，副腎皮質刺激ホルモン分泌腫瘍，腺腫)，先端巨大症，Asherman症候群，頭部放射線照射，ヘモクロマトーシスなどの浸潤性疾患，高プロラクチン血症．

❸ **卵巣** 原発性卵巣機能不全または早期卵巣不全(40歳未満の卵母細胞枯渇)と多嚢胞性卵巣症候群．

❹ **子宮 / 流出路閉塞**　Asherman 症候群。
❺ その他，甲状腺機能不全など。

## 評価

**A. 病歴**　病歴には，月経と妊娠の詳しい病歴，既往歴，手術歴，社会歴，内服薬，無月経の危険因子を含むべきである。月経と妊娠歴は，わかるなら最終月経の日付，月経の頻度，月経期間，避妊薬の使用，妊娠，出産，流産，人工中絶を含むべきである。暑さ寒さへの不耐性，声の変化，多毛，体重減少・増加，運動の強度，頭痛，視野欠損，性交疼痛とエストロゲン欠損の徴候（顔面紅潮，腟乾燥，不眠）を含む他の症状についてもたずねる。

**B. 身体診察**　身長，体重，BMI を含む完全な身体所見と完全な内診が必要である。気分，栄養状態，口腔内（過食症のときの歯の診察）の評価もまた重要である。

痤瘡，男性型多毛，黒色表皮腫，野牛肩，陰毛や腋毛の量と分布，あざのできやすさ，甲状腺腫大，翼状頸，乳汁分泌などは，診断を導く徴候である。

男性型多毛に伴う無月経は，多囊胞性卵巣症候群や卵巣や副腎のアンドロゲン分泌腫瘍を示唆する[3]。

**C. 診断**　診断の第 1 歩は，血清や尿中 β ヒト絨毛性ゴナドトロピン試験で妊娠を除外することである。その他の臨床検査には，甲状腺刺激ホルモン，血清プロラクチン，卵胞刺激ホルモン（高値は卵巣不全を示す），エストラジオール（低値は視床下部性性腺機能低下症），血清テストステロン，硫酸デヒドロエピアンドロステロン（高値はアンドロゲン分泌腫瘍を表す）などがある。

プロゲステロン負荷試験：メドロキシプロゲステロン酢酸エステルを 10 mg/ 日で 10 日間投与する。消退性出血は，内膜増殖に適切なエストロゲンレベルであることと，加えて流出路の異常がないことを示す。

もし，プロゲステロン負荷試験で消退性出血を起こすのに失敗したら，経口不飽和エストロゲン 0.625 mg/ 日を 35 日間とプロゲスチン（メドロキシプロゲステロン酢酸エステル 10 mg/ 日）を 26～35 日目に追加することで子宮内膜の準備が整う。出血が起こらなければ Asherman 症候群が強く示唆される。さらに，癒着を解除するための子宮卵管造影，ヒステロスコピー検査を含む画像検査が必要なこともある。

その他の検査が考慮される場合は以下のとおりである。Turner 症候群などの染色体異常を調べるための核型分析などの遺伝子検査や骨粗鬆症の危険のある患者での骨密度測定。

### ●文献

1. Up-to-date. *Etiology, diagnosis, and treatment of secondary amenorrhea*. Accessed at www.utdol.com, 2011.
2. First Consult. *Amenorrhea*. Accessed at www.firstconsult.com.
3. E-medicine. *Amenorrhea*. Accessed at www.emedicine.com.

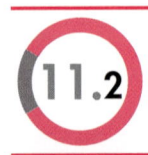

## 11.2 乳房腫瘤 breast mass

Shailendra K. Saxena and Mikayla L. Spangler

### 背景

乳房にしこりを触れたためにプライマリ・ケア医をおとずれる女性は多い。乳房腫瘤の評価では，乳癌を見逃さず，早期に診断，治療するために，徹底的で体系的なアプローチが必要である。家庭医は，乳房腫瘤の適切な評価に基づき，評価，治療，専門医への紹介をするのに理想的な立場にいる。乳房の自己検診は，生存率の改善は示さなかったが，自分自身の乳房腫瘤を検出するのには有用で，医療提供者側の注意を引くことにつながる。

**A. 疫学** 大部分の乳房腫瘤は，良性である。しかしながら，生涯で女性8人のうち1人が浸潤性乳癌になる[1]。乳癌の大多数は，50歳以上の女性で診断されるが，3分の1は50歳未満で診断される[2]。

### 評価とリスク

乳房腫瘤の評価は，完全な病歴と身体所見からはじめるべきである。患者の乳癌リスクを確認することが重要である。(表11.2.1)しかし，医師は，乳癌女性の大部分で，確認されうるような危険因子がないことを知っていなければならない。

上記の表にある危険因子についての情報を得ることにくわえて，腫瘤そのものに関する完全な病歴を，以下の質問に沿って開始すべきである。

❶ 乳房腫瘤をどのようにして発見したか？
❷ はじめに気づいて以降，乳房腫瘤に何か変化があったか？
❸ 腫瘤は痛むか？ 痛むならば，痛みに周期的な変化があるか？ 周期的な疼痛と乳房腫瘤の大きさの急速な変動は，乳腺の線維囊胞性変化による良性の嚢胞性病変を示唆する。

**A. 身体診察** 閉経前の女性では，乳房触診は，月経開始後7〜9日目に行うのが最適である。触診では，頸部，胸壁，腋窩の診察も含むべきである。

❶ **視診** 両側乳房の非対称，異常な輪郭，皮膚牽引や発赤や潰瘍，紅斑や橙皮状皮膚変化を含む皮膚変化について視診する。

❷ **触診** 硬さ，異常な肥厚，腫瘤について両側の乳房を触診する。腫瘤が触れたら，圧痛の有無について確認する。癌性病変は古典的には硬く，移動性がなく，境界が不明瞭である。逆に，円形で，弾性があり，境界が明瞭で，可動性良好な圧痛のない腫瘤では，良性の線維腺腫が，より示唆される(表11.2.2)。頸部，鎖骨上窩，鎖骨下窩，腋窩領域リンパ節の触診が必要である。異常については，位置を記述すべきであり，位置の記録には「時計方式」を使う[3]。

**B. さらなる検査** 乳房腫瘤の患者の評価で鍵となる要素は，病歴聴取と注意深い身体診察である。しかし，ほとんどの患者で，吸引細胞診を試み，超音波，マン

### 表 11.2.1　乳癌の危険因子[3]

| 修正不可能 | 修正可能 |
| --- | --- |
| 年齢(50歳を超える) | 飲酒(1日1杯以上のアルコール飲料) |
| 異型増殖症 | ホルモン補充療法 |
| 胸壁への放射線照射 | 経口避妊薬の使用 |
| 早い初潮(12歳未満) | 肥満 |
| 遅い閉経(50歳以降) | 経産回数(未経産または35歳以後の第1子) |
| 人種(白人は最もリスクが高い) | 喫煙 |
| 性別(女性は最もリスクが高い) |  |
| diethylstilbestrolへの胎内曝露 |  |
| 乳癌，子宮内膜癌または線維嚢胞症の既往 |  |
| 乳癌または卵巣癌の家族歴* |  |

*家族歴には家族内の他のすべての癌も含むべきである。

### 表 11.2.2　良性乳房腫瘤の鑑別診断[3]

乳腺線維嚢胞症
乳腺の線維腺腫
乳房膿瘍
乳汁瘤
血腫

BRCA遺伝子の検査が乳癌のリスク評価に使われてきた。最近，米国予防医学専門委員会(US Preventive Services Task Force：USPSTF)は疑わしい家族歴のある女性でBRCA遺伝子の検査をすることを指示している。検査の利益が検査の害を上回るグレードBの推奨である。

モグラフィ，および/または乳房腫瘤の生検を含む精密検査が必要となる。

❶ 超音波検査は，腫瘤が，実際は充実性か嚢胞性かを評価する重要な道具である。生検のガイドにも使えるし，嚢胞性病変の内容液の吸引にも使える。

❷ マンモグラフィは，30歳未満の女性には定期的に実施しない。しかしながら，新しく乳房に関する主訴がある30歳以上の女性では，最初に行う診断的検査としてしばしば使われる。

❸ 画像検査で良性と確定診断されなかった乳房腫瘤は，乳癌を除外するために生検が必要となる。

　ⅰ．吸引針生検：吸引針生検は，乳房腫瘤の評価のために年余にわたって使われてきた。手技が容易ですばやく施行できる。結果がすぐに得られ，診断と治療についての早期の検討を迅速に遂行できる。しかし，吸引針生検の細胞診では，腫瘍が上皮内か，浸潤性かの区別はつかない。

　ⅱ．針生検：この方法では，より太いゲージの針を用い，乳房腫瘤の評価のた

めに組織標本を得ることができる。この方法では，上皮内癌と浸潤癌の区別もできる。ほとんどの精密検査機関では，通常，超音波ガイドまたはステレオガイドマンモグラフィ（マンモトーム）とともに針生検が施行される。ステレオガイド用検査台を用いるとマンモグラフィで誘導しながら針生検ができる。

iii. 直視下摘出生検：針生検で診断がつかず，乳癌の疑いがある場合は，病変全体の摘出が勧められる。たとえ病変が良性であっても，患者も，腫瘍全体を摘出するこの方法を好むことが多い。

❹ 充実性腫瘍に対するトリプルテスト：トリプルテストには，身体所見による評価，マンモグラフィの所見，吸引針生検を用いた細胞診結果が含まれる。これら3つの検査結果を合わせると，感度が97〜100％，特異度98〜100％となる。確信できる結果がでない場合には，摘出生検が必要である[5]。

❺ 乳房腫瘤評価の最新技術：（真空補助下）吸引式乳房組織生検（vacuum-assisted biopsy）とMRIガイド下乳房生検は，乳房腫瘤の評価に使われる新しい技術である。

## ●文献

1. American Cancer Society. *Cancer facts and figures 2003.* Accessed at http://www.cancer.org/downloads/STT/CAFF2003PWSecured.pdf on August 7, 2012.
2. National Cancer Institute. *SEER 1973-2001 public-use data.* Accessed at http://seer.cancer.gov/publicdata/ on August 7, 2012.
3. Marcia K, Files J, Pruthi S. Reducing the risk of breast cancer: a personalized approach. *J Fam Pract* 2012;61:340–347.
4. Santen RJ, Mansel R. Benign breast disorders. *N Engl J Med* 2005;353:275–278.
5. National Cancer Institute Conference. The uniform approach to breast fine-needle aspiration biopsy (editorial opinion). *Am J Surg* 1997;174(4):371–385.

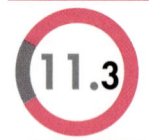

# 11.3 慢性骨盤痛 chronic pelvic pain

*Jayashree Paknikar*

## 背景

慢性骨盤痛（chronic pelvic pain）は，間欠的あるいは持続的な疼痛が少なくとも6カ月以上持続し，生活習慣や日常生活に深刻な影響を及ぼすもの，と定義されている。

## 病態生理[1]

腹部と骨盤内のあらゆる臓器が，慢性の骨盤痛の原因になりうる。診断を進めるうえで，婦人科臓器由来の痛みとそれ以外の痛みに分類するとわかりやすい。慢性骨盤痛の原因となる婦人科的病態には，子宮内膜症，婦人科の悪性腫瘍，骨盤内炎症性疾患などがある。慢性骨盤痛をきたす婦人科以外の疾患には，膀胱炎，炎症性腸

疾患，骨盤底筋痛と身体化障害がある[1]。したがって，慢性骨盤痛を評価するときは，多臓器にわたって包括的に検索を行う必要がある。

## 評 価

### A. 病歴
❶ 病歴聴取で大切な項目は以下のとおりである[2]。
  a．痛みの出現，期間とパターン。
  b．痛みの部位，強さ，性状と放散。
  c．増悪要因あるいは寛解要因。
  d．性交または月経と痛みの関係。
  e．尿路系，筋骨格系，胃腸の状態についての聴取。
  f．服薬歴（例：経口避妊薬または市販薬の使用）。
  g．疲労感や食欲不振などの全身症状。
  h．産婦人科や一般外科での手術歴。
  i．国際骨盤痛学会（International Pelvic Pain Society）で開発された質問紙は，初期評価に有用と思われる[3]。www.pelvicpain.org で入手可能である。
❷ 骨盤内炎症性疾患の既往がある女性では，慢性骨盤痛をきたすリスクが高くなる。消化管，性器，尿路，筋骨格および全身の症状を訴える患者は，精神医学的疾患（例：抑うつや身体化障害）にかかっていることもある。特化した質問で，現在もしくは過去の性的虐待の可能性を探るべきである。
❸ 性交時の疼痛も，慢性骨盤痛ではよくみられる（「11.5 性交疼痛」参照）。月経に関連する周期的な痛みは，常にではないが，しばしば婦人科的問題を示唆する。大腿前面に放散する痛みや，不正性器出血，新たに起こった月経困難症では，子宮や卵巣疾患の可能性がある。尿道の痛みや，排尿障害または膀胱痛では，間質性膀胱炎または尿道疾患が考えられる（「10.1 排尿困難」参照）。排便時痛，黒色便，血便また下痢と便秘を交互に繰り返すような腹痛では，骨盤底の問題や過敏性腸症候群あるいは炎症性腸疾患などが考えられる。

### B. 身体診察
❶ 患者の全身状態に注意する。骨盤内の病変または炎症性腸疾患などを疑わせる慢性的な病的状態にあるようにみえるか。患者は不安そうか，ストレスを受けているようにみえるか。
  a．患者は1本の指で痛みの部位を指し示すことができるか。そうであれば，痛みの原因が腹壁痛のような別個の源であることを示唆する。
  b．腰部，仙骨と尾骨領域の診察と下肢の神経学的検査は重要である。椎間板ヘルニアや重症の腰椎前弯症や脊椎すべり症は，ニューロパチー性や筋筋膜性の病理メカニズムを介して，すべて骨盤痛の原因となりうる。
  c．腹部診察では，特に，上腹部，側腹部，背部，膀胱の部位に手術痕や膨隆，圧痛がないか，注意する。
❷ 直接塗抹（wet mount）による直接検鏡と培養を含む徹底的な注意深い内診（骨盤内の診察）が，最も重要な検査である。

### 表 11.3.1 慢性骨盤痛の原因

| 婦人科系 | 泌尿器系 | 消化器系 | 神経・筋骨格系 | 精神疾患系 |
|---|---|---|---|---|
| • 子宮内膜症<br>• 慢性骨盤内炎症性疾患<br>• 骨盤内癒着<br>• 骨盤内うっ血<br>• 子宮腺筋症 | • 尿路系および腸管系の嚢胞<br>• 反復性尿路感染症<br>• 慢性尿道症候群<br>• 放射線膀胱炎 | • 過敏性腸症候群<br>• 炎症性腸疾患<br>• 憩室炎<br>• 慢性の間欠的な腸閉塞<br>• 慢性便秘<br>• セリアック病 | • 線維筋痛症<br>• 姿勢<br>• 恥骨骨炎<br>• 尾骨痛<br>• 神経痛<br>• 髄核ヘルニア<br>• 新生物<br>• 神経因性疼痛<br>• 腹部てんかん<br>• 腹性片頭痛 | • 身体化障害<br>• 性的虐待<br>• 抑うつ<br>• 薬物依存<br>• 睡眠障害 |

**C. 検査**[4]　明らかな原因がない場合は，全血球計算，尿検査，赤血球沈降速度と血液生化学検査を行う。出産年齢の患者では，妊娠反応検査を考慮する。内診ではっきりと診断がつかない場合は，骨盤腔の超音波検査(経腟超音波)が，診断に有用である。MRIは，子宮内膜症の診断に特に有用である。腹腔鏡検査は，役に立つこともあるが，より侵襲性が低い検査が陰性であれば貢献しないことが多い。内科，心理学，環境学，栄養学の専門家による集学的アプローチが症状緩和に有用であろう。

### 診断

慢性骨盤痛では，多くの鑑別診断があげられる[3]（**表11.3.1** 参照）。消化器系，婦人科系，筋骨格系，精神医学的疾患のいずれも，慢性骨盤痛の原因となりうるが，詳細な婦人科の病歴と骨盤内臓器の診察が，診断の基礎となる。いくつかの臨床検査が役に立つことがある。身体診察で骨盤内臓器の評価が十分にできないとき，経腟超音波検査は有用である。信頼のおける家庭医によってコーディネートされたチームアプローチにより，この不快な疼痛に悩まされている患者の症状を緩和することができる。

### ●文献

1. American College of Obstetricians and Gynecologists. Chronic pelvic pain. ACOG practice bulletin No. 51. *Obstet Gynecol* 2004;103(3):589–605.
2. Gunter J. Chronic pelvic pain: an integrated approach to diagnosis and treatment. *Obstet Gynecol Surv* 2003;58(9):615–623.
3. Howard, F. *Evaluation of chronic pelvic pain in women. UpToDate.* Accessed at www.upto date.com on March 13, 2012.
4. Chan PD, Winkle CR, eds. *Gynecology and obstetrics, 1999–2000.* Laguna Hills, CA: Current Clinical Strategies Publishers, 1999:23–25.

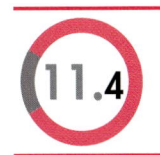

# 11.4 月経困難症　dysmenorrhea

*Sanjeev Sharma*

## 背景

月経困難症（dysmenorrhea）は，月経の直前または月経期間中の繰り返す疝痛と定義される。女性から報告される最もありふれた婦人科的な症状である。

## 病態生理[1,2]

月経困難症は，原発性と続発性の2つの大きなカテゴリーに分けられる。原発性月経困難症は，明らかな骨盤内病変がない女性にみられる最もありふれた形である。プロスタグランジンによって増大させられる子宮筋収縮が原因で，痛みの原因となる子宮の虚血に至る。原発性月経困難症の罹患率は，若年女性で最も高く，生涯いずれかの時点で女性の90％が罹患する。危険因子は，早い初潮，大量の経血，未経産，喫煙，親密な関係の途絶，抑うつ，不安，肥満，アルコール依存症の家族歴である。肥満，飲酒，運動，妊娠歴，食事と月経困難症との関係については議論があるところである。

頻度は下がるが，続発性月経困難症に遭遇することがある。定義によると，続発性月経困難症は，骨盤内病変のいくつかの形と関連がある。続発性月経困難症のよくある原因は，子宮内膜症，子宮筋腫，慢性骨盤内炎，骨盤内癒着，性器の閉塞性奇形などである。骨盤腫瘍は，ときどき続発性月経困難症を呈する。

## 評価[1〜3]

**A. 病歴**　原発性月経困難症の診断は，臨床的になされる。一方，続発性月経困難症については，症状が非典型的であったり，月経に伴う症状が数年間安定したパターンを示した後に不快感が悪化してきたときは，鑑別疾患の1つとして考慮しなければならない。

原発性月経困難症は，通常，初潮から数年後，排卵性の月経周期の開始時にはじまる。症状は，典型的には，出血の直前，出血開始時，開始後数時間にはじまる疝痛性の下腹部痛である。疼痛は，月経周期に毎回繰り返し起こる。下痢，悪心，嘔吐，疲労感，めまい，ふらつきと関連することがある。

月経痛がある場合は，常に，月経についての詳細な病歴を聴取すべきである。月経についての病歴では，初潮の開始，月経と症状の開始の時間，出血の期間と量，放散痛を含む痛みの特徴，障害の程度，その他の関連する症状に焦点を絞る。

加えて，性感染症，性交疼痛，避妊，不妊，骨盤内の手術，子宮内膜症の家族歴，試された治療の種類，他の内科や精神科疾患の病歴についてたずねる。

月経とともにはじまる骨盤痛，非典型的な痛みのパターンまたは悪化傾向，骨盤内感染症の既往を含む非典型的な病歴は，続発性月経困難症の可能性を示唆する。

若年女性において，重症で日常生活機能や人間関係に影響する続発性の月経困難症は，子宮内膜症を示唆する。この疾患には，女性の19%がかかる。月経に伴う深部の性交疼痛と仙骨周囲の背部痛は，よくある症状である。月経前のテネスムスと下痢は直腸・S状結腸領域の子宮内膜症と関連している。また，周期的な血尿や排尿障害は，膀胱子宮内膜症を示唆することがある。

**B. 身体診察** 骨盤内の病変を除外するためには，全体的な身体診察が不可欠である。圧痛の範囲，充満感，結節，不整形(の構造)に注意を払って行う詳細な内診が重要である。加えて脊椎，腹部，膀胱の評価も重要である。月経困難症はあるが性交しない若い患者では，内診はほとんど不要である。しかしながら，外性器の診察で排出路の異常を除外することは重要である。

### 診 断[1～5]

原発性月経困難症は，主として臨床診断に基づくため，ルーチンの臨床検査や画像検査は，通常，必要としない。しかしながら，直接塗抹(wet mount)，子宮頸部の培養，妊娠検査，尿検査，経腹壁あるいは経腟超音波検査が適切な状況においては，他の疾患を除外するのに非常に役立つことがある。アデノミオーシスの診断を下す際には，MRIが有用である。

子宮内膜症の確定診断には，腹腔鏡検査が用いられるのに対して，症状の一因となる子宮内膜ポリープと粘膜下の平滑筋腫の診断には，子宮鏡検査が役に立つ。

### ●文献

1. Lefebvre G, Pinsonneault O, Antao V, Black A. Primary dysmenorrhea consensus guideline. *J Obstet Gynaecol Can* 2005;27(12):1117–1146. Accessed at http://www.ncbi.nlm.nih.gov/pubmed/16524531#.
2. Jamieson DJ, Steege JF. The prevalence of dysmenorrhea, dyspareunia, pelvic pain and irritable syndrome in primary care practices. *Obstet Gynecol* 1996;87:55–58.
3. Apgar BS. Dysmenorrhea and dysfunctional uterine bleeding. *Prim Care* 1997;24(1):161–179.
4. Proctor ML, Farquhar CM. Dysmenorrhoea. *Clin Evid Concise* 2005;14:573–576.
5. Chan PD, Winkle CR. *Gynecology and obstetrics 1999–2000*. Laguna Hills, CA: Current Clinical Strategies Publishers, 1999:25–26.

## 11.5 性交疼痛 dyspareunia

*Shailendra K. Saxena and Mikayla L. Spangler*

### 背景

性交疼痛(dyspareunia)は，性交時に経験される痛みと定義される。この用語は，女性の性機能不全と結び付けてよく使われる。しかしながら，少数の男性も性交疼痛に悩まされている。このことを理解することは重要である。

### 疫学

WHOは，35,973人の女性が参加した54件の研究をレビューし，性交疼痛の有病率が8〜22%であることを明らかにした[1]。対照的に，性交に関連する疼痛を感じる男性はわずか5%と見積もられている[1]。男性における性交疼痛の発症率が低いのは社会的な烙印や報告数が少ないことによるのであろう。性交疼痛は，一次性，つまり最初の性交のときからはじまるものと，二次性，すなわち疼痛のない性交が存在した後に起こるものと2つにわけて定義できるであろう。

**A. 診断と評価** 多くの患者が，性的な心配事や性交疼痛について話し合うのを恥ずかしいと感じている。性交疼痛についての評価は，開放型の質問ではじめることが重要である。病歴をとるうえで重要な目標は，患者が経験している症状につながる身体的・社会的・心理的因子の相対的な関与の度合いを評価することである。女性における表層の性交疼痛は，しばしば外陰痛，腟炎，尿道炎，不適切な潤滑と関連している。対照的に，深部の性交疼痛は，子宮内膜症，骨盤内炎症性疾患(pelvic inflammatory disease：PID)のような骨盤内病変と関連している。病歴だけに基づくと，腟痙(侵入を防ぐ腟の外3分の1の筋攣縮)と他の病態との区別は難しい。閉経前の女性では，外陰痛と子宮内膜症がより多く，一方，閉経後の女性では，尿生殖器の萎縮による症状のことが多い傾向がある。

**B. 身体診察** 患者は，診察に著しく不安を感じていることがあるので，この不安と不安に伴う不快感を最小限にするように注意しなければならない。診察室に補助者をいれたり，女性患者の内診に小児用腟鏡を使うことは役に立つ。外性器，会陰部，肛門周囲，鼠径部皮膚は十分に評価しなければならない。外性器の圧痛を注意深く評価した後，局所にリドカインを使用することは腟鏡挿入に際して有用である。腟粘膜の注意深い観察で，エストロゲン不足に関連する蒼白と萎縮が判明することがある。女性患者では，しばしば，不快な部分に注意を払った直腸腟診察や双手診法が必要なことがある。尿道または腟からの分泌物があれば，感染症の注意深い評価に進むべきである。

**C. 女性の性交疼痛でよくみられる原因** 女性では，感染症が性交疼痛のありふれた原因である。これには，*Candida*や*Trichomonas*による外陰腟炎と骨盤内炎症性疾患などがある。その他のありふれた原因には，外陰痛，腟痙，腟潤滑の不

足，内膜症がある．より少なくなるが，間質性膀胱炎，尿道憩室，付属器病変，骨盤内癒着は，重要な原因である．

**D. 男性の性交疼痛でよくみられる原因**　男性の性交疼痛は，感染症が病因であることはまれである[2]．最も頻度が高い原因は，慢性前立腺炎／慢性骨盤痛，包茎，Peyronie 病である．

●文献

1. Lathe P, Latthe M, Say L. WHO systemic review of prevalence of chronic pelvic pain: a neglected reproductive health morbidity. *BMC Public Health* 2006;6:177–182.
2. Luzzi G, Law L. A guide to sexual pain in men. *Practitioner* 2005;249:73–77.

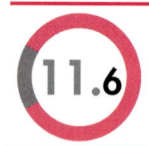

# 11.6　月経過多　menorrhagia

*Jayashree Paknikar*

## 背景

月経過多（menorrhagia）は，21〜35日の規則的な周期で子宮から80 mL 以上出血する場合，または，その期間が7日間以上になる場合，と通常は定義されている[1]．しかし，失血量を推定することは実用性に欠ける．失血量から病因を鑑別したり，鉄の動態を予測したり，診断戦略を方向づけたり，予後を推定することはできない[1]．実際に失血量を定量化することは難しい．月経過多は，患者が主観的に自分のいつもの月経より多い，もしくは長い，と報告すればそう診断してよい．

## 病態生理

**A. 病因（表11.6.1）[2]**　病因は，患者の年齢，病歴と身体所見から見当をつけることができる．妊娠可能な年代の女性の妊娠とその合併症は，常に除外する必要があり，見逃せば命にかかわる可能性がある．避妊目的のホルモン薬，子宮内避妊器具や避妊用インプラント，他の薬物の副作用によって出血することはよくある．その他のよくある原因には，無排卵，子宮筋腫，ポリープ，子宮内膜症，腺筋症，凝固障害，内分泌障害，悪性腫瘍，骨盤内炎症性疾患（pelvic inflammatory disease：PID）と肝および腎疾患などがある[2]．

**B. 疫学[1]**　月経過多の頻度は高い．30〜49歳の女性で，婦人科外来受診理由の5％を占める[1]．専門医への紹介により，子宮摘出の頻度が高まる．月経過多を理由とした子宮摘出は，子宮摘出全体の3分の2を占める．摘出された子宮の少なくとも50％で，はっきりとした病変は認められない．

### 表 11.6.1 診断の概要

| | | |
|---|---|---|
| 1 | 出血源 | 腟，尿路，腸管からの出血が子宮からの出血と誤られる。 |
| 2 | 患者の年齢 | 以下を考慮すること。<br>20歳未満：初潮後，ほとんど無排卵性。出血性素因を除外する必要がある。<br>20～40歳：大部分は排卵性。全身性疾患を除外する。<br>40歳以上：閉経前後では閉経への移行と良性・悪性疾患を区別する。 |
| 3 | 妊娠とその合併症<br>（例：自然流産，異所性流産，稽留流産，絨毛疾患） | どの患者でも除外すべきである。 |
| 4 | 全身性疾患 | 体重の変化。甲状腺，肝疾患，腎疾患。 |
| 5 | 病歴／家族歴 | 止血障害 |
| 6 | 医原性 | 抗凝固療法は悪化させる。その他，銅含有子宮内器具，ホルモン薬による避妊など。 |

## 評価

### A. 病歴

❶ **月経と妊娠・出産の病歴は必須である。**以前の月経周期パターンについてたずねる。規則性，期間と中間期出血（排卵期に起こる出血）を含むすべての出血の頻度と量を確認する。痛みが存在するかどうかを確認し，ナプキンまたはタンポンがどれくらい必要なのかを確認する。

❷ **妊娠を常に念頭において対応し，除外する必要がある。**どんな避妊法（卵管避妊手術のような永久なものでさえ）も失敗することがある。女性は，性生活を明らかにしない場合もある。

❸ **体重変化，極端な運動，不安障害やストレス障害，全身性の症状を示す疾患**（例：凝固障害，甲状腺疾患，腎疾患，肝疾患）の存在に注意する。

❹ **薬物使用歴**では，避妊薬[3]，抗凝固薬，選択的セロトニン再取り込み阻害薬（SSRI），副腎皮質ステロイド，抗精神病薬，タモキシフェンと生薬の成分（例：ニンジン，イチョウ，ダイズ）などについて聴取する必要がある。

❺ 簡単に皮下出血ができたり，歯磨きの際やちょっとした外傷で**異常に出血を伴うような場合**は，止血異常の可能性がある。

❻ **月経障害（モリミナ）を思わせる症状**（例：浮腫，腹部膨満，骨盤痙攣，乳房の張り）は排卵周期に伴うことがあるが，診断できるほど確実ではない。

❼ **心理社会的要因を考慮する必要がある。**月経過多を訴える女性の3分の1で失血量は正常範囲である。このような女性では不安が強かったり，失業してい

❽ **想定される病因は年齢ごとに分類される**[4]。
  a. **新生児期** この年齢層では月経過多とは呼ばないが、母親由来のエストロゲン濃度が急激に減少することによって、出生から数日の間に腟出血がみられることがある。他に症状がなければ心配はない。
  b. **新生児から初潮までの期間** 上記と同様に思春期前の出血は月経過多とは呼ばないが、性的虐待や暴行、悪性腫瘍、性感染症、外傷を慎重に除外しなければならない。
  c. **初潮から早期** 月経前緊張症状がなく不規則な月経は、無排卵性月経の可能性が高い。ほとんどの若年者は、正常でもある程度の月経不順を経験するが、症状が重い場合は精査する必要がある。性生活の可能性があれば、妊娠を除外する必要がある。避妊用ホルモン薬は、正しく内服した場合も、間違って内服した場合も、副作用として異常出血をきたしうる。発熱と骨盤痛は骨盤内炎症性疾患を示唆する。容易に皮下出血ができたり、出血する場合は、止血障害の可能性がある。視力障害、視野欠損、頭痛などの神経病学的症状または乳汁漏出があれば、下垂体病変を考える必要がある。
  d. **初潮後から30歳代後半** 妊娠と避妊による原因を除外する必要がある。無排卵性の出血は、この時期には多くない。多嚢胞性卵巣症候群(出産可能な年代の女性の6％が罹患する最もありふれた内分泌障害)[5]、過剰な運動、摂食障害などのストレスに誘発された状況などがある。その他の原因には、婦人科では、子宮内膜症、子宮内膜過形成、子宮内膜ポリープ、骨盤内炎症性疾患、内分泌障害(甲状腺機能亢進症と低下症、下垂体障害、視床下部障害)などがある。
  e. **30歳代後半から閉経まで** 妊娠を除外する。患者が妊娠していなければ、この年齢層では、他の診断がつくまでは癌を疑う必要がある。閉経に近づくにつれ、無排卵性出血が増える。更年期の徴候、エストロゲン使用の有無、婦人科悪性腫瘍または大腸癌や乳癌などの遺伝に関連する病歴や家族歴について質問する。その他の原因として子宮筋腫もある。
  f. **閉経後の期間** 「11.8 子宮頸部細胞診の異常」を参照。
❾ **月経過多の女性のうち50％以上で原因が認められない**[4]。その場合の診断名は、機能障害性子宮出血である。

## B. 身体診察

❶ **バイタルサインと全身状態、血圧、脈拍を確認する**。起立性の変化があればショックに伴う症状の有無を確認する。ショックがあれば、妊娠に関係していることが多く、異所性妊娠破裂の可能性がある。その他、外傷、敗血症や癌の可能性もある。
❷ バイタルサインが正常で**蒼白**である場合は、慢性失血で貧血になっていることがある。貧血があれば、失血、血液疾患、全身疾患、悪性腫瘍が存在する可能性がある。
❸ **発熱と骨盤の圧痛**では、急性の骨盤内炎症性疾患を考える。

❹ **身体診察**は，外陰部，子宮頸部，子宮と付属器も含めて行う。骨盤腫瘍では，膿瘍，子宮筋腫，子宮外妊娠または悪性腫瘍の可能性がある。生殖器の外傷を除外する。

❺ **甲状腺疾患の徴候**(例：頻脈，徐脈，腱反射異常，毛髪の変化と甲状腺腫大)は，月経の異常と関連していることがある。

❻ **過剰なあざのできやすさ**は，栄養不足，摂食障害，外傷，虐待，薬物乱用または止血障害による場合がある。

❼ **黄疸と肝腫大**は，背景に止血障害があることを意味する場合がある。

❽ **肥満，多毛，にきびと黒色表皮肥厚症**は，多嚢胞性卵巣疾患を示唆する。

❾ **乳汁漏出**では，下垂体病変の可能性がある。

❿ **浮腫**は，腎，肝疾患，貧血の症状のことがある。

## C. 検査

❶ **臨床検査**

a. 基本としての全血球計算と血清妊娠検査は，ほとんどの女性で行う必要がある。

b. 他の原因をすぐに診断できない場合には，止血障害を除外するために，血小板数，出血時間と止血障害に関するその他の検査を行う。遺伝性止血障害は，月経過多の女性の11%でみられ，対照群の3%と比較して多い。その多くはvon Willebrand病である。月経過多の診断や治療の多くが外科的であり，止血障害があればそのリスクがより高くなるため，止血障害があるかどうかを診断することは重要である。一方，月経過多のすべての女性を一様に検査することは勧められない[6]。

c. 性感染症のスクリーニングと甲状腺機能検査についても検討する必要がある。

d. 子宮頸部の異形成が大量の腟出血を起こす原因となることは少ないが，子宮頸部細胞診(Papanicolaou塗抹試験)は行う必要がある。

e. 腎機能障害や肝機能障害が疑われれば，検査を行う。

❷ **画像検査**

a. 妊娠していない女性で不正性器出血と骨盤内腫瘤を認める場合は，超音波，CT，あるいは腹腔鏡を用いて精密検査を行う。

b. 経腟超音波は，平滑筋腫，子宮内膜肥厚，局所の腫瘤の診断に優れているが，子宮内膜ポリープや粘膜下筋腫を見落とす可能性がある。子宮内膜癌に対しては非常に感度が高いが，子宮内容除去術に比べると4%の癌を見逃している[7]。子宮内膜層が5 mm未満の場合は比較的安心であるが，癌がないとはいい切れない。

c. 子宮内膜腔に無菌の生理食塩液を5〜10 mL注入し，超音波で子宮を観察することもできる。この方法の有用性は，子宮鏡の診断と同等で，経腟超音波検査単独より正確である。子宮内膜生検と組み合わせた場合の感度は95〜97%，特異度は70〜98%である[8]。決断分析ではこの方法を第1選択としている[8]。

d. MRIは，腺筋症に有用である。

❸ **子宮内膜生検**は，35歳以上の女性や子宮内膜癌のリスクが高い場合にすすめら

## 表 11.6.2 診断的検査の概要

| | |
|---|---|
| 身体所見 | • バイタルサイン，蒼白，発熱<br>• 骨盤内腫瘍を除外するため，出血源を確認するための内診<br>• 肝疾患，腎疾患，止血障害，多嚢胞性卵巣症候群や甲状腺疾患などの内分泌疾患の徴候 |
| 検査 | • 妊娠反応<br>• 全血球計算（血小板含む）<br>• 包括的代謝系セット検査<br>• 甲状腺ホルモン検査<br>• 出血時間<br>• 性感染症検査<br>• 適応があれば子宮頸部細胞診 |
| 画像検査 | • 骨盤内腫瘍に対する骨盤内超音波検査<br>• 適応があればMRIとCT |
| 病理組織学的検査 | • 子宮内膜生検，子宮鏡，子宮内容除去術 |

れる。この方法は，予想外の妊娠の存在を避けるために，月経の1日目に多く実行される。
❹ **診断的および/または治療的子宮鏡検査**
❺ **子宮内容除去術**は，診断的でありかつ治療的である。

### 診 断[7] （表 11.6.2）

月経過多は，初潮から閉経までの間で特に妊娠可能な時期に多い。妊娠は必ず除外しなければならない。どんな骨盤腫瘍でも，超音波，CTまたはMRIで精査しなければならない。診断がつかなければ，腹腔鏡または子宮鏡検査を行う。

### ●文献

1. Zacur HA. *Chronic menorrhagia or anovulatory bleeding*. UpTodate. Accessed February 16, 2012.
2. Albers JR, Hull SK, Wesley RM. Abnormal uterine bleeding. *Am Fam Physician* 2004;69:1915–1926.
3. Schrager S. Abnormal uterine bleeding Associated with hormonal contraception. *Am Fam Physician* 2002;65(1):2073–2080.
4. Finley B, Harnisch DR, Comer B, et al. *Women's genitourinary conditions: FP essentials,* Monograph No, 314 AAFP Home Study, Leawood, Kan: American Academy of Family Physicians, 2005:28–41.
5. Goodman A. Initial approach to the premenopausal woman with abnormal uterine bleeding. UpToDate. Accessed September 24, 2010.
6. James A, Matchar DB, Myers ER. Testing for von Willebrand disease in women with menorrhagia: a systematic review. *Obstet Gynecol* 2004;104(2):381–388.
7. Roy SN, Bhattacharya S. Benefits and risks of pharmacological agents used for the treatment of menorrhagia. *Drug Saf* 2004;27(2):75–90.
8. Dijkhuizen FPHLJ, Mol BWJ, Bongers MY, et al. Cost effectiveness of transvaginal sonography and saline infused sonography in the evaluation of menorrhagia. *Int J Gynecol Obstet* 2003;83(1):45–52.

# 11.7 妊娠していない女性の乳汁分泌
## nipple discharge in nonpregnant female

*Hamid Mukhtar*

## 背景

乳汁分泌(nipple discharge)は，疼痛や腫瘤についで，3番目によく出会う，乳房に関する主訴である[1]。両側からの乳汁分泌は，多管性(複数の乳管口から)で，触診の後に起きやすいものは良性の原因のことが多い。自然にでてくる分泌は，特にそれが一側性であったり血性であれば，非常に重大な原因による。

## 病態生理

**A. 病因** 乳汁漏出は，プロラクチンにより乳腺組織が刺激された結果おきる。プロラクチンは，下垂体前葉から放出される。正常な状態では，プロラクチンの分泌はドパミンによって抑制されている。血清プロラクチン濃度の上昇や，ドパミンを抑制する因子があると，乳腺の小葉や乳管上皮で乳汁産生を引き起こす。

❶ ストレス，乳頭刺激(ジョギングやバックパックの紐のよる摩擦を含む)，胸部外傷，帯状疱疹などの病変は，血清プロラクチン濃度を上昇させ，生理的な乳汁分泌のよくある原因となる。

❷ プロラクチン分泌を増やす薬物やドパミン濃度に影響を与える物質には，フェノチアジンとその他の抗精神病薬，三環系抗うつ薬，メトクロプラミド，ベラパミル，ジギタリス，イソニアジド，アヘン剤，大麻などがある。

❸ 乳汁分泌のその他の原因には，感染症，全身性疾患，良性腫瘍，悪性腫瘍などがある。管内乳頭腫は良性の病的一側性分泌の原因として最も多い。この分泌物は，典型的には麦わら色で，透明である。乳管拡張症は，病的分泌のもう1つの原因である。この状態は，喫煙者や40〜60歳代の女性によくみられる。

❹ 下垂体腺腫：古典的な症状は両側の乳汁分泌と無月経および/または神経学的徴候である。

❺ 甲状腺疾患：甲状腺刺激ホルモン放出ホルモンの分泌が増えると，プロラクチン放出が刺激される。

❻ 慢性腎不全：慢性腎不全患者の約30％で，血清プロラクチン濃度の上昇が認められる[2]。

**B. 疫学** 女性の50〜80％が，妊娠可能な時期に一時的な乳汁分泌で受診する。乳汁分泌を起こすこれらの女性のわずか5％にのみ，乳癌がみられる[3]。悪性のリスクは，高齢と，片側性で単管からの血性分泌物であることによって増大する[3]。

## 評価

**A. 病歴** 最初の病歴聴取は，分泌物の性状と患者の特徴についての質問からはじめる。患者は何歳か？ どのような状況で分泌物に気づいたのか？ 偶然にか？，

腫瘤を触知したか？，など。患者はどのように分泌物の性状を説明するか？　乳房に関する病歴，胸部外傷，感染や薬物や薬物乱用などを含めて十分に病歴をとる。乳癌の家族歴は，リスクを考えるのに不可欠である。乳頭が摩擦を受けるようなことがあったか？　タバコを吸うか？

❶ **妊娠・出産・月経の状況**　月経の状況はどうか？　最近の妊娠や流産があったか？　そうであれば通常の乳汁分泌である。避妊のためのホルモン薬を内服しているか？

❷ **システムレビュー**　甲状腺機能，腎臓病，肝臓病，副腎疾患や下垂体疾患の徴候について質問を行う必要がある。頭痛，視覚障害，無月経，月経障害の病歴があるか？

## B. 身体診察

❶ **乳房の診察**

a. **視診**　乳頭や乳輪周辺で紅斑や発赤，痂皮がないか，乳房を観察する。分泌物の色を記載する。乳頭陥凹はないか。胸壁の瘢痕，紅斑，湿疹性変化，炎症を探す。

b. **触診**　皮膚温を確認する。腫瘤や圧痛を，左右の乳房で触診する。所属リンパ節を触診し，リンパ節腫大の有無を確認する。腫瘤があれば，大きさ，形，位置，硬さと可動性を記載する。

c. **圧迫**　母指と示指で乳房の基部と乳輪領域を圧迫し，乳汁の分泌を確認する。検査前に温湿布をすると，分泌物を確認する手助けになる。分泌物の場所，色，乳管口の数などを記載しておく。

❷ **その他の診察**　視覚障害または頭痛の病歴があれば，完全な神経学的診察を行う。病歴から甲状腺や腹部の疾患が疑われれば，その部位を診察する。

## C. 臨床検査

❶ **分泌物の検査**　片側もしくは単乳管からでている分泌物が明らかに血性または漿液血液状でなければ，潜血検査を行う。細胞診の有用性については，意見が分かれるが，血性が強くなれば陽性適中率があがる。細胞診が陽性であれば，癌の存在を強く疑う[3]。

❷ **その他の検査**　血液検査は，臨床的な評価に基づいて行われる。妊娠テストは，妊娠可能な時期のすべての女性で考慮する。さらに血清プロラクチン濃度，甲状腺や腎機能や肝機能検査も考慮する。

❸ **画像検査**　超音波検査は，優れた診断的検査で，拡張した管と乳房内のどんな結節もよくみえる。マンモグラフィは，乳汁分泌を認める 30 歳以上の女性全員に行う[3]。マンモグラフィでは，隠れた病変を発見することと，触知している腫瘤の質的診断を助ける。乳管造影，乳管鏡，乳管洗浄細胞診，MRI の有用性は検討中である。

❹ **外科的処置**　乳管切開やさらに侵襲的な外科的処置のための専門医への紹介は，片側の，単乳管からの乳汁分泌の患者や，腫瘤を伴う乳汁分泌の患者，細胞診陽性患者で行われる。

❺ **遺伝子検査**　家族歴で，親や同胞に乳癌または異常な *BRCA1/BRCA2* 遺伝子がある場合は，乳汁分泌の原因が悪性である可能性が高くなる。遺伝子検査

は，乳汁分泌そのものの評価には不要である[4]。

### 鑑別診断

鑑別診断で考慮すべき大切なことは，病因が生理的なものか，もしくは病的なものかを区別することである。鑑別診断には，妊娠，偽乳汁分泌，摩擦や用手刺激，全身性疾患，下垂体疾患，乳癌，乳管拡張，乳管内乳頭腫，Paget病，湿疹，外傷や感染による局所の炎症がある。

### ●文献

1. Hussain A, Policarpio C, Vincent M. Evaluating nipple discharge. *Obstet Gynecol Surv* 2006;61(4): 278–283.
2. Leung A, Pacaud A. Diagnosis and management of galactorrhea. *Am Fam Physician* 2004;70(3): 543–550.
3. Golshan M, Iglehart D. Nipple discharge. UpToDate, A. Chagpar MD, UpTodate, Waltham, MA. Accessed June 16, 2012.
4. Andolsek K, Copeland J. Conditions of the breast. In: David A, Fields S, Phillips D, Scherger J, Taylor R, eds. *Family Medicine: Principles and Practice*. 5th ed. New York, NY: Springer-Verlag; 1998:326–342.

# 11.8 子宮頸部細胞診の異常
## Pap smear abnormality

*Mindy J. Lacey*

### 背景

2012年，米国対がん協会(American Cancer Society)は浸潤性子宮頸癌が約12,000例，米国内の癌関連死のうち4,000例(1.5%)が子宮頸部の新生物によるものであったと推定した[1]。かつては女性における癌死亡の最多の原因であったが，子宮頸部の扁平上皮癌の発症率は，子宮頸部細胞診によるスクリーニングの普及後，米国では着実に減少してきた。毎年，米国では6,000万回の子宮頸部細胞診(Papanicolaou塗抹試験：Pap smear)が施行され，コルポスコピー(腟拡大鏡診)などの精査が必要な異常があるのは4%以下である[2]。子宮頸部細胞診でわかる細胞学的変化のほとんどは，介入なしですむが，浸潤性の病変に進行するリスクは，低いグレードの病変であっても経過観察が必要であるというエビデンスがある[3]。最近では，高リスク型のヒトパピローマウイルス(human papillomavirus：HPV)スクリーニングにさまざまな分子測定法が導入され，診断と治療のアルゴリズムが大きく変更された。

## 病態生理

### A. 病因

❶ 子宮頸部の範囲には，扁平円柱状上皮境界，また子宮頸管内膜の円柱上皮が子宮頸腟部の扁平上皮に接している移行部が含まれる。この領域は，一般的に化生性変化につながる多くの生理学的，炎症性，機械的ストレスを受けやすい。加えて，細胞周期が早いために，移行部は，特に影響を受けやすく，ウイルス発癌と環境要因による遺伝子損傷を起こしやすい。

❷ HPV は，基底上皮細胞および傍基底上皮細胞を含む，いろいろな粘膜部位の上皮細胞内で複製する。免疫が保たれているほとんどの人で，特に 30 歳より若い女性では，感染は一過性で，8～24 カ月のうちにウイルスは排除される[4]。HPV 感染の臨床的特徴は，ウイルスのサブタイプに多少依存している。約 30～40 のサブタイプが，下部生殖管に，通常は性交で感染することが知られており，また，これらは，発癌性の低いものと高いものに大きく分けられる。(「低リスク型」と「高リスク型」としてそれぞれ表 11.8.1 に示している)。低リスク型のウイルスサブタイプは，尖圭コンジローマと浸潤性病変へ発展する可能性の低い子宮頸部の低度異形成と関連がある。高リスク型のウイルスサブタイプは，高度の異形成の原因であり，悪性に発展するリスクがより高くなる[5]。

### B. 疫学

❶ HPV の有病率は，米国の人口の 5～20％ と見積もられており，若年女性の半数までが，性的活動の開始に続いて一過性の感染を起こす[6]。年配の女性では，HPV 感染の有病率は低下するが，子宮頸部の新生物へ進行するリスクが高い。ほとんどの例で，細胞学的，組織学的異常は連続的(低度から高度まで。表 11.8.2)で，数カ月から数年の期間にわたって起こり，検診を行うには理想的である[7]。

### 表 11.8.1 ヒトパピローマウイルスのタイプと発癌性

| 発癌性 | ウイルスタイプ |
| --- | --- |
| 低リスク | 6, 11, 40, 42～44, 53, 54, 61, 72, 73, 81 |
| 高リスク | 16, 18, 31, 33, 35, 39, 45, 51, 52, 56, 58, 59, 68, 82 |

### 表 11.8.2 子宮頸部異形成の自然歴

|  | 消退(%) | 存続(%) | 高度異形成への進行(%) | 癌への進行(%) |
| --- | --- | --- | --- | --- |
| 低度異形成 | 57 | 32 | 11 | 1 |
| 中等度異形成 | 43 | 35 | 22 | 5 |
| 高度異形成 | 32 | 約 56 | — | 12 |

❷ HPV 感染を含めて，子宮頸部の新生物の危険因子は，早い年齢からの性交開始，多くの高リスク性交相手，若年，低い社会的地位，人種，その他の性行為感染症の病歴，免疫不全，喫煙，経口避妊薬使用などである。

### 評価

**A. 病歴** 子宮頸部の異型性がある患者のほとんどは，無症状である。外陰部のコンジローマ，帯下，または腟からの出血の徴候を伴って現れることがある。ほとんどの例では，子宮頸部の新生物は，通常は最初に子宮頸部細胞診の異常として発見される。婦人科受診や子宮頸部細胞診の既往は，患者のリスクを見積もるのに必須で，可能な限り常時，細胞病理医と共有すべきである。

**B. 身体診察** 診察時，頸部は，通常肉眼では正常にみえる。肉眼でみえる頸部病変は，正確な診断のためには子宮頸部細胞診ではなく，生検をすべきである。

**C. 検査** 子宮頸部細胞の検体を得るための現在の方法は，液状化検体細胞診で，事実上，古い従来の方法にとって代わった。子宮頸部と子宮頸部内膜は，プラスチックの「ほうき(broom)」または同様の器具で検体を採取し，その標本は固定薬の入った瓶に浮遊させ，懸濁液として運ばれる。液状化検体細胞診の利点は，アーチファクトが少ない，不満足な標本が少ない，1つの標本でHPVとDNA検査ができることなどである。

❶ 米国対がん協会，米国コルポスコピー子宮頸部病理学会(American Society for Colposcopy and Cervical Pathology)，米国臨床病理学会(American Society for Clinical Pathology)は，子宮頸癌スクリーニングのガイドラインを2012年に改訂した[8]。それには以下のことが述べられている。

 a. 21歳以上の女性は，3年ごとに子宮頸部細胞診を受けるべきである。
 b. 30歳以上の女性は，3年ごとの子宮頸部細胞診を単独で受けるか，子宮頸部細胞診と高リスク型HPVの分子スクリーニングを5年ごとに受ける。
 c. 3回の子宮頸部細胞診が陰性で，かつ先行する10年間で2回の高リスク型HPV測定法で2回陰性であった65歳以上の女性は，スクリーニングを続ける必要はない。
 d. 良性疾患で子宮摘出後の女性には適用されない。
 e. HPVワクチンを接種した女性も，上記については同様に行うことが，現時点では推奨されている。

### 子宮頸部細胞診と管理

子宮頸部細胞診は，スクリーニングのためだけのものであることを覚えておくことは重要である。前浸潤と浸潤性の瘢性病変の確定診断は，組織学的にのみなされる。子宮頸部細胞診の目的は，潜在する腫瘍性病変を示唆する，剥離した子宮腟部と子宮頸管内の細胞の異常を発見することであり，さらなる検査の必要性を知るためである。「ベセスダシステム(Bethesda System) 2001」には，子宮頸部細胞病理学報告の統一された用語が正確に記述されている。これは，経過観察と治療の標準化を念頭においている。よくある細胞病理学的診断はそれぞれの典型的な経過観察

法とともに以下に示されている[9]。

**A. 意義不明な異型扁平上皮細胞（Atypical squamous cells of undetermined significance：ASC-US）** これは高度病変の形態学的な基準には合わない異常な扁平上皮細胞を表す。米国コルポスコピー子宮頸部病理学会ガイドライン2006によると，30歳未満の女性には，4～6カ月以内に子宮頸部細胞診を繰り返して経過観察を行うか，臨床的な状況によっては診断的なコルポスコピーに進む。30歳以上では，典型的には高リスク型HPV DNAの状況に従って管理される。陽性の場合は，コルポスコピーを実施すべきである。陰性の場合は，患者は年1回の子宮頸部細胞診で繰り返し経過観察する。

**B. 高度扁平上皮内病変を除外できない異型扁平上皮細胞（Atypical squamous cells cannnot exclude high grade squamous intraepithelial lesion：ASC-H）** ASC-Hの患者の30～40％が，高度異型と高リスク型HPV DNAの非常に高い有病率（85％に近い）を示しているので，これらの患者では，全員，コルポスコピーによる評価と生検をすべきである。

**C. 異型腺細胞（Atypical glandular cells：AGC）** この診断は，異型腺細胞の推定の根拠について，病理学者によるコメントを含むべきである。子宮内膜起源であると考えられる異型腺細胞のある患者は，子宮内膜について病理学者の記述がないならば，コルポスコピーで子宮内膜と頸管内の生検を行うべきである。その他すべての異型腺細胞患者では，HPV検査とともに直ちにコルポスコピーと，35歳以上の患者では，子宮内膜生検の追加が必要である。

**D. 軽度扁平上皮内病変（Low grade squamous intraepithelial lesion：LSIL）** 子宮頸部細胞診でLSILであったすべての患者は，非妊娠患者，閉経前の患者，コルポスコピー検査が十分でないでない患者であれば，子宮頸管内搔爬術の推奨を伴うコルポスコピーを実施すべきである。HPV DNA検査は，コルポスコピー生検で中程度ないしは高度の扁平上皮異型〔子宮頸部上皮内腫瘍（CIN）2-3〕であれば行う。LSILのある妊娠女性では，出産の6週間以内に，コルポスコピーを延期する。

**E. 高度扁平上皮内病変（High grade squamous intraepithelial lesion：HSIL）** ほとんどのガイドラインで，HSILを認める全年齢の患者には，直ちにコルポスコピーを行うべきであると推奨している。もし，生検で高度扁平上皮異型を認めた場合は，ループ式電気切除術（loop electrosurgical excision procedure：LEEP）のような確定的な切除療法をすべきである。この状況では，HPV検査は不適切である。

### コルポスコピー（腟拡大鏡診）

コルポスコピーでは，子宮頸部の異常領域を識別するのに拡大鏡を使用する。子宮頸部細胞診を施行後，3～5％の酢酸溶液を頸部に塗布すると，生検を行うべき異常な染色領域が可視化される。検査結果は，子宮頸管移行部全体が可視化され，ほとんどの異常領域が生検できる場合にのみ，十分であると判断される。同時に行われる頸管内膜搔爬は，通常，子宮頸管移行部の適切なサンプリングを確実にするため

と子宮頸管の腺細胞を評価するために行われる。コルポスコピーが不適切な場合や，子宮頸管の異常があったり，または浸潤癌の疑いがあるならば，子宮頸部の円錐切除術やループ式電気切除術のようなさらなる診断的検査を含めるべきである。

## ●文献

1. Siegel R, Naishadham D, Jemal A. Cancer statistics 2012. *CA Cancer J Clin* 2011;61:69.
2. Mahdavi A, Monk BJ. Vaccines against human papillomavirus and cervical cancer: promises and challenges. *Oncologist* 2005;10:528.
3. Holoway P, Miller AB, Rohan T, et al. Natural history of dysplasia of the uterine cervix. *J Natl Cancer Inst* 1999;91:252.
4. Ho GY, Bierman R, Beardsley L, et al. Natural history of cervicovaginal papillomavirus infection in young women. *N Engl J Med* 1998;338:423–428.
5. Kahn JA. HPV vaccination for the prevention of cervical intraepitheial neoplasia. *N Engl J Med* 2009;361:271.
6. Winer RL, Lee SK, Hughes JP, et al. Genital human papillomavirus infection: incidence and risk factors in a cohort of female university students. *Am J Epidemiol* 2003;157:218.
7. Östor AG. Natural history of cervical intraepithelial neoplasia: a critical review. *Int J Gynecol Pathol* 1993;12:186–192.
8. U.S. Preventive Services Task Force. *Screening for cervical cancer: recommendations and rationale,* http://www.ahrq.gov/clinic/uspstf/uspscerv.htm, accessed January 20, 2003.
9. Wright TC, Massad LS, Dunton CJ, et al. 2006 consensus guidelines for the management of women with abnormal cervical cancer screening tests. *Am J Obstet Gynecol* 2007;197:346–355.

# 11.9 閉経後の性器出血
## postmenopausal bleeding

Naureen Rafiq

## 背景

閉経後の性器出血(postmenopausal bleeding)とは，1年以上月経のなかった女性にみられる性器出血と定義する。

## 病態生理

**A. 病因** 閉経後の女性に生じるいかなる腟出血でも，医師は内膜癌の可能性を強く考慮しなければならない。周期的なホルモン補充療法を受けている女性では，予想される性器出血があるが，予想されない時期に出血したり，多量に出血する場合には検査が必要となる(表11.9.1)。

**B. 疫学** 不正性器出血は，外来でよくみられる症状であり，55歳以上の女性では10％に出現する[1]。閉経周辺期と閉経後の数年の間に婦人科を訪れる女性の70％もの主訴が，不正出血である[2]。

### 表 11.9.1 閉経後の性器出血の病因

| 婦人科的原因 | 婦人科以外の原因 |
|---|---|
| 子宮萎縮 | ホルモン補充療法 |
| 子宮頸部と内膜ポリープ | 甲状腺ホルモン補充療法 |
| 内膜過形成 | 副腎皮質ホルモン |
| 子宮筋腫 | 抗凝固薬 |
| 子宮体癌，子宮頸癌，卵巣癌，卵管癌 | 肥満 |
| 子宮留水症 | 著明な体重減少 |
| 子宮留膿症 | 子宮内膜炎につながる憩室炎のような隣接する臓器の感染 |
| 子宮留血症 | ストレス |
|  | 糖尿病，高血圧症，肝疾患 |

## 評価

### A. 病歴

❶ **出血のパターン** 出血量は，貧血や循環血液量減少を防ぐために治療が必要かどうか，また必要な治療はどんなものかを評価するために見積もられなければならない。腟や子宮内膜の萎縮と子宮内膜ポリープは，性器出血のよくある原因である。腸管運動や排尿に伴う出血は，性器以外の出血源を示唆する。

❷ **最近の服薬歴** エストロゲン，プロゲステロン，タモキシフェン，甲状腺ホルモン，副腎皮質ステロイドなど，どんなホルモン治療も，量も含めて記載する。

a. 持続的エストロゲン-プロゲスチン療法に際して，最初の3～4カ月は非周期的出血がふつうにみられるので，通常は病的とは判断しない。出血量が極端に多く，治療を開始して数カ月が経過しても持続する場合や，治療中に無月経になっていたのにふたたび出血をきたすような場合は検査を必要とする。

b. タモキシフェン内服またはエストロゲン単独療法を行っている女性の子宮体癌の発症率は，治療を受けていない女性の6～7倍である。子宮内膜ポリープの頻度も増加する[3,4]。

c. 副腎皮質ステロイドと甲状腺ホルモンの治療域を越えた投薬量は，生理不順と閉経後出血をきたすことがある。

d. 抗凝固療法は，閉経後の女性における子宮出血の原因となる。

e. 子宮内膜炎は閉経後の女性の出血の原因としてはまれであるが，途上国では，子宮内膜結核による性器出血がみられる[5～7]。

❸ **既往歴** 未経産，早い初潮，遅い閉経，慢性の無排卵性月経の病歴は，子宮内膜過形成と癌の危険因子である。肥満，高血圧，糖尿病，肝疾患は，一般的に高エストロゲン状態をもたらすのでリスクを高める可能性がある。経口避妊薬

❹ **家族歴** 子宮体癌，乳癌，大腸癌の濃厚な家族歴は，子宮体癌の危険因子である。

## B. 身体診察

❶ **バイタルサイン** 血圧と脈拍は，失血量の目安となる。起立性の変化を認めるときは相当量の体液喪失を意味する。発熱は感染を示唆する(「2.6 発熱」参照)。

❷ **腹部** 圧痛や筋性防御は，感染性か炎症性の原因を示唆する。悪性腫瘍は，腹部腫瘤として触れることがある。

❸ **骨盤** 外性器，腟と頸部への出血源の可能性のある病変がないかを診察する必要がある。子宮と卵巣は，腫大，腫瘤と圧痛を評価するために触診する。

❹ **直腸** 直腸診と肛門鏡検査は，痔またはその他の腸の出血源を除外するために必要となることがある(「9.11 直腸出血」参照)。

## C. 検査

❶ **外来検査** 尿検査，便グアヤック検査，または両方は，生殖器以外の出血源を探すのに有用である。全血球計算は，失血の程度と感染ために白血球数が増加しているかどうかを評価するのに役立つことがある。淋菌感染症と *Chlamydophila* 感染症の検査が必要なことがある。

❷ **子宮頸部細胞診 (Papanicolaou 塗抹試験：Pap smear)** 多くの情報源が，評価の一環として子宮頸部細胞診を推奨している。しかし，その診断の成果は低い。子宮頸部病変または脆弱性があれば，子宮頸部に出血源がある可能性をあげる。ホルモン補充療法を受けていない閉経後女性の子宮頸部細胞診で，内膜細胞や意義不明の異常な腺細胞があれば，内膜のさらなる評価を行うことが必要である。

❸ **生検**
a. 陰門，腟または子宮頸部に目にみえる病巣があれば，生検を依頼する。
b. 子宮以外の明確な出血源がない場合，子宮内膜生検が，通常，推奨される。外来ベースの子宮内膜生検法は，感度と特異度に関して子宮内容除去術(dilation and curettage) より侵襲性が低く，費用対効果が高い[8]。外来生検と子宮内容除去術によって得られる検体との間には組織病理学的に高い相関関係がある[9]。病変が限局性ではなく広域にわたる場合，どちらのタイプであってもブラインドサンプリングが最も効果的である。
c. 出血が通常の生検後も持続するなら，さらに評価が必要である。評価は，再度の生検，子宮内容除去術および/または画像診断によって行われる。

❹ **画像検査** いくつかの方法が利用できるが，それぞれの方法がいつ使われるべきかという詳細についての合意は十分ではない[1,10]。
a. 経腟超音波(transvaginal ultrasound)検査は，子宮内膜生検の代替または補助的手段として人気がでてきている。明らかに同定可能な，厚さ4mm 以下の子宮内膜ストライプは，過形成または癌を含む見込みはなく，生検は必要ないとされる[8]。経腟超音波は，子宮内膜異常について発見率は同じであり，子宮内膜生検よりも患者は楽である[1,9]。しかし，持続する出血のある女性ではさらなる検査が必要となる。タモキシフェンを服用している，また

### 表 11.9.2 内膜肥厚

| 3 mm 未満，内膜貯留液あり，またはなし | 3～5 mm 内膜貯留液あり | 5 mm，出血を伴う，または 11 mm，出血なし |
|---|---|---|
| さらなる検査不要 | さらなる検査必要 | さらなる検査必要 |

は，ホルモン補充療法を受けている女性では，経腟超音波を生検の代わりに使用してはならない(表 11.9.2)。
- b. 子宮腔内液体注入法(saline infusion sonohysterography：子宮腔内へ生理食塩液を注入後の超音波評価)は，子宮内膜生検や経腟超音波で見逃される小さな病変の発見につながる子宮腔の構造上の評価を可能にする。この方法の不利な点は，組織が得られないことであり，病変がみつかった場合は必要な生検を行うために子宮鏡が必要である。
- c. 子宮鏡は，子宮内膜評価の他の方法と比較して「ゴールドスタンダード」になりつつある。子宮腔を直接みることができ，目標とした箇所を生検し，病変を切除できる。しかし，費用が高く，他の方法と比べて専門的技術が必要となる。この方法でさえ，ときどき病変が見逃されるので，子宮鏡と並行して子宮内容除去術を行うことを推奨する者もいる[9]。
- d. 超音波検査が決定的でない場合，MRIはときに子宮筋腫の存在を同定するのに役立つ。
- e. 触知された付属器の異常は，必要に応じて超音波やその他の画像診断で評価する。

D. **遺伝** 遺伝学的検査は，閉経後出血の評価には有用でない。婦人科悪性腫瘍の家族歴がある女性は高リスクであり，徹底的に評価されなければならない。

### 診 断

A. **鑑別診断** 閉経後出血の原因は，萎縮(59％)，ポリープ(12％)，子宮内膜癌(10％)，子宮内膜過形成(9.8％)，ホルモンの影響(7％)，子宮頸癌(<1％)，その他(2％)と報告されている[8]。

B. **臨床症状** 最初の臨床評価で，子宮以外の出血源を確認できることがある。腟の萎縮または子宮頸部の脆弱性に伴う性交後の出血は，子宮頸部か腟の粘膜出血を示唆する。その他の出血源が確認されないならば，診断の鍵は子宮内膜の画像診断と組織のサンプリングである。低リスクの女性の薄い子宮内膜のストライプは，子宮内膜の萎縮を示唆する。生検からも経腟超音波からも十分な情報が得られない場合，子宮腔内液体注入法および/または子宮鏡下生検を行う。それ以外の方法が不成功であるかまたは，できない場合にのみ子宮内容除去術を行うべきである。

## ●文献

1. Goldstein RB, Bree RL, Benson CB, et al. Evaluation of the woman with postmenopausal bleeding: society of radiologists in ultrasound-sponsored consensus conference statement. *J Ultrasound Med* 2001;20:1025–1036.
2. Clark TJ, Mann CH, Shah N, et al. Accuracy of outpatient endometrial biopsy in the diagnosis of endometrial cancer: a systematic quantitative review. *BJOG* 2002;109:313–321.
3. Fisher B, Costantino JP, Redmond CK, et al. Endometrial cancer in tamoxifen-treated breast cancer patients: findings from the National Surgical Adjuvant Breast and Bowel Project (NSABP) B-14. *J Natl Cancer Inst* 1994;86:527.
4. Chalas E, Costantino JP, Wickerham DL, et al. Benign gynecologic conditions among participants in the Breast Cancer Prevention Trial. *Am J Obstet Gynecol* 2005;192:1230.
5. Sabadell J, Castellví J, Baró F. Tuberculous endometritis presenting as postmenopausal bleeding. *Int J Gynaecol Obstet* 2007;96:203.
6. Mengistu Z, Engh V, Melby KK, et al. Postmenopausal vaginal bleeding caused by endometrial tuberculosis. *Acta Obstet Gynecol Scand* 2007;86:631.
7. Güngördük K, Ulker V, Sahbaz A, et al. Postmenopausal tuberculosis endometritis. *Infect Dis Obstet Gynecol* 2007;2007:27028.
8. Goodman A. *Evaluation and management of uterine bleeding in postmenopausal women.* Accessed at UpToDate online (www.uptodate.com) on July 2005, last update October 2004.
9. Feldman S. *Diagnostic evaluation of the endometrium in women with abnormal uterine bleeding.* Accessed at UpToDate (www.uptodate.com) on July 2005, last update January 2005.
10. Clark TJ, Voit D, Gupta JK, et al. Accuracy of hysteroscopy in the diagnosis of endometrial cancer and hyperplasia: a systematic quantitative review. *JAMA* 2002;288(13):1610–1621.

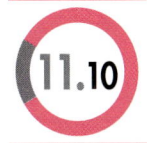

# 11.10 帯下 vaginal discharge

*Sanjeev Sharma*

## 背景

帯下(vaginal discharge)には，生理的な場合と，病的な場合がある．病的な原因のうち90％以上が細菌性腟炎，外陰腟*Candida*症，または*Trichomonas*症であると報告されている[1〜3]．クラミジアや淋菌，悪性腫瘍，アレルギー状態のような腟感染症が含まれる．

## 病態生理

細菌性腟炎は性感染症ではない．腟の*Lactobacillus*(乳酸桿菌)属数が減少し，それに続いて*Gardnerella vaginalis*，*Mobiluncus*属菌，*Mycoplasma hominis*，嫌気性Gram陰性桿菌が異常繁殖することが特徴である．この正常腟内細菌叢の乱れは，多くの，または新しい性交渉の相手，抗菌薬の使用，(腟内)洗浄，喫煙，妊娠と関連している．これらの素因は，細菌性腟炎の女性の33％までに達すると報告されている[4]．

*Candida*属は，健康で無症状な女性の多くの正常腟内細菌叢の一部である．外陰腟炎は，*Candida albicans*によるものが最も多い．より少なくはなるが，*C. glabrata*や*C. parapsilosis*が原因となる．それが有症状の疾患の原因となる正確なメ

カニズムは複雑で，宿主の炎症反応や病原体の毒性因子がかかわる。腟 *Candida* 症の危険因子には，糖尿病，抗菌薬の使用，免疫抑制状態などがある。

腟 *Trichomonas* 症 (vaginal trichomoniasis) は，ほとんど性交によって感染する有鞭毛寄生原虫類である。*Trichomonas* 症は，腟感染の原因の 10～25％を占める[4]。

米国では，*Chlamydia trachomatis* 感染が流行している。妊娠女性の 5～15％が，*Chlamydia trachomatis* に感染している[5]。淋菌 (*Neisseria gonorrhoeae*) は，2番目に多い細菌性性行為感染症である[6]。淋菌，*Trichomonas* 症は両方とも子宮頸管炎を起こす。淋菌は典型的には，より急性の経過を示す。帯下のその他のよくある原因は，萎縮やアレルギー，化学刺激[2]，新生物，残ったタンポンのような異物[5]，子宮内避妊器具などである。

## 評価

**A. 病歴** よい病歴は帯下の原因を明らかにするのに役に立つ。多くの女性は受診の前に市販薬(OTC 医薬品)を使っており，これが患者の所見やその後の評価に影響する。病歴は，患者の年齢，関係状況，性交歴，性交相手の数と性別，月経歴，腟洗浄を含む腟衛生の方法，最近の服薬，検査や手術，現在の体調，喫煙，避妊歴，分泌物の性状に焦点を絞るべきである。

若い女性は，特に 30 歳より若い場合は，性行為感染症のリスクがあがる。また，高齢患者では，持続する分泌は，萎縮や新生物を示唆することがある[7,8]。

全般的な健康状態は重要である。なぜなら，頻回に帯下の問題が生じる場合，特に繰り返す *Candida* 症では，糖尿病や HIV のような全身性疾患の存在が示唆されるからである。

**B. 帯下の特徴** 生理的帯下は，透明で薄いと表現されることが最も多い。典型的には，帯下の量は生理周期によって変化する。病的帯下は，量が多く，特異な色をしており，臭気を伴う。

細菌性腟炎の帯下は，典型的には，均一に白色な非炎症性帯下で，腟壁をなめらかに覆っている。その帯下は水酸化カリウム(KOH，臭気テスト陽性)を加える前後で生臭い，またはカビ臭い。表 11.10.1 参照。

外陰腟 *Candida* 症の帯下は，濃く，塊状で，白色で臭気はないことが多く，また腟瘙痒感，紅斑，浮腫と関連する。*Trichomonas* 症の帯下は広がりやすく，悪臭があり，黄緑で，外陰部の刺激感を伴う[3]。

**C. 随伴する症状** 瘙痒感，ヒリヒリする痛み，排尿障害，性交後出血，下腹部痛，骨盤痛，性交疼痛がみられる。

**D. 身体診察** 患者で急性の症状がでた場合，全身性疾患の徴候，腹痛，腹部の紅斑，発熱その他の症状がある場合は，完全な身体所見をとるべきである。性器診察の準備をするときは，患者は砕石位が快適である。プライバシーが保たれ，デリケートな問題に配慮したケアを行うべきである。子宮頸部や外陰部の炎症の有無や，頸部を動かしたときに生じる疼痛の有無について注意を払う。

**E. 検査** (表 11.10.1 参照) 臨床検査は簡便で，外来診療でも，通常可能である。

### 表 11.10.1 帯下の鑑別診断と臨床症状

|  | 細菌性腟炎 | 外陰腟 Candida 症 | Trichomonas 症 |
|---|---|---|---|
| 帯下の性状 | 均質, 白色, 非炎症性 | 粘稠, 白色, カッテージチーズ様 | 黄緑色, 大量, 水様, 貯留[4] |
| 臭い | KOHを添加する前および後の生臭さ(臭気テスト) | 通常はない | 強烈な臭い(10%) |
| 診察所見 | 腟壁を覆う帯下 | 表皮剥離, 浮腫, 紅斑 | イチゴ状の頸部(患者の2%)[4] |
| 誘発因子 | 腟細菌叢の変化, 妊娠, コンドーム, 腟内洗浄, 新しいもしくは頻繁なパートナー[1] | 抗菌薬, 全身性疾患, 薬物治療, 免疫不全状態 | 性感染症 |
| pH | >4.5 | 通常<4.5 | 90%以上で>4.5 |
| 顕微鏡検査/Gram染色 | Amselの診断基準[a]<br><br>糸状の細胞の存在は強く示唆する[1] | 10% KOH 添加にて出芽酵母や菌糸 | 感度は60～70%<br><br>培養が最も感度が高い[3]<br><br>運動する鞭毛[2] |
| 随伴する症状 | 症状がない場合も多い | 瘙痒感, 腟の過敏, 排尿障害[1] | 外陰部の過敏, 排尿障害, 下腹部痛, 無症状の場合もある[4] |

[a] 薄い均一な帯下, 臭気テスト陽性, 糸状細胞, 腟のpH 4.5以上の4つのうち3つ以上があれば, 細菌性腟炎を強く疑う[1]
KOH:水酸化カリウム

KOH検査, pH, 帯下の顕微鏡的検査により, 多くのケースで帯下の原因を判断できる。

### 診 断

細菌性腟炎は, Amselの基準を使って診断されることが多い。これには, 特徴的な帯下の有無, 顕微鏡下での手がかり細胞(clue cell)の有無, pH 4.5を超える帯下, 臭気テスト陽性を含む。腟 Trichomonas 症の診断は通常, 帯下の直接塗抹

(wet mount)の顕微鏡検査によってなされる。しかしながら，顕微鏡検査の感度は60〜70％にすぎないとの報告があり，新鮮な標本のほうがよい結果が得られる[8]。*Trichomonas*症の診断では，培養が感度の高い方法である。淋菌とクラミジアの検出には，ポリメラーゼ連鎖反応(PCR)測定法が広く利用可能となっている。

すべての臨床検査が陰性で，局所の炎症の徴候があるならば，腟炎の非感染性の原因を考える。これには，機械的摩擦，化学刺激(腟洗浄の使用でみられる)，石鹸や，香水入りの生理用ナプキンや柔軟剤の使用でみられるアレルギー性の原因などがある。

## ●文献

1. Egan ME, Lipsky MS. Diagnosis of vaginitis. *Am Fam Physician* 2000;62(5):1095–1104.
2. Miller KE, Ruiz DE, Graves JC. Update on the prevention and treatment of sexually transmitted diseases. *Am Fam Physician* 2003;67(9):1915–1922.
3. Accessed at http://www.cdc.gov/mmwr/preview/mmwrhtml/rr5106a1.htm on August 11, 2012.
4. Accessed at www.infopoems.com on May 11, 2012.
5. Mitchell H. Vaginal discharge—causes, diagnosis and treatment. *BMJ* 2004;328:1306–1308.
6. Mejeroni U. Screening and treatment for sexually transmitted infections in pregnancy. *Am Fam Physician* 2007;76:265–270.
7. *Diseases characterized by vaginal discharge.* Treatment guideline. Accessed at www.cdc.gov/std/trichomonas/treatment.htm on August 12, 2012.
8. Department of Health and Human Services. Centers for Disease Control and Prevention. *Morbidity and mortality weekly report: recommendations and reports. Sexually transmitted diseases treatment guidelines, 2006.* August 4, 2006, Volume 55, Number RR-1.

# 12

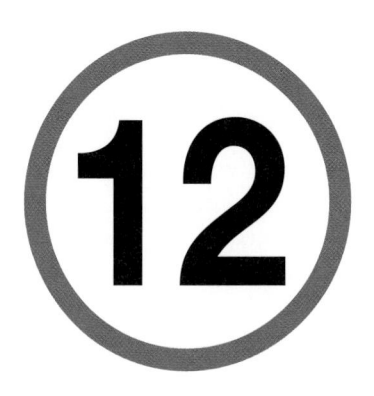

# 筋骨格系のプロブレム

Musculoskeletal Problems

*Allison M. Cullan*

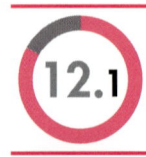

# 12.1 関節痛 arthralgia

Richard H. Rutkowski

## 背景

関節痛(arthralgia)とは，関節に生じた痛みを意味するが，それは診断ではなく症状である。関節痛は単関節，多関節いずれにも起こり，骨や関節周囲の構造(筋，靭帯，腱など)に起因する。関節痛は，ときに「関節炎」と同義に扱われることがある。しかし，関節炎はしばしば関節痛を起こしうるが，すべての関節痛が関節炎によって引き起こされるのではない[1]。

## 病態生理

関節痛は，関節の物理的損傷や変形性関節疾患／骨関節症，感染，局所もしくは全身性の炎症性疾患などさまざまな原因で起こりうる。プライマリ・ケアを受診する患者の20%が関節痛や筋痛を訴える。高齢者の関節痛の原因で最も多いのは変形性関節疾患であり，65歳以上の患者では約3分の1にも及ぶ。中高年では，種々の関節炎など，炎症性疾患が多くを占め，若年者では，ウイルス感染などのような全身性疾患のほうが多い[2〜4]。

## 評価

関節痛の鑑別診断は多岐にわたるが，関節痛の持続期間，関節炎の有無，罹患関節の局在，全身症状，性別／年齢，既往歴などについての的を絞った病歴聴取と診察が診断に有用である[5]。これらの要素を考慮することで鑑別診断を大きく絞ることができ，原因特定の一助となる。最終診断を確定するために臨床検査や画像検査が必要となる症例もある。

### A. 罹患期間[5,6]

❶ 外傷直後に急性発症する強い単関節痛は，推定される原因を明瞭に示す。
❷ 炎症や発熱などの徴候を伴う急性発症の関節痛では，感染症もしくは結晶誘発性関節炎を疑う。
❸ 週や月単位での遅発発症の多関節炎では，感染症や結晶誘発性関節炎は疑わしくない。
❹ 急性発症の場合，急性疾患が原因で自然によくなる経過をとることも，慢性疾患の初発症状であることもある。

### B. 炎症の有無[5,6]

❶ 熱感，腫脹，紅斑，圧痛点の存在は，細菌またはウイルス感染，結晶関節炎，結合組織病によって起こった「関節炎」を示唆し，変形性関節症は考えにくい。
❷ 朝のこわばり，特に30分以上持続する場合は，関節リウマチを示唆する。

## C．罹患関節の局在[5,6]
❶ 対称性の中手指関節腫脹では，関節リウマチを考慮する。
❷ 膝関節や股関節など荷重関節の症状は，変形性関節症を疑う。
❸ 第1中足趾関節に局在する炎症は，痛風を示唆する。

## D．全身症状[5,6]
❶ 上気道感染の病歴や最近の MMR〔麻疹 measles，ムンプス mumps（流行性耳下腺炎），風疹 rubella〕ワクチン接種歴のある多関節炎では，反応性関節炎を疑う。
❷ 若年者の尿道炎，結膜炎，下肢大関節病変の存在は，反応性関節炎（Reiter 症候群）や淋菌性関節炎を示唆する。
❸ 全身疲労感，筋痛，不眠などの症状がそろっている場合は，線維筋痛症，抑うつ，甲状腺機能低下，高カルシウム血症を疑う。

## E．年齢／性別／家族歴[5]
❶ 結合組織病の多くは女性に多い。
❷ 痛風は一般的に男性に多く，閉経前の女性にはまれである。
❸ 変形性関節症は，高齢者の関節痛の原因として最も多い。リウマチ性多発筋痛症は，関節痛を呈することもあり，特に50歳以上の患者の体軸骨格に生じることが多い。
❹ 頬部発疹や全身性エリテマトーデス（systemic lupus erythematosus：SLE）の家族歴のある女性の多関節炎では，SLE を強く疑う。

## F．身体診察 ── 有用な所見[5,6]
❶ バイタルサイン／全身症状：体重減少，発熱，リンパ節腫脹
❷ 頭部・眼・耳・鼻：結膜炎，涙液／唾液の減少，甲状腺腫大
❸ 皮膚：乾癬，頬部発疹，ウイルス性発疹，慢性遊走性紅斑，皮膚肥厚，伝染性紅斑
❹ 心血管系：新たに出現した心雑音
❺ 関節所見：熱感，圧痛，関節滲出液，変形，可動域，摩擦音
❻ 関節周囲の圧痛，軟部組織のトリガーポイント

## G．検査
詳細な病歴と身体診察により十分に確からしい診断を得ることができる。しかしながら，炎症や感染，結晶誘発性関節炎，全身性疾患の存在を確認するのに血液検査や画像検査が必要となることがある。例えば下記のような場合である。

❶ **血液検査**[5〜8]
 a. 全血球計算，赤血球沈降速度，C反応性蛋白（CRP）は非特異的な検査ではあるが，炎症の有無を判定するのに有用である。
 b. 関節液検査により，細菌感染，炎症，外傷，結晶誘発性関節炎を特定できる。
 c. 抗核抗体は，SLE の90％で陽性である。
 d. リウマトイド因子や抗 CPC 抗体は，関節リウマチやその他の自己免疫疾患診断の一助となる。
 e. HLA-B27 は，強直性脊椎炎，Reiter 症候群，腸疾患性関節炎でしばしば陽性となる。
 f. インフルエンザ迅速検査は，反応性関節炎で有用である。
 g. ライム病血清検査は，ライム病関節炎で有用である。

## ❷ 画像検査[5,8]
a. 外傷や変形性関節症が疑わしい場合には，単純X線撮影を行う。
b. CTやMRIは，外傷，転移性疾患，関節内の障害が疑わしい場合に有用なことがある。

### 診 断

関節痛の鑑別診断を**表 12.1.1**に示す。プライマリ・ケアにおいて遭遇する，よくあるタイプの疾患を取りあげ，単関節か多関節(もしくはその両方)で分類した。

**表 12.1.1 よくみられる関節痛の鑑別診断**[5,6,8]

| 単関節 | 多関節 |
| --- | --- |
| 外傷 | 変形性関節疾患 / 骨関節症 |
| 酷使による損傷 | 線維筋痛症 |
| 変形性関節疾患 / 骨関節症 | 関節リウマチ |
| 敗血症性関節炎 / 骨髄炎 | 乾癬性関節炎 |
| 結晶誘発性関節炎(例：痛風) | 反応性関節炎(Reiter症候群) |
| ライム病 | ウイルス反応性関節炎(例：パルボウイルス) |
| 異常ヘモグロビン症(例：鎌状赤血球症) | ライム病 |
| 転移性腫瘍 | SLEやその他の結合組織病 |
| 疲労骨折 | 薬物の副作用 |

### ◉文献

1. Hardin JG. Arthralgia. In: Walker HK, Hall WD, Hurst JW, eds. *Clinical methods: the history, physical, and laboratory examinations*, 3rd ed. Boston, MA: Butterworths, 1990:Chapter 160.
2. Morris D. Osteoarthritis. *Prim care Update* 2005;3(1):20–26.
3. Lawrence RC, Felson DT, Helmick CG, et al. Estimates of the prevalence of arthritis and other rheumatic conditions in the United States. Part II. *Arthritis Rheum* 2008;58(1):26–35.
4. Dillon CF, Rasch EK, Gu Q, Hirsch R. Prevalence of knee osteoarthritis in the United States: arthritis data from the Third National Health and Nutrition Examination Survey 1991-1994. *J Rheumatol* 2006;33(11):2271–2279.
5. Richie AM, Francis ML. Diagnostic approach to polyarticular joint pain. *Am Fam Physician* 2003;68(6):1151–1160.
6. Sergent JS, Fuchs HA. Polyarticular arthritis. In: Firestein GS, et al., eds. *Kelley's textbook of rheumatology*, 8th ed. Philadelphia, PA: Saunders Elsevier, 2008:273–289.
7. Britten N, Culpepper L, Gass D, et al., eds. *Volume 2: clinical management from Oxford textbook of primary medical care*, 3rd ed. New York, NY: Oxford University Press, 2005.
8. Golbus J. Monoarticular arthritis. In: Firestein GS, et al., eds. *Kelley's textbook of rheumatology*, 8th ed. Philadelphia, PA: Saunders Elsevier, 2008:230–272.

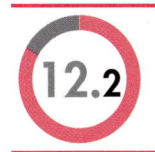

## 12.2 下腿痛 calf pain

*Michael J. Bryan*

### 背景

下腿痛(calf pain)は，良性のものから生命を脅かすものまで，実に多様な原因から生じる。

### 病態生理

下腿痛は，多くの原因で起こりえる(表12.2.1)。下腿痛のうち，筋骨格由来のものが40%を占める[1]。痛みは，S1/2の神経根症のように背部からの関連痛のこともある。深部静脈血栓症(deep vein thrombosis：DVT)は，下腿痛のうち最も危険な原因の1つである。深部静脈血栓症の危険因子として，Virchowの三徴(静脈壁障害，うっ血，凝固性亢進)があげられる。それゆえに，安静，妊娠，手術直後は古典的な危険因子といえる。コンパートメント症候群は，主として外傷による腫脹から生じ，下腿の4つの筋膜に囲まれた区画内のいずれかに起こる。迅速な診断と処置がなされなければ，区画内圧の上昇，阻血，神経筋の不可逆性機能的変化を起こすこととなる。横紋筋融解症は，外傷，阻血，薬物または感染によって引き起こされる。むずむず脚(レストレスレッグス)症候群で，症状として痛みが訴えられることもある[2]。末梢性ニューロパチーは，絞扼による神経障害または種々の疾患(糖尿病，ビタミン$B_{12}$・葉酸欠乏，甲状腺疾患，アルコール依存症，HIV，梅毒など)に起因する。

### 評価

**A. 病歴** 病歴は，鑑別診断を絞るのに重要である。疼痛の関連情報として，痛みの質，重症度，持続期間，増悪あるいは軽快因子，痛みの正確な部位などがあげられる。その他には，腫脹，色調変化，温かさ，痺れ，脱力感，熱感，冷感などがある。直近の安静の程度と同様に，外傷または運動に関する情報は必ず聴取する。ホルモン薬，スタチン，利尿薬，ビスホスホネートやアルコールのような電解質に影響を及ぼす薬物を含む現在の投薬についても記録する。

末梢動脈疾患は，典型例では，安静により消失する間欠性跛行を呈する。むずむず脚症候群では，おもに夜間のどうしようもなく下肢を動かしたくなるような不快感を呈する。活動性のある患者の急な下腿痛では，筋挫傷や腱断裂が多い。腓腹筋は最も損傷頻度の高い筋である。

**B. 身体診察** 診察では，まずバイタルサイン(特に血圧，体温，心拍)と痛みの程度を評価する。下肢では，腫脹(深部静脈血栓症や外傷)，色調変化(尿毒症，貧血，蜂巣炎，深部静脈血栓症，虚血)，創傷，毛や爪のパターンや対称性(慢性虚血)を観察する。下腿周径の計測も行う。触診では，温感，圧痛，浮腫と骨または

### 表 12.2.1　下腿痛の鑑別診断

**血管系**
　静脈性
　　深部静脈血栓症
　　表在性血栓性静脈炎
　　下肢静脈瘤
　動脈性
　　跛行
　　虚血／塞栓

**神経系**
　関連痛
　　股関節部
　　背部
　末梢性ニューロパチーまたは絞扼による神経障害
　むずむず脚（レストレスレッグス）症候群

**筋骨格系**
　下腿筋損傷
　下腿腱断裂
　Baker 囊胞
　遅発性筋痛
　コンパートメント症候群
　筋痙攣／筋痛
　　電解質異常
　　横紋筋融解

**外傷**
　骨折
　青あざ／血腫

**感染性**

筋の欠損を評価する．膝関節・足関節・足趾関節の可動域も注意して観察する．関連痛がありそうなときは，背部と股関節部の評価も必ず行う．脈管に関しては，静脈還流不全，圧痛を伴う静脈瘤，静脈索，動脈拍動，毛細血管の再充満を評価する．神経学的検査では，下肢の運動・知覚と反射を評価する．また，体重負荷や姿勢，歩行に関しても観察する．深部静脈血栓症に対しては，特に Homan 徴候（足関節の受動背屈時痛の有無）を観察する．しかしながら，身体所見の適中率は 55％にすぎない．Thompson テスト（近位の腓腹筋とヒラメ筋腱を圧搾し足関節が底屈

するかどうか)はアキレス腱断裂を評価するために行う。

**C. 検査** 複式超音波検査は，表在性血栓症と深部静脈血栓症の診断に用いられる（感度89％，特異度94％)[3]。静脈造影は，ゴールドスタンダードであるが，侵襲性が高い。複式超音波を併用した足関節上腕血圧比(ankle brachial index：ABI)は末梢動脈疾患(peripheral artery disease：PAD)の診断に用いられる（感度95％，特異度99％)[4]。骨折，異物または悪性腫瘍の疑いがない限り，単純X線撮影は不要である。MRIは筋や軟部組織損傷の診断に，超音波は筋断裂・腱断裂の評価に用いられる。コンパートメント圧テストは，コンパートメント症候群の診断確定のために行われる。筋電図は，神経根症や神経障害が疑われる際に行われる。むずむず脚症候群では，血清鉄や腎機能など，さらなる検査を行うこともある。

## 診 断

深部静脈血栓症の診断には，腫脹，熱感，圧痛と変色などの所見も含まれる。アキレス腱断裂では，足底背屈が不可能であり，Thompsonテストが陽性である。Baker嚢胞破裂では下腿に遠位へ進行する腫脹と変色を認める。労作性，慢性にかかわらず，コンパートメント症候群は，通常，運動により起こる。患者は，運動後放散する疼痛またはしびれ感を自覚する。70％は前方コンパートメントに生じる[5]。急性のコンパートメント症候群において，受動伸展でのコンパートメント内を通る長筋の疼痛増悪は重要な徴候である。激痛，蒼白と麻痺は，進行した虚血性コンパートメント症候群の徴候である。筋痙攣と筋痛は，概して脱水，過剰な運動または横紋筋融解症で起こる。発赤，疼痛，熱感，腫脹を呈している蜂巣炎は，通常，下腿または足部での局所の明らかな皮膚破綻により起こる。しかし，指間（趾間）などの部位を感染源とすることもあり，注意して観察しないと見落とすことがある。

### ●文献

1. Kahn SR. The clinical diagnosis of deep vein thrombosis: integrating incidence, risk factors, and symptoms and signs. *Arch Intern Med* 1998;158(21):2315–2323.
2. O'Keefe ST. Restless leg syndrome. A review. *Arch Intern Med* 1996;156:243.
3. Line BR. Pathophysiology and diagnosis of deep vein thrombosis. *Semin Nucl Med* 2001;31(2):90–101.
4. Comerota AJ. The case for early detection and integrated intervention in patients with peripheral artery disease and intermittent claudication. *J Endovasc Ther* 2003;10:601–613.
5. Korkola M, Avandola A. Exercise induced leg pain. *Phys Sportsmed* 2001;29(6):35–50.

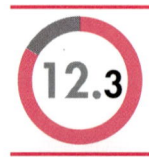

## 12.3 股関節痛　hip pain

Destin Hill

### 背景

股関節は，身体関節の中で最大の関節である．17の筋群と強固な3つの靭帯に囲まれ，それらにより股関節は大きな力と広範な可動域を得ている．また，他の関節よりも骨格性のサポートを大きく受けている．股関節痛（hip pain）は，臨床的によく遭遇する訴えである．

### 病態生理

股関節痛の鑑別疾患は年齢により異なる（表12.3.1）．小児では，敗血症性関節炎や一過性の滑膜炎または膝痛の波及が多い．前思春期から思春期にかけては，大腿骨頭すべり症，Legg-Calvé-Perthes病（大腿骨頭壊死）などによる続発性の股関節痛が多い．若年のスポーツ選手や活動期の者の病因としては，外傷性骨折，疲労骨折，筋緊張が多く，関節内の病因として股関節唇損傷や股関節インピンジメントもあげられる[1]．高齢者では変形性関節症，大転子滑膜炎，腸腰筋滑膜包炎，骨折，腰痛からの波及などが多い．

### 評価

**A. 病歴**　病歴では，特に発症時間，部位，持続期間，重症度，性質，増悪・軽快因子について詳細に記述する．小児の保護者に最近の外傷や罹患をたずねることは重要である[1]．活発な患者では運動，外傷，その他過去の外傷歴，手術歴などを聴取する．高齢者の股関節痛で最も多いのは，変形性関節症である．しかしながら，骨折，滑膜包炎，腰痛の波及を考慮することは，これらに対する治療がまったく異なることをからも重要である[2]．また，消化器症状（便通の頻度，下血，腹痛）や尿生殖器症状（排尿障害，血尿，月経不順），全身症状（夜間の発汗，体重減少，発熱）など，関連する症状について聴取することは，その他の診断を喚起することもあり，重要である．

**B. 身体診察**　股関節は，骨と軟部組織に隠れているが，身体診察は難しくない．他の筋骨格系の身体診察と同様に，股関節への系統的アプローチが正確な診断につながる．

❶ 股関節のどこが痛むのかを聴取する．関節内由来の痛みでは，一般的に鼠径部付近の痛みがある．股関節側面の痛みでは，筋，人体，滑膜包由来の痛みが考えられる．

❷ 斑状出血，腫脹，紅斑，発疹を注意深く観察する．

❸ 股関節屈筋群，内転筋，臀筋，腸脛靭帯，大転子，滑液包上部，骨盤などの軟部組織や骨部の圧痛がないか触診する．

### 表 12.3.1 股関節痛の鑑別診断

| 診断 | 患者年齢 | 所見 |
|---|---|---|
| 敗血症性関節炎 | 乳幼児 | 偽性麻痺，被刺激性，跛行，発熱 |
| 一過性滑膜炎 | 小児，前思春期 | 疼痛，跛行，ROM制限，発熱 |
| Legg-Calvé-Perthes病 | 前思春期 | 跛行，ROM制限 |
| 大腿骨頭すべり症 | 若年者 | 跛行，内旋制限，男性，肥満，50%は両側性 |
| 剥離骨折 | 若年成人，運動選手 | 突然の発症，「ポキッ」と聞こえるまたは感じる，腱付着部の疼痛 |
| 大腿骨頸部疲労骨折 | 若年性人，運動選手 | 潜伏性発症：活動性亢進・摂食障害・月経不整との関連，長距離走者 |
| 類骨腫 | 若年成人 | 漠然とした疼痛，夜間時痛，ROM制限 |
| 腸脛靭帯症候群 | 若年成人，運動選手 | 外側大腿／下肢痛，パチンと鳴る，Oberテスト陽性，膝外側の放射線治療 |
| スポーツヘルニア | 若年成人，運動選手 | 鼠径部痛，伸展時の疼痛増悪，腹筋運動時の疼痛 |
| 股関節インピンジメント | 成人 | 鼠径部痛，ROM・脚くみ制限，FAI検査陽性 |
| 大腿骨転子滑液包炎 | 成人 | 大転子上の外側大腿痛 |
| 大腿骨頭壊死 | 成人 | 体重負荷時の鈍痛，ROM制限 |
| 腸脛筋腱炎 | 成人 | 大腿内側／鼠径部の痛み，パチンと鳴る，立位での疼痛 |
| 股関節唇損傷 | 成人，運動選手 | 突然の発症，股関節内側／鼠径部の有痛性クリック，ROM制限 |
| 癒着性股関節包炎 | 成人（特に中年女性） | 変形性関節症やその他の原因がないROM制限や運動時痛，糖尿病との関連 |
| 異常感覚性大腿神経痛 | 成人 | 大腿伸側／外側の知覚低下，肥満，衣服の圧迫，運動低下なし |
| 変形性関節症 | 成人 | 進行性の疼痛，ROM制限，荷重運動時の疼痛増悪 |

FAI（femoroacetabular impingement）：大腿骨寛骨臼インピンジメント，ROM（range of motion）：関節可動域

❹ 患者を仰臥位にし，屈曲，内転，外転など，股関節可動域を診察する。伸展は，患者を側臥位にして診察する。
❺ 患者を仰臥位にし，股関節の屈曲，伸展，内転，外転に対する抵抗力を診察する。
❻ 股関節には多くの特異的な検査がある。そのうちのいくつかを以下に示す。
  a. **Log Roll** 患者を，下肢を診察台においた状態で仰臥位にする。検者がピンを回すように下肢を回転させることで大腿は内転，外転する。内転や外転で可動域制限や疼痛の出現があると，関節内病変が疑われる。
  b. **FABERテスト** 股関節を屈曲，外転，外旋位にする。この検査は対側と比較して行う。可動域制限や疼痛があれば，関節内の病変や腸腰筋の緊張が疑われる。
  c. **FAIテスト** 患者を仰臥位にして股関節を90°屈曲させ，股関節を内転する。股関節痛が再現されれば，大腿骨寛骨臼インピンジメントの可能性がある。
❼ 歩行可能であれば，歩行状態も観察する。
❽ 股関節の診察において最も重要な項目の1つが，反射，知覚，筋力などの神経診察である。これにより神経学的異常を明らかにできる。
❾ 下肢末梢の動脈拍動を触知する。
❿ 膝(特に小児)，腰椎，仙腸関節の診察も考慮する。

## C. 検査

❶ 股関節単純X線撮影(骨盤正面像，股関節正面像・開排位・側面像)は，多くの股関節痛に対して必要な画像検査の第1選択である。
❷ MRIやCTは，病歴・身体診察・単純X線撮影を行ってもなお診断が判然としない場合に有用となりうる。これらの検査は，単純X線写真に写らない骨折や疲労骨折，関節唇損傷，軟骨変性，関節内遊離体を明らかにできる。また単純X線写真で認めた嚢胞性病変と溶骨性病変の鑑別が可能である。MRI関節造影は，関節唇病変やLegg-Calvé-Perthes病，大腿骨頭壊死が診察上強く疑われるときに考慮すべきである[3]。
❸ 超音波検査は，一過性滑膜炎や敗血症性関節炎が強く疑われる際に，少量の関節液を同定するのに有用である。
❹ 骨シンチグラフィは，疲労骨折，Legg-Calvé-Perthes病，大腿骨頭壊死の診断に有用である。
❺ 全血球計算，赤血球沈降速度，C反応性蛋白(CRP)は，炎症性疾患が疑われる場合に有用である。
❻ ときに，股関節穿刺が診断に必要なことがある。関節液は，必要に応じて細胞数，Gram染色，細菌培養，結晶検査などのために提出する。

### 診 断

股関節痛の正確な診断は，臨床医にとってきわめて困難である。集中的な身体診察は鑑別診断を絞るのに有効である。大転子上の圧痛があれば，たとえFAIテスト

陽性で大腿骨寛骨臼インピンジメントが示唆されても，滑膜包炎を疑う。単純X線撮影は，股関節痛患者の診断に重要なツールである。これらは変形性関節症や骨折といった最も一般的な股関節痛の原因を評価するのに用いられる。MRIやCT，超音波は関節内疾患の病因を明らかにしたり，初期対応で診断が判然としないときに用いられる。表12.3.1に一般的な股関節疾患の鑑別診断を示す。

● 文献

1. Hill DE, Whiteside JW. Evaluation of the limping child. *J Fam Pract* 2011;60:193–197.
2. Hoppenfield S. *Physical examination of the spine and extremities*. New York, NY: Appleton-Century-Crofts, 1976:133–169.
3. Madden CC, Putukian M, Young CC, McCarty EC. *Netter's sports medicine*. Philadelphia, PA: Saunders, 2010:404–416.

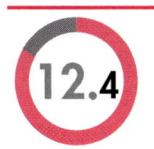

# 12.4 膝痛　knee pain

Michael L. Grover

## 背景

米国において，膝関節の症状は最もよくみられ，外来患者の受診動機の1割を占めるほどである。プライマリ・ケア医は，1年間に約400万人もの膝痛患者を診断している[1]。米国成人の約半数が，その生涯に一度は膝痛(knee pain)を経験するといわれている[2]。プライマリ・ケアにおいて，成人の非外傷性膝前部痛の大部分は膝蓋大腿痛症候群によるものである。

## 病態生理

**A. 原因**　膝痛の原因は，外傷，使いすぎ，関節炎または変性，感染症や複数の原因が関与するものなど，多岐にわたる。股関節や腰部からの関連痛も膝痛の原因となりうる。

**B. 疫学**　患者の年齢，疼痛部位，発症時期は，身体診察や鑑別診断を絞るための病歴聴取において必須要素である。小児期では，膝痛の多くが軽度の外傷による。しかし，その他にも膝蓋骨亜脱臼，膝蓋骨腱炎(ジャンパー膝)，脛骨骨端炎(Osgood-Schlatter病)なども原因となる[3]。小児では，臨床医は，骨髄炎や骨肉腫，股関節疾患からの関連痛など，頻度の低い疾患も鑑別にあげなくてはならない。思春期や成人では，外傷や使いすぎがよくみられる。成人や高齢者では，変形性関節症，変形性半月板損傷，痛風や偽痛風による炎症性関節炎などが多い。

## 評価

### A. 病歴

**❶ 疼痛の発症形式，性質，部位，受傷機転** 使いすぎによる外傷や関節炎では，鈍痛や疼きなどの痛みが徐々に増強する，緩徐進行性の発症形式をとることが多い。外傷による突発性の疼痛で，痛みの性質は鋭い。外傷患者では，疼痛部位（前面・後面，内側・外側）を明らかにすることが身体診察につながる。受傷機転を知ることは非常に重要である。側方からの衝撃は，内側側副靱帯や半月板の損傷を生じる。過伸展や急激な減速（特に直接的外傷に伴う）では，十字靱帯を損傷しやすい。ねじれや旋回運動では，剪断力により半月板を損傷する[4]。

**❷ 関連症状** ロッキング（半月板）や断裂音（靱帯），膝崩れ（靱帯）などの機能的な症状も聴取しなければならない[4]。腫脹の自覚も同様に重要である。靱帯損傷や骨折では，急性の関節内血腫による急激な関節液貯留を呈する。関節炎や半月板損傷では，関節液の貯留はより緩徐である。関節液の存在は，靱帯や半月板の障害を示唆する。外傷や関節液貯留のある患者の実に90％が，膝関節内の障害を有する[5]。

### B. 身体診察
膝関節内に障害がある患者の3分の1がプライマリ・ケア医の診察を受けることを考えると，膝関節の正しい診察を身につけることは重要である[2]。

**❶ 視診と触診** 患側と対側の膝を比較することで，腫脹，紅斑，変色，非対称性などがわかりやすくなる[4]。骨部の圧痛があると，骨折の疑いが強くなる。関節線上の圧痛は，半月板損傷と関連することが多い。側副靱帯損傷では，しばしば圧痛と軟部組織の腫脹を伴う。

**❷ 関節可動域** 関節の自動・他動域を評価しなくてはならない。膝関節の自動伸展ができない場合は，四頭筋腱断裂が疑われ，自動・他動屈曲が制限されている場合は，半月板損傷が疑われる[6]。膝蓋大腿疼痛候群や軟骨軟化症の患者では，膝蓋大腿の間隔の異常や関節運動時の捻髪音を認める。

**❸ 側副靱帯** 膝関節を少し屈曲した状態で内反・外反ストレステストを行い，痛みが再現されれば，内側・外側の側副靱帯損傷が疑わしい。靱帯損傷がなければ，運動域の終点で安定している[4]。

**❹ 十字靱帯** ピボットシフトテスト，Lachmanテスト，前方引き出しテストは前十字靱帯損傷の評価に有用である。後方引き出しテストは，後十字靱帯損傷の評価に行われる。ピボットシフトテストは，陽性適中率が高く（陽性であれば外傷と診断），Lachmanテストは陰性適中率が高い（陰性であれば外傷は除外できる）（表12.4.1）。

**❺ 半月板** 多角的なシステマティックレビューによって，半月板損傷を正確に診断することができる[6]。Thessalyテストは，McMurrayテスト陽性や関節線の圧痛よりも半月板損傷を正確に示唆する[6]。

**❻ 関節液** 患者が腫脹を自覚したり，膝蓋跳動試験が陽性であれば膝関節内の障害の可能性が高まる[6]。

## C. 検査

❶ **臨床検査** 熱感，発赤，強い圧痛のある膝では，急性炎症性関節炎（痛風，偽痛風，リウマチ熱）が考えられ，特にこれらの所見が皮膚外傷や発熱と関連すれば敗血症性関節炎が考えられる[4]。全血球計算や赤血球沈降速度も，有用になりう

### 表 12.4.1 膝診察における試験

| 試験 | 説明 |
| --- | --- |
| **半月板損傷** | |
| 関節線の圧痛 | 大腿骨から脛骨果の間を膝から関節線に沿って内側または外側を触診する。触診時に疼痛があれば陽性である。 |
| McMurray テスト | 股関節と膝関節を最大限屈曲する。下肢を外旋させ，膝を他動的に伸展させながら膝に外反（外転）力を加える。伸展時にスナップ音を聴取または触知したら内側半月板損傷が示唆される。外側半月板損傷では，下肢を内旋させ，膝を他動的に伸展させながら内反（内転）力を加えてテストする。 |
| Thessaly テスト | 患者を踵を地面につけた状態で両腕をのばして立たせ，膝を20°屈曲させて3回内転・外転させる。 |
| **前十字靭帯損傷** | |
| 前方引き出しテスト | 患者を診察台に仰臥位にし，股関節を45°，膝関節を90°屈曲する。検者は患者の足背の上に座り，両手でハムストリングの周りをつかむ。下腿の近位側を押し引きし，大腿上での脛骨の動きをみる。この手順を脛骨を中間位，30°外転，30°内転の3つの位置で行う。正常の場合は弛緩はわずか6〜8mm程度である。 |
| Lachman テスト | 患者を診察台に仰臥位にし，検者の横に下腿をおく。膝関節をわずかに外転，20〜30°屈曲させる。一方の手で大腿を安定させ，もう一方の手は母指を関節線にあてて膝の後ろに力を加える。陽性の場合は膝の動きは終点で軟らかい。 |
| ピボットシフトテスト | 膝を完全に伸展させ下腿を内転させる。徐々に膝を屈曲させながら外反（外転）力を加え，大腿骨上の脛骨の移動を観察・触知する。 |

Grover M. Evaluating acutely injured patients for internal derangement of the knee. *Am Fam Physician* 2012；85(3)：247-252. Test descriptions from Jackson JL, O'Malley PG, Kroenke K. Evaluation of acute knee pain in primary care. *Ann Intern Med* 2003；139(7)：575-588 and Harrison BK, Abell BE, Gibson TW. The Thessaly test for detection of meniscal tears：validation of a new physical examination technique for primary care medicine. *Clin J Sport Med* 2009；19(1)：9-12に基づく。

る。Gram染色，細菌培養，細胞数検査，結晶検査を目的とした関節液穿刺は，きわめて重要である。外傷後の急激な関節液貯留のある患者では，関節血症を認めれば，関節内障害の可能性が高くなる[6]。

❷ **画像検査** 外傷後の初期検索において，患者が骨折しているか否かはきわめて重要である。

a. **単純X線撮影** 得られた臨床情報からOttawa Knee Ruleを適用すると，単純X線撮影の適応がわかる。単純X線撮影は，以下のような場合に適応がある。55歳以上，4歩以上の荷重が不可，90°以上膝関節の進展不可，（その他の骨点に圧痛がなく）腓骨頭または膝蓋骨上に圧痛がある[7]。

b. **MRI** MRIは，関節内障を非常に効果的に診断できるが，大部分の患者で身体診察が正常であれば，十字靱帯や半月板損傷は鑑別可能である[8]。MRIは，非常に判然としない所見があるとき（関節内障の除外につとめたうえで），または初見では問題なかったが保存的治療で改善が認められないとき（関節内障を診断するため）に最良の適応となる。

## 診 断

表12.4.2 参照。

### 表12.4.2 膝痛の鑑別診断

| | |
|---|---|
| 使いすぎ | 膝蓋大腿の疼痛，膝蓋腱症，四頭筋腱症，腸脛靱帯症候群，骨端症（Osgood-Schlatter病が最も頻度が高い），鵞足滑液包炎，滑膜ひだ，二分膝蓋骨 |
| 外傷 | 前十字靱帯断裂，側副靱帯捻挫（内側，外側側副靱帯），骨折（骨および/または軟骨），半月板裂傷，膝蓋骨亜脱臼または脱臼（前膝蓋骨滑液包炎），膝蓋前滑液包炎，後十字靱帯断裂，四頭筋腱断裂，膝蓋腱断裂 |
| 関節炎 | 変形性関節症，炎症性疾患（リウマチ，痛風，偽痛風，その他） |
| 感染性 | 敗血症性関節炎 |
| 関連痛 | 背部または股関節 |
| その他 | 骨壊死，離断性骨軟骨炎，Baker囊胞（膝窩），腫瘍，深部静脈血栓（膝窩痛として現れる）良性または悪性腫瘍，色素性絨毛結節性滑膜炎，全身性疾患（複合性局所疼痛症候群，線維筋痛症） |

### ●文献

1. Cherry DK, Woodwell DA, Rechtsteiner EA; Centers for Disease Control and Prevention. *National Ambulatory Medical Care Survey: 2005 summary*. http://www.cdc.gov/nchs/data/ad/ad387.pdf
2. Baker P, Reading I, Cooper C, Coggon D. Knee disorders in the general population and their relation to occupation. *Occup Environ Med* 2003;60(10):794–797.

3. Calmbach M, Hutchens M. Evaluation of patients presenting with knee pain: part II. differential diagnosis. *Am Fam Physician* 2003;68:917–922.
4. Calmbach W, Hutchens M. Evaluation of patients presenting with knee pain: part I. History, physical examination, radiographs, and laboratory tests. *Am Fam Physician* 2003;68:907–912.
5. Kastelein M, Luijsterburg PA, Wagemakers HP, et al. Diagnostic value of history taking and physical examination to assess effusion of the knee in traumatic knee patients in general practice. *Arch Phys Med Rehabil* 2009;90(1):82–86.
6. Grover, M. Evaluating acutely injured patients for internal derangement of the knee. *Am Fam Physician* 2012;85(3):247–252.
7. Stiell IG, Greenberg GH, Wells GA, et al. Derivation of a decision rule for the use of radiography in acute knee injuries. *Ann Emerg Med* 1995;26(4):405–413.
8. Jackson JL, O'Malley PG, Kroenke K. Evaluation of acute knee pain in primary care. *Ann Intern Med* 2003;139(7):575–588.
9. Harrison BK, Abell BE, Gibson TW. The Thessaly test for detection of meniscal tears: validation of a new physical examination technique for primary care medicine. *Clin J Sport Med* 2009;19(1):9–12.

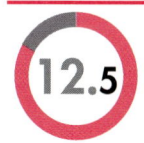

## 12.5 腰痛　low back pain

*Carolyn Carpenter Moats*

### 背景

腰痛(low back pain)は，先進国に多くみられ，人生のどこかの時期で，成人人口のほぼ70%に影響を及ぼす[1]。しかしながら，プライマリ・ケアにおいては，腰痛患者の15%以下でしか隠れた疾患や脊髄の異常を特定できない[2]。

### 病態生理

腰痛の原因は，急性の腰痛を呈している人々の約95%において非特異的である。重症例はまれである。通常，症状は自然治癒するが[3]，まれにみられる生命を脅かすような診断は，除外しなければならない(表12.5.1)。

### 表12.5.1　腰痛症の原因

**よくある原因**
筋・軟部組織の緊張
変形性関節症や脊椎症を含む変性疾患
椎間関節と椎間板併発を含む脊椎機能障害
腰椎・仙椎神経根圧迫：椎間板ヘルニア，馬尾症候群，坐骨神経痛，脊柱管狭窄症
脊椎骨折または亜脱臼
炎症性疾患
リウマチ性疾患(例：関節リウマチ，強直性脊椎炎)
仙腸関節捻挫または変性疾患

(次ページにつづく)

> **表 12.5.1　腰痛症の原因**(つづき)
>
> **頻度は低いが生命にかかわる原因**
> 感染症：骨髄炎，椎間板炎，硬膜外膿瘍
> 血液疾患
> 多発性骨髄腫，骨髄異形成
> 癌（原発性または転移性）
> 良性腫瘍
> 大動脈瘤
> 後腹膜病変
> 腎盂腎炎，腎結石，癌
> 腹部病変
> 臓器穿孔，膵炎

## 評 価

### A. 病歴
臨床医は潜在的な重症腰痛症の徴候の存在に気をつけなければならない。それらはよく"red flag(🚩)"と呼ばれる（表 12.5.2）。

❶ **疼痛の特徴**　部位，発症と症状の持続期間とともに，疼痛の性質を評価する。放散痛，脱力感，知覚障害はあるか，疼痛により物理的または社会的に患者は制限を受けるか。腰部の既往歴や手術歴はあるか。

❷ **システムレビュー**　重症疾患の徴候"red flag(🚩)"の検索を行う（表 12.5.2）。消化器症状，尿生殖器症状，なかでも失禁は特に重要である。

❸ **心理社会的情報**　重症疾患の指標"red flag(🚩)"がないか探す（表 12.5.2）。その痛みと関係がありそうな最近のイベントや活動があったか。仕事が関係していたら，職場での活動を評価する。神経障害の影響を受ける泌尿生殖機能も評価する。精神医学的，心理社会的アセスメントにより心因性腰痛の存在が示唆されることがある。しかし，抑うつは慢性腰痛の結果として起こることもある。睡眠障害は，抑うつと腰痛の両方によくみられる症状である。薬物依存の患者が腰痛を起こすこともあり，逆に腰痛治療の結果として薬物依存症を起こすこともある。法的な問題がからんでくると，腰痛の診断・治療は複雑になってくる。したがって，医師は法的な問題や保険の問題がないかを質問しておかなくてはならない。

### B. 身体診察
診察は，場合によっては痛みを再現させて，疼痛の部位，高位，原因を同定することである。このため，診察の中で最も痛みを伴う検査は，最後に行う。

❶ **全身**　患者がどのように動いているかという第1印象は，重要な診断の手がかりを与えてくれる。椎間板病変のある患者は，立っているほうが楽であることが多い。患者が診察室に入ってくるときには，歩行を観察する。機能レベルおよびその障害は，患者が椅子に座ったり，診察台にあがるときに観察できる。

### 表 12.5.2 重篤な腰部病変を示唆する"red flag"

年齢＞50歳
悪性腫瘍の病歴
体温＞37.8℃
持続する疼痛
体重減少
外傷の病歴（骨粗鬆症患者においては軽微な外傷の可能性もある）
脊椎関節症の特徴的症状
神経学的所見
アルコール性または薬物性疾患
最近の侵襲的な泌尿器科的処置
不整脈を伴う突発的な鋭い腰痛（腹部大動脈瘤）
抗凝固薬の使用歴
副腎皮質ステロイドの使用歴
1カ月で改善しない腰痛
馬尾症候群の徴候
- 鞍部麻酔
- 最近発症した膀胱直腸障害
- 重症なまたは進行性の神経欠損

Murtagh J. *General practice*. Australia：McGraw-Hill, 2003 より改変。

腰部の詳細な診察と歩行の観察のために，患者の着衣は最小限にする（表12.5.1）。腹部の診察は，腰痛の原因となりうる疾患に絞って行う。全身診察，なかでも神経学的診察は，重篤な腰痛の原因疾患を除外するのに重要である。

❷ **筋骨格系**

a. **視診** 腰背部の輪郭，形状を観察する。脊柱側弯症，脊柱前弯症，痙攣，筋萎縮などはないか。伸展，側弯，屈曲を通して脊椎・下肢の可動域を評価する。患者を仰臥位にして受動的に下肢伸展挙上（SLR）試験を行う。その際，腰痛を増悪させる脚の挙上角度に注意して観察する。坐骨神経痛では，大腿屈側と下腿・足部に放散する殿部痛がある。SLR試験は，通常，脊柱管狭窄症では陰性である[4]。

b. **触診** 脊椎と上部骨盤の触診と打診は，筋膜病変，骨折，転移性疾患や炎症性疾患などでみられる限局した圧痛部位を特定するのに有用である。その際，股関節と仙腸関節の診察も行う。

❸ **神経系** 神経学的検査は，知覚障害，脱力，放散痛が存在するときには，特に重要である。踵歩き（L5），つま先歩き（S1）により，筋力と，各腰椎レベルでの運動，知覚，反射を評価する。下肢診察では，筋力，深部腱反射，知覚，固有感覚，特定の機能検査を行う（表 12.5.3）。Romberg徴候とBabinski徴候も評価する。直腸診では，仙骨神経根障害の影響を受ける括約筋の緊張を評価する。プライマリ・ケアでは，臨床的に有意な椎間板ヘルニアはつぎにあげる限

### 表12.5.3 椎間板ヘルニアでみられる神経病学的所見

| 椎間板の疼痛/しびれ感 | 運動能低下 | 機能検査 | 反射 |
|---|---|---|---|
| L3-4/前内側大腿および膝部 | 大腿四頭筋 | 膝の深屈曲 | 膝蓋腱反射低下 |
| L4-5/外側下腿第1～3趾 | 足または母趾の背屈 | 踵歩き | アキレス腱反射低下 |
| L5-S1/後下腿, 外側踵 | 足または母趾の背屈 | つま先歩き | |

Davis S. Low back pain. In：Taylor RB, ed. *Musculoskeletal problems. The 10 minute diagnosis manual*. Philadelphia, PA：Lippincott Williams & Wilkins, 2006 より引用。

られた検査で発見できる。母趾と足関節の背屈、アキレス腱反射、下腿内側面(L4)、背側面(L5)、外側面(S1)の知覚異常、SLR検査[1,3]。

### C. 検査

**❶ 臨床検査**

a. 検査は、病歴と診察の後の鑑別診断により変わってくる。"red flag(🚩)"徴候があれば、尿検査、全血球計算、赤血球沈降速度、血清カルシウムを含む電解質、血中アルカリホスファターゼ、前立腺特異抗原を行う。疼痛が"red flag(🚩)"の病変によって起こっていると思われるときは、他の緊急検査を行うこともある[3]。

b. 病歴と診察から炎症性疾患(関節リウマチ、強直性脊椎炎など)や感染症が疑われるときには、特異的な検査が必要となることもある。

**❷ 画像検査** 低リスク患者では、画像検査は有用でないことが多い。腰仙椎の正面・側面X線撮影は、骨の構成とアライメントを描出するのに施行されるが、重症の腰痛に関しては、診断情報を与えてくれない。例えば、脊椎損傷や馬尾症候群のような"red flag(🚩)"が疑われるような患者で、CTやMRIを必要とすることがある。利用可能で、患者の状態が安定していれば、通常はMRIが望ましい。腫瘍、感染症または潜在性骨折が疑われるときは、骨シンチグラフィが施行される。症状から神経根症(機能障害)が疑わしいときは、まれに筋電図が有用なことがある。持続的な慢性疼痛は、さらなる画像診断を必要とすることもある。

### 診 断

A. プライマリ・ケアにおいて最も高頻度な腰痛の原因は、筋痙攣に続いて起こる筋膜機能障害である。身体診察では、損傷を受けた筋群の圧痛や疼痛増悪などから、損傷部位の運動制限を明らかにする。青年期、特に運動選手において、脊椎すべり症はよくみられる。腰痛、腰椎前弯の消失、階段状変形は、古典的な所見である。腰椎椎間板変性疾患は、高齢者層でみられ、限局性もしくは神経根圧迫による

疼痛を伴う。膝より下への放散痛があれば，神経根症がより疑わしい。

**B.** うずき，朝に増悪して安静にしてもおさまらず夜間に増悪する潜行性発症の拍動性疼痛は，炎症性疾患由来の疼痛を疑わせる。安静により軽快し，断続的なこわばりを伴い，運動後や誘因となるイベントと関連する日の終わりに増悪がある，もしくは腰痛の既往があるような深・鈍痛では，機械的な原因が考えられる。立位または歩行で増悪する腰痛では，脊柱管狭窄が疑わしいが，一方，座位での腰痛は椎間板疾患によることが多い。朝の腰痛やこわばりは，炎症性疾患を示唆するが，持続痛は，腫瘍や感染症を示唆する。機械的な疾患と炎症性疾患が混在するような，より複雑な状況も日常的にみられる。

### ● 文献

1. Deyo RA, Rainville J, Kent DL. What can the history and physical examination tell us about low back pain? *JAMA* 1992;268:760–765.
2. Van Tudler MW, Assendelft WJ, Koes BW, et al. Spinal radiographic findings and nonspecific low back pain. A systematic review of observational studies. *Spine* 1997;22:427–434.
3. Casazza BA. Diagnosis and treatment of acute low back pain. *Am Fam Physician* 2012;85(4):343–350.
4. McCoy, R. (2007). Low Back Pain. In P. M. Paulman, A. A. Paulman, & J. D. Harrision, Taylor's 10-Minute Diagnosis Manual: Symptoms and Signs in the Time-Limited Encounter (2nd ed., pp. 279–282). Philadelphia: Lippincott Williams & Wilkins.

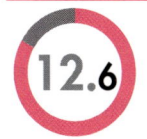

## 12.6 単関節痛 monoarticular joint pain

David Patchett

### 背景

単関節痛(monoarticular joint pain)は一般的によくみられる症状である。

### 病態生理

**A. 病因** 単関節痛には，多くの原因がある。急性の単関節痛は，外傷，感染，変形性関節症，結晶誘発性のことが最も多い。その他の単関節痛の原因としては，リウマチ性疾患や腫瘍がある。また，滑液包，靭帯，腱由来の痛みや，筋膜のトリガーポイントの関連痛も起こりうる。

**B. 疫学** 毎年3億1,500万人もの患者が筋骨格系の訴えで受診し，米国における外来患者の20%を占める[1]。18歳以上の米国人の4,990万人(22%)に関節炎が認められ[2]，これが2030年には6,700万人にまで達すると予測されている[3]。

### 評価

**A. 病歴** まず最初に，関節痛が急性か慢性かを明らかにすることが重要である。急性の単関節炎は，数日間のうちに進行，もしくは2週間以内に出現した炎症過程

と考えられる[4]。関節痛が急性であれば，疼痛が外傷に起因するかを確認する。外傷の病歴があり，荷重が不可能であれば，骨折，脱臼，軟部組織損傷の可能性が示唆される。外傷の病歴がない，もしくはあってもごくわずかな患者でも骨粗鬆症による骨折が起こりうることは注意すべきである[5]。関節の使いすぎや急激な運動は疲労骨折の可能性を示唆する[6]。

非外傷性の急性単関節炎は，結晶関連もしくは感染が最も多い。若年成人では，播種性淋菌感染症が最多の原因である[5]。痛風は，男性に多く，第1中足趾関節，足関節，足中部，膝関節に起こる[5]。偽痛風は，高齢者に最も多く，急性期の外観は痛風と区別がつきにくい[7]。両者とも関節痛，紅斑，関節可動域の減小を呈する。

敗血症性関節炎の危険因子には，経静脈薬の使用，免疫抑制状態，性的活動がある[8]。発熱，悪寒，硬直といった身体症状は，それぞれ57%，27%，19%の患者に認められる[9]。これらの症状は，急性結晶性関節疾患でも認められる。

その他の非外傷性単関節痛の原因には，変性関節疾患，リウマチ性疾患，悪性腫瘍などがある（表12.6.2参照）。

## B. 身体診察

❶ 全身の身体診察は重要である。バイタルサインの異常は，単関節痛の原因として感染や全身性疾患を示唆する。筋骨格系の身体診察の要素には，視診，触診，関節可動域，特異的な検査が含まれる。個々の関節痛を診断する際には，まず痛みの発生源が関節なのか関節周囲の軟部組織なのかを明らかにしなければならない。関節痛は，よく腱炎や滑膜包炎により起こる。痛みは，筋膜のトリガーポイントから波及することもある[10]。患者に指一本で痛みのある部位を正確に示してもらうのも有用である。関節内の障害では，自動的，他動的関節可動域の両方で制限が生じるが，関節周囲の障害では，自動的関節可動域に特に制限が生じる。腱炎や滑膜包炎では，疼痛は抵抗に対して関節を動かさせることで誘発される[5]。

❷ 紅斑，浮腫，熱感は，関節の炎症の徴候であり，感染，結晶誘発性疾患，外傷，リウマチ性疾患が原因となりうる[11]。関節摩擦音は，骨や軟骨，半月板の障害を示唆する[12]。

## C. 検査

全血球計算，赤血球沈降速度，C反応性蛋白（CRP）などの臨床検査が炎症性疾患と非炎症性疾患の鑑別に有用である[1]。尿酸値は，痛風の診断，観察に有用である。抗核抗体やリウマトイド因子は，特定の診断が強く疑われるときに有用である。

❶ 関節穿刺は，熱感，滲出液を伴う発赤があるとき，特に外傷の病歴がないときに実施するのが望ましい[13]。発熱がないからといって敗血症性関節炎は除外できず，診断に影響を及ぼすべきではない[14]。滑液は"3Cs"に提出しなくてはならない。すなわち，細胞数検査（cell count），培養（culture, Gram染色），結晶検査（crystal）である。表12.6.1に関節液分析所見と合致する診断を示した。

❷ 単純X線撮影は，依然として多くの骨や関節の異常において第1選択の画像検査である。単純X線撮影は，慢性疼痛，関節炎，軟骨石灰化症，骨折，脱臼が疑われる患者に対して行われる。CT検査は，潜在的な骨折やその他の骨異常の診断に有用である[15]。MRI検査は，敗血症性関節炎，半月板損傷，腱損傷，靱

帯損傷の診断に優れている。
❸ ガドリニウム造影 MRI（MRI 関節造影）は，関節内構造を可視化できる。この検査は，股関節や肘関節の関節唇損傷の診断に利用される[16]。

### 表 12.6.1　関節液分析所見と合致する診断

| 条件 | 外見 | 白血球 (/mm) | 多核好中球(%) | 糖(％血清レベル) | 偏光下の結晶 |
| --- | --- | --- | --- | --- | --- |
| 正常 | 清 | <200 | <25 | 95〜100 | なし |
| 非炎症性（変性関節疾患など） | 清 | <400 | <25 | 95〜100 | なし |
| 急性痛風 | 混濁 | 2,000〜5,000 | >75 | 80〜100 | 負の複屈折性，針状の結晶 |
| 偽痛風 | 混濁 | 5,000〜50,000 | >75 | 80〜100 | 正の複屈折性，菱形の結晶 |
| 敗血症性関節炎 | 化膿性/混濁 | >50,000 | >75 | <50 | なし |
| 炎症性（関節リウマチなど） | 混濁 | 5,000〜50,000 | 50〜75 | <75 | なし |

Roberts JR, Hedges JR, eds. *Clinical procedures in emergency medicine*, 3rd ed. Philadelphia, PA：WB Saunders, 1998 より改変して引用。

### 診　断

**A. 鑑別診断**　表 12.6.2 に単関節痛の鑑別診断を示す。
**B. 臨床症状**
❶ 変形性関節症は，高齢患者の単関節痛の代表的な原因である。多くは荷重関節や反復使用される関節に起こる。初期または再燃時には単関節炎として現れ，1 日の終わりや長期の荷重の後に増悪する。通常，紅斑や熱感のない軽度の腫脹が認められる。
❷ 痛風は，数時間から数日かけて急に，多くは夜間に発症する。罹患した第 1 趾は圧痛，腫脹，紅斑を伴う。罹患関節はしばしば強い圧痛を呈する。
❸ 敗血症性関節炎は，典型的には発熱，関節痛，腫脹，紅斑を呈する。発熱がないからといって関節液穿刺を除外してはならない。幼児では，興奮性や発熱，

股関節運動(オムツ交換などの際)や，荷重を嫌がって泣くなど明確でない症状を呈することがある。

### 表 12.6.2　関節炎の鑑別診断

| 外傷 | 感染症 | その他 |
|---|---|---|
| 捻挫(sprain) | 淋菌性 | 反射性交感神経性ジストロフィ |
| 挫傷(strain) | 非淋菌性：ウイルス性，抗酸菌性，真菌性 | Sjögren 症候群 |
| 骨折 | ライム病 | 多発筋炎 |
| 脱臼 | 亜急性細菌性心内膜炎 | 強皮症 |
| 靭帯，腱，半月板断裂 | 腸や泌尿器からの二次感染 | サルコイドーシス |
| 腱炎 |  | 線維筋痛症 |
|  |  | 結節性紅斑 |
| **結晶誘発性関節炎** | **変性関節疾患** | 鎌状赤血球症 |
| 痛風 | 変形性関節症 | 無菌性壊死 |
| 偽痛風 |  | Charcot 関節 |
| 白血病 | **リウマチ性** | 薬物反応 |
|  | 関節リウマチ | 甲状腺機能低下症 |
|  | 反応性関節炎(Reiter 症候群) | 過敏性腸症候群 |
|  | 乾癬性関節炎 | 離断性骨軟骨炎 |
|  | 全身性エリテマトーデス |  |
|  | 強直性脊椎炎 | **悪性疾患** |
|  |  | 腫瘍 |
|  |  | 転移 |

## ●文献

1. Longo DL, Fauci AS, Kasper DL, et al., eds. *Harrison's principles of internal medicine*, 18th ed. New York, NY: McGraw-Hill, 2012.
2. Bolen J, Schieb L, Hootman JM, et al. Differences in the prevalence and impact of arthritis among racial/ethnic groups in the United States, National Health Interview Survey, 2002, 2003, and 2006. *Prev Chronic Dis* 2010;7(3):A64.
3. Hootman JM, Helmick CG. Projections of U.S. prevalence of arthritis and associated activity limitations. *Arthritis Rheum* 2006;54(1):226–229.
4. Sack K. Monarthritis: differential diagnosis. *Am J Med* 1997;102:30S.
5. Civa C, Valazquez C, Mody A, Brasington R. Diagnosing acute monoarthritis in adults: a practical approach for the family physician. *Am Fam Physician* 2003;68:83–90.
6. Reeder M, Dick B, Atkins J, et al. Stress fractures. Current concepts of diagnosis and treatment. *Sports Med* 1996;22(3):198–212.
7. Rosenthal, AK. Pseudogout: presentation, natural history, and associated conditions. In: Wortmann RL, Schumacher HR Jr, Becker MA, Ryan LM, eds. *Crystal-induced arthropathies. Gout, pseudogout and apatite-associated syndromes*. New York, NY: Taylor & Francis Group, 2006:99.
8. Horowitz D, Katzap E, Horowitz S, Barilla-Labarca M. Approach to septic arthritis. *Am Fam Physician* 2011;84(6):653–660.
9. Margaretten ME, Kohlwes J, Moore D, Bent S. Does this adult patient have septic arthritis? *JAMA* 2007;297(13):1478–1488.
10. Simons DG, Travell JG, Simons LS, Cummings BD. *Travell and Simons' myofascial pain and dysfunction: the trigger point manual*, 2nd ed. Baltimore, MD: Lippincott Williams and Wilkins, 1998.

11. Sarwark JF. *Essentials of musculoskeletal care,* 4th ed. Rosemont, IL: American Academy of Orthopaedic Surgeons, 2010.
12. Richie A, Francis M. Diagnostic approach to polyarticular joint pain. *Am Fam Physician* 2003;68(6):1151–1160.
13. Till SH, Snaith ML. Assessment, investigation, and management of acute monoarthritis. *J Accid Emerg Med* 1999;16(5):355–361.
14. Learch TJ. Imaging of infectious arthritis. *Semin Musculoskelet Radiol* 2003;7(2):137–142.
15. Conway WF, Totty WG, McEnery KW. CT and MR imaging of the hip. *Radiology* 1996;198:297.
16. Paulman PM, Paulman AA, Harrison JD, et al., eds. *Taylor's 10-minute diagnosis manual,* 2nd ed. Baltimore, MD: Lippincott Williams and Wilkins, 2006.

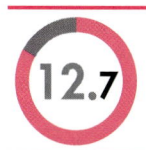

## 12.7 頸部痛　neck pain

*Richard L. Engle*

### 背景

頸部痛(neck pain)は，頭蓋骨と胸郭の間に生じる疼痛として定義される。この疼痛は，前部，後部，側部のどこにでも起こる。頸椎は，人体の中で最も可動性があり複雑な関節である。頸部が1時間に平均600回以上も動いていることを考えれば[1]，疼痛の一般的な原因であることは何ら不思議ではない。頸部痛の大部分は，短時間性で自然におさまる。診察する医師は，狭心症や大動脈解離，その他の縦隔病変が頸部に波及して生じる頸部痛について評価しないで，頸部自体に原因があるとしてしまわないように注意すべきである。

### 病態生理

#### A. 病因

❶ 外傷，仕事に関連した原因(例えば，肉体労働，長時間の運転，タイピング中に頭を前屈しているなど)，喫煙，腰痛の既往歴は，頸部痛の危険因子と考えられる。特定の原因がみつからないこともよくある。

❷ 頸部病変による症状が，背部，胸部，上腕など他の部位の症状の原因となることがある。同様に肩や胸部の病変が頸部痛の原因となることもある。

#### B. 疫学

頸部痛は，一般集団において生涯有病率40〜70％と非常によくみられる症状である。頸椎関節炎は50歳以上の集団では80％にみられる。頸椎根症は83.2/100,000の頻度でみられ，そのうちC6-7病変が最多である[2]。

### 評価

#### A. 病歴
部位，質，強さ，放散痛，持続時間，関連する症状を特徴づけることで，頸部痛のおおよその原因を特定できる。

❶ 頸部痛の鍵となる随伴症状は，神経根圧迫を示唆する症状(知覚異常，知覚低

下，筋力低下など），馬尾症候群を示唆する症状（下肢知覚異常，膀胱直腸障害など），そして発熱，体重減少，他の関節の症状などのような炎症性関節炎や感染症，悪性腫瘍を疑わせるような症状である。

❷ 通常みられない症状は，頸部病変に関連があることがあり，軽視してはならない。交感神経系の活動は，眼痛，流涙，視界不良を引き起こす。C3-5神経根（横隔神経を含む）の刺激により，息切れのような呼吸器症状が起きることがある[3]。

**B. 身体診察**　診察は視診，正中線と傍脊柱領域の圧痛をみる触診，可動域，神経血管系検査と特殊検査を行う。頸部の視診では，正常の前弯の消失，発疹または他の異常を評価する。自動可動域も観察する。自動可動域の減少は，関節炎のような潜在的な骨病変に関連するか，筋痙攣による。受動的可動域の消失は，通常，潜在的な骨病変による。神経血管的検査では，筋力，知覚，深部腱反射をみる。頸部病変に対する特殊検査は表12.7.1に示す。

**C. 検査**　頸部痛患者に血液検査が必要となることはまれである。悪性腫瘍や関節リウマチや強直性脊椎炎などのような炎症性疾患を疑うときは，リウマトイド因子，赤血球沈降速度，全血球計算やHLA-B27を調べる。

❶ 単純X線撮影は，外傷や神経症状または長期にわたる（3～6週間）症状があるときに有用である。基本的撮影像は，頸椎正面像，歯突起像（開口像），頸椎側面である。7つの頸椎すべてが側面像でみえるようにしなければならない。斜位像は，神経孔，後部の構造の評価に有用である。頸椎の不安定性が疑われたときには，屈曲像と牽引像が適している。ただし，単純X線写真上での異常は健常人にもみられ，症状の原因とならないこともあることを覚えておかなくてはならない。

❷ CTは，微小骨折のような骨病変の検出目的で行われる。一方，MRIは，椎間

**表12.7.1　頸椎の特別な身体診察**

| 検査 | 評価 | 方法 | 陽性症状 |
| --- | --- | --- | --- |
| Spurlingテスト | 神経根圧迫（椎間板ヘルニア） | 頭部を軽度伸展させ根症状のあるほうに屈曲させる | 患側の皮節に沿った疼痛 |
| 牽引試験 | 神経根圧迫（椎間板ヘルニア） | 一方の手を顎の下に，もう一方の手は後頭部に回し頭部を軸方向に牽引する | 頭部牽引で疼痛軽減 |
| Adsonテスト | 胸郭出口症候群 | 患者が患側に頸部を回し患側の肩を伸展させ，深吸時に脈をみる | 患側四肢で脈拍消失 |
| Lhermitte徴候 | 脊柱管狭窄，多発性硬化症 | 脚を伸展して座位をとらせ頸部を前屈させる | 腰部および/または四肢に電撃痛 |

板病変や脊柱管狭窄のような軟部組織病変の検出に適している。疼痛を起こしている椎間板を診断するために椎間板造影法を施行するかどうかは，意見の分かれるところである[1]。神経伝達速度と筋電図は，神経根病変を末梢神経病変と鑑別するのに有用である。

**D. 遺伝** 頸部変性椎間板疾患には，遺伝的要素がある可能性がある[4]。関節リウマチ，強直性脊椎炎，変形性関節症などの炎症性疾患の遺伝的素因は立証されている[1]。

### 診断

A. **鑑別診断** 表 12.7.2 参照。
B. **臨床症状** 表 12.7.3 参照。

#### 表 12.7.2 頸部痛の鑑別診断

| 筋骨格系 | 神経系 | 感染性 | 腫瘍性 | 関連痛 |
|---|---|---|---|---|
| 頸椎の挫傷または捻挫 | 胸郭出口症候群 | 椎間板炎 | 脊髄腫瘍 | 回旋筋腱板障害 |
| 椎間板ヘルニア | 末梢性ニューロパチー | 骨髄炎 | 原発性頸部腫瘍 | 心筋虚血 |
| 変性椎間板疾患 | 脊髄症 | 髄膜炎 | 悪性腫瘍 | 肺炎 |
| 炎症性関節炎（リウマチ，強直性脊椎炎） | 神経根症 | 頸部リンパ節炎 | | |
| 頸部骨折 | | | | |
| 頸部不安定性 | | | | |
| 頸管狭窄 | | | | |
| 線維筋痛症 | | | | |
| むち打ち症 | | | | |
| びまん性特発性骨増殖症 | | | | |
| 斜頸 | | | | |

#### 表 12.7.3 よくある頸部痛の病因

| 病因 | 典型的病歴 | 重要な身体所見 | 重要な検査所見 |
|---|---|---|---|
| 脊椎症 | 頸部鈍痛 | 正中線の圧痛 | X線写真上，椎間腔の狭小化，後部の狭窄，骨棘などの変性変化 |
| | 高年齢層 | 自動・受動 ROM の減少 | |
| | 後頭部痛±根症状 | | |

（次ページにつづく）

## 表12.7.3 よくある頸部痛の病因(つづき)

| 病因 | 典型的病歴 | 重要な身体所見 | 重要な検査所見 |
|---|---|---|---|
| 頸椎椎間板ヘルニア | 鋭い頸部痛 | 自動ROMの減少 | MRIで椎間板突出，脊柱管への突出 |
| | 上肢の灼熱痛または刺痛 | 深部腱反射低下 | |
| | 頸部運動時痛 | 上肢筋力低下 | |
| | 上肢脱力 | Spurlingテスト陽性 | |
| 頸椎の挫傷/捻挫 | 断続的な頸部鈍痛 | ROM正常 | X線写真上は正常か前弯の消失 |
| | ±仕事が関係 | 前弯消失 | 外傷性骨折鑑別のためCTを考慮 |
| | ±外傷歴(バイク事故，転落) | 明らかな緊張 | |
| | 筋痙攣 | 不定期な急性浮腫 | |
| 線維筋痛症 | 全身の体軸骨格痛 | 受動ROM正常 | 臨床検査はない |
| | 睡眠障害 | 発痛点 | |
| | 疲労感 | | |
| RAやASのような炎症性関節炎 | 鈍痛 | 自動・受動ROM減少 | RA：リウマトイド因子陽性，赤血球沈降速度の上昇 |
| | 1時間以上の朝のこわばり | 他関節の炎症 | AS：HLA B27陽性 |
| | 他関節の病変 | | |
| 投射痛 | 他部位の症状(胸痛，肩痛など) | 頸部ROM正常 | 多部位のX線写真，心電図，MRIが有効 |
| | | 身体診察で多部位に所見(肩の脱力，胸部のラ音など) | |

AS(ankylosing spondylitis)：強直性脊椎炎，RA(rheumatoid arthritis)：関節リウマチ，ROM(range of motion)：関節可動域

●文献

1. Nankano KK. Neck pain. In: Harris E, Budd R, Firestein G, et al., eds. *Kelley's textbook of rheumatology,* 7th ed. Philadelphia, PA: Elsevier Saunders, 2005:537–554.
2. Devereaux MW. Neck pain. *Prim Care Clin Office Pract* 2004;31:19–31.
3. Bland JH. Disorders of the cervical spine. In: Noble J, ed. *Textbook of primary care medicine,* 3rd ed. St Louis, MO: Mosby, 2001:1125–1137.
4. MacGregor AJ, Andrew T, Sambrook PN, et al. Structural, psychological, and genetic influences on low back and neck pain: a study of adult female twins. *Arthritis Rheum* 2004;51:160–167.

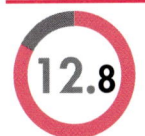

# 12.8 多発筋痛症 polymyalgia

Shannon C. Scott

## 背景

多発筋痛症(polymyalgia)では，多くの鑑別診断があがるが，プライマリ・ケアにおいてよくみられる症状である。医師にとって困難なことは，良性で自然に治癒する疾患(良性ウイルス感染症など)と，もっと重篤な疾患を鑑別することである。ほとんどの場合，診断はおもに臨床的につけられるだけである。

## 病態生理

多発筋痛症では，多くの症状が現れる(表12.8.1参照)。最も頻度の高い原因は，リウマチ性多発筋痛症と炎症性疾患(多発筋炎／皮膚筋炎や線維筋痛症など)である。表12.8.2に，これらの疾患についての鑑別法の概要を示す。病因と疫学は，その原因疾患による。多くの場合，正確な疫学は不明である。

### 表12.8.1 多発筋痛症の鑑別診断

| 全身性リウマチ性疾患 | 感染 | 内分泌疾患 |
|---|---|---|
| リウマチ性多発筋痛症 | ウイルス性または細菌性 | 甲状腺機能低下症 |
| 多発筋炎／皮膚筋炎 | スピロヘータ性 | 副腎不全 |
| 関節リウマチ | | |
| 全身性エリテマトーデス | **非炎症性疾患** | **薬物性** |
| 脊椎関節症 | 線維筋痛症 | スタチン |
| 血管炎 | 慢性疲労症候群 | |
| | | **代謝性疾患** |
| | | 骨軟化症[7] |

### 表12.8.2 よくある多発筋痛症の原因

| | リウマチ性多発筋痛症[1~4] | 線維筋痛症[5] | 炎症性疾患(多発筋炎,糖尿病など)[6] |
|---|---|---|---|
| 疫学 | 50歳以上が最も多い<br>女性：男性＝2：1<br>58/100,000[1] | 中年，一般に50歳以下<br>2~8%女性に多い | 40~60歳が最も多い<br>女性：男性＝2：1<br>1/100,000 |
| 病態生理 | 原因不明<br>腱，滑液包，軟部組織周囲の近位関節に全身性炎症を認める<br>大血管炎 | 不明<br>中枢神経系の感作 | 横紋筋の炎症<br>糖尿病，皮膚にも関与 |
| 病歴 | 突発性<br>2週間以上の経過<br>全身症状：発熱，倦怠感，食欲不振，体重減少，抑うつ<br>特徴的症状：近位の対称的肩痛および/または股関節の帯状痛，朝のこわばり(45分以上持続) | 慢性広範性<br>関節以外の疼痛と筋の圧痛<br>全身症状：疲労感，不眠，頭痛，多発性症状 | 緩徐進行性<br>全身症状：発熱，倦怠感，体重減少<br>特徴的症状：週月単位で進行する対称性近位筋・体幹の筋力低下(労作後に増悪)<br>嚥下障害(50%) |
| 身体診察 | 近位筋の圧痛(両側性)<br>上腕，大腿，<br>疼痛による頸部，肩，股関節の可動域制限<br>脱力なし | 鋭敏な誘発点(11/18点)<br>脱力なし | 近位筋の圧痛・脱力(両側性)<br>筋萎縮<br>発疹(皮膚筋炎)，Gottron徴候，眼瞼のヘリオトロープ疹 |
| 臨床検査 | 赤血球沈降速度亢進＞50 mm/h(しばしば100 mm/h)<br>正球性正色素性貧血 | 特になし<br>赤血球沈降速度正常 | 赤血球沈降速度<br>クレアチンキナーゼ<br>アルドラーゼ<br>抗核抗体：抗Jo-1抗体<br>筋電図<br>筋生検 |

### 表12.8.2 よくある多発筋痛症の原因(つづき)

| | リウマチ性多発筋痛症[1〜4] | 線維筋痛症[5] | 炎症性疾患(多発筋炎,糖尿病など)[6] |
|---|---|---|---|
| 治療 | 経口プレドニゾン(10〜20 mg/日)に急速に反応 | ステロイド無効 | 入院,ステロイド,細胞毒性薬 |
| | | 個々に応じた多面的治療 | 関節固定,段階的なリハビリ |
| | | 薬物:筋弛緩薬,抗うつ薬 | |
| | | 運動 | |
| 合併症 | 側頭動脈炎(巨細胞性動脈炎) 25/100,000[1] 症状:頭痛,頭皮痛,側頭動脈圧痛(数珠状または拍動減弱),視力障害,顎跛行または舌跛行 | 過敏性腸症候群 睡眠障害 むずむず脚(レストレスレッグス)症候群 抑うつ/不安 筋膜疼痛症候群 慢性疲労症候群 | SLE,関節リウマチ,全身性硬化症 悪性腫瘍(肺,卵巣,乳房,胃) 筋以外の症状:皮膚(皮膚筋炎),心臓,肺,胃腸 |

### 評価

この症状の評価の鍵となるのは,詳細な病歴と診察である[1]。しばしば臨床検査は決定的ではなく,患者にとっては過剰検査となるおそれもある。

#### A. 病歴

❶ 発症(急性か潜行性か)と,罹患した筋(広範性,肩/股関節肢帯の近位筋)について聞く。

　　近位の筋力低下を評価するために,階段をのぼること,椅子から立つこと,頭部より上に手をあげることができるかについてたずねる。

❷ 全身症状(発熱,体重減少,疲労感)の有無について聴取する。関節症の併発があるか(あればどこか)。

❸ 有意な既往歴があるか? 内服薬と家族歴も聞いておく。社会歴では,職業とストレスの原因を聞くのも重要である。

#### B. 身体診察
筋骨格系に特に注意して診察する。筋萎縮の視診,筋痛の触診(頭皮と側頭動脈も含む)を行う。筋力低下の有無は,鍵となる臨床所見である。有意な疼痛のある患者でも,筋力を評価するために最大限の努力で簡易な検査を受けることが可能である。軟部組織痛(筋痛)か,関節痛(関節炎)かを鑑別する。圧痛点が有意なパターンを呈しているか(線維筋痛症)。発疹は存在しないか。

#### C. 検査
臨床検査では原因を解明できないことが多い。基本的な検査としては,全血球計算,赤血球沈降速度,C反応性蛋白(CRP),血糖値,肝機能検査,クレア

チンキナーゼ(CK)，甲状腺機能検査，電解質，リウマトイド因子，尿酸，胸部X線撮影である。筋力低下がみられる場合，アルドラーゼ，抗Jo-1抗体，筋電図および/または筋生検を検討する。危険因子によっては，感染症検索のために血清検査も採取する[1]。

### 診断

多発筋痛症の鑑別診断は幅広い(表12.8.1)。病歴を総括し，多発筋痛症の原因を正確に評価するためのしっかりした身体診察を行うことが重要である。

### ●文献

1. Donnelly JA, Torregiani ST. Polymyalgia rheumatica and giant cell arteritis. *Clin Fam Pract* 2005;7(2):225–246.
2. Dasgupta B, Borg FA, Hassan-N, et al. BSR and BHPR guidelines for the management of polymyalgia rheumatica *Rheumatology* 2010;49:186–190.
3. Spiera RF, Paget SA. Polymyalgia rheumatica and temporal arteritis. In: Goldman L, Schafer A, eds. *Goldman's Cecil textbook of medicine*, 24th ed. Pennsylvania, PA: Elsevier Saunders, 2011:1728–1731.
4. Unwin B, Willimas C, Gilliland W. Polymyalgia rheumatica and giant cell arteritis. *Am Fam Physician* 2006;74(9):1547–1554.
5. Chakrabary S, Zoorob R. Fibromyalgia. *Am Fam Physician* 2007;76(2):248–254.
6. Khan S, Christopher-Stine L. Polymyositis, dermatomyositis, and autoimmune necrotizing myopathy clinical manifestations. *Rheum Dis Clin North Am* 2011;37:143–158.
7. Lyman D. Undiagnosed vitamin D deficiency in the hospitalized patient. *Am Fam Physician* 2005;71(2):299–304.

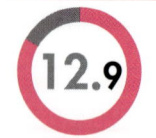

## 12.9 肩痛 shoulder pain

*Kevin J. Benson*

### 背景

肩痛(shoulder pain)は，よくみられる筋骨格系の訴えである。痛みのある患者の85％が，肩の内因的問題を有する。機能的解剖と生体力学特性を理解することは病因や適切な治療を決定するのに有効である[1]。

### 病態生理

**A.** 肩部の病的過程は，肩甲帯とその他の構造との関連の複雑性ゆえに，それ単独では明らかにはできない。肩は，3つの骨(鎖骨，肩甲骨，近位上腕骨)と4つの関節面(胸鎖関節，肩鎖関節，肩甲上腕関節，肩甲胸郭関節)からなる。肩甲上腕関節は，薄い関節包内で筋と靭帯に緩くつながれている。回旋筋腱板は，4つの筋(棘上筋，棘下筋，肩甲下筋，小円筋)からなり，それにより力学的な安定性を得ている。肩峰下滑液包の機能は，円滑性と回旋筋腱板を肩峰下面の圧力と摩擦から保護

することである．肩の運動は，胸鎖関節，肩鎖関節と肩甲胸郭関節による．頭上での運動の反復，外傷，不安定性は，衝突を生じ，それらは痛みや炎症を伴う．

B．特に頭上での動作が要求されるようなスポーツをしている若年者では，関節包の反復性微小外傷に続発する痛みや不安定性がみられる．慢性的な疼痛には，心理的な要素も関与することがある．局所の変性や回旋筋腱板の虚血は，加齢とともに起こる．その他の部位の有意な痛みは，上腕二頭筋腱・肩鎖関節・腕神経叢の外傷による．また痛みが，頸椎，胸部，腹部から肩に波及することもある．

## 評　価

A．**病歴**　痛みに関して正確に記述すべきである（発症形式，期間，疼痛緩和，誘発，質，部位，放射線）．外傷歴，手術歴，その他の併存疾患に関してもたずねる．手を差しだした状態での転落（FOOSH）は，若年者では不安定性を，高齢者では回旋筋腱板断裂を起こす．肩からの転落では，腱板断裂や肩鎖関節損傷を起こす．投球動作での外傷は，関節包や靱帯付着部に負荷がかかり，回旋筋腱板腱炎や上腕二頭筋腱炎を起こす．関連痛は，虚血性心疾患や肝胆道系疾患，神経絞扼などその他の原因で起こる．

B．**身体診察**　身体診察は，病歴を参考に進め，段階的なアプローチをとるべきである．外傷性か非外傷性か，外因性か内因性か，肩甲上腕関節か否か．視診では肩のすべての状態を観察すべきである．関節可動域は，自動，受動の両方をみる．外転，内転，屈曲，伸展，内旋，外旋をチェックする．病態を確認するため，表12.9.1に記した特殊検査を行う[2]．これらの検査の感度・特異度には疑問がある[1]．

❶ 受動的関節可動域が正常であれば，関節窩上腕関節が病因とは考えにくい．インピンジメント（衝突）に関する検査（Neer テスト，Hawkins テスト），回旋筋腱板に関する検査（空き缶テスト，Lift-off テスト，drop arm テスト），肩鎖関節に関する検査（交差内転テスト），上腕二頭筋腱損傷に関する検査（Yergason テスト，speed テスト），不安定性に関する検査（apprehension テスト）がある．
❷ 弧状運動での疼痛（60°～120°の外転での疼痛）では，インピンジメントを疑う[3]．
❸ 抵抗に対して筋力低下のある自動外転制限では，腱板断裂が疑われる．
❹ 肩鎖関節の病態では肩峰頂点の疼痛，限局性の圧痛，頸部への関連痛を伴う．
❺ 肩甲上腕関節の変形性関節症では摩擦と関連する．

C．**検査**
❶ **臨床検査**　全血球計算，関節液・滑液による細胞数，Gram 染色，培養は感染が疑われたときに行われる．炎症性疾患では赤血球沈降速度，C 反応性蛋白（CRP），抗核抗体，結晶成分をみるために関節液穿刺を検討する．
❷ **画像検査**　特別なガイドラインはない．可動域制限や強い疼痛，外傷があれば正面・側面，肩甲骨の単純 X 線撮影は有用である．以下のものを確認できる．上腕骨近位，鎖骨，肩甲骨の骨折，肩甲上腕関節脱臼，肩鎖関節の病変，胸鎖関節の病変（肺尖撮影が必要）．MRI はインピンジメントや腱板損傷が疑われた際に行うのが望ましい．それが正常であれば，断裂の可能性は 10％以下である．MRI は無血管性壊死，上腕二頭筋腱炎または断裂，炎症性疾患の診断に有

### 表12.9.1 肩関節病変を確認する特殊検査

| 検査 | 手技 | 病変 |
| --- | --- | --- |
| Neerテスト(衝突試験) | 検者は一方の手で患者の肩峰を安定させて肩を最大限外転させ、もう一方の手で内旋させる。 | 肩峰下方の炎症、インピンジメント |
| Hawkinsテスト | 肩を前方に90°屈曲し内部回転させる | インピンジメント |
| Jobeテスト(空き缶試験) | 90°の外転と中間回転で三角筋を評価。まず肩を回転させ30°前方に曲げる(母指は床に向くようにする)。検者の手で下方に抵抗をかける。 | 外傷性棘上筋力低下、回旋筋腱板病変による疼痛 |
| 交差内転テスト | 患者の身体の前で肩関節を90°に曲げ交差させ内転させる。 | 回旋筋腱板、肩鎖病変 |
| Lift-offテスト | 手掌が仙骨部につくように手を腰にあて、上腕は背部より後ろにおく。手を腰から上げにくくなる。 | 肩甲下筋脱力/外傷 |
| Yergasonテスト | 肘を90°に屈曲させ抵抗をかけ前腕を回内させる。 | 上腕二頭筋腱炎/断裂 |
| speedテスト | 検者は上腕を曲げるように抵抗をかけ、肘を伸展・回内させる。 | 上腕二頭筋腱炎/断裂 |
| apprehensionテスト | 検者の手で肩甲骨に前方へ圧力を加えながら肩を90°に屈曲、外方回転させる。患者は肩の伸展に抵抗を示す。 | 前方の不安定性 |
| drop armテスト | 前腕は90°まで外転させ、突然腕が支えられなくなる。急に腕が下垂するときが陽性である。 | 回旋筋腱板断裂または腋窩神経損傷 |

用である。超音波は腱板断裂、関節唇断裂、上腕二頭筋腱断裂や脱臼の診断に有用である。MRI関節造影は肩関節周囲炎の診断・治療に有用である[4]。CTはMRIが禁忌である場合のオプションとなりうる[5]。CTは、腫瘍や潜在性骨折の描出に優れている。CT関節造影は、閉所恐怖症の患者で腱板断裂が疑わしいときに有用である[4]。

### 診 断

#### A. 特別な疾患

❶ **肩峰下滑液包炎**は、インピンジメントの病態を表すときに使われる言葉である。通常は回旋筋腱板腱炎に関連している。

❷ **回旋筋腱板腱炎**には、3つの段階がある(腱の浮腫と出血、肩峰下滑液包の線維

症，治療に反応しなければ最終的には腱断裂）。70歳以上の50％に腱板損傷が存在する。腱板損傷は最終的に腱板関節症につながる[5]。

❸ **上腕二頭筋腱炎**は使いすぎに関連し，一般的に重量挙げ選手に起こる。上腕二頭筋長頭の断裂（ポパイ徴候）はしばしばみられる。筋力低下はほとんどなく，実際には肘関節屈曲の力の85％は二頭筋短頭と腕頭骨筋に由来している[3]。

❹ **癒着性関節包炎**は，軟部組織由来の痛みで肩関節運動が制限される。糖尿病や甲状腺疾患，肺疾患，脳卒中，Dupuytren拘縮に関連する。診断は臨床的に下される[6]。

❺ **肩鎖関節症候群**は，急性・慢性の両方であり，若年者では，一般に外傷後に生じる。変形性関節症は，通常は肩鎖関節分離や過度の反復トレーニングに続発する。一般的に40歳以上に起こる。

❻ **石灰化腱炎**。石灰化は，腱板の変性過程の一部として起こる。通常は40年かけて発症する。21％の患者で，石灰沈着性腱炎に関連した腱板完全断裂を起こしていた。HLA-A1に関連する[1]。

❼ **肩甲胸郭関節滑液包炎**。この疾患は習慣的に姿勢の悪い患者に多くみられる。通常，捻髪音が肩甲骨の内側角上方で聞かれる。

❽ **肩甲上腕関節の不安定性**は，単一方向の脱臼から多方向性の不安定性まで広範な疾患を呈する。反復性の頭上での動作やFOOSH（両手を差しだした状態での転落），肩関節の前方脱臼により起こる。通常はスポーツ選手に起こる。

❾ **リウマチ性多発筋痛症**は，両肩に痛みとこりのある高齢者に多い。これらの患者では，赤血球沈降速度（もっと一般的にはC反応性蛋白値）が上昇している。

❿ **側頭動脈炎**では，頭痛や視覚障害，顎跛行に関連して肩痛を呈することがある。

⓫ **線維筋痛症，頸椎根症，胸郭出口症候群**は，いずれも肩痛のよくみられる原因である[4]。痛みが肘より下に，場合によっては手まで放散するときは，肩よりも外因性の原因を考慮する。

## ●文献

1. Dalton SE. The shoulder. In: Hochberg MC, Silman AJ, Smolen JS, Weinblatt ME, Weisman MH, eds. *Rheumatology*, 5th ed. Philadelphia, PA: Mosby Elsevier, 2011:683–699.
2. Ramakrishnan K, Jones AD. Shoulder pain. In: Paulman, ed. *Taylor's 10-minute diagnosis manual*, 3rd ed. Philadelphia, PA: Lippincott Williams and Wilkins, 2077:292–295.
3. Waldman SD. *Physical diagnosis of pain: an atlas of signs and symptoms*. Philadelphia, PA: Elsevier Saunders, 2006.
4. Burbank KM, Stevenson JH, Czarnecki GR, Dorfman J. Chronic shoulder pain. *Am Fam Physician* 2008;77(4):453–460.
5. Anderson BC, Anderson RJ. *Evaluation of the patient with shoulder complaints*, 2012. Retrieved from http://www.uptodate.com
6. Ewald A. Adhesive capsulitis: a review. *Am Fam Physician* 2011;83(4):417–422.

# 13

## 皮膚のプロブレム

### Dermatologic Problems

*Hassan Galadari*

## 13.1 脱毛症　alopecia

Khawla Rashid Alnuaimi and Hassan Galadari

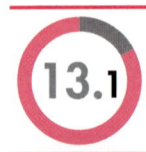

### 背景

毛髪に関連する問題は医師がしばしば遭遇する主訴である。なかでも，プライマリ・ケア医が最も多くみるのは休止期脱毛状態とアンドロゲン性脱毛症である[1]。

人の頭皮には平均して10万本の毛髪がある[2]。毛包の成長周期には3段階ある。初期の段階は成長期（anagen phase）と呼ばれ，2～6年ほど続く[2]。常に90～95%の毛髪がこの成長期の段階にある。その後，退行期（catagen phase）と呼ばれる毛包が退縮過程に入る移行期間へと続く[2]。この段階は2～3週間続く。1%弱の毛髪がこの段階にある[2]。約5%の毛包が休止状態に入っていて，その最後に抜け落ちる。この過程は2～3カ月間続くが，この期間を休止期（telogen phase）と呼ぶ[2]。

### 病態生理

**A. 病因**　脱毛症（alopecia）は，臨床症状の違いで，限局性と全身性とに分類される。また，脱毛症の病理に基づいて分類されることもある。この分類では，瘢痕性（萎縮性）脱毛と非瘢痕性（非萎縮性）脱毛とに分けられる[3]。瘢痕性脱毛では，炎症により，永久的な毛包の破壊が引き起こされ，毛髪が脱落する[2]。瘢痕性脱毛症は，通常，限局性の脱毛症を起こす。瘢痕性脱毛症の例として，感染症では重症の毛包炎，解離性蜂巣炎，疥癬などがある。毛包や頭皮の炎症性疾患では，円板状エリテマトーデス，毛孔性扁平苔癬，水疱症などがあり，その他の疾患では腫瘍，ケロイド性痤瘡，前頭部線維性脱毛症，pseudopelade of Brocq などがある[2]。非瘢痕性脱毛症では，脱毛は永久的ではなく，通常，治療後は再成長が可能である。非瘢痕性脱毛の例として，休止期脱毛，アンドロゲン性脱毛症，成長期脱毛，円形脱毛症，外傷性脱毛症，化学性脱毛症などがある[3]。休止期脱毛症は，びまん性脱毛の最もよくある原因である[3]。手術や出産，過度のダイエット，精神疾患などストレスのかかる出来事の後にしばしば起こる[4]。きっかけとなる出来事の3カ月後に起こり，3～4カ月で自然に改善する[4]。成長期脱毛は，成長期毛の脱落を伴い，通常は化学療法を開始した10～24日後に起こる[3]。アンドロゲン性脱毛症，すなわち男性型脱毛症は，毛髪の小型化（miniaturization）として知られるプロセスに遺伝的に感受性のある個人に起こり，成長期の短縮に続いて，毛幹は，短く，より細くなる[1]。アンドロゲン性脱毛症は，男女ともに起こるが，その症状は一般的に男性で多くみられる。50歳以上の男性の50%にはある程度のアンドロゲン性脱毛症がある。円形脱毛症は，毛包に影響を与える自己免疫異常であり，結果として非瘢痕性脱毛を生じる[3]。臨床像は，限局的な脱毛から，全身に広がり全身性脱毛症と呼ばれる状態までさまざまである[3]。ホットコームの使用や縮毛矯正，牽引による毛

包への化学的・物理的外傷で二次的に脱毛が生じる場合もある[2]。毛包への長時間あるいは繰り返される外傷は，毛包を永久的に損傷し，瘢痕性脱毛症が生じる[2]。

**B. 疫学** 脱毛症は，よくある健康問題で，男女，あらゆる人種，年齢が罹患する。さまざまな疾患が脱毛症を引き起こすが，それぞれの疾患に特徴的な年齢，性別，人種，病状のパターンがある。脱毛症の最も多い原因は，アンドロゲン性脱毛症と休止期脱毛である[1]。

## 評価

**A. 病歴** 脱毛患者の評価では，慎重な病歴の聴取と診察を行うことで，高価で不必要な評価法や血液検査を避けることができる。病歴では，脱毛の発症時期と持続期間，先行する強いストレスや，投薬，食事について聴取する。システムレビューでは特に甲状腺関連の症状を聴取する。家族歴では，毛髪の脱落，アンドロゲン性脱毛症，自己免疫疾患について聴取する[2]。

**B. 身体診察** 頭皮と毛幹を注意深く調べる。脱毛がびまん性か限局性かを判断し，炎症の徴候を探し，髪の密度を判定する。手触り，長さ，太さで脱毛の原因を推測できることがある。短く細い毛は，アンドロゲン性脱毛症の部位でみられることがある。先端で軸が壊れていて，根元では棒状の毛根をもつ「感嘆符型の髪」は，円形脱毛症の周辺部でみられる[5]。脱毛部で短くちぎれた髪は，抜毛癖と頭部白癬でみられる。身体のあらゆる部位で，体毛の発育パターンと変化とを注意深く観察しなければならない。抜毛癖は，頭皮や眉毛，睫毛にまでみられることがある。アンドロゲン性脱毛症には，典型的には両側のこめかみの部分が後退するパターンから，前頭部や頭頂部が薄くなるパターン，後頭部と側頭部に軟らかい毛を残す以外すべての頭髪が抜け落ちるパターンまである。女性型脱毛症では，びまん性に薄く，前頭部や頭頂部でより顕著で，前頭部の生え際が残るパターンがみられる[5]。女性では，アンドロゲン性脱毛症に関連して，男性化徴候がみられることがある。男性化は痤瘡，他の部位での多毛症，声の低音化，陰核肥大を引き起こす。脱毛部に限らず，他のあらゆる部位における紅斑やその他の変化が，さまざまな病因を示唆する場合がある。落屑と皮膚剥離は白癬，尋常性乾癬，熱や化学物質による皮膚の乾燥を示唆する。脱毛部の瘢痕は，外傷，感染，または円板状ループスを示唆する。頭皮または顔面で「虫食い状」のパターンを呈する脱毛は，梅毒，サルコイドーシス，円板状ループスを示唆する。休止期脱毛は，隣接した約60本の毛髪を親指と他の指でつかみ，優しくではあるがしっかり引っ張る「毛髪牽引試験（pull test）」で検出することができる。上記のように引き抜いて，脱落の程度と成長期と休止期毛の比率を測定する[2]。正常では，6本かそれ以下しか抜けない。この試験は24時間以内に発症していない状態で行う[6]。

**C. 検査**

❶ 検査は臨床所見に基づいてオーダーする。典型的な男女のアンドロゲン性脱毛症では，皮膚が正常でその他の男性化所見がみられない場合，それ以上の検査は必要ない。女性で男性化がみられる場合，まず，遊離テストステロン，総テストステロン，プロラクチン，硫酸デヒドロエピアンドロステロンレベルを測

定すべきである。もし異常があれば，精密検査を続ける。アンドロゲン性でないパターンの脱毛症の患者では，甲状腺機能，全血球計算，フェリチン，抗核抗体を測定する。梅毒血清反応も病歴と身体診察によって考慮する。もしこれらの検査がすべて正常であれば，亜鉛欠乏症のような他の栄養失調状態を考える[7]。どんな滲出液についても細菌培養と真菌培養は行うべきである。皮膚が痂皮化している部分では，皮膚の落屑を用いた水酸化カリウム(KOH)顕微鏡検査および/または真菌培養を行うことで真菌感染を確定することができる。

❷ 頭皮の生検による病理組織検査は，瘢痕性脱毛症が疑われる症例を鑑別するのに有用である[5]。

**D. 遺伝** 頭皮や毛髪に影響を及ぼしている遺伝性もしくは先天性の毛髪疾患は，毛髪の脆弱性を伴うことも伴わないこともあるが，構造的な欠陥を生じることがある[4]。毛髪に影響を及ぼす遺伝子異常は300以上存在する[8]。

## 診 断

**A. 鑑別診断** 診断の鍵となる考え方は，脱毛が限局性か全身性か，あるいは瘢痕性か非瘢痕性かである。前述の検査を順次行うことにより，確定診断が可能となる。

**B. 臨床症状** ほとんどの場合，脱毛は先行するアンドロゲン性脱毛症，休止期脱毛が原因となって起こる。それ以外の甲状腺疾患，皮膚癌，転移性腺癌，悪性黒色腫，梅毒，HIVによって起こる症例では早期診断と介入が予後を左右する。早期に治療を開始することで，永久脱毛を防いだり，限局性にとどめることができる場合がある。脱毛症が薬物によるものであれば，早期にその薬物を中止することで元に戻すことができる。アンドロゲン性脱毛症に対する治療は，必要に応じて行うが，脱毛がはじまって早期に開始するのが最もうまくいく。

### ●文献

1. Beth G, Adam O. Androgenetic alopecia. www.Uptodate.com. Accessed July 21, 2012.
2. Habif T. *Clinical dermatology*, 5th ed. Philadelphia, PA: Elsevier, 2010:916–938.
3. Bth G, Adam O. *Nonscarring alopecia*. www.Uptodate.com. Accessed July 21, 2012.,
4. Anthony D. *Atlas of clinical dermatology*. Philadelphia, PA: Elsevier, 2002:631–634.
5. James WD, Berger TG, Elston D. *Andrew's diseases of clinical dermatology*. Philadelphia, PA: Elsevier, 2006:749.
6. Bertolino A. Alopecia areata. *Postgrad Med* 2000;107(7):81–90.
7. Irvine A, Christiano A. Hair on a gene string: recent advances in understanding the molecular genetics of hair loss. *Clin Exp Dermatol* 2001;26:59–71.
8. Thiedke C. Alopecia in women. *Am Fam Physician* 2003;67(5):1017–1018.

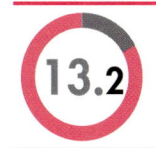

## 13.2 多形紅斑 erythema multiforme

Amr Salam and Ophelia E. Dadzie

### 背景

多形紅斑(erythema multiforme：EM)とその関連疾患は，感染性病原体や薬物などのさまざまな刺激により引き起こされる過敏性反応と考えられる一群の皮膚粘膜障害である[1〜4]。この疾患群の臨床分類は，病状の正確な病因に関する論争と，臨床症状のスペクトルが広いことにより，部分的に難しくなっている。しかしながら，多形紅斑は大まかに，多形紅斑軽症型(EM minor)，多形紅斑重症型(EM major)，Stevens-Johnson症候群(SJS)，中毒性表皮壊死剥離症(toxic epidermal necrolysis：TEN)の各疾患群からなっている(表13.2.1)。多形紅斑軽症型が最も軽いタイプで，急性で一過性の発疹として現れる。それはおもに身体の先端部分に起こり，粘膜病変もないか，ほとんどない。逆に，多形紅斑重症型やStevens-Johnson症候群，中毒性表皮壊死剥離症は，より重篤で重症例や死亡例もある。多

### 表13.2.1　多形紅斑と関連疾患の概要

| 所見 | 定義される特徴 |
| --- | --- |
| 多形紅斑軽症型 | 典型的な標的状病変(3カ所以上)。おもに肢端の皮膚に出現し，粘膜にはまれで，出現しても口腔内のみ<br>感染症＞薬物<br>体表面積＜10％ |
| 多形紅斑重症型 | 多形紅斑の皮膚所見と同様＋関連していると思われる2個以上の粘膜病変<br>感染症＞薬物<br>体表面積＜10％(多形紅斑よりは重症) |
| SJS | 非典型的な標的状病変(2カ所)，顔や体幹の紫斑，重症の粘膜糜爛，全身症状<br>薬物＞感染症<br>体表面積＜10％(多形紅斑重症型よりは重症) |
| SJS/TENの重複 | SJSと同様<br>薬物＞感染症<br>体表面積＝10〜30％ |
| TEN | 紅斑と非典型的な標的状病変に乏しい<br>初期の粘膜糜爛，皮膚剥離，全身症状<br>薬物＞感染症<br>体表面積＞30％ |

SJS：Stevens-Johnson症候群，TEN：中毒性表皮壊死剥離症

形紅斑重症型は多形紅斑軽症型と比較して，粘膜病変がより広範囲であることが特徴である。Stevens-Johnson症候群と中毒性表皮壊死剥離症は，疾患の重症度によってのみ区別される同一疾患であると考えられている。両疾患は，多形紅斑重症型に関連があるとも考えられている。

### 病態生理

**A. 病因** 多形紅斑軽症型，多形紅斑重症型，Stevens-Johnson症候群，中毒性表皮壊死剥離症は，さまざまな刺激による過敏性反応と考えられている。刺激源には感染性病原体や薬物などがある[1〜4]。多形紅斑軽症型と多形紅斑重症型では最近のヘルペス感染〔単純ヘルペスウイルス(herpes simplex virus：HSV)1型および2型〕が誘因として最も多い。直近の研究では，ウイルス分子がCD34陽性細胞を介して皮膚に運搬されるのではないかとされている[5]。他の感染性病原体もまた多形紅斑の誘因となる。Epstein-Barrウイルス，サイトメガロウイルス，*Mycoplasma*肺炎(特に小児)，結核，β溶血レンサ球菌，*Histoplasma capsulatum*，*Coccidioides immitis*があげられる[3]。薬物もまた多形紅斑軽症型や多形紅斑重症型の原因となる。しかしながら，これは少数である。

対照的に，薬物は，Stevens-Johnson症候群/中毒性表皮壊死剥離症の主要な原因である。原因となる薬物にはアロプリノール，カルバマゼピン，cotrimoxazole(そして他の抗感染性のサルファ薬やスルファサラジン)，ラモトリギン，ネビラピン，非ステロイド性抗炎症薬(特にオキシカム系)，フェノバルビタール，フェニトイン[4]などがある。薬物関連疾患は，腫瘍壊死因子を含む経路の活性化を引き起こすが，HSV関連疾患では引き起こさない[6]。

**B. 疫学** 多形紅斑軽症型，多形紅斑重症型，Stevens-Johnson症候群，中毒性表皮壊死剥離症は，全世界，全年齢で起こっているが，40歳未満がほとんどである[2〜4]。Stevens-Johnson症候群/中毒性表皮壊死剥離症の発症率には人種差がある[7]。

### 評価

**A. 病歴** 前駆症状，併存疾患または過去の疾患，最近の薬物への曝露など，関連のある病歴を得る[2,4]。多形紅斑軽症型はしばしば無症状であるが，瘙痒感や圧痛を感じる患者もいる。突然に発症し，通常は全身症状は引き起こさない。ヘルペス感染は，多形紅斑軽症型や多形紅斑重症型を起こす重要な病因因子である。したがって，直近の感染症の有無は特に探るべきである。Stevens-Johnson症候群/中毒性表皮壊死剥離症では発熱や疲労感，筋肉痛などの前駆症状が起こる場合がある。直近の薬物への曝露(特に1〜3週間前)がStevens-Johnson症候群/中毒性表皮壊死剥離症の発症に関連する。

**B. 身体診察** 皮疹の形態，分布，体表面の何%に拡がっているかの推定，粘膜病変の存在および/または全身症状の有無は，疾患の亜分類や重症度診断に重要である[2〜4]。多形紅斑軽症型は，標的状，または虹彩状に現れ，左右対照に分布し，おもに四肢(例えば手掌や足底)に，そして，ときに顔や体幹部に出現する。病変は

10日以上かけて進行し，通常1〜6週間で自然に寛解する。再発はよくみられ，年余にわたることもある。多形紅斑重症型は，多形紅斑軽症型の重症型から軽度のStevens-Johnson症候群まで臨床症状は幅広い。しかしながら，粘膜病変はより広範囲である。病変が不整形であったり大きな紅斑状の病変や，水疱，大きくシート状に剥離した水疱がみられる場合は，Stevens-Johnson症候群や，より重症の中毒性表皮壊死剥離症である疑いが強い。

高熱などの全身症状はおもにStevens-Johnson症候群および/または中毒性表皮壊死剥離症でみられる。色素沈着が強い皮膚では，紅斑が正確に評価されない場合がある。

**C. 検査** 多形紅斑と上述の密接に関連した病態の診断は，おもに臨床所見に基づく。それでも，病変部皮膚の病理組織的評価[3]は，特に皮膚病変が非典型的な形態である場合，および/または他の診断を除外する場合に役立つ。他の補助検査，特に感染性の病因が根本にあると疑われる場合には，全血球計算，咽頭培養，抗ストレプトリジンO抗体(ASO)値，伝染性単核球症の検査，HSV抗体価〔免疫グロブリン(Ig)MとIgG〕，肝炎スクリーニングの検査などが有用である。*Mycoplasma*肺炎，*Histoplasma*症，*Coccidioides*症，結核の感染が疑われるときは，胸部X線撮影で所見が得られることがある。

**D. 遺伝** 多形紅斑とその関連疾患の遺伝的素因は確立されていない。例外として，中国や南アジアに起源をもつ人におけるカルバマゼピンやアロプリノールに起因するStevens-Johnson症候群/中毒性表皮壊死剥離症が特定のHLAハプロタイプ（それぞれHLA-B*1502とHLA-B*5801）と関連していることが判明している[4,7]。

## 診断

**A. 鑑別診断** 固定性で孤発，環状の紅斑様発疹がみられ，発症から寛解までが1〜6週間，一過性で急性または一時的であれば，多形紅斑軽症型の診断基準を満たす。全身性で不整形の標的状病変を伴う紅斑，水疱，痂皮がみられ，患者が全身的に体調不良であれば，Stevens-Johnson症候群/中毒性表皮壊死剥離症の可能性がより高くなる。多形紅斑とその関連疾患の場合，考えられるその他の鑑別としては，自己免疫性水疱症，他の薬疹（例えば麻疹様薬疹），模様状紅斑，結合組織病（例えばエリテマトーデス），バラ色粃糠疹，多形日光疹，蕁麻疹，蕁麻疹様血管炎，ウイルス性発疹などがある。難しい症例では，皮膚科医の助けを借りることと同様，臨床的特徴と病理所見がこれらの疾患を除外する際に助けとなるだろう。

**B. 臨床症状** どのタイプの多形紅斑なのかを決定することは，治療の決定や予後の予測に役立つ。多形紅斑軽症型は，限局性の疾患で，重症度，死亡率とも低いが，再発がよくみられる。Stevens-Johnson症候群/中毒性表皮壊死剥離症は，生命を脅かす疾患であり，しばしば重症化し，死亡に至ることさえある。

## 治療

多形紅斑とその関連疾患の治療には，有意なエビデンスに基づくデータが乏しく，おもに個々の臨床経験に基づいた治療が行われる[3,4]。もととなる誘発因子の識別

と，迅速な薬物の中止と治療がこれらの患者を治療するうえでの鍵となる。多形紅斑軽症型は必ずしも治療的介入を必要としないが，皮膚症状を軽減するための局所抗ヒスタミン薬や副腎皮質ステロイドの外用や，口腔粘膜病変に対する局所麻酔/消毒作用のある含嗽薬を使用するなどの補助療法は重要である。HSV関連の多形紅斑軽症型発症時は，抗ウイルス療法(例えば経口アシクロビル)が効果的である。特に，多形紅斑軽症型の再発時には，長期低用量の抗ウイルス薬予防内服(例えば経口アシクロビル)は有用である。Stevens-Johnson症候群や中毒性表皮壊死剥離症の治療の原則は，補助療法はもちろん，迅速な被疑薬の中止である。治療は外来ではなく，入院下で行われるのが最善である。他の補助療法として，抗菌薬の全身投与や副腎皮質ステロイド，および/またはその他の免疫調整薬が使用される。皮膚病変が広範囲に及ぶ場合および/または粘膜の潰瘍化がある場合には，集中治療/熱傷ユニットでの，複数の専門家の医療チームによる管理が最善である。多形紅斑重症型の治療は，多形紅斑軽症型やStevens-Johnson症候群に似ており，重症度で決められる。

## ●文献

1. Auquier-Dunant A, Mockenhaupt M, Nalda L, et al. Correlations between clinical patterns and causes of erythema multiforme majus, Stevens-Johnson syndrome, and toxic epidermal necrolysis: results of an international prospective study. *Arch Dermatol* 2002;138:1019–1024.
2. Lamoreux MR, Sternbach MR, Hsu WT. Erythema multiforme. *Am Fam Physician* 2006;74(11):1883–1888.
3. Al-Johani KA, Fedele S, Porter SR. Erythema multiforme and related disorders. *Oral Surg Oral Med Oral Pathol Oral Radiol Endod* 2007;103(5):642–654.
4. Mockenhaupt M. The current understanding of Stevens-Johnson syndrome and toxic epidermal necrolysis. *Expert Rev Clin Immunol* 2011;7(6):803–813; quiz 14–15.
5. Ono F, Sharma B, Smith C, et al. CD34+ cells in the peripheral blood transport herpes simplex virus DNA fragments to the skin of patients with erythema multiforme (HAEM). *J Invest Dermatol* 2005;124(6):1215–1224.
6. Kokuba H, Aurelian L, Burnett J. Herpes simplex virus associated erythema multiforme (HAEM) is mechanistically distinct from drug-induced erythema multiforme: interferonis expressed in HAEM lesions and tumor necrosis factor in drug-induced erythema multiforme lesions. *J Invest Dermatol* 1999;113(5):808–815.
7. Roujeau, J.-C. (2013). Drug eruptions and ethnicity. In O. Dadzie, A. Petit, & A. Alexis, *Ethnic Dermatology: Principles and Practice*. Oxford: John Wiley & Sons.

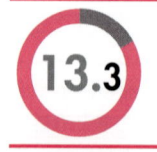

# 13.3 斑状丘疹状皮疹 maculopapular rash

*Naama Salem Al Kaabi*

## 背景

斑状丘疹状皮疹(maculopapular rash)は，斑と丘疹の両方がみられるどんな皮疹の記載にも用いられる名称である。罹患した皮膚は発赤し，多発した癒合性の盛り上がりをもつ。

## 病態生理

**A. 病因** 斑状丘疹状皮疹が発熱を伴うときは，感染症を疑う．発熱がなければ，通常はアレルギー反応によるものである．髄膜炎菌血症や播種性淋菌症，ロッキー山紅斑熱(Rocky Mountain spotted fever：RMSF)のような重篤な感染症は，急性発症の発熱と斑状丘疹状皮疹を呈することがある[1,2]．アナフィラキシーは，ときに，手掌や咽頭の瘙痒感とともに斑状丘疹状皮疹としてはじまる[3]．斑状丘疹状皮疹が内臓悪性腫瘍の徴候であることはまれである[1]．

**B. 疫学** 斑状丘疹状皮疹は，多くの異なる疾患に関連している．年齢，性別，人種による有病率，罹患率，死亡率は原因となる疾患による．

## 評 価

**A. 病歴** 詳細な現病歴を聴取しなければならない．はじめに出現した部位，どのように広がったか，発熱，瘙痒感，灼熱感，疼痛などの関連症状，以前に類似した発症があったかを聞く．患者が以前，似た発疹に罹患していれば，前回の治療と治療への反応について聴取する．似た発疹を発症した人との接触歴も考慮すべきである．慢性の内科疾患にかかっているか，すでに行われている，もしくはちょうどはじまった治療についての病歴も必要である．ここでいう治療には，処方薬や市販薬(OTC医薬品)，ハーブ製剤などが含まれる．食品や薬に対するアレルギーの病歴も聴取する．生活歴(職業，趣味，喫煙，薬物乱用，新しい性的パートナー，旅など)もまた重要である[1]．

**B. 身体診察** 全身の身体診察を行わなくてはならない．皮膚の診察では，発疹の分布に注意する[1,4]．麻疹や風疹のようなウイルス性発疹は，顔面と体幹の中央にはじまり，その後，遠心状に広がる．髄膜炎菌血症の発疹は，末梢よりはじまる傾向にある．中心部に点状出血を伴う斑としてはじまり，それから結節状に成長しながら，広範囲に広がる発疹となる．淋菌感染症の病変部は，四肢や指尖部のような肢端部にはじまる．斑状丘疹状皮疹が手掌や足底に出現する場合は，梅毒，ロッキー山紅斑熱，淋菌感染症を考える[1~3]．

❶ **頭部，目，耳，鼻，咽喉の診察** ロッキー山紅斑熱が疑われる場合には，ダニをみつけるための頭皮の診察が重要である．粘膜腫脹はアナフィラキシーの初期である可能性を示す．麻疹のKoplik斑が口腔粘膜にみられることがある[3]．

❷ **肺の診察** 喘鳴は，アナフィラキシーを示唆する[1]．

❸ **尿生殖器の診察** 第1期梅毒は性器に硬性下疳を呈する．硬性下疳が回復した後に第2期梅毒の手掌病変がみられる[1,4]．膿性分泌物や骨盤内炎症の徴候は，淋菌感染症を示唆する[3]．

❹ **四肢の診察** 関節の腫脹は髄膜炎菌血症や淋菌敗血症やリウマチ疾患でよくみられる[3]．

❺ **神経学的診察** 髄膜炎の徴候は，髄膜炎菌血症やロッキー山紅斑熱を示唆する[3]．

**C. 臨床検査** 全血球計算は有用である．左方移動を伴う白血球の上昇は，細菌感染を示唆する．リンパ球増加は，ウイルス感染を示唆する．好酸球は，ときにア

レルギー反応で増加する。そして，まれにではあるが骨髄性白血病が全血球計算の異常と発疹を呈することがある。その他の検査は，皮疹から最も考えられる原因を念頭に行うべきである。性的に活発な患者では，迅速血漿レアギン試験と淋菌敗血症の検査を考慮する。特に髄膜炎菌血症と淋菌敗血症が疑われる症例では，膿疱の塗抹検鏡と培養を考慮する。髄液検査は，髄膜炎菌血症が疑われる場合には有用であるが，ロッキー山紅斑熱では通常は陰性である。関節症状がある場合には，赤血球沈降速度を考慮する。

**D．遺伝**　斑状丘疹状皮疹のほとんどは，感染症やアレルギーにより起こる。したがってこの病態においては遺伝的要因の役割はない。

### 診断

**A．鑑別診断**　斑状丘疹状皮疹は，ウイルス感染，細菌感染，スピロヘータ，リケッチア感染でみられる。また，免疫関連症候群やリウマチ関連疾患でもみられる。

❶ **ウイルス性発疹**　通常，斑状丘疹状皮疹を呈するウイルス感染症には，麻疹（はしか），風疹（3日はしか），伝染性紅斑，突発性発疹がある。麻疹は，咳や結膜炎，鼻風邪からはじまり，発熱5日目頃に斑状丘疹状皮疹が出現する[5]。皮疹は毛髪部よりはじまり，下に向かって広がるが，手掌や足底には少ない。皮疹は4〜6日ほど続き，その後黄色の色素沈着と落屑を残す。Koplik 斑は特に前駆症状として，口腔粘膜上にしばしばみられる[1,5]。風疹は麻疹と類似しているが，麻疹ほど重篤ではなく，病期はより短く，後頭部リンパ節腫脹を伴う。妊婦が感染すると，重度の先天奇形を起こすことがある[1,3]。突発性発疹は，ヒトヘルペスウイルス6型が原因であり，3〜4日の発熱が前駆症状としてはじまる。解熱後2日で発疹がはじまる。顔や手にびまん性の発疹を呈し，自然に消退する[5]。

❷ **アレルギー性発疹**　通常，小水疱または水疱を含む不鮮明な発疹として現れる。瘙痒が強く，手や腕，膝，陰部に対称的に現れる傾向にある。原因となる薬物の開始から1週間以内にみられ，薬物中止後，徐々に改善する[1,4]。

❸ **細菌感染**　急病の患者で，発熱や頻脈，頻呼吸，低血圧，白血球増加症，髄膜刺激症状がある場合は，髄膜炎菌血症や淋菌敗血症を疑う[2]。第2期梅毒は，びまん性か，もしくはおもに頭部や頸部，手掌や足底に限局した発疹を呈する。それは硬性下疳の後に出現し，通常硬性下疳が出現した2〜10週間後に発疹が出現する[3,4]。病変は茶色から赤，ピンク色の斑と丘疹として現れる。丘疹鱗屑，膿疱，痤瘡様病変も呈しうる。発疹には発熱，リンパ節腫脹，脾腫を伴うこともある。第2期梅毒が，無症候期を経て再発することがある[1,4]。

❹ **ロッキー山紅斑熱**　*Rickettsia rickettsii* に起因する。突然の発熱，頭痛，筋肉痛，徐脈，白血球減少で発症する。発疹は通常，第4病日から手首と足首に，ピンクがかった赤色の斑状丘疹としてはじまる。体幹に向けて広がり，点状出血となる。手掌や足底にも遅れてみられる[1〜3]。

❺ **川崎病**　原因不明で，もっぱら幼児に起こる。5日以上続く高熱，結膜炎，リンパ節腫脹，手の落屑が特徴である。苺舌も一般的に起こる。皮膚所見は粘膜を含む猩紅熱様の斑状丘疹状発疹を呈する[1,3]。

## ●文献

1. James W, Berger T, Elston D. *Andrews' diseases of the skin: clinical dermatology*, 10th ed. Canada: Saunders Elsevier, 2006.
2. Richard P, Natasha S, Dermatologic emergencies. *Am Fam Physician* 2010;82(7):773–780.
3. Ali A. *Specialty board review: dermatology, a pictorial review*, 2nd ed. New York, NY: McGraw Hill, 2010.
4. Bolognia J, Jorizzo J, Rapini R. *Dermatology*, 2nd ed. Philadelphia, PA: Mosby Elsevier, 2008: vol 1.
5. Wolff K, Lowella A, Katz SI, et al. *Fitzpatrick's dermatology in general medicine*, 7th ed. New York, NY: McGraw Hill, 2008: vol 2.

# 13.4 色素沈着障害 pigmentation disorder

Fatima Al Faresi

## 背景

色素沈着の障害は，正常より薄いもしくは濃い皮膚として現れる。皮膚色のおもな決定要因はメラニン細胞の活動(すなわち，メラニン生産の量と質)である。これらの障害は限局性に起きたり，全身性に起きたりする。色素沈着症には，黒皮症，雀斑，ほくろ，色素異常性固定性紅斑，カフェオレ斑，癜風，植物性光線皮膚炎，黒色表皮腫，薬疹，炎症後の色素沈着がある。色素脱失症には，尋常性白斑，白色粃糠疹，癜風，トネリコ葉(ash leaf)斑，量状母斑，特発性滴状メラニン減少症，炎症後色素脱失症，身体的要因によるメラニン減少などがある。

## 病態生理

**A. 病因** 色素沈着の原因は，遺伝性，日光による誘発，薬物，感染症，炎症など，容易に同定されるが，ときに不明の場合もある。

**B. 疫学** この病態の有病率は，個々の疾患により大きく異なる。しかしながら，すべての人種，年齢，男女両方に起こる。

## 評価

**A. 病歴** 鑑別の第一歩は，問題を色素沈着か色素脱失かに分類することである[1]。表 13.4.1 に，発症，増悪因子，寛解因子，随伴症状などの病歴の情報を示している。

## 表 13.4.1 色素沈着と色素脱失の鑑別に用いられる要素

| | 発症 | 増悪因子 | 寛解因子 | 随伴症状 |
|---|---|---|---|---|
| **色素沈着症** | | | | |
| カフェオレ斑 | 新生児または幼児 | なし | 時間とともに寛解 | 通常なし |
| 黒皮症 | 肝障害の発症，妊娠，フェニトインの使用，経口避妊薬の使用 | 肝疾患の増悪や暴露の継続 | 有害物質の除去で寛解の可能性はあるが，完全に消失することはまれ | 通常なし |
| 黒色表皮腫 | 体重増加，インスリンの使用 | 体重増加，インスリン・ニコチン酸・グルココルチコイド・エストロゲンの使用 | 体重減少や有害物質の除去で改善 | 糖尿病関連の症状 |
| 暈状母斑 | 若年での激しい日光曝露，特にTurner症候群 | 日光曝露の継続 | 時間経過とともに消失傾向 | 通常なし |
| 日光黒子 | 若年で日光曝露のあった患者の高齢化 | 日光曝露の継続 | なし | 通常なし |
| 癜風 | 湿度と熱への曝露 | 湿度と熱への曝露の継続 | 湿度を下げる治療 | ときに軽度の瘙痒 |
| 薬物誘発性色素沈着 | 薬物への曝露，特にミノサイクリン・ジドブジン | 原因薬物への再曝露 | 原因薬物の除去により消退することがあるが，ミノサイクリン誘発性の変化はしばしば残る | 通常なし |

## 表 13.4.1 色素沈着と色素脱失の鑑別に用いられる要素(つづき)

| | 発症 | 増悪因子 | 寛解因子 | 随伴症状 |
|---|---|---|---|---|
| 固定薬疹 | 薬物曝露(フェノールフタレイン, サリチル酸, テトラサイクリン, サルファ薬) | 原因薬物への再曝露 | 原因薬物の除去により消退することがあるが, しばしば残る | ときに疼痛あり |
| 植物性光線皮膚炎 | フロクマリン(ベルガモット, ソラレン, ライムのオイル)を含む外用薬への曝露 | フロクマリン(ベルガモット, ソラレン, ライムのオイル)を含む外用薬への継続曝露 | ステロイド外用もしくは経口ステロイド, 抗ヒスタミン薬 | ときに疼痛あり |
| 炎症 | 炎症とともに発症 | 炎症の持続 | 炎症の軽減 | 炎症による疼痛 |
| **色素脱失症** | | | | |
| 白色粃糠疹 | 若年小児(特に湿疹のある児) | 乾燥, 日光 | 湿潤により消退, 思春期に消退傾向 | ときに瘙痒感や灼熱感 |
| トネリコ葉斑 | 小児期 | なし | なし | 潜在性の結節性硬化症, 精神発達遅滞, 痙攣, 脂腺腫 |
| 尋常性白斑 | 10〜30歳 | ストレス, 病気, 生命の危機, 皮膚の損傷 | 病気の進行 | なし |
| 滴状メラニン減少症 | 中年以降 | なし(特発性の局所病変) | なし(特発性の局所病変) | なし |

## B. 身体診察

**❶ 色素沈着症**　黒皮症はよくみられる後天的障害で，その特徴は，顔面に最もよくみられる対称性で辺縁不整の色素沈着斑である。増悪因子には，妊娠や経口避妊薬，日光曝露などがある。雀斑は，日光曝露により活性化される小さい赤色か明るい茶色の斑である。顔面や腕，背部によくみられる。常染色体優性で，色白の人によくみられる。ほくろは雀斑に似ている。しかしながら，日光曝露がなくても持続する[2]。カフェオレ斑は，0.5～20 cm の大きさの，均一な淡い茶色の斑であり，皮膚表面のどこにでもみられる。思春期以前で直径 5 mm，思春期以降で 15 mm 以上の斑が 5 個以上見られる場合，神経線維腫症を示唆する。黒色表皮腫は，最初は色素沈着ではなく，灰色がかった茶色のなめらかな斑として，腋窩，頸部，胸部の襞，鼠径部に非対称性に現れる。インスリン抵抗性や悪性腫瘍，肥満の目印になることもある。癜風は，よくある皮膚の真菌感染症である。多数の小さい円形のさまざまな色（白，ピンク，茶色）の斑が，上背部，肩，上腕，頸部，胸部に放射状に広がる。植物性光線皮膚炎は，初期には日焼けに似ているが，その後，色素沈着症となる。炎症後の色素沈着は，炎症や外傷後の皮膚に局所的にメラニンが増加して起こる。

**❷ 色素脱失症**　白斑は，後天的な色素の欠如で，表皮メラニン細胞がないことで組織学的に特徴づけられる。均一で対称性の境界明瞭な白い斑で，いずれの部位の皮膚にも現れる。経過とともに，斑は癒合し，大きな色素脱失となる。白斑は，よく肘の周囲や日焼け後の皮膚などの，外傷を受けた部位に起こる（Koebner 現象）。白色粃糠疹は，非特異性の紅斑として出現し，徐々に鱗状の色素脱失となる。顔面や頸部，腕が好発部位である。トネリコ葉斑は腕，足，体幹にみられる色素脱失斑（卵形，トネリコの葉様，もしくは斑点）で，結節性硬化症に関連がある。暈状母斑は，典型的な色素沈着性母斑に囲まれた色素脱失性母斑である。滴状メラニン減少症は，2～5 mm の小さな陶器のような境界明瞭の白斑である。中高年の手，前腕，下腿の露出部にみられる。熱傷や凍傷，紫外線照射，レーザー，電離放射線，外科的治療などによるさまざまな外傷は，皮膚のメラニン低形成やメラニン沈着を誘発する。

## C. 検査

**❶** 癜風では，皮膚擦過診により，KOH 法で *Malassezia furfur* に特徴的な「スパゲッティーとミートボール」様の所見が得られる。Wood 灯で照らすと，しばしば淡黄色の発光がみられる。

**❷** 神経学的診察は，カフェオレ斑やトネリコ葉斑のある患者で必要である。

**❸** 黒色表皮腫の患者では，糖尿病や悪性腫瘍など全身性疾患の存在がないか調べるための全身の診察と評価が必要である。

**❹** 尋常性白斑は，暗室で Wood 灯で照らすと，色素脱失した領域が強調される。尋常性白斑は甲状腺機能異常〔例えば Graves 病（Basedow 病），橋本病〕などの自己免疫疾患に伴うことがある。他には，インスリン依存性の糖尿病，悪性貧血，Addison 病，円形脱毛症などがある。

## D. 遺伝

メラニン低形成を引き起こすことで知られている遺伝的欠陥の例としては，眼皮膚白皮症，まだら症，Waardenburg 症候群，伊藤メラニン減少症，結節

性硬化症がある．色素沈着を起こす遺伝的欠陥には，神経線維腫症，色素失調症，LEOPARD症候群とPeutz-Jeghers症候群などがある．

### 診 断

**A. 鑑別診断** 色素沈着障害の患者では，まず最初に，色素沈着なのか色素脱失なのかを分類する．特に薬疹や炎症により誘発された病変では，刺激因子を明らかにする病歴聴取が有用である．特徴的な所見により，疾患をより確かにすることができる．通常，病変の生検は必要ではないが，所見や疑われる基礎疾患を明らかにするために，病変を選択してより詳しい検査を行う必要がある場合がある．

**B. 臨床症状** 疾患により異なる．

#### ●文献
1. Hori Y, Takayama O. Circumscribed dermal melanoses. Classification and histologic features. *Dermatol Clin* 1988;6:315.
2. Plensdorf S, Martinez J. Common pigmentation disorders. *Am Fam Physician* 2009;79(2):109–116.

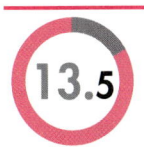

## 13.5 瘙痒症　pruritus

*Nawar Al Falasi*

### 背 景

瘙痒症または痒みは，掻きたくなる衝動を引き起こす感覚である．瘙痒症は，侵害受容ニューロンである伝導速度の遅い無髄C線維と，おそらく，Aδ線維を通して伝達されるが，その自由神経終末は表皮真皮境界部や表皮の近傍に存在する[1]．

### 病態生理

**A. 病因** 多くの皮膚疾患は，限局性もしくは全身の痒みを呈する．これには，接触皮膚炎やヘルペス，アトピー性皮膚炎，シラミ症，水疱性類天疱瘡(bullous pemphigoid)，菌状息肉症，乾癬などがある．一次性皮膚疾患に加えて，腎不全や肝炎，甲状腺機能低下症などの全身性疾患も痒みを起こす(表13.5.1)．

**B. 疫学** 痒みの原因が全身性であることは，高齢者で多く，特に他の併存症がある人に多い．このことを除けば，個々の皮膚疾患の有病率は，年齢層や環境により異なる．

## 評価

**A. 病歴** 病歴と身体所見を詳細に聴取し，皮膚疾患か全身性疾患に関連したものかを判断し，さらにその身体所見により血液検査が必要であれば行う。全身の痒みが徐々に発症するのは，全身性疾患と合致する。詳細に服薬歴を聴取し，薬物性のかゆみを除外する。アルコール依存症の病歴があれば，慢性肝疾患を考慮する。精神的な原因がないか，ストレスや精神疾患の病歴を確認する[1,2]。

**B. 身体診察** 身体診察が，全身性疾患によるものか皮膚疾患によるものかを区別するのに役立つ。全身性疾患の場合，皮膚は正常であるか，あるいは擦過傷，苔癬化，結節性痒疹，細菌感染症などの二次的徴候を認めることがある[2,3]。黄疸，甲状腺腫大，多血症でも全身の痒みを呈することがある。あるいは，特定の分布をとる特徴的な皮膚所見で，皮膚疾患を特定できる場合もある。

**C. 検査** 痒みの原因となる主要な皮膚疾患は，問診と皮膚生検で診断できる[4]。

皮膚糸状菌感染症が疑われる場合には，皮膚擦過標本または毛髪を水酸化カリウム(KOH)顕微鏡検査で，顕微鏡下に菌糸や胞子を確認する。

全身性の痒みの場合は，病態によって適切な検査を行う。以下はその例である。

❶ 胆汁うっ滞性瘙痒症では肝機能検査を行う。
❷ 慢性腎不全では腎機能検査を行う。
❸ 甲状腺疾患では甲状腺機能検査を行う。
❹ 鉄欠乏性貧血では血清鉄測定を行う。
❺ 鉄欠乏性貧血，真性多血症，腫瘍随伴性瘙痒症では血液像[4,5]。
❻ HIV感染が疑わしい場合は，ウイルス量，血清学的検査，CD4量を測定する。

**D. 遺伝** アトピー性皮膚炎など特定の疾患では，遺伝性がある場合があり，しばしば家族歴がある。

## 診断

**A. 鑑別診断** 痒みの原因が皮膚疾患か全身性疾患かを区別することが重要である。さらなる評価を行うかどうかはこの点で判断する。本来の皮膚疾患では，特徴的な皮膚所見や特徴的な分布がみられる。

瘙痒症の鑑別疾患の範囲は非常に広い(表13.5.1)。プライマリ・ケア領域における瘙痒の原因となる皮膚疾患でよくあるのは，乾皮症，皮膚の過度の乾燥，湿疹，接触皮膚炎，乾癬，蕁麻疹，皮膚糸状菌感染症などである。乾皮症は高齢患者，冬の期間，湿度の低い地域，頻繁な入浴でみられる傾向にある。特に小児では，腕や足の屈曲部や手首，手掌，頸部に湿疹性皮膚炎をみることがある。幼児では，頬や前額部，四肢の外側表面にしばしばみられる。乾癬では特徴的な鱗屑を，蕁麻疹では特徴的な紅斑の膨疹や局面を認める。皮膚糸状菌感染症は，典型的な皮膚所見を呈し，皮膚擦過標本で原因となっている病原菌を明らかにすべきである。瘙痒症では，注意深く段階を追ってアプローチすれば，プライマリ・ケア医でもほとんどの症例を正確に診断することができる。

### 表 13.5.1 瘙痒症の原因

| | 例 |
|---|---|
| 皮膚疾患[4] | 接触性皮膚炎, ヘルペス性皮膚炎, 湿疹, 水疱性類天疱瘡, 菌状息肉症, 乾癬, 蕁麻疹, 妊娠に伴う蕁麻疹様皮疹や局面 (PUPPP), 乾皮症, 皮膚糸状菌感染症 |
| 内分泌疾患 | カルチノイド症候群, 糖尿病, 甲状腺疾患, 副甲状腺疾患[4] |
| 感染症 | 肝炎, HIV, シラミ症, 疥癬 |
| 腎疾患 | 慢性腎不全, 血液透析 |
| 血液疾患 | 鉄欠乏症, 真性赤血球増加症[5], 好酸球増加症, 本態性血小板血症, 骨髄異形成症候群[6] |
| 胆汁うっ滞性瘙痒症[7] | 原発性胆汁性肝硬変, 原発性硬化性胆管炎, C型慢性肝炎, 総胆管結石, 膵癌あるいは胆管癌よる閉塞, 妊娠性胆汁うっ滞 |
| 悪性疾患 | Hodgkin病, 非Hodgkinリンパ腫, 白血病, γグロブリン血症や骨髄腫, カルチノイド症候群, Sipple症候群(多発性内分泌腫瘍), 固形腫瘍(消化管悪性腫瘍, 中枢神経腫瘍, 肺癌など) |
| 薬物 | クロルプロパミド, トルブタミド, フェノチアジン, エリスロマイシン, 蛋白同化ステロイド, 経口避妊薬 |
| 精神疾患 | 不安, 抑うつ, 妄想性障害 |

HIV(human immunodeficiency virus):ヒト免疫不全ウイルス, PUPPP(pruritic urticarial papules and plaques of pregnancy)

### ●文献

1. Bernhard JD. Endocrine and metabolic itches. In: *Itch: mechanisms and management of pruritus*. New York, NY: McGraw Hill, 1994:251–260.
2. Krajnik M. Understanding pruritus in systemic disease. *J Pain Symptom Manage* 2001;21(2):151–168.
3. Yosipovitch G. Itch associated with skin disease: advances in pathophysiology and emerging therapies. *Am J Clin Dermatol* 2003;4(9):617–622. *Ann Dermatol* 2011;23(1):1–11.
4. Bellmann R, Feistritzer C, Zoller H, et al. Treatment of intractable pruritus in drug induced cholestasis with albumin dialysis: a report of two cases. *ASAIO J* 2004;50(4):387–391.
5. Yosipovitch G. Chronic pruritus: a paraneoplastic sign. *Dermal Therapy* 2010;23(6):590–596.
6. Bernhard JD. General principles, overview, and miscellaneous treatments of itching. In: *Itch: mechanisms and management of pruritus*. New York, NY: McGraw Hill, 1994:367–381.
7. Tejesh P. Therapy of pruritus. *Expert Opin Pharmacother* 2010;11(10):1673–1682.

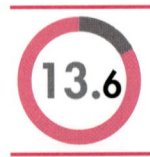

## 13.6 発熱に合併した皮疹
### rash accompanied by fever
*Mohammad Balatay*

### 背景
皮疹を伴う発熱を診断することは，経験豊かな臨床医にとってさえ手強いことである。この徴候の組み合わせは，とるに足らない疾患である場合もあれば，生命を脅かす疾患である場合もあるからである。

### 病態生理
鑑別診断を進める際に有用な方法は，皮疹のタイプで発熱と徴候を示すさまざまな疾患を分類することである。さまざまな熱性疾患が呈する皮疹のタイプは1つではないが，このグループ分けにより，臨床医は可能性のあるたくさんの疾患群ではなく，より少ない原因に目を向けることができる[1]。

**A.** 点状出血を伴う皮疹は，以下の疾患と関連している場合が多い。

❶ 感染性心内膜炎，髄膜炎菌血症，淋菌敗血症，あらゆる菌の菌血症，リケッチア症(特にロッキー山紅斑熱)などの治療可能な感染症[2]。

❷ エンテロウイルス，デング熱，B型肝炎ウイルス，風疹，Epstein-Barr ウイルスなど，早急な治療を要さない感染性疾患。

❸ 深部静脈血栓症，表在性血栓性静脈炎，再発性多発性軟骨炎，結節性紅斑などの非感染性疾患。

**B.** 斑状丘疹は，以下の疾患と関連している場合が多い。

❶ 腸チフス，第2期梅毒，髄膜炎菌血症，淋菌敗血症，マイコプラズマ，ライム病，オウム病，リケッチア症(特にロッキー山紅斑熱)などの治療可能な感染症。

❷ エンテロウイルス，パルボウイルスB19型，ヒトヘルペスウイルス6型，麻疹，風疹，アデノウイルス，HIVウイルスなど，早急な治療を要さない感染症。

❸ アレルギー，多形紅斑，全身性エリテマトーデス，皮膚筋炎，血清病，若年性関節リウマチなどの非感染性疾患。

**C.** 小水疱性の皮疹は，以下の疾患と関連している場合が多い。

❶ ブドウ球菌性巨大水疱性膿痂疹，毒素性ショック症候群，淋菌敗血症，リケッチア痘瘡，水痘-帯状疱疹ウイルス，単純ヘルペスウイルス，*Vibrio vulnificus*による敗血症，毛嚢炎などの治療可能な疾患。

❷ エンテロウイルス，パルボウイルスB19型，HIVなど，緊急の治療を要さない感染症(ただし，これら3疾患は通常このような発症の仕方をしない)。

❸ 小水疱性湿疹，多型小水疱性紅斑などの非感染性疾患。

**D.** びまん性の紅斑は以下の疾患と関連している場合が多い。

❶ 猩紅熱，毒素性ショック症候群，*Ehrlichia*症[3]，川崎病などの治療可能な感染症。

❷ エンテロウイルス感染など緊急の治療を要さない感染症。

❸ 紅斑を呈する非感染性疾患が発熱と関連することはほとんどない。

## 評 価

**A. 病歴** 病歴はきわめて重要であり，発症，罹病期間，増悪因子，寛解因子，随伴症状などの標準的な内容を聴取する。それに加えて，以下のような内容も聴取する。

❶ 曝露歴。家族や密接に接触した人の中で病気の人はいないか，たまり水や蚊への曝露，海外渡航歴はないか。
❷ 基礎疾患があるかどうか，または，診断のついていない HIV のように，免疫不全の可能性はないか。

**B. 身体診察**

❶ 病変部とその分布を注意深く観察する。皮疹は，点状出血，斑状丘疹，水疱，紅斑，蕁麻疹に分類する。皮疹の分布に注目する。例えば風疹，麻疹は一般的に顔面に発症し体幹に広がり，ロッキー山紅斑熱の点状出血はまず踵や手首に出現する。
❷ 一般身体診察を行う。特に注意を払うのは以下である。

  a. **頭部，眼，耳，鼻，咽喉部の診察** Koplik 斑は，麻疹に特有の所見である。マダニがみつかれば，ロッキー山紅斑熱の診断の助けになる。副鼻腔炎は，髄膜炎菌血症の原因になっている可能性がある。若年成人の咽頭炎がびまん性の紅斑を伴う場合，*Arcanobacterium haemolyticum* による可能性がある。粘膜腫脹は，早期のアナフィラキシーの徴候である可能性がある。

  b. **肺の診察** 診察時に喘鳴が聞こえる場合，特に患者が直近に薬物療法や造影剤を投与されている場合は，アナフィラキシーを示唆する。肺炎がある場合はオウム病やマイコプラズマと矛盾しない。

  c. **心臓の診察** 心血管系の虚脱は，髄膜炎菌血症やその他の敗血症で起きる。爪下もしくは強膜に点状出血のある患者に新たに心雑音が出現した場合，亜急性細菌性心内膜炎を示唆することがある。

  d. **性器の診察** 泌尿器から膿性の滲出物がある場合，もしくは骨盤内炎症性疾患の証拠がある場合，淋菌感染症を考える。手掌病変は，しばしば初期の下疳が治癒した後に起こるが，下疳は，梅毒の診断を支持する。

  e. **関節の診察と四肢** 足関節，手関節付近の点状出血は，ロッキー山紅斑熱を示唆する。関節腫脹は，髄膜炎菌血症または淋菌敗血症の診断の一助となる。斑状丘疹は，若年性関節リウマチや，その他のリウマチ関連疾患でみられる。

  f. **神経診察** 髄膜炎の証拠があれば，髄膜炎菌血症の診断を支持する。ロッキー山紅斑熱の患者も髄膜刺激症状を呈する場合がある。

**C. 検査** 生命を脅かす疾患が疑われる場合は，それに関する検査を行うが，検査は疑わしい疾患に的を絞って行うべきである。全血球計算は，一般的に有用である。ただし，生命を脅かす敗血症で，明らかな白血球上昇を示さない場合も多い。一般的に，点状出血と心血管系虚脱の徴候を伴う患者では，すべて血液培養を行う。

### 診断

病歴聴取と身体診察から，さまざまな疾患の尤度を評価することができる。毒素性ショック症状を呈する患者は，最初の検査所見と培養の結果を評価できるまでは敗血症として治療する[4]。

### ●文献

1. Schlossberg D. Fever and rash. *Infect Dis Clin North Am* 1996;10(1):101–110.
2. Drolet BA, Baselga E, Esterly NB. Painful, purpuric plaques in a child with fever. *Arch Dermatol* 1997;133(12):1500–1501.
3. American Journal of Medicine. Fever, nausea, and rash in a 37-year-old man [clinical conference]. *Am J Med* 1998;104(6):596–601.
4. Dellinger RP. Current therapy for sepsis. *Infect Dis Clin North Am* 1999;13(2):495–509.

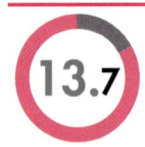

## 13.7 蕁麻疹　urticaria

Omar Shamsaldeen

### 背景

蕁麻疹（urticaria）は膨疹からなり，一過性の紅斑性で，浮腫状の，痒みを伴う丘疹や局面である。肥満細胞からヒスタミンと他の血管作動性物質が放出されて起こり，通常，赤色や白色の輪に囲まれている。病変は，通常，痒く，24時間以内には消退する。

### 病態生理

**A. 病因** 蕁麻疹は，免疫性と非免疫性か特発性に分類される。急性蕁麻疹のおもな原因は，Ⅰ型アレルギーもしくはⅢ型の免疫グロブリンE(IgE)介在性反応である。食品(牛乳，卵，小麦，甲殻類，ナッツ)と薬物(ペニシリン系，セファロスポリン系)のような血中の抗原は膜上のIgEに作用し，ヒスタミンが放出され，限局性の血管拡張を引き起こす。非免疫性の原因としては，アスピリンまたは非ステロイド性抗炎症薬などが直接ヒスタミンを放出させることがある[1]。

**B. 疫学** 蕁麻疹は，よくある疾患で，人口の1～5％は生涯に一度はこの疾患で苦しむといわれる。女性により多い[2]。

蕁麻疹には，「急性：新規発症か，持続が6週間以内のエピソードの繰り返し」と「慢性：6週間以上持続するエピソードの繰り返し」がある。

### 評価

**A. 病歴** 病変が，来院時には消失していることがしばしばあるため，病歴は重要である。蕁麻疹の可能性で受診した患者を評価する場合，問題解決に役立つアプ

ローチは以下のとおりである。
❶ 患者に，蕁麻疹のきっかけが何かわかっているかたずねる。しばしば，患者はすでに原因をつきとめているか，可能性のある原因を絞っている。
❷ 特定の食品や既知の食品添加物，薬物，最近の呼吸器感染症，咬傷，接触，吸入薬，全身性疾患の既往，特に自己免疫疾患や悪性新生物など，詳細に病歴を聴取する。
❸ 疾患の時間経過についてたずねる。いつそれが起こったか？ 寒さや運動，熱，身体的外傷，日光曝露などに関連があるか？
❹ まぶたや唇など，軟部組織の腫脹を伴うかたずねる。
❺ 患者自身あるいは家族のアトピーについての病歴や，自己免疫疾患の家族歴についてたずねる。

**B. 身体診察** 明瞭，紅斑性で浮腫状の丘疹もしくは局面で，しばしば中心の色調は淡い。個々の病変は 24 時間以内に消退する。対照的に，蕁麻疹様血管炎では，病変は 24 時間以上残存する。病変の大きさは 2〜5 mm ほどから 30 cm 以上までと異なり，形も環状や蛇行状など不規則である。粘膜浮腫を呈することもある。
　血管浮腫は顔面，腸管，四肢の一部に起こり，蕁麻疹の約 50 % でみられ，数日間続くことがある。

**C. 検査**
❶ 通常，急性蕁麻疹では血液検査は行わない。
❷ 慢性蕁麻疹では全血球計算の変動と，赤血球沈降速度，肝機能検査，尿検査を行い，甲状腺機能検査も考慮する。
❸ 病変が 24 時間以上持続すれば，蕁麻疹様血管炎を除外するために病変の生検を行うのが有用であろう。血管炎があった場合，C3・C4・CH50 値，B 型・C 型肝炎の検査，抗核抗体，クリオグロブリン，免疫グロブリン値，血清蛋白電気泳動，尿中蛋白電気泳動の検査を追加する。
❹ 角氷や激しい運動による誘発テストで，寒冷蕁麻疹や物理的蕁麻疹を診断できる。しかし，医師は，アナフィラキシーを引き起こすリスクを認識しておかなければならない。
❺ 副鼻腔，歯，胸部 X 線写真などの画像所見は，感染症や悪性新生物の除外に役立つ。
❻ 特定のアレルゲンに対する過敏症が疑われる場合，皮膚試験や RAST 法を行う。

### 診 断

**A. 鑑別診断** 蕁麻疹の診断は，臨床的に行う。蕁麻疹様の所見を呈する他の皮膚疾患には，蕁麻疹様血管炎 (疼痛，痒み。24 時間以上持続)，薬疹，ウイルス性発疹，高齢患者の水疱性類天疱瘡，多形紅斑 (四肢末端。24 時間以上持続) と血管浮腫がある。

**B. 臨床症状** 蕁麻疹の皮膚所見は特徴的であるが，皮膚の反応を誘発する基礎疾患は非常に多く，多彩である。ほぼすべての蕁麻疹患者は発疹に加えて痒みを訴える。

## ●文献

1. Habif TP, Urticaria and angioedema. In: *Clinical dermatology*, 5th ed. Mosby, Elsevier, 2009:181–193.
2. Grattan, C., & Kobza-Black, A. (2007). Urticaria and angioedema. In J. Bolognia, J. Jorizzo, & R. Rappini, *Dermatology* (2nd ed., pp. 261–276). St. Louis: Elsevier-Mosby.

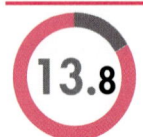

# 13.8 小水疱，水疱性皮疹
## vesicular and bullous eruptions

*Ahmed Salem Al Dhaheri and Hassan Galadari*

## 背景

小水疱は，液体で満たされた直径5mm未満の空洞である。水疱は，同様の所見で5mmを超える大きさのものである。一般的に水疱を形成する疾患を小水疱性発疹（vesiculobullous eruption：VBE）と称す。

## 病態生理

**A. 病因** 小水疱性発疹には，多くの原因がある。単純ヘルペス感染症，異汗性湿疹（dyshidrotic eczema）や接触皮膚炎のような炎症が原因のもの，水疱性類天疱瘡のような自己免疫が原因のもの，表皮水疱症（epidermolysis bullosa）のような遺伝が原因のものなどである。アレルギー性血管炎や晩発性皮膚ポルフィリン症（porphyria cutanea tarda）のような全身性疾患も小水疱性発疹を呈する。Stevens-Johnson症候群/中毒性表皮壊死剥離症（SJS/TEN）のような薬物誘発性の病態でもみられる。環境要因が小水疱性発疹の増悪に関与することがある。例えば日光曝露やアルコール摂取，特定の薬物，感染症は，晩発性皮膚ポルフィリン症の誘導に関与する[1]。日光曝露やストレス，月経，喫煙とアルコール摂取は，単純ヘルペス感染症の再発を誘発することがある。

**B. 疫学**

❶ 患者の年齢層が診断の手がかりとなることがある。
  a. **新生児** 遺伝性か感染症が最も多い。表皮水疱症，新生児天疱瘡，梅毒性天疱瘡がその例である。
  b. **小児** この年齢では感染症が最も多い。水痘や初発の単純ヘルペス感染，手足口病，水疱性膿痂疹（bullous impetigo）などがある。
  c. **成人** 感染症由来が上位のままであるが，炎症や自己免疫疾患が，通常，多くなる。これには，晩発性皮膚ポルフィリン症や尋常性天疱瘡（pemphigus vulgaris），異汗性湿疹，疱疹状皮膚炎（dermatitis herpetiformis）などがある。水疱性類天疱瘡の異型，妊娠性類天疱瘡は，妊娠中や産褥期に起こることがある。また，線状IgA病（線状IgA水疱性皮膚症）のようなまれな疾患もある。
  d. **老年期** この年齢層では自己免疫疾患がよくみられる。水疱性類天疱瘡が出

現する平均年齢は80歳である。
❷ すべての年齢層においてみられるのは，アレルギー性接触皮膚炎，アレルギー性血管炎，Stevens-Johnson症候群/中毒性表皮壊死剥離症，虫咬傷，II度熱傷などである。

## 評価

### A. 病歴
❶ **疼痛または瘙痒感**　小水疱性発疹のほとんどが無症状である。しかし，いくつかの疾患では不快な症状がある。通常，接触皮膚炎と疱疹状皮膚炎では瘙痒感がある[1]。帯状疱疹(herpes zoster)は，疼痛や皮疹の出現前の灼熱感を起こす。

❷ **家族歴**　新生児に水疱性疾患の家族歴がある場合は，特定の疾患が示唆されることがある。他の兄弟や同級生の間に類似した水疱の病歴がある場合には，感染性の小水疱性発疹が考えられる。

❸ **発症と期間**　小水疱性発疹は，急性か慢性か？　小水疱性発疹で急性に出現するものには，Stevens-Johnson症候群/中毒性表皮壊死剥離症，水痘，水疱性膿痂疹，帯状疱疹，アレルギー性血管炎，手足口病，尋常性天疱瘡などがある。徐々に現れてくるものには，疱疹状皮膚炎，異汗性湿疹，水疱性類天疱瘡，表皮水疱症，晩発性皮膚ポルフィリン症がある。急性接触皮膚炎や単純ヘルペス感染症のように一過性で再発するものもある。

### B. 身体診察
❶ **外観**　全身状態が悪く，弱っている患者では，可能性のある疾患としてStevens-Johnson症候群/中毒性表皮壊死剥離症や尋常性天疱瘡，初発の単純ヘルペス感染症を考える。

❷ **発熱の存在**　Stevens-Johnson症候群/中毒性表皮壊死剥離症の患者と同じように，感染症の患者，特に水痘，手足口病，初発の単純ヘルペス感染または水疱性膿痂疹の患者も発熱を伴う。

❸ **口腔所見**　Stevens-Johnson症候群/中毒性表皮壊死剥離症のように重症な小水疱性発疹を呈する患者では，口腔内にも影響が現れることがあるため，口腔内病変の有無を確認すべきである。そうすることで，医師は尋常性天疱瘡，水痘，手足口病を診断することができる。尋常性天疱瘡の皮膚病変は，口腔所見発生の数カ月後に出現することがある[2]。

❹ **小水疱と水疱**　小水疱と水疱は小水疱性発疹の初期症状である。臨床的に病変のサイズは重なり，小水疱か水疱かを区別することが難しい場合もある。しばしば病変が破裂し，糜爛や潰瘍および/または痂皮などの二次的病変を呈することがある。

　単純ヘルペス感染症，水痘，帯状疱疹，接触皮膚炎，異汗性湿疹，出血性血管炎，手足口病，Kaposi水痘様発疹症(ヘルペス性湿疹)，疱疹状皮膚炎のような病態は小水疱を呈する傾向にある。尋常性天疱瘡，水疱性類天疱瘡，水疱性膿痂疹，晩発性皮膚ポルフィリン症，Stevens-Johnson症候群/中毒性表皮壊死剥離症，表皮水疱症は水疱を呈する傾向にある。水疱性疾患では，より大きな

水疱や糜爛を呈する傾向にある。

❺ **病変の特徴と分布**　水疱性膿痂疹の水疱は，容易に破裂し，しばしば蜂蜜色の痂皮を形成する。水疱性膿痂疹は，顔面，特に口や鼻の周りや外傷を受けた部位に出現する。尋常性天疱瘡では，弛緩した水疱がときおりみられる。頭皮や顔面，上部体幹，口腔粘膜に病変がみられることが多い。水疱性類天疱瘡では，水疱は緊満して大きく，蕁麻疹様の斑や局面形成が水疱形成に先行して起こる。体幹や四肢，屈曲部にみられることが多い。線状IgA病では，鼠径部や殿部，体幹，四肢，ときおり口腔内に小水疱および/または大きな水疱を呈する。晩発性皮膚ポルフィリン症では，手背などの露光部に糜爛や水疱形成を認める。これらはしばしば痛みを伴い，退色，瘢痕化しながら緩徐に治癒する[1]。接触皮膚炎は，アレルギーの原因と接触した部位に起こり，異汗性湿疹は指の外側と手掌に起こる傾向にある。手足口病では手，足，口，殿部に病変を認める。帯状疱疹は，通常1，2カ所の隣接した皮節に限局し，片側に起こる。Kaposi水痘様発疹症は，既存の皮膚炎の領域に起こる。

## C. 検査

❶ **Tzanck塗抹試験**　この検査は，無傷の水疱の天蓋部をはがし，その底部を擦って行う。スライドガラスの上に塗布して染色し，顕微鏡検査で多核巨細胞の有無を調べる[3]。

❷ **生検**　臨床診断が不確実であるとき，皮膚生検が役に立つ。小水疱を生検するときは，可能であれば隣接した正常の皮膚を含め，小水疱全体を生検するのが理想的である。水疱では，正常皮膚と一緒に病変の辺縁と天蓋部を含めて生検すべきである[1]。免疫蛍光顕微鏡検査や他の検査は，臨床におけるいろいろな小水疱性発疹を区別するのに有用である。

## 診　断

**A. 鑑別診断**　正確な鑑別診断と最終診断は，詳細な病歴聴取と身体診察によって大いに容易になる。診断が不明なままの場合，特に潜在的に重症な状態が考えられる場合，生検や専門医への紹介を行うことが確定診断のために有用なことがある。

### ●文献

1. Welsh B. Blistering skin conditions. *Aust Fam Physician* 2009;38(7):484–490.
2. Bickle KM, Roark TR, Hsu SH. Autoimmune bullous dermatoses: a review. *Am Fam Physician* 2002;65(9):1861–1870.
3. Brodell RT, Helms SE, Devine M. Office dermatologic testing: the Tzanck preparation. *Am Fam Physician* 1991;44(3):857–860.

# 14

## 内分泌・代謝のプロブレム

Endocrine and Metabolic Problems

*Arwa Abdulhaq Nasir*

## 14.1 糖尿病 diabetes mellitus

*Michael J. Hovan and Curtiss B. Cook*

### 背景

糖尿病(diabetes mellitus)とは，インスリン分泌および/またはインスリン作用の不足による高血糖を特徴とする代謝疾患群である。糖尿病の臨床型は，1型，2型，妊娠性，その他さまざまな原因による二次性の特別な型がある。糖尿病の分類は，現時点で理解されているこの疾患の病因を基になされている[1]。不適切な血糖コントロールは，細小血管と大血管の両方の合併症を引き起こす[2]。米国疾病予防管理センターは，糖尿病を，米国で7番目の死因にあげている[3]。

### 病態生理

#### A. 病因

❶ **1型** 1型糖尿病は，さらに踏みこんで，1A型と1B型の糖尿病に分類される。両方とも自己免疫性か特発性の膵β細胞の破壊の結果として起こり，絶対的なインスリン不足を生じる。1A型は，HLA関連遺伝子のDQAとDQBとに関連しているが，多数の自己抗体の存在によって，そのことが示唆される。これらの抗体には，抗グルタミン酸デカルボキシラーゼ(GAD)，抗膵島細胞抗原512，抗インスリン抗体などがある。1B型は特発性で，いかなる自己免疫性のマーカーもHLAとの関連も同定されていない。

❷ **2型** 2型糖尿病は，筋肉，脂肪，肝細胞の内部で，数年にわたってインスリン抵抗性が高まった後に明らかとなる。適正な空腹時血糖値を維持するために，しばしば，内因性のインスリン分泌が前糖尿病の段階で早期に増加している。時間が経つにつれ，インスリン産生は徐々に衰え，食後のグルカゴンはますます非抑制的になり，患者は，インスリン治療への移行を余儀なくされる。グルカゴン様ペプチド-1(GLP-1)は，消化作用の間，小腸のL細胞によって分泌され，胃内容排出に影響を及ぼし，インスリン分泌を促進し，グルカゴン分泌を減弱する。また，GLP-1は，2型糖尿病において，不規則に作動する。

#### B. 疫学
近年，米国では，2,580万人の成人と小児が糖尿病に罹患しており，1年間に150万人の割合で症例数が増加していると見積もられている[3]。2000年に米国に生まれた人の3分の1が，彼らの人生でいつしか糖尿病になると予測されている。2005〜2008年に調査された空腹時血糖値やヘモグロビン$A_{1c}$($HbA_{1c}$)値の測定では，20歳以上の米国成人の35%が前糖尿病であった。65歳以上では，50%が前糖尿病であった。まとめると，米国では約7,900万人の成人が，有意な糖尿病のリスク状態にある[3]。

#### A. 1型
1型糖尿病は，糖尿病と診断された全成人症例の約5%を占める。20歳以下の米国住民のうち，約21.5万人が糖尿病であるが，その大多数が1型糖尿病

に分類されている[3]。小児の間で2型糖尿病の割合が増加しているにもかかわらず,いまだに1型糖尿病が,20歳以下の患者での糖尿病新規症例の約3分の2を占めている[4]。米国では,白人が,10万人に23.6人の発症率で,民族および人種の間で,1型糖尿病の最も高いリスクに直面している[5]。対照的に,1B型の糖尿病患者は,アジア系やアフリカ系の人々の間でより頻繁にみられる。

**B. 2型** 2型糖尿病は,糖尿病症例全体の約95%を占めているが,20歳以下ではまれである。ただし,米国の若年者における肥満率の上昇に対応して,直近の10年間では,2型糖尿病が増加しつつある。10〜19歳の白人では,2型よりも1型のほうが,新規症例における比率はより高い。10〜19歳の黒人とヒスパニック系では,1型と2型で等しく半々である。10〜19歳のアジア系,太平洋諸島民,米国先住民では,1型と比べて,2型の新規症例の比率が上回っている。2型は,すべての群において,10歳以下ではまれである。

**C. 妊娠糖尿病** 妊娠の約2〜10%で,妊娠糖尿病を合併している。妊娠の後,それに引き続く20年間で,35〜60%が糖尿病を発症する[3]。

### 評 価

1型糖尿病と2型糖尿病は,ともに多尿と多飲の症状を呈するとしても,典型的には,1型糖尿病の発症のほうが急激である。的確なスクリーニングと診断が,患者のリスクを同定し,糖尿病の合併症を減らすのに重要である。

**A. 身体診察** 糖尿病の身体所見は,罹病期間と重症度に影響される。急性の高血糖では,グルコースによる浸透圧利尿の結果,頻脈,皮膚緊張の低下,粘膜の乾燥,起立性低血圧が起こる。ケトン血症は,果実のような呼気の香りと,もし重篤な状態であれば,精神状態の変容で発見されることがある。経過の長い糖尿病確定例では,モノフィラメント検査で測定される下肢感覚機能の低下や,128 Hzの音叉で検出される振動覚の変化が神経障害を示唆する。高血圧と浮腫は,腎障害の可能性を示唆する。視力障害は,糖尿病性網膜症患者では後期に出現する所見で,診察では,神経線維の梗塞,綿花様白斑,網膜内出血,硬性白斑,膨脹したり曲がりくねった血管などがみられることがある。

**B. 検査** 2011年の米国糖尿病協会(American Diabetes Association:ADA)ガイドラインでは,以下のパラメータのいずれか1つで,糖尿病を定義している。つまり,繰り返す検査で確定される限りにおいてであるが,(疑問を差しはさむ余地のない高血糖の場合を除いて)$HbA_{1c}$>6.5%,空腹時血糖>126 mg/dL,75 g無水グルコース負荷2時間後の血漿血糖値200 mg/dL以上,もしくは,典型的な症状を伴う随時血糖値200 mg/dL以上[6]である。前糖尿病は,空腹時血糖値が100〜125 mg/dLの間か,経口グルコース負荷試験2時間値が140〜199 mg/dLもしくは$HbA_{1c}$ 5.7〜6.4%と定義される。$HbA_{1c}$は,最も感度の低い診断的検査である一方,経口グルコース負荷試験は最も感度が高い。検査値が一致しない場合には,最も異常な検査値を他の結果より重んじる。$HbA_{1c}$は,妊娠時には診断基準から除外される。

妊娠糖尿病については,米国糖尿病協会と米国産科婦人科学会(American college of obstetricians and gynecologists：ACOG)で，診断のアプローチが異なる。米国糖尿病協会は，全員に75g経口グルコース負荷試験を，妊娠24週から28週の間に行うよう勧めている。92 mg/dL以上の空腹時血糖，1時間値180 mg/dL以上，もしくは2時間値153 mg/dL以上で，妊娠糖尿病と確定診断される。米国産科婦人科学会は，2段階プロセスを提唱し，かなり低リスクの患者は検査を必要としない，と述べている。50gの1時間経口グルコース負荷試験をまず行い，血漿血糖値が140 mg/dLより高値であれば，さらに確認のための検査が行われる。これには，100gの3時間経口グルコース負荷試験が用いられる。診断のカットオフ値は，空腹時95 mg/dL以上，1時間値180 mg/dL以上，2時間値155 mg/dL以上，もしくは3時間値140 mg/dL以上である。糖尿病の生涯リスクが増大しているので，妊娠糖尿病の全女性患者は，出産後6～12週，その後は3年ごとに再検査を受けるべきである。

**C. 遺伝** 1A型糖尿病は，HLA-DQA，DQBなどの遺伝子と関連がある。一方で，1B型は特発性である。2型糖尿病は，修正可能および修正不可能なリスクの両方により影響を受けている。修正不可能なリスクには，家族歴，民族，加齢などがある。修正可能で非遺伝性のリスクには，身体を動かさないライフスタイルや，肥満指数(body mass index：BMI)高値，中心性肥満などがある[7]。

## 診 断

**A. 臨床症状** 糖尿病の型を決定することは，適切な治療を提供するうえで必須である。急激な高血糖(多尿，多飲。通常はケトーシスを呈している)を生じて糖尿病と診断される前は，大多数の1型糖尿病患者は，健康にみえる。

❶ **1型** 1型糖尿病の症例の多くは，非肥満の小児，青年，若年成人が占める。β細胞の破壊が数日から数週間で急速に起こるので，糖尿病性ケトアシドーシス(diabetic ketoacidosis：DKA)，突然の体重減少，多尿，口渇，昏睡を生じ，これで，通常は診断がつく。最も深刻な病態である糖尿病性ケトアシドーシスは，小児で，より起こりやすい[8]。糖尿病性ケトアシドーシスの定義は，200 mg/dLを超える血糖値，pH＜7.3，重炭酸塩＜15 mEq/Lの代謝性アシドーシスである。付随する特徴でよくあるのは，疲労感，脱水，悪心，食欲不振，過換気(Kussmaul呼吸)，急激な視力と精神状態の変化などである。β細胞の破壊が急速なので，また，血漿血糖値がひとたび180 mg/dLを超えると，多くの場合，多尿が引き続いて起こるので，穏やかに発症する無症候性の高血糖は，1型糖尿病ではまれである。

❷ **2型** 黒色表皮腫，閉塞性睡眠時無呼吸，高血圧，血管病変，家族歴の存在，高尿酸血症，多囊胞性卵巣疾患，非アルコール性脂肪性肝炎のある患者は，より大きな2型糖尿病のリスクに直面している。診断がついたときには，すでに多くの患者で，神経障害，腎症，網膜症の所見がある。典型的な2型糖尿病の患者は，過体重すなわち肥満，かつ40歳以上である。患者は，通常，多尿，多飲，夜間尿を含む高血糖の特徴的な所見を呈している。それほど特徴的でない微妙な診断の手がかりには，創傷治癒不良，繰り返す感染症，および/または外

陰腟 *Candida* 症などがある。2 型糖尿病の緊急事態には，著明な血糖上昇，重篤な脱水を伴う高浸透圧性高血糖状態があるが，ほとんどケトン血症にはならない。まれに，2 型糖尿病で糖尿病性ケトアシドーシスが起こりうるが，アフリカ系米国人の小児に多い[9]。

❸ **妊娠糖尿病** 妊娠は，インスリン抵抗性の深刻な状態を突然引き起こしうる。多尿は，ときどき誤って，高血糖よりも膀胱に接する妊娠子宮の影響と思われることがある。病因が 2 型糖尿病と類似しているので，臨床的特徴も似ている。出生時体重 4.1 kg 超の新生児は，将来の糖尿病リスクが高い。

**B. 鑑別診断** 自己免疫性抗体の指標と，C ペプチドの測定は，1 型糖尿病と 2 型糖尿病の鑑別に有用である。C ペプチドで，内因性インスリン産生が存在するかどうかを確認できる。プロインスリンはインスリンペプチドと C ペプチドから成り立っていて，C ペプチドは，活性化したインスリンが産生されるときにプロインスリンペプチドから遊離される。C ペプチドがないことは，β細胞の完全な機能不全を示唆する。C ペプチドがあれば，内因性インスリンが産生されていることを支持する。1 型糖尿病の患者で，自己免疫性のβ細胞破壊プロセスの早期に，いくらかのインスリン分泌がまだ残っていて，C ペプチドが測定可能な値をとることがあるので，C ペプチドの結果の判断には注意が必要である。高血糖と自己抗体の存在は，1 型糖尿病を示唆するが，診断には必ずしも必要でない。これらの指標には，膵島細胞(自己)抗体，インスリン自己抗体，GAD の 65kDA アイソフォームを標的とする自己抗体，リン関連の 1A-2 分子を標的とする自己抗体などがある[10]。

多尿を呈するが，糖尿病とは異なる臨床疾患には，中枢性か腎性の尿崩症，さまざまな視床下部疾患，精神的多飲，尿閉後の利尿，リチウムのようなある種の薬物の影響などがある。一過性の高血糖は，急激で深刻な病態に伴って，特に ICU の場合のように，副腎皮質ステロイドや昇圧薬，カテコールアミン物質の使用に伴って起こりうる。この状況下で新たに糖尿病の診断をすることには注意すべきであり，入院中の患者で同定された新しい高血糖は，もし軽度であれば，特に退院後の外来の場面で再評価すべきである。

### ●文献

1. American Diabetes Association. Diagnosis and classification of diabetes mellitus. *Diabetes Care* 2008 Jan;31(Suppl 1):S58.
2. Wingard DL, Barrett-Conner, E. Heart disease and diabetes. In: *Diabetes in America*, Washington, DC: US Government Printing Office (NIH Publ no 95-1468). 1995:429–448.
3. U.S. Department of Health and Human Services CfDCaP. *National diabetes fact sheet: National estimates and general information on diabetes and prediabetes in the United States,* 2011, Atlanta, GA: U.S. Department of Health and Human Services, Centers for Disease Control and Prevention. 2011.
4. Liese AD, D'Agostino RB, Jr., Hamman RF, et al. The burden of diabetes mellitus among US youth: prevalence estimates from the SEARCH for Diabetes in Youth Study. *Pediatrics* 2006 Oct;118(4):1510–1518.
5. Bell RA, Mayer-Davis EJ, Beyer JW, et al. Diabetes in non-Hispanic white youth: prevalence, incidence, and clinical characteristics: the SEARCH for Diabetes in Youth Study. *Diabetes Care* 2009 Mar;32(Suppl 2):S102–S111.
6. American Diabetes Association. Standards of medical care in diabetes-2011. *Diabetes Care* 2011 Jan;34(Suppl 1):S11–S61.
7. Nyenwe EA, Jerkins TW, Umpierrez GE, Kitabchi AE. Management of type 2 diabetes: evolving strategies for the treatment of patients with type 2 diabetes. *Metabolism* 2011 Jan;60(1):1–23.

8. Mallare JT, Cordice CC, Ryan BA, Carey DE, Kreitzer PM, Frank GR. Identifying risk factors for the development of diabetic ketoacidosis in new onset type 1 diabetes mellitus. *Clin Pediatr (Phila)* 2003 Sep;42(7):591–597.
9. Sapru A, Gitelman SE, Bhatia S, Dubin RF, Newman TB, Flori H. Prevalence and characteristics of type 2 diabetes mellitus in 9-18 year-old children with diabetic ketoacidosis. *J Pediatr Endocrinol Metab* 2005 Sep;18(9):865–872.
10. Handelsman Y, Mechanick JI, Blonde L, et al. American Association of Clinical Endocrinologists Medical Guidelines for Clinical Practice for developing a diabetes mellitus comprehensive care plan. *Endocr Pract* 2011 Mar-Apr;17(Suppl 2):1–53.

# 14.2 女性化乳房 gynecomastia

Michelle L. Benes

## 背景

男性の乳房は，最小量の脂肪と腺組織からなっている。男性でエストロゲンとテストステロンの比が変化すると，女性化乳房，すなわち乳腺組織の増殖が引き起こされることがある[1]。

## 病態生理

女性化乳房は，アンドロゲンに比してエストロゲンが相対的に増加することによって引き起こされる。

**A.** 生理学的な女性化乳房の年齢分布には，新生児，思春期，50歳以上の男性の，3つのピークがある。

❶ 新生児の女性化乳房は，生まれたての男児の90％にみられ，母体のエストロゲンが経胎盤的に輸送されるために起こる。このタイプの女性化乳房は，典型的には最初の4週間で自然に消退する[2]。

❷ 思春期の女性化乳房は，少年の50％に起こる。10歳代の早期に起こり，Tanner分類の3期あるいは4期に対応する。これは，エストラジオール濃度の上昇，テストステロン産生の遅延，組織レベルでのエストロゲン感受性の増大による[2]。

❸ 高齢男性の3分の1から3分の2は，循環する遊離テストステロンが年齢に応じて減弱する結果，生理学的に女性化乳房が起こる[1]。

**B.** 非生理学的な女性化乳房は，薬物の使用や，薬物乱用，いくつかの病態によって，どの年齢でも起こりうる。

❶ 持続性の思春期女性化乳房は，2年間以上もしくは17歳を超えて起こり，他の原因との関連がないときに診断される。

❷ 薬物と薬物使用が，非生理学的な女性化乳房の原因として最も多い。シメチジン，抗精神病薬，抗レトロウイルス薬，前立腺癌治療薬，スピロノラクトンの長期的な使用が，一過性の原因とされることが多く，典型的には，薬物中止

後，3カ月以内に消退する。蛋白同化ステロイドの使用，マリファナ，ヘロイン，アンフェタミンが，永続的な女性化乳房を起こすことがある[3]。

❸ 肝硬変や原発性性腺機能低下症，悪性腫瘍，甲状腺機能亢進症，栄養失調などの病態が，非生理学的な女性化乳房例の約25%で，その原因となっていることがある[4,5]。慢性腎不全で透析を受けている患者の50%以上で，女性化乳房が生じる。

❹ 肥満は，偽女性化乳房，すなわち乳房の脂肪構成要素の増殖に関連していることが多い。肥満はまた，循環エストロゲン量の増加により真の女性化乳房をもたらすこともある[2]。

❺ 女性化乳房例の約25%が特発性である[2]。

### 評価

**A. 病歴** 完全な病歴を得るべきである。投薬やサプリメント，その他の違法医薬品使用などの特定可能な原因も探すべきである。体重減少のような全身的な症状があれば，悪性疾患，内分泌障害，他の隠された疾患過程の可能性に関心を向けるべきである[1,2]。

**B. 身体診察** 触知可能で，硬く，乳輪下にある腺組織の腫瘤は，女性化乳房と矛盾しない。脂肪組織蓄積の増加は，偽女性化乳房と矛盾しない。硬く不整で可動性のない腫瘤，皮膚の変化，乳頭の短縮，乳汁分泌や腺疾患を伴う腫瘤は，臨床家に悪性疾患の可能性があることを警告している。身体診察には，女性化乳房の原因となる隠された疾患過程を念頭におきながら，精巣の変化，肝疾患，甲状腺異常の検索も含めるべきである[1,2]。

**C. 臨床検査** もし，病歴や身体診察から得られた所見が，非生理学的な原因を示唆していれば，肝臓，腎臓，甲状腺機能を対象とした検査を行う。血清のヒト絨毛性ゴナドトロピンβサブユニット($\beta$-hCG)，硫酸デヒドロエピアンドロステロン，尿の17-ケトステロイドは，精巣や副腎の腫瘤を同定する手助けとなることがある。プロラクチン値の上昇は，下垂体腺腫と関連している。黄体化ホルモンとテストステロンの低値は，続発性性腺機能低下症の特徴である。

テストステロン低値と同時に起こる黄体化ホルモン高値は，原発性性腺機能低下症を示す[1]。

**D. 画像と細胞学的検査** マンモグラフィや超音波を含む乳房の画像検査は，乳癌が疑われるときに適応となる。細胞診の標本を得るための細針吸引生検は，悪性疾患の懸念が払拭されないときは，評価法に含めるべきである。

### 臨床所見

女性化乳房は，罹患男性の50%以上で両側性に生じるが，片側性や，非対称性のこともある。硬くて可動性があり，ゴムのように柔らかい腫瘤として触れる。わずかに圧痛があり，乳頭周囲に対称性の盛りあがりを形成する。正常な生理学的女性化乳房患者の多くは，容易に同定されうるので，詳細な評価は必要ない。病状が経過観察で改善されなかったり，進行性か，急性発症である場合，もしくは病歴と身

体所見が全身的な医学的異常を示唆していれば，隠された病理学的過程を探索する。

### ●文献

1. Braunstein GD. Gynecomastia. *N Engl J Med* 2007;357(12):1229–1237.
2. Dickson A. Gynecomastia. *Am Fam Physician* 2012;85(7):716–722.
3. Eckman A, Dobs A. Drug-induced gynecomastia. *Expert Opin Drug Saf* 2008;7(6):691–702.
4. Lawrence SE, Faught KA, Vethamuthu J, Lawson ML. Beneficial effects of raloxifene and tamoxifen in the treatment of pubertal gynecomastia. *J Pediatr* 2004;145(1):71–76.
5. Derkacz M, Chmiel-Perzynska I, Nowakowski A. Gynecomastia—a difficult diagnostic problem. *Endokrynol Pol* 2011;62(2):190–202.

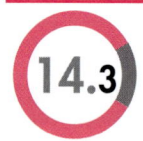

## 14.3 多毛症　hirsutism

*Razan Taha and Reshma Gandhi*

### 背景

男性パターンの豊富な末梢体毛が女性に存在することが，多毛症として知られている。多毛症の程度は，体内のアンドロゲン値に基づいている。多毛症(hirsutism)と，非末梢の体毛が存在しアンドロゲンの影響とは無関係の多毛(hypertrichosis)との違いを区別することは，重要である[1,2]。多毛症は，病理学的な異常の兆しとなりうるし，患者の自尊心にも否定的な影響を与えうるので，その病因を理解し，この状況を評価することは重要である。

### 病態生理

**A. 病因**　多毛症は，アンドロゲンの過剰分泌か，正常アンドロゲン値に対する毛髪小胞の過剰な感受性によって引き起こされる[2]。

多毛症の大部分は，機能的アンドロゲン過剰症が原因で引き起こされる。それには，多嚢胞性卵巣症候群(PCOS)，特発性アンドロゲン過剰症，特発性多毛症，先天的な副腎過形成のような状態が含まれる[3]。

あまり多くはないが，その他の副腎病変や，卵巣の問題，薬物，下垂体や妊娠性高アンドロゲン血症が，多毛症の原因となる[3]。副腎が原因の場合には，先天的な副腎過形成，Cushing症候群，副腎男性化腫瘍などがある。卵巣が原因の場合には，門細胞腫，顆粒膜細胞腫瘍，Sertoli-Leydig細胞腫などがある。多毛症を引き起こす薬物には，高用量のグルココルチコイド，蛋白同化ステロイド，バルプロ酸，フェニトイン，ダナゾール，ミノサイクリンなどがある。下垂体性の原因には，高プロラクチン血症とCushing病などがある[4]。

表14.3.1に，多毛症の原因を一覧表として掲げた。

**B. 疫学**　米国における多毛症の有病率については，女性の7％に生じると推計されている[1]。多毛症の70〜80％は，多嚢胞性卵巣症候群によって生じる[1]。

### 表 14.3.1 診断的特徴と臨床所見

| 一般的な多毛の原因 | 割合 | 臨床所見 | 検査値 |
|---|---|---|---|
| 多嚢胞性卵巣症候群(PCOS) | 72〜82% | 月経不順と無月経<br>インスリン抵抗性,不妊<br>超音波検査での卵巣嚢胞の証拠<br>中心性肥満 | アンドロゲン値(正常か上昇した)の変動 |
| 特発性アンドロゲン過剰症 | 6〜15% | 正常月経周期<br>超音波検査での嚢胞なし<br>他の原因で説明不能な病因 | アンドロゲン高値 |
| 特発性多毛症 | 4〜7% | 月経異常なし<br>超音波検査での嚢胞なし<br>他の原因で説明不可能な病因 | アンドロゲン値正常 |
| 副腎過形成 | 2〜4% | 2つの型<br>1)典型的:早期発症,新生児の曖昧な性器<br>2)非典型的:晩期発症,月経不順,不妊<br>ヒスパニック系とアシュケナージユダヤ人は高リスク<br>先天性副腎過形成(CAH)の家族歴 | ACTH刺激試験前後の17-ヒドロキシプロゲステロン高値により確定 |
| アンドロゲン産生腫瘍 | 0.2% | 診察上,腹部や骨盤内の腫瘍<br>男性化<br>多毛症の劇的な発症<br>治療にもかかわらず悪化する多毛症 | 200 ng/dL以上の早朝の総テストステロン値の上昇 |

(次ページにつづく)

### 表 14.3.1 診断的特徴と臨床所見(つづき)

| 一般的な多毛の原因 | 割合 | 臨床所見 | 検査値 |
|---|---|---|---|
| 医原性多毛症 | 比較的まれ | 全身および局部の副腎皮質ステロイド，クロナゼパム，isotretinoin，パロキセチンなどの治療 | |
| 先端巨大症 | 単離した多毛症はまれ | 粗大な顔貌，手足の肥大 | |
| Cushing症候群 | 単離した多毛症はまれ | 満月様顔貌，中心性肥満，高血圧 | 24時間蓄尿中遊離コルチゾール高値 |
| 高プロラクチン血症 | 単離した多毛症はまれ | 月経異常，不妊 | 高プロラクチン値 |
| 甲状腺機能異常 | 単離した多毛症はまれ | 甲状腺機能低下症あるいは甲状腺機能亢進症 | 甲状腺機能値異常 |

文献1)より改変。

## 評 価

**A. 病歴** 多毛症評価の最初の段階は，詳細な病歴聴取である。病歴の詳細には，毛髪の成長のはじまりと，その進展，体毛の成長の部位，思春期の病歴，月経と出産歴，多毛の家族歴，そして，声や腹部，乳房，体重，痤瘡など，男性化の可能性を示す変化が含まれる[1]。病歴には，また，蛋白同化ステロイドの使用歴と多毛の患者に対する精神的社会的影響も含むべきである[4]。

**B. 身体診察** 評価には，身長，体重，BMIも含むべきである。多毛症の重症度は，Ferriman-Gallweyスコアを用いて評価できる。このスコアリングシステムは，身体を9つの場所(唇上部，顎，胸部，腹部，恥骨上三角，上腕，大腿，上背部，殿部)に分け，1〜4のスコアを用いて評価する。多毛症は，スコアが8〜15であれば軽症，15以上であれば中等度から重症と診断される。スコアが8以下であれば正常である[1]。

男性化徴候の評価に際して，臨床医は，陰核巨大症，痤瘡，男性型の毛髪減少，低い声，乳房肥大，筋量の増加を探すのがよい。詳細な皮膚の診察で，明らかな痤瘡，悪性表皮腫，脂漏，アンドロゲン性脱毛が明らかになることがある[1,4]。完全

な腹部診察と骨盤双手診は，卵巣や副腎の腫瘍を除外するために，常に行うべきである[1]。胸部の診察は，乳汁漏出を同定する助けになる[1]。Cushing 症候群，先端巨大症，甲状腺機能不全，高プロラクチン血症などの状態の徴候は，ときに，詳細な身体診察で同定されることがある。

**C. 検査** もし，患者の病歴や身体所見に特記すべきことがなければ，血清総テストステロンと硫酸デヒドロエピアンドロステロンを，アンドロゲン産生腫瘍を除外する目的で測定してもよい。正常の2倍以上のアンドロゲン値の上昇があれば，卵巣や副腎の腫瘍の評価が是非とも必要である。高解像度の経腟プローブを用いた骨盤超音波検査は，卵胞と嚢胞を，直径3〜5 mm の小さなものまで同定することができる。基礎体温チャートと月経周期の黄体期（20〜24日）の血清プロゲステロン値は，特発性の多毛症と考えられる女性で卵巣機能が正常であることを明確に記録するのに用いることができる。臨床的に甲状腺機能低下症，高プロラクチン血症やCushing 病の疑いがあるときは，確認のための検査を要する。専門医への紹介やより詳しい診断的検査は，若年発症，重篤もしくは急速に進行する多毛症の患者には当然行わなくてはならない。

### 診 断

**A. 鑑別診断** 多嚢胞性卵巣症候群と特発性のアンドロゲン過剰症が，多毛症の症例の大多数の原因である[1]。診断上の特徴と臨床所見は，表 14.3.1 に示す。

#### ●文献
1. Bode D, Seehusen DA, Baird D. Hirsutism in women. *Am Acad Family Pract* 2012;3:374–377.
2. Sathyapalan T, Atkin SL. Investigating hirsutism. *BMJ* 2009;338:912.
3. Escobar-Morreale HF. Diagnosis and management of hirsutism. *Ann N Y Acad Sci* 2010;4:166–174.
4. Somani N, Harrison S, Bergfeld WF. The clinical evaluation of hirsutism. *Dermatol Therapy* 2008;7:376–391.

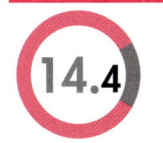

## 14.4 甲状腺機能低下症　hypothyroidism

*Riad Z. Abdelkarim*

### 背 景

甲状腺機能低下症（hypothyroidism）は，よくみられる臨床症候群で，甲状腺ホルモンの不足に起因する。

### 病態生理

視床下部から分泌される甲状腺刺激ホルモン放出ホルモン（thyrotropin-releasing hormone：TRH）は，甲状腺からのチロキシン（$T_4$）とトリヨードチロニン（$T_3$）産生

を促す甲状腺刺激ホルモン(thyroid-stimulating hormone：TSH)を産生するよう，下垂体前葉を刺激する。$T_4$は，末梢組織で(甲状腺ホルモンの活性化形態である)$T_3$に変換される。甲状腺機能低下症は，原発性，二次性，三次性に分類される。**原発性甲状腺機能低下症**(最もよくあるタイプ)は，局所的な甲状腺の病態によって甲状腺自体からの甲状腺ホルモン産生量が不十分である結果として起きる。すなわち，原発性甲状腺機能低下症は，甲状腺自体の機能不全の結果起こる[1]。原発性の甲状腺機能低下状態では，$T_4$の産生が低下し，その結果，下垂体からのTSHの分泌が増加する。そのため，今度は，甲状腺の肥大と過形成が引き起こされる。**二次性甲状腺機能低下症**は，TSHの下垂体からの分泌が不十分な結果，甲状腺から放出される甲状腺ホルモンが抑制されたときに起こる。**三次性甲状腺機能低下症**は，視床下部でのTRHの分泌促進が不十分なために，下垂体からのTSHの分泌が不十分となり，ついには，甲状腺での甲状腺ホルモン産生が抑制される結果起こる。**潜在性甲状腺機能低下症**は，検査結果をもとに診断されるが，血清TSH濃度が上昇した状態で血清$T_4$値が正常なときに同定される。

甲状腺ホルモンは，多くの組織において，さまざまな代謝活性を刺激し，発達，成長，代謝のような多くの主要な身体的な過程に重要な影響を与える。このように，原因にかかわらず，甲状腺ホルモン不足は多くの全身的影響をもたらす。

## 疫 学

明らかな原発性甲状腺機能低下症には米国人の0.3%が罹患しているが，一方，潜在性甲状腺機能低下症の有病率は4.3%である。顕在性または潜在性の甲状腺機能低下症の有病率は，白人で5.1%，ヒスパニック系で4.2%，黒人で1.7%である[1]。有病率は男性よりも女性のほうが高く，年齢が上昇するとより増加する。25,000人以上を対象とした米国のある研究によると，18～24歳の女性では，有病率は4%であり，一方，74歳以上の高齢女性の有病率は21%である[2]。さらに，甲状腺機能低下症は，出生時や児童期に低体重であった女性により多くみられる[3]。

## 病 因

原発性甲状腺機能低下症の最もよくみられる原因は橋本病とよばれる自己免疫性の甲状腺炎であり，T細胞によって甲状腺が段階的に破壊された結果生じる。橋本病患者の95%までが，甲状腺組織に対する循環抗体をもっているとされる。もう1つのよくある原因は，亜急性肉芽腫性甲状腺炎であり，ウイルス性症候群あるいはその他の炎症性の病態と，一過性の甲状腺機能亢進状態とそれに引き続く一過性の甲状腺機能低下(de Quervain甲状腺炎)状態が関連している。亜急性甲状腺炎の患者では，発熱があり，甲状腺に疼痛がある。アミオダロン，インターフェロンα，リチウム，サニルブジンなど，さまざまな薬物が原発性甲状腺機能低下症と関連している。放射性ヨウ素による治療や手術でも，医原性の甲状腺機能低下症が起こることがある。Graves病(Basedow病)の治療のための放射性ヨウ素は，ふつう，1年以内に永久的な甲状腺機能低下症を引き起こす。腫瘍性疾患に対する外頸部への放射線照射もまた，結果として甲状腺機能低下症につながることがある。新興国で

いまだによくみられるヨード欠乏による甲状腺腫大型の甲状腺機能低下症は，ヨード添加食塩が導入されて以来，米国や他の先進国ではまれである。二次性や三次性の甲状腺機能低下症は，それぞれ下垂体や視床下部疾患によって引き起こされる。二次性の甲状腺機能低下症の最もよくある原因は，下垂体腫瘍である。その他の原因には，視床下部に食い込む腫瘍，下垂体手術，頭蓋への放射線治療，産後の出血(Sheehan症候群)，頭部外傷，肉芽腫性疾患，転移性疾患(乳房，肺，大腸，前立腺)，感染性疾患(結核性やその他)，遺伝性疾患などがある[4]。内分泌腺の自己免疫性の破壊によって引き起こされる多発性内分泌終末臓器不全(Schmidt症候群)は，二次性の疾患によく似た原発性甲状腺機能低下を引き起こすまれな原因である。

## 評価

**A. 病歴** 甲状腺機能低下症は，無症状のこともあるが，しばしば，身体的にも精神的にも活動性が低下した状態を呈する。通常，症状は，罹病期間と重篤度に直接対応していて，甲状腺疾患である確率は，患者が示す典型的な症状の数と関連している。徴候や症状には，衰弱，嗜眠，疲労感，便秘，脱毛，筋肉や関節痛，抑うつや緩慢な思考，月経異常などがある。新生児では，長引く黄疸や，巨大舌，拡大した泉門がみられ，成長不全，発達上重要な段階への到達不良，学業成績の変化がみられることがある。

橋本甲状腺炎特有の症状には，無痛性の甲状腺腫大，咽頭の腫脹感，微熱，頸部痛および/または咽頭痛，極度の疲労がある。二次性や三次性の甲状腺機能低下症を疑わせる症状には，腋毛や陰毛の欠如，頭痛，視野欠損，無月経，乳汁漏出症，起立性低血圧などがある。臨床家は，甲状腺機能低下症の可能性に関して評価しようとしている患者が，高リスク群〔産後4〜8週の女性，50歳以上の女性，免疫学的に治療されている疾患のある患者(1型糖尿病，悪性貧血，白斑，Addison病，関節リウマチ)，甲状腺疾患の家族歴のある人〕のいずれであるかどうかについて判断すべきである。

**B. 身体診察** 身体所見は，とらえがたいことがかなりある。したがって，もし，甲状腺機能低下症が疑われるならば，臨床家は，注意深く詳細な身体診察を行うべきである。すべての主要器官系が甲状腺ホルモンの欠如に影響されるので，全身的な，頭の先からつま先までの身体診察が有用である。

❶ **視診** 最初の握手で，明らかに冷たく，乾燥した皮膚が判明することがあり，さらに詳細な視診で感情の変化が明らかになることがある。つまり，病歴を語るときの嗄声，顔面や眼瞼浮腫，脱毛(頭皮や眉)，明らかな身体的もしくは精神機能の低下である。

❷ **一般診察** 特徴的な所見には以下のものがある。
- バイタルサインの異常
  - 低体温
  - 拡張期血圧の上昇
  - 収縮期血圧の低下
  - 徐脈

- ・起立性低血圧(二次性か三次性の甲状腺機能低下症)
- ・体重増加
- 頭部，耳，眼，鼻，咽頭，頸部
  - ・ごわごわして硬く，もろい毛髪，頭髪の欠損
  - ・どんよりした顔面の表情／印象
  - ・粗大な顔貌
  - ・眼窩周囲の腫脹
  - ・巨大舌
  - ・嗄声
  - ・甲状腺腫(びまん性もしくは結節性)
- 心臓
  - ・心臓摩擦音や遠くに聞こえる心音(心膜液貯留による)
- 乳房
  - ・乳汁漏出症(二次性か三次性の甲状腺機能低下症)
- 腹部
  - ・腹部膨満や腸閉塞
  - ・腹水(珍しい)
- 四肢／皮膚
  - ・乾燥した皮膚
  - ・黄疸
  - ・蒼白
  - ・腋毛および/または陰毛の欠損
  - ・非陥凹性浮腫(粘液水腫)，下肢の圧痕浮腫
- 神経学的
  - ・緩慢な話し方および動作
  - ・反射低下，深部腱反射の長引く弛緩期
  - ・手根管症候群
  - ・視野欠損(二次性か三次性の甲状腺機能低下症)

❸ **甲状腺の診察** 甲状腺自体は，もし，甲状腺機能低下症が疑われるのなら，診察すべきである。いかなる結節についても，その位置，大きさ，硬さ，可動性，圧痛を記録すべきである。

## C. 検査

❶ **臨床検査** 広く用いられている第3世代のTSH検査は，原発性甲状腺機能低下症の最も有用で感受性の高いスクリーニング検査として利用されている[5]。もし，スクリーニングのTSH値が参考値の上限を超えているのがわかれば，遊離チロキシン($fT_4$)をチェックする。原発性甲状腺機能低下症は，TSH値上昇と$fT_4$値低下によって特徴づけられる。$fT_4$値が正常のときのTSH値上昇は，潜在性甲状腺機能低下症を示唆する。TSH値は疾患早期に上昇するが，$T_3$値は，$T_4$の$T_3$への変換が増大することによって維持される。したがって，早期の甲状腺機能低下症は，TSH上昇と正常あるいは低下した$T_4$，正常$T_3$によって特徴づけられる。

原発性甲状腺機能低下症では，TSH は，特徴的には上昇するが，落とし穴もある。飢餓や，コルチコステロイド投与，ドパミンの使用は，甲状腺機能低下症の患者においてさえ，TSH を低下させる。重篤な非甲状腺疾患で入院中の患者では，この状況下では，TSH が正常あるいは低下であっても，低下気味の甲状腺ホルモン値が，甲状腺機能低下症を示唆する可能性がある。このような患者はいわゆる甲状腺機能正常症候群(euthyroid sick 症候群)で，最初の異常は，上昇したリバース $T_3(rT_3)$ 値(測定可能である)と同じく，$T_4$ から $T_3$ への末梢での変換の低下である。加えて，急性疾患からの回復期に，TSH 値が一過性に上昇する患者もいる。したがって，甲状腺ホルモンは，甲状腺疾患を強く疑うのでなければ，重篤な患者では検査するべきではない[5]。

❷ **画像検査** 頸部や甲状腺の超音波スキャンは，結節を同定するのに有用であるが，甲状腺機能低下症の通常の評価としての適応はない。放射性ヨウ素取り込み率の測定と甲状腺シンチグラフィは，一定レベルの内因性の甲状腺機能を必要とするので，通常は，甲状腺機能低下症の評価には有用でない[6]。

**D. 遺伝** 分子学的な欠損は，ヒトの甲状腺機能低下症の原因としてほんのわずかしか同定されていない[7]。甲状腺機能低下症は，主として加齢に関連した後天的な疾患である。

## 診断

**A. 鑑別診断** 甲状腺機能低下症の症状は非特異的なので，鑑別疾患が多くなり，抑うつ，睡眠時無呼吸，線維筋痛症，慢性的な感染症，自己免疫疾患，貧血，閉経，心血管疾患，潜在的な悪性疾患，薬物治療への抵抗反応，その他，Addison 病，汎下垂体機能低下症や糖尿病のような内分泌疾患などさまざまな病態が含まれる。

**B. 診断** 大多数の患者で，診断の時点では軽度か中等度である。**潜在性甲状腺機能低下症**では，TSH が軽度上昇しているが，ほとんど徴候や症状はない。**原発性甲状腺機能低下症**は，典型的な病歴と身体所見，TSH 上昇と $fT_4$ 低値の組み合わせで診断される。**二次性甲状腺機能低下症**は，TSH と $fT_4$ の両方が低いときに疑われる。**粘液水腫性昏睡**は，長期に持続する甲状腺機能低下症の，生命の危険を伴う合併症である。患者は，昏睡状態，反射の欠如，呼吸抑制，高二酸化炭素血症，重度の低体温を呈する。死を避けるには，正確な診断，入院，迅速な治療が必要である。

### ●文献

1. Hollowell JG, Staehling NW, Flanders WD, et al. Serum TSH, T4, and thyroid antibodies in the United States population (1988 to 1994): National Health and Nutrition Examination Survey (HHANES III). *J Clin Endocrinol Metab* 2002;87:489–499.
2. Canaris GJ, Manowitz NR, Mayor G, et al. The Colorado thyroid disease prevalence study. *Arch Intern Med* 2000;160:526–534.
3. Kajantie E, Phillips DI, Osmond C, Barker DJ, Forsen T, Eriksson JG. Spontaneous hypothyroidism in adult women is predicted by small body size at birth and during childhood. *J Clin Endocrinol Metab* Dec 2006;9(12):4953–4956.

4. Yamada M, Mori M. Mechanisms related to the pathophysiology and management of central hypothyroidism. *Nat Clin Pract Endocrinol Metab* Dec 2008;4(12):683–94.
5. U.S. Preventive Services Task Force. *Recommendation statement: screening for thyroid disease (January 2004)*. Available at: http://www.uspreventiveservicestaskforce.org/uspstf/uspsthyr.htm, accessed on July 29, 2012.
6. Moreno JC, de Vijlder JJ, Vulsma T, et al. Genetic basis of hypothyroidism: recent advances, gaps and strategies for future research. *Trends Endocrinol Metab* 2003;14(7):318–326.
7. American Association of Clinical Endocrinologists. American Association of Clinical Endocrinologists medical guidelines for clinical practice for the evaluation and treatment of hyperthyroidism and hypothyroidism. *Endocr Pract* Nov–Dec 2002;8(6):457–469.

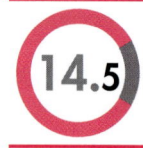

## 14.5 多飲　polydipsia

*Mohammed Zalabani*

### 背景

多飲(polydipsia)は，患者が異常な口渇を呈する症状である．語源は，ギリシャ語の「たくさんの，多くの」を意味する polys と，「口渇」を意味する dipsa からから来ていて，医学的もしくは心因性の原因がある．

### 病態生理

**A．疫学**　多飲は糖尿病患者ではよくある症状であり，尿崩症(diabetes insipidus)の患者では，その症状が顕著である．多飲は，慢性の精神病入院患者の間では3～39％の有病率である[1]．

**B．病因**　多尿は，多飲に関連して最もよくおこる症状である．多尿を伴う多飲には，いくつかの原因がある．

❶ **吸収されない溶質**　グルコース，マンニトール，ソルビトールは，浸透圧利尿を引き起こす．多飲，多尿が最近になって起こってきた患者では，糖尿病を疑うべきである．

❷ **原発性多飲**　精神病患者はときに抗コリン性作用物質のある薬物由来の口腔乾燥のため，もしくは妄想のために多飲で苦しむ．原発性多飲に対して用いられてきた別名は，心因性多飲症である[2]．

❸ **尿崩症**　中枢性(神経原性尿崩症)か，腎性(腎性尿崩症)の原因で起こる．中枢性の尿崩症は，抗利尿ホルモン(antidiuretic hormone：ADH)の分泌不足によって引き起こされる．この状態は，特発性や，遺伝性でも起こりうるし，脳腫瘍，頭部外傷，中毒性脳損傷，転移性の癌，肉芽腫性疾患(結核，サルコイドーシス)のような二次性の頭蓋内病変か，もしくは脳外科手技の合併症によっても引き起こされる．バソプレシン誘導性尿崩症は妊娠の終期に起こり，しばしば子癇前症(妊娠高血圧腎症)と関連する．腎性の尿崩症は，正常な ADH の分泌と ADH に対するさまざまな程度の腎臓の抵抗性によって特徴づけられ

る。小児にみられる神経原性の尿崩症は，通例，*AVPR2*遺伝子の突然変異と，アクアポリン-2(水チャネル)遺伝子など，遺伝性の欠損による。また，薬物療法(リチウム，methoxyflurane，デメクロサイクリン)に続発することもあり，全身性疾患(低カリウム血症と高カルシウム血症)から起こることもある[3]。

### 評価

**A. 病歴** 病歴を聞き出すときには，臨床家は，症状のはじまりに注意すべきである。若年でみられる症状は，疾患の遺伝的性質を示唆することがある。一方で，脳外科手術後に起こる症状もしくは癌の病歴は，それが症状の原因を示していることがある。神経学的症状(視野の異常や頭痛)が存在すれば，癌，特に転移性の脳腫瘍，脳炎の詳細な病歴を評価しなくてはならない。患者の精神科の病歴も重要な価値をもつ[4]。

**B. 身体診察** バイタルサインを含む詳細な全身の身体診察は，診断に有用であるが，特に重要なのは神経学的診察である(すなわち，視野，脳神経の異常，動眼神経麻痺と反射)。最近の体重減少や末梢神経障害の徴候があれば，糖尿病の診断が示唆される。

**C. 検査**

❶ **検体検査** 尿検査は，尿糖，あるいは尿崩症と関連する低比重尿をチェックするために行う必要がある。一般化学検査は，血漿血糖値の上昇や，腎疾患や腎性尿崩症でみられるクレアチニン上昇を検査するのに有用である。カルシウム値は，高カルシウム血症を疑ったときに有用である。血清および尿浸透圧は，尿崩症と原発性多飲の鑑別診断に有用である。尿崩症では，上昇した血清浸透圧と低尿浸透圧(尿比重<1.005)を呈する。一方，原発性の多飲では，低いか正常の血清浸透圧と，それに見合った低尿浸透圧がみられる。正常な血清浸透圧値は，285〜295 mOsm/L の間である。

❷ **画像検査** 頭部 MRI は，下垂体や視床下部腫瘤を除外するのに必要なことがある。下垂体疾患に関連する尿崩症では，機能している下垂体にみられる正常な高信号域が欠損するので，MRI 所見はとりわけ特異的である[5]。

❸ **水制限テスト** この検査は，尿崩症の診断や，コントロールされた環境下で，血清と尿の浸透圧，尿比重，血清ナトリウムを測定することで，ADH 分泌に対する水制限(軽度な脱水)の影響を判定することによって，神経原性と腎性の尿崩症を鑑別するのに有用なことがある。この検査は，必要があれば，重篤な高張性脱水を治療することができる医師によって注意深く監督される必要がある。軽度の多飲患者では，検査に先立って深夜に水制限が開始されるが，重篤な多飲患者では水制限は日中だけにする。基礎体重，血漿浸透圧，血清ナトリウム，尿浸透圧を測定する。尿浸透圧と体重を1時間ごとに評価する。5%の体重減少と 275 mOsm/L 以上の血清浸透圧があれば，十分に脱水であると認められる。正常反応では，正常な血清浸透圧とナトリウム濃度を示し，尿量が減少し 800 mOsm/L 以上の尿浸透圧上昇がみられる(すなわち血清の 2〜4 倍)。対照的に，健康的にみえる尿崩症患者では，脱水に対応して尿を濃縮することが

できない。中枢性尿崩症患者は，鼻腔内に投与されるデスモプレシン（バソプレシンの合成類似化合物）に反応する一方，腎性尿崩症の患者は反応しない。ときには明確な範疇に入らない患者もいる（例：部分的な中枢性尿崩症）。高張食塩水を注射した後に ADH 値を測定する直接法はめったに行われない[6]。

**D. 遺伝**　神経原性尿崩症の常染色体優性遺伝は，AVP-ニューロフィシン II (*AVP-NP* II) 遺伝子中の変異によって引き起こされる。遺伝性腎性尿崩症は，$V_2$ 受容体の問題によって引き起こされることがある（X染色体関連の遺伝様式や，ADH感受性アクアポリン-2水チャネルの欠損）[5]。

## 診 断

**A. 鑑別診断**　しばしば，多飲の原因についての重要な手がかりが，発症の仕方，夜間尿の存在，薬物の既往に特別に注意を払った直接的な病歴から得られる。下垂体腫瘍による異常の徴候（例：進行する頭痛，視野欠損），内分泌学的症状（例：無月経，乳汁漏出症，先端巨大症，Cushing症候群）がなければ，身体診察の価値は限定的である。診断は，しばしばルーチンの検査結果で判明する。ときに，水制限テストが診断に必要であるが，この検査は脱水を注意深くモニターできる病院の場で実施されるべきである。

**B. 臨床症状**　多尿に伴う口渇は，おもに糖尿病，尿崩症，精神的な多飲患者の主訴である。夜間尿は，精神的な多飲よりも，糖尿病や尿崩症でより頻繁に起こる。精神的な多飲患者は，1日に20Lまで水摂取を増やすように指示される妄想を抱くこともある[1]。

### ●文献

1. Greendyke RM, Bernhardt AJ, Tasbas HE, et al. Polydipsia in chronic psychiatric patients: therapeutic trials of clonidine and enalapril. *Neuropsychopharmacology* 1998;18:272–281.
2. Schrier RW, Body water homeostasis: clinical disorders of urinary dilution and concentration *J Am Soc Nephrol* Jul 2006;17(7):1820–1832.
3. Miller, M., Dalakos, T., Moses, A., Fellerman, H., & Streeten, D. (1970). Recognition of partial defects in antidiuretic hormone secreation. *Annals of Internal Medicine*, 73(5), 721–729.
4. Olapade-Olaopa EO, Morley RN, Ahiaku EK, et al. Iatrogenic polydipsia: a rare cause of water intoxication in urology. *Br J Urol* 1997;79:488.
5. Robertson GL. Disorders of the neurohypophysis. In: Kasper DL, Fauci AS, Longo DL, eds. *Harrison's principles of internal medicine,* 16th ed. New York, NY: McGraw-Hill, 1998:2098–2103.
6. Adam P. Evaluation and management of diabetes insipidus. *Am Fam Physician* 1997;55:2146–2153.

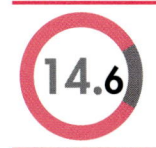

# 14.6 甲状腺腫脹 / 甲状腺腫
## thyroid enlargement/goiter

*Toby D. Free*

### 背景

甲状腺腫(goiter)，すなわちびまん性の甲状腺腫大は，最もよくみられる甲状腺異常である。ヨードが十分にある集団での甲状腺の平均の重さは10gであり，正常上限は20gである[1]。もし，人口の10%以上に起これば，**風土病**と呼ばれる。通常，風土病性甲状腺腫は，食事性ヨード不足の結果起こるが，米国では非常にまれである。風土病性甲状腺腫の地域以外で起これば，**散発性**甲状腺腫と呼ばれ，さまざまな原因がある[2]。**単純性**甲状腺腫は，びまん性に腫脹した甲状腺，**多発結節性**甲状腺腫は，小結節形成が多発して腫脹した甲状腺である。最後に，甲状腺腫の機能的な状態は，患者の甲状腺機能が正常であれば，通常は正常(**非中毒性**)とされ，甲状腺機能が亢進している患者では，中毒性とされる。

### 病態生理

**A．病因** 甲状腺ホルモンの合成や放出を妨げるあらゆる過程が，単純性甲状腺腫の原因となりうる。群を抜いて最も重要な甲状腺腫悪化の危険因子は，ヨード欠乏である。いくつかの状況がヨード欠乏を悪化させる。例えば，喫煙は，ヨード欠乏地域においては甲状腺腫を増悪させてしまうし，甲状腺でのヨードの取り込みを妨げると信じられている。また，妊娠誘発性の甲状腺腫は，すでにあるヨード欠乏の増悪とエストロゲンの甲状腺に対する増殖効果とに関連している(しかしながら，経口避妊薬の使用が，甲状腺腫の発症率の減少に関連していることが見いだされている)[3]。甲状腺腫誘発物質(goitrogen)，すなわち甲状腺ホルモンの産生と活動を妨げる物質は，散発性甲状腺腫を引き起こしうる。このカテゴリーには，ある種の薬物(チオアミド誘導体，リチウム，ヨード，アミオダロン，その他)と，食物(カブハボタン，キャベツ，カブ，大豆，昆布，その他)が含まれる[2]。

**B．疫学** 米国での甲状腺腫の有病率は4～7％と見積もられているが，地域のヨードの摂取量によって大きく変わる。病変はないと考えられていた甲状腺の剖検研究で，38％の多結節性甲状腺腫の存在が証明され，かなりの数の潜在的な甲状腺腫の有病率があることを示している[1]。甲状腺腫の有病率は年齢によって増加し，男性よりも女性でより多く，5～10倍である[2]。

### 評価

**A．病歴** 単純性甲状腺腫では，通常，甲状腺機能は正常であるが，典型的な甲状腺機能低下症や甲状腺中毒症の症状がないか探すべきである。疼痛の有無や疼痛の性質についてたずねることは有益である。びまん性の甲状腺の痛みは亜急性甲状腺炎を示唆するが，一方で，急激かつ局所的な疼痛と腫脹は，結節内の出血に一致し

て起こる[4]。甲状腺腫の家族歴や風土病性甲状腺腫の地域に住んでいたことがある，甲状腺腫誘発物質を摂取している，などの個人歴が重要な場合がある。

**B. 身体診察** 頸部を完全に伸展させると，甲状腺がよくみえる。正常では平滑でまっすぐな輪状軟骨と胸骨上縁切痕の間の輪郭線を，側面から，盛り上がりがないか計測するのが有用である。交差する照明を使用して影と腫瘤を目立たせ，前方から甲状腺より下位の頸部を詳しく視診する。触診は，診察者が最も行い慣れた熟達した方法で行う。患者の前面からでも後面からでもよいが，親指やその他の指を使って触診する。もし，輪状軟骨と胸骨上縁切痕の間で甲状腺峡部を触知できれば，甲状腺の位置を同定する手助けとなる。胸鎖乳突筋を弛緩させることによって両葉をよりよく触診できる。例えば，左葉は，患者に首をわずかに左向きに回転してもらうことで，よりはっきりわかる。その他の有用な手段としては，頸部周囲や，両葉の長径を測定することなどがある。どのような結節でも，位置，大きさ，硬さ，可動性，圧痛に注意する。視診と触診中に患者に飲み込む動作をしてもらうと，甲状腺の動きがわかり，腺の形状や大きさの三次元的な印象をつかむことができる。この方法によれば，低く位置した腺も把握できる。甲状腺の下方への進展をみきわめるには，患者に仰臥位になってもらう[1,5]。**Pemberton 徴候**は，患者に1分間，両方の腕を頭の上にあげてもらうことで誘発される。もし甲状腺が静脈血の環流を閉塞していたら，顔面と頸部の血液充満が進行するはずである。甲状腺機能低下症や，甲状腺中毒症に合致する身体徴候がみられることがある。

**C. 検査**

❶ **臨床検査** 高感度の甲状腺刺激ホルモン(thyroid-stimulating hormone：TSH)の測定は，甲状腺の状態を評価するのに，単純で最もよい検査法である。TSHの上昇は，甲状腺機能低下症を強く示唆する。もし，TSH が抑制されている場合は，遊離チロキシン($fT_4$)指数の上昇や直接測定された遊離チロキシン値で甲状腺中毒症が確かめられる。TSH が抑制され，遊離チロキシン指数や遊離チロキシンが正常の患者では，血清トリヨードチロニン($T_3$)を，$T_3$ 甲状腺中毒症の可能性を考えて測定する。抗甲状腺抗体は，甲状腺炎や，甲状腺機能低下症，あるいは，Graves 病に進展するリスクが高い患者を予見する手助けになりうる。

❷ **画像検査** 核医学検査は，単純性もしくは多結節性腺腫のルーチンの評価には必ずしも必須ではない。超音波検査は，多結節性腺腫の症例で，優位な結節を除外するために使用されるべきであるが，触診で所見のはっきりしない患者でも有用なことがある[6]。胸骨下の機械的な圧迫を示唆する症状は，通常，CT や MRI による評価を必要とする[4]。

❸ **その他の検査** 細針吸引生検(fine needle aspiration biopsy)は，触診ないしは超音波でみつけられた，孤立性ないしは優位な結節に対して行う。吸気障害の疑いがあれば呼吸機能検査は必須である。バリウム検査は，甲状腺腫に関連した嚥下障害を評価する場合に適応となる[4]。

**D. 遺伝** 現在，甲状腺腫を評価するのに用いられる遺伝的なマーカーはない。家族や双生児の研究は，甲状腺腫の発症に遺伝的な要素がある程度の役割を果たしていることを示しているが，現時点では，その結果を一般人口を対象にして適用することはできない[5]。

### 診 断

**A. 鑑別診断**　囊胞性ヒグローマや甲状舌管囊胞には透光性があるが，リンパ節腫脹とともに，甲状腺腫と混同されることがある。原発性の甲状腺癌，リンパ腫，転移性の癌は，頸部に硬い腫瘤として存在することがある。甲状腺炎（橋本病，亜急性，無症状）の患者は，腫大した甲状腺を呈することがある。正常な代謝状態にあり，単純性か多結節性の甲状腺腫がある無症状の患者では，必ずしも詳しい検査や治療は必要ではない。少なくとも年1回は，増大傾向や機能，症状を評価するために，定期的な診療が必要である。2つの研究で，結節性甲状腺腫の患者の10%で，7～10年間の間に甲状腺中毒症に進展することが示されている[2]。

**B. 臨床症状**　単純性甲状腺腫では患者は無症状であるが，甲状腺が非常に腫大していれば，機械的な圧迫によって症状を呈する。胸骨下甲状腺腫はしばしば呼吸困難や吸気時のストライダー（喘鳴）をきたし，気管の圧迫症状の原因となる。胸骨の入口部で主要な頸部の静脈を閉塞し，顔面の紅潮，めまい，失神を引き起こすことがある（Pemberton徴候）。食道の圧迫は嚥下障害を引き起こしうる。反回神経の圧迫や牽引によって引き起こされる嗄声は，単純性甲状腺腫ではまれであり，悪性腫瘍を示唆する。圧迫や美容上の問題のある甲状腺腫は，通常では外科的なコンサルトを必要とするが，放射性ヨウ素治療のための紹介は，特に高齢の患者で検討すべきである。単純性甲状腺腫の自然歴は，自然消滅したり，臨床的な変化のないこともあるが，徐々に甲状腺が大きくなり，結節を形成したり，機能的に自律することがある。甲状腺腫に対する甲状腺ホルモン抑制療法については議論の余地がある。多発性甲状腺腫内の結節は，甲状腺ホルモン補充療法により，中毒的になる可能性もある[4,5]。

### ●文献

1. Day TA, Chu A, Hoang KG. Multinodular goiter. *Otolaryngol Clin North Am* 2003;36:35–54.
2. Hermus AR, Huymans DA. Pathogenesis of nontoxic diffuse and nodular goiter. In: Braverman LE, Utiger RD, eds. *Werner and Inbar's the thyroid,* 9th ed. Philadelphia. PA: Lippincott Williams & Wilkins, 2005:873–878.
3. Knudsen N, Laurberg P, Perrild H, et al. Risk factors for goiter and thyroid nodules. *Thyroid* 2002;12:879–888.
4. Hermus AR, Huymans DA. Clinical manifestations and treatment of nontoxic diffuse and nodular goiter. In: Braverman LE, Utiger RD, eds. *Werner and Inbar's The Thyroid,* 9th ed. Philadelphia, PA: Lippincott Williams & Wilkins, 2005:879–885.
5. Hegedus L, Bonnema SJ, Bennedbaek FN. Management of simple nodular goiter: current status and future perspectives. *Endocr Rev* 2003;24:102–132.
6. Bahn RS, Castro MR. Approach to the patient with nontoxic multinodular goiter. *J Clin Endocrinol Metabol* 2011;96(5):1202–1212.

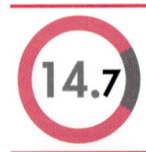

## 14.7 甲状腺結節　thyroid nodule

M. Jawad Hashim

### 背景

甲状腺結節は(thyroid nodule)，正常な甲状腺と異なる，触知可能な腫脹である。甲状腺結節の約5〜10％のみが，癌である(図14.7.1)。最もよくある結節はコロイド結節であるが，癌のリスク増大とは関連していない。

**A. 病因**　放射線曝露や，外照射治療(特に20年前)は，年に約2％の割合で良性と悪性の両方の新たな結節を発生させる。発症率のピークは，曝露後15〜25年である[2]。ヨード欠乏の結果，甲状腺刺激ホルモン(thyroid-stimulating hormone：TSH)値が上昇して，甲状腺細胞の再生が増加することで結節が増える。

**B. 疫学**　触知可能な結節は，成人の4〜7％に存在している[3]。超音波によって偶発的に発見される結節は，約19〜67％と見積もられている。20歳以下か65歳以上，男性，放射線曝露，甲状腺癌の既往は，甲状腺癌の危険因子である。良性の甲状腺結節は，女性でより多く，4〜5倍みられるが，男性のほうが癌になりやすい。

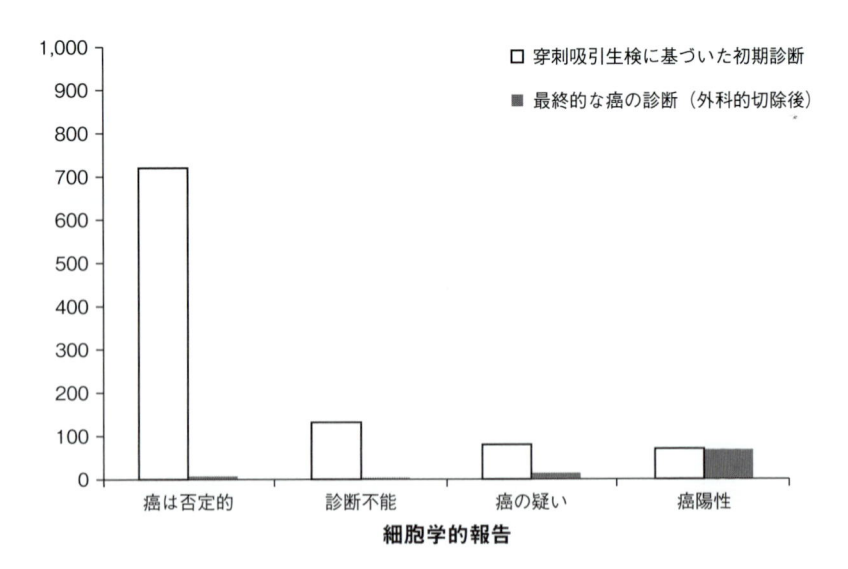

図14.7.1　甲状腺結節での癌のリスク
ある施設での経験上のデータをモデル化。出典：文献1)

### 評価

結節性甲状腺腫の評価では，甲状腺の機能的な状態と甲状腺癌の同定に焦点を絞る。甲状腺機能低下症や甲状腺機能亢進症が，病歴徴取や身体診察により示唆されることもある。

**A. 病歴** 結節の急激な成長や，局所浸潤の症状〔嗄声，頸部痛，嚥下障害，ストライダー(喘鳴)，呼吸困難〕では，癌の疑いが増大する。急性発症の局所的な腫脹，疼痛，圧痛は，すでに存在する結節や嚢胞内への出血を示唆する。

**B. 身体診察** 前方や側方から甲状軟骨の下の頸部を，影と腫瘤を強調するために交差する照明を用いて視診する。頸部をいっぱいにのばすと，甲状腺のみえる範囲が強調される。触診では，親指やその他の指を使って，前面・後面のどちらかから患者にアプローチする。視診と触診の両方を使って，患者に飲み込む動作をしてもらうと，甲状腺は動いて，三次元的な印象をつかむのに役立つ。すべての結節について，位置，大きさ，硬さ，可動性，圧痛を記録する。硬く，不整で，圧痛がなく，4 cm より大きく，周囲の構造物に固定されていて，局所のリンパ節腫脹と関連している結節，もしくは声帯不動は，悪性を示唆する[3]。

### C. 検査

❶ **臨床検査** 血清 TSH は，どの患者においても測定すべきである。それは，甲状腺機能低下症(上昇した TSH。「14.4 甲状腺機能低下症」参照)と甲状腺中毒症(抑制された TSH。「14.8 甲状腺機能亢進症／甲状腺中毒症」参照)のどちらにおいても，最もよいふるい分けの道具となる。甲状腺髄様癌や 2 型多発内分泌腫瘍の家族歴があれば，カルシトニン基礎値の測定が必要である。

❷ **細針吸引生検** 結節があり，甲状腺機能が正常の患者では，細針吸引生検が行われる。細針吸引生検は，感度 68～98％，特異度 72～100％ であることが示されている[2]。局所麻酔施行後，触診(もしくは 1 cm 以下の小さい結節ならば超音波)で 25 G 針を用いて 2～4 検体をとる[4]。よく経験を積んだ術者でも，生検はしばしば不十分で，再検する必要があることがある。もし，細針吸引生検を繰り返しても診断できず，臨床的な予備調査で癌の確率が高ければ，甲状腺切除術と凍結切片の迅速病理検査を必要とすることがある。

❸ **画像検査** 超音波検査では，微小石灰化や境界が不整な形態は，癌を示唆することはできるが，確実には良性と悪性の結節を区別することができない[3]。頻回には使用されないが，放射性ヨウ素を用いた甲状腺シンチグラフィは，高摂取結節(いわゆるホットノジュール hot nodule)と低摂取結節(いわゆるコールドノジュール cold nodule)とを鑑別することができる[3]。約 5％ の結節が活動性であり，悪性である可能性は低い。同様に，CT や MRI は，局所的圧迫がある症例を除いては，初期の診断的検査としてはあまり役に立たない。

**D. 遺伝的バイオマーカー** 遺伝的な突然変異の存在は，甲状腺癌と関連づけられていて，細針吸引生検で不確定のときには，臨床的に有用であることが示されている[3]。これらの突然変異は，チロシンキナーゼ受容体(RET/PTC, NTRK)，核内蛋白(PAX-8-PPARγ)，シグナル蛋白(RAS, BRAF)の遺伝子に起こる。後者の変異は，*RET/PTC* 突然変異に加えて，乳頭癌でよくみられるが，濾胞癌が RAS

の癌原遺伝子やPAX-8-PPARγ欠損に起因している。これらの遺伝的マーカーは，より多くのデータが蓄積され，測定法がより利用しやすくなり，広く普及するにつれて，診断アルゴリズムに組み込まれることが期待されている[3]。乳頭癌の約4〜8%は，家族性で，腺腫性大腸ポリポーシス(Gardner症候群)や多発過誤腫症候群(Cowden病)の患者に高率に発症することが報告されている(訳注：APC遺伝子変異が原因)。髄様癌は，ふつう，II型の多発性内分泌腫瘍の1つであるが，しばしば，特定の遺伝型で起こる。

## 診断

**A. 鑑別診断** もし，細針吸引生検の結果が悪性であったり，疑わしくはっきりとせず，繰り返し不満足な結果であれば，速やかに外科的なコンサルトをするのが当然である。ときに核医学検査が，疑わしい生検結果を評価するために用いられることもあるが，機能亢進している結節は，摘出するよりもむしろ経過観察する。もし，生検結果が明らかに良性であれば，結節や周囲の構造物の注意深い診察や，超音波，TSHの測定などを12カ月ごとに行うべきである[3]。4cm以上の結節は19%の癌のリスクをもつが，手術の決定は，結節の大きさのみに依存するべきではない。

**B. 臨床症状** 甲状腺機能亢進症や甲状腺機能低下症は，癌の疑いを減らすものの，除外はしない。いかなる結節でも，増大しているか臨床的に疑わしい場合は，再検すべきである。

### ●文献

1. Sebo TJ. Thyroid fine needle aspiration cytology: nothing new except a re-emphasis on a back-to-basics and cost-effective approach to interpretation in the era of ultrasound examination and molecular diagnostics. *Clin Endocrinol*. Available at: http://onlinelibrary.wiley.com/doi/10.1111/j.1365-2265.2012.04404.x/abstract. Accessed May 9, 2012.
2. Welker MJ, Orlov D. Thyroid nodules. *Am Fam Physician* 2003;67(3):559–566.
3. Bomeli SR, LeBeau SO, Ferris RL. Evaluation of a thyroid nodule. *Otolaryngol Clin North Am* 2010;43(2):229–238, vii.
4. Layfield LJ, Cibas ES, Gharib H, Mandel SJ. Thyroid aspiration cytology: current status. *CA: A Cancer J Clin* 2009;59(2):99–110.

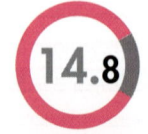

# 14.8 甲状腺機能亢進症／甲状腺中毒症
## hyperthyroidism/thyrotoxicosis
*Rodolfo M. Sanchez*

## 背景

甲状腺機能亢進症(hyperthyroidism)は，甲状腺ホルモン分泌の過剰である。甲状腺中毒症(thyrotoxicosis)は，**有症状の**甲状腺ホルモン分泌過剰状態である。

## 病態生理

甲状腺中毒症の原因を表 14.8.1 にまとめた。

### A. 病因

❶ **Graves 病（Basedow 病）**は，自己免疫疾患であり，甲状腺機能亢進症の最もよくある原因である。甲状腺刺激ホルモン受容体抗体が甲状腺の成長を刺激し，甲状腺ホルモン $T_3$ と $T_4$ の合成と放出が起こる結果，通常は甲状腺腫を生じる。

❷ **中毒性の腺腫や中毒性の多発結節性甲状腺腫**は，甲状腺濾胞細胞の局所的な増殖，もしくはびまん性の過形成によって特徴づけられる。その機能は甲状腺刺激ホルモン（TSH）による調節を受けない。栄養膜腫瘍では，TSH 受容体が，ヒト絨毛性ゴナドトロピン（human chorionic gonadotropin：hCG）やその他の胎盤性蛋白質の過剰産生により刺激されることがある。

❸ **甲状腺炎**は，前もってつくられた甲状腺ホルモンが，甲状腺から放出される結果生じる。ウイルス性か，ウイルス感染後の原因（亜急性肉芽腫性甲状腺炎），

### 表 14.8.1 甲状腺中毒症の原因と関連する甲状腺シンチグラフィ所見

| 原因 | 放射性ヨウ素取り込み |
| --- | --- |
| Graves 病（最も一般的） | 均一な増加 |
| 中毒性多結節性甲状腺腫 | 不均一なパターンでの増加 |
| 中毒性腺腫 | ある部分は増加し，残りの腺は抑制 |
| 外因性 | 取り込みの低下あるいは取り込みなし |
| 　医原性（過剰治療） |  |
| 　虚偽性（患者の摂取過剰） |  |
| 甲状腺炎 |  |
| 　急性化膿性（まれ） | 正常 |
| 　亜急性（de Quervain 甲状腺炎）[a] | 低い（一過性） |
| 　無症状甲状腺炎[a] | 低い（一過性） |
| ヨウ素過剰 | 低いかなし |
| 甲状腺癌 | 不定 |
| 機能的骨転移 | なし |
| TSH 産生下垂体腫瘍 | 増加 |
| 卵巣甲状腺腫 | 甲状腺で減弱（骨盤以上で増加） |
| TSH 受容体の活性化突然変異 | 増加 |
| 甲状腺ホルモン抵抗性症候群 | 増加 |

[a] 一過性に，甲状腺機能低下状態にまで落ちて，その後，正常に戻る。
TSH（thyroid-stimulating hormone）：甲状腺刺激ホルモン

もしくは自己免疫の過程に由来するもの(亜急性リンパ球性甲状腺炎)がある。亜急性甲状腺炎は，アミオダロンのような薬物による化学的な中毒や，放射線，インターフェロンαのような免疫系を妨げる薬物によって引き起こされることもある。

**B. 疫学** 甲状腺機能亢進症には，女性の2%，男性の0.2%が罹患する。有病率は，年齢とともに増加し，80歳以上の患者で最も高くなる[1]。Graves病は，甲状腺中毒症の症例の60〜80%で原因となり，典型的には20〜50歳の患者でみられる。ヨード取り込みが低い部位はあまりみられない[2]。つぎに，最も多い甲状腺中毒症の原因は中毒性結節性甲状腺腫で(10〜40%)，40歳以上の患者の甲状腺中毒症の最も多い原因でもある。甲状腺炎は，5〜20%で原因となっている。その他の甲状腺中毒症の原因は，あまり多くない。

## 評価

**A. 病歴** 症状は，劇的なものから，ほとんどないものまでさまざまである。重篤な甲状腺機能亢進症では，不安，焦燥感，動悸，食欲亢進，虚弱，高熱不耐性，体重減少，多大な発汗がよくみられる。より軽度の症状には，説明できない体重減少や，筋疾患，月経困難，心房細動の新規発作，女性化乳房などがある。

**B. 身体診察** バイタルサインでは，体重減少，頻脈，開大した脈圧を伴う収縮期高血圧がみられる。患者は，神経質か落ち着かないようにみえる。洞性頻脈は，最もよくある不整脈である。心房細動は5〜15%に起こり，問題を引き起こすことがある。心房細動や心房粗動のリスクは，女性より男性に高率で(1.8：1)，年齢とともに増加する[3]。激しい呼吸困難の愁訴にもかかわらず，付随するうっ血性心不全がなければ，肺の検査は，通常，正常である。皮膚は温かく，手掌紅斑があり，湿っていることもある。粘液水腫は，疼痛がなく，皮下組織の肥厚が起こることが多いが，Graves病患者の下肢前方か足背に最もよくみられる。**橙皮状皮膚**(peau d'orange)の感触を呈し，瘙痒感と色素沈着を伴うことがある。細かい振戦は，手を伸展したときに指先で最もはっきりわかる。低カリウム性周期性四肢麻痺は，アジア人男性に最もよくみられる。甲状腺上の血管雑音の聴診は，脈管の増生と関連している。

**C. 検査** 血清TSH値測定は，原発性甲状腺機能亢進症で最も感度の高い検査である。TSHが正常であれば，甲状腺機能亢進症をほとんど除外することができ，血清TSHが<0.01 mIU/Lであれば，甲状腺機能亢進症を確診できる。遊離チロキシン($fT_4$)上昇は甲状腺機能亢進症の診断をより確実にできる。もし$fT_4$が正常で，甲状腺機能亢進が疑われれば，血清の遊離トリヨードチロニン($fT_3$)を，トリヨードチロニン($T_3$)中毒症を除外するために測定する。グルココルチコイド，レボドパ，ドパミンなどの薬物は，甲状腺機能正常の患者でTSH値を低くする原因となる。$fT_4$と$fT_3$が正常で，TSHが低いときは，潜在性甲状腺機能亢進症を示唆する。甲状腺に放射性ヨウ素を取り込ませる甲状腺シンチグラフィは，**表14.8.1**に示されるように，甲状腺中毒症の原因を鑑別する手助けとなりうる[4]。甲状腺の超音波検査は，結節もしくは囊胞の存在を同定するのに有用である。

**D. 遺伝** HLA-DR, CTLA-4 多型，遺伝的要素の組み合わせは，周囲の環境とともに Graves 病と関連している。Gsα 蛋白の活性化突然変異は，多くの中毒性甲状腺腫で見つかっている。TSH 受容体の活性化体細胞性突然変異が，中毒性甲状腺腫と多結節性甲状腺腫の両方でも見つかっている。

## 診 断

**A. 鑑別診断** 甲状腺中毒症は，悪性腫瘍，精神医学的疾患，アルコールや薬物乱用，糖尿病，潜在性の感染，胃腸障害，慢性的な腎臓・肝臓・肺疾患などのよく説明できない体重減少の他の原因と鑑別されなければならない。

**B. 臨床症状** 徴候や症状は，特に多様である。

❶ **Graves 病**は，開大した眼瞼裂や，眼瞼遅滞(lid lag)，虹彩の全方向での強膜の可視化を伴う特徴的な凝視によって示唆される。典型的には，甲状腺は大きくなり，平滑で，圧痛のない血管雑音は，50%の患者で存在する。

❷ **中毒性結節性甲状腺腫**は，典型的には，多発結節性で腫大し，圧痛はない。単独の中毒性結節は，年齢の若い患者により多くみられる。

❸ **甲状腺炎**は，通常，亜急性肉芽腫性甲状腺炎「de Quervain 甲状腺炎」とみなされるが，腫大し，圧痛のある甲状腺がみられる。亜急性リンパ球性甲状腺炎では(無痛性もしくは無症状甲状腺炎)，甲状腺は腫大するが，圧痛はない。

## ●文献

1. Flynn RWV, MacDonald TM, Morris AD, et al. The thyroid epidemiology, audit, and research study: thyroid dysfunction in the general population. *J Clin Endocrinol Metab* 2004;89:3879–3884.
2. Cooper DS. Hyperthyroidism. *Lancet* 2003;362:459–468.
3. Frost L, Vestergaard P, Mosekilde L. Hyperthyroidism and the risk of atrial fibrillation or flutter: a population based study. *Arch Intern Med* 2004;164:1675–1678.
4. Intenzo CM, dePapp AE, Jabbour S, et al. Scintigraphic manifestations of thyrotoxicosis. *Radiographics* 2003;23:857–869.

# 14.9 ビタミン D 欠乏　vitamin D deficiency

*Amy L. McGaha*

## 背 景

ビタミン D は脂溶性ビタミンであり，そのおもな機能は，血中カルシウム値を制御することである。活性型ビタミン D は，腸からのカルシウム吸収を増大させる。ビタミン D は，体内の多くの細胞に受容体をもっているが，これはまだ完全には解明されていない何らかの幅広い機能を示唆している。最近の研究知見では，ビタミン D は，免疫調節に主要な役割を果たしていることが示唆されていて，感

染症や自己免疫疾患において，臨床的に決定的に重要かもしれず，悪性疾患の発生にも一定の役割を果たしているかもしれないといわれている．カルシウムは，体内において重要なミネラルであり，特に，筋肉や神経の細胞の機能にとって重要である．

　ヒトは，ビタミンDの90％を日光と皮膚での合成から得ている．ビタミンDは，自然界ではそれほど多くの食物に存在していないので，食事由来のビタミンDだけで十分な量を摂取し続けることは難しい．ビタミンDには2つの種類がある．イーストや植物性ステロールの日照に由来するエルゴカルシフェロール(D2)と，皮膚合成由来でもあり，特定の魚類にも存在するコレカルシフェロール(D3)である．自然界の食物には少量しかビタミンDは含まれていないが，多くの米国の食物は，通常，コレカルシフェロールの形で強化されている．自然にみられる食事性のビタミンD(コレカルシフェロール)は，(女性が欠乏状態になければ)母乳，マグロ，サバ，サケ，イワシ，タラの肝油，卵黄(エルゴカルシフェロール)に含まれる．

## 病態生理

**A．病因**　小腸からのカルシウム吸収によって，正常なカルシウム血症を維持するのに十分なカルシウムが供給されない場合，ビタミンDは，骨からのカルシウムを動員するために，骨細胞と活性型の破骨細胞を抑制することになる．副甲状腺ホルモンは，低カルシウム血症に反応して放出され，肝臓と腎臓の両方で，ビタミンDの活性型への変換を刺激することによって作用する．

**B．疫学**　不十分なビタミンDが原因で，北米の65歳以上のうちの半分以上と，国際的にはすべての人の66％が，健康的な骨密度と歯の保持を維持できなかった．ビタミンD欠乏の危険因子は，65歳以上，もっぱら母乳栄養の乳児，肌色の濃い人，日光曝露が少ない人，肥満，座り続けがちなライフスタイルの人，何種類かの薬(グルココルチコイド，抗痙攣薬)を服用している人などが含まれる．加えて，胃のバイパス手術や吸収障害，肝疾患，腎不全の既往のある患者では，ビタミンD欠乏のリスクが高い．

　くる病(rickets)の発症率は，何よりもまず食物や飲み物への添加によって，(米国も含めて)多くの先進国で減少している．しかしながら，罹患しやすい人々の間で再び増えはじめている．特にビタミンD欠乏の母親から生まれた母乳栄養の乳児や菜食主義者(vegetarian)，極端な菜食主義者(vegan)などが，これに当てはまる．

## 評価

**A．病歴**　多くの場合，ビタミンD欠乏は，無症状で，骨折やくる病など，その他の障害への進展後に発見されるが，臨床家は，特に肌色の濃い患者，慢性の抗痙攣薬やステロイド薬を服用中の患者や，特に説明されていない血清アルカリホスファターゼ高値の患者，イライラしているか成長の遅い小児では，強く疑うべきである．骨痛(特に背部痛，胸骨，脛骨)と筋肉痛と筋力低下が，ビタミンD欠乏の

症状のことがある。

**B. 身体診察** ビタミンD欠乏症の臨床所見は，骨格性と非骨格性のものに分けられる。これは，カルシウムバランスがマイナスになっているか，直接ビタミンDが欠乏しているかで分類される。

成長中の骨格では，負のカルシウムバランスによりくる病になる。くる病になると，痙攣や低カルシウム性のテタニーとして現れる症候的な低カルシウム血症はもちろんのこと，骨の変形が起こる。手首の拡大，足の曲り，泉門の閉鎖遅延，頭蓋癆，くる病のロザリオ(広い肋軟骨関節)は，典型的なくる病の進行した骨病変である。骨格系以外のくる病の症状には，筋肉発達の遅延と歯の発達障害などがある。加えて，くる病の幼児と小児は，肺炎などの感染症の影響を受けやすい。

成熟した骨では，ビタミンD欠乏は，骨減少症，骨軟化症，骨粗鬆症を起こす。これらの状態では，「老人性円背(dowager's hump)」などの骨格の変形がみられたり，骨折しやすくなったりする。

### 診 断

ビタミンD欠乏の診断は，広範囲の骨の変形，筋肉痛，近位筋の脆弱性を呈している患者で考慮すべきである。

**A. 検査** ビタミンDのおもな循環型である血清25-OHビタミンDの検査は，ビタミンDの不足か欠乏の診断に用いられる。最適なビタミンD値についての合意は得られていないが，20 ng/mL (50 nmol/L)は，十分かどうかの目標としては適切であろうといわれている[1,2]。

副甲状腺ホルモンは，不十分であるとの疑いがあれば，測定するとよい。副甲状腺ホルモン値は，体内で25-OHビタミンD値に反比例する傾向にある。

アルカリホスファターゼ，カルシウム，リン値の測定は，骨軟化症やくる病を疑うのであれば，測定する。骨密度の検査が有用なことがある[3]。

治療後に，再度25-OHビタミンD値を測定して，充足しているかどうかを確認する。その後は，定期的に1年ごとに確認する。放射線学的治癒に至っているかどうかについては，くる病として治療される小児について確認すべきである。

### ●文献

1. Pazirandeh S, Burns DL. Overview of Vitamin D, from www.uptodate.com. Accessed September 27, 2012.
2. Misra M, Pacaud D, Petryk A, Collett-Solberg PF, Kappy M. Vitamin D deficiency in children and its management: review of current knowledge and recommendations. *Pediatrics* 2008;122(2):398.
3. Holick MF, Vitamin D deficiency. *N Engl J Med* 2007;357:266–281.

# 15

# 血管・リンパ系のプロブレム

**Vascular and Lymphatic System Problems**

*Ashley Falk*

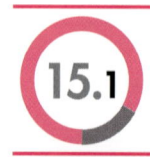

## 15.1 全身性リンパ節腫脹
### lymphadenopathy, generalized

*Kristy D. Edwards*

### 背景

リンパ節腫脹(lymphadenopathy)，すなわち腫大，圧痛，炎症を起こしたリンパ節は，臨床でよく遭遇する訴えである。プライマリ・ケアにおいて非特異的なリンパ節腫脹(lymphadenopathy)は，おもに40歳未満の年齢層にみられ，これらの症例の約25％が全身性リンパ節腫脹を呈する。リンパ節腫脹が2つもしくはそれ以上の非連続領域(例：頸部と鼠径部)において発見される場合を全身性リンパ節腫脹という。全身性リンパ節腫脹があれば，医師は迅速に全身性疾患について精査を進めるべきである。

### 病態生理

感染症，自己免疫，肉芽腫，悪性疾患あるいは薬物の副作用などが全身性リンパ節腫脹の原因となりうる。全身性リンパ節腫脹患者における全体的な癌のリスクは低いが，年齢とともに増加する。これまでの研究では，全身性リンパ節腫脹を有する40歳以上の患者には4％の癌のリスクがあるとされている[1]。十分な病歴聴取と身体診察がリンパ節腫脹の原因解明へと導いてくれることがしばしばある。

### 評価

**A. 病歴** 病歴聴取ではまず，全身性リンパ節腫脹の日常的な原因に焦点を絞る。

❶ **現病歴**では，リンパ節腫脹の期間，部位，特徴，背景に焦点を絞る。出現期間が2週間未満で，腫大し，圧痛のあるリンパ節は，通常，感染性である。一方，1年以上にわたってみられるリンパ節腫脹は，たいてい非特異的な原因によるものである。全身性リンパ節腫脹の原因特定には，皮疹，発熱，寝汗，体重減少，咽頭痛，関節痛などの関連徴候や症状が役に立つ[2]。

❷ **既往歴**では，既知の疾病，薬物の服用に焦点を絞る。よくある慢性疾患〔例：エリテマトーデス，関節リウマチ，ヒト免疫不全ウイルス(HIV)感染症〕も全身性リンパ節腫脹の原因となる。特定の抗菌薬，てんかんや高血圧の治療薬なども全身性リンパ節腫脹の原因となりうる[1]。

❸ **社会歴**からB型肝炎，第2期梅毒，HIV感染の初期などのリスクを同定できることがある。これらの疾患は全身性リンパ節腫脹をきたしうる。

❹ **家族歴**は遺伝的素因の検索に重要である。例えば，Niemann-Pick病などの先天性脂質代謝異常や関節リウマチなどの免疫疾患があげられる。家族に感染症(例：結核，伝染性単核球症あるいはB型肝炎)があるか否か，それに接触があるか否かは，リンパ節腫脹の原因特定のための重要な情報である。

❺ **システムレビュー**では体重減少，疲労感，寝汗，倦怠感，関節痛，悪心・嘔吐

といった身体症状に焦点を絞る。

## B. 身体診察

**❶ 一般診察** 全身性リンパ節腫脹のあるすべての患者に包括的な身体診察を行うべきであり、その際は全身性疾患の同定に焦点を絞る。バイタルサインは重要である。なぜなら、発熱は感染症の存在を示唆し、体重減少は全身性疾患を示唆するからである。皮膚の発赤や皮膚病変、皮膚粘膜潰瘍、炎症性関節炎の存在はリンパ節腫脹の鑑別診断に役立つ。腹部診察で脾腫の存在を確認することは重要である。脾腫を伴う全身性リンパ節腫脹は、全身性の疾患(例：伝染性単核球症、リンパ腫、白血病、エリテマトーデス、サルコイドーシス、*Toxoplasma*症、あるいはネコひっかき病)を示唆し、非造血腫瘍の転移はほぼ除外される[1,2]。

**❷ リンパ節の診察** 全身性リンパ節腫脹では、リンパ節の大きさや部位および硬さなどが診断に有用である。

a. **大きさ** 直径1.5 cm以上のリンパ節腫大では、癌浸潤のリスクが38%あり、精密検査が必要である[2]。直径1 cm未満のリンパ節は正常と考えてよく、たいていは経過観察でよい。

b. **部位** リンパ節腫脹の部位はときに診断に有用であるが、全身性リンパ節腫脹においては診断的意義に乏しい。前頸部、顎下腺部、鼠径部リンパ節は通常でも触知可能である。しかし、特定の部位で触知されるリンパ節は常に警告となる。たとえば、鎖骨上リンパ節の腫脹は、40歳以上の患者では90%の癌のリスクがある。

c. **硬さ** 岩様硬のリンパ節は、特に高齢患者では転移性疾患が危惧される所見である[2]。堅固で弾力性のあるリンパ節はリンパ腫でみられる。軟らかいリンパ節は感染症で生じる傾向がある。しかし、これで診断が確定するわけではない。疼痛は、リンパ節腫脹の原因について信頼できる指標とはならない。

## C. 検査

**❶ 臨床検査** 全身性リンパ節腫脹の患者における臨床検査は、意図して的を絞って行うべきである。検査は基礎疾患の症状や患者の徴候に沿うものでなければならない[3]。全血球計算、末梢血塗抹標本はすべてのケースで行わなければならない[4]。好中球の増加は細菌感染を示唆する。リンパ球の上昇はウイルス感染を示唆し、汎血球減少は白血病やHIVを示唆する。赤血球沈降速度は非特異的ではあるが、上昇が続くようであればさらなる精査が必要である。疾患特異的な血清学的検査、例えば、Epstein-Barrウイルス、サイトメガロウイルス、HIVウイルス、風疹ウイルス、梅毒(FTA-ABS)などに対する抗体検査も有用である。これらの抗体検査は急性疾患か慢性疾患かの鑑別にも有用である。胸部X線写真は、めったに陽性にはならないが、サルコイドーシスや転移性疾患、リンパ腫や肉芽腫性疾患などの縦隔リンパ節腫大を精査するために施行するべきである。ツベルクリン検査は結核の診断に有用である[2]。

**❷ リンパ節生検** 前述の検査によって診断が得られない場合、1カ月以上リンパ節腫脹が続いている場合は、リンパ節生検を考慮するべきである。生検にあたっては、最も大きく、最も病的なリンパ節を摘出するべきである。腋窩部、鼠径部のリンパ節はしばしば反応性に腫大するので生検は避けるべきである。

組織像が悪性リンパ腫と混同されやすいため，伝染性単核球症や薬物反応を疑う症例では，リンパ節生検は避けたほうがよい[2]。経験のある血液専門医と血液病理学者がすべての検体を扱うべきである。針吸引生検の有用性については議論があり，その手技に対して賛否両論がある[5]。

## 診断

丁寧な病歴聴取と診察によって，感染症，自己免疫疾患，肉芽腫症，悪性疾患を含む鑑別診断が得られる。全身性リンパ節腫脹は特定の全身疾患が原因となっていることが多いので，精査は特定の疾患に絞って進めるべきである。原因がはっきりしない場合，まず感染症を念頭におかなければならない。全血球計算やモノスポットテストを行う。もしこれらが陰性であれば，免疫疾患，肉芽腫性疾患を考慮して血清検査や胸部X線撮影，ツベルクリンテストを行う。リンパ節が岩様硬，あるいは1.5×1.5 cm以上の場合は，リンパ節生検を考える[1]。臨床的にウイルス感染症と考えられる場合はリンパ節生検を避けるべきである。

### ●文献

1. Ferrer R. Lymphadenopathy: differential diagnosis and evaluation. *Am Fam Physician* 1998;58: 1313–1320.
2. Pangalis GA, Vassilakopoulos TP, Boussiotis VA, et al. Clinical approach to lymphadenopathy. *Semin Oncol* 1993;20:570–582.
3. Williamson HA. Lymphadenopathy in a family practice. *J Fam Pract* 1985;20:449–452.
4. Simon HB. Evaluation of lymphadenopathy. In: Goroll AH, Mulley AG, eds. *Primary care medicine: office evaluation and management of the adult patient,* 6th ed. Philadelphia, PA: JB Lippincott Williams & Wilkins, 2009:82-86.
5. Henry PH, Longo DL. Chapter 59. Enlargement of lymph nodes and spleen. In: Longo DL, Fauci AS, Kasper DL, Hauser SL, Jameson JL, Loscalzo J, eds. *Harrison's Principles of internal medicine*. 18th ed. New York, NY: McGraw-Hill; 2012. http://www.accessmedicine.com/content.aspx?aID=9113581.

# 15.2 局所的なリンパ節腫脹
## lymphadenopathy, localized

*Kristy D. Edwards*

## 背景

小児の場合，リンパ節は正常でも触知され，成人でも，頸部，腋窩，鼠径部のリンパ節が正常でも触知されることがある。プライマリ・ケア領域における原因不明のリンパ節腫脹患者の4分の3は局所的なリンパ節腫脹であり，悪性疾患によるものは1％以下である[1]。1つの解剖学的部位にリンパ節腫脹が認められる場合を局所的なリンパ節腫脹という。局所リンパ節腫脹で最も頻度の高いのは頭頸部（55％）と鼠径部（15％）であるが，腋窩，上腕骨内側上顆，鎖骨上など他の部位にも起こりうる。リンパ節腫脹を認めたら，全身性のリンパ節腫脹を否定するために，全身のリンパ節の診察が必要である。丁寧な病歴聴取とリンパ節に流入する領域を含めた身

体診察が必要である[2]。

### 病態生理

局所リンパ節腫脹の原因は，患者の年齢とその部位で分けられる。小児と30歳以下の成人のリンパ節腫脹の80％は，反応性のリンパ節腫脹と良性の病因によるものである。それより年齢の高い患者，特に40歳以上の患者では悪性疾患のリスクが高くなる[3]。局所リンパ節腫脹では，その部位が病因の決定に役立つ。局所リンパ節腫脹のリンパの流れのパターンと部位特異的な状態の知識が，局所リンパ節腫脹の精査には必須である[4]。リンパ節腫脹が発生するに至った経緯は，鑑別診断をするうえで重要である。詳細な現病歴，システムレビュー，過去の服用歴，社会歴の聴取と丁寧な身体診察が必要である。

### 評　価

**A．病歴**　詳細な病歴を聞き出すことが重要である。数カ月から数年単位でリンパ節腫脹を呈する場合は，悪性腫瘍や全身性の疾患を示唆する。一方，数週間程度のリンパ節腫脹は，一般的に感染症が原因である。ネコにひっかかれたり，性感染症への曝露があれば，腋窩や鼠径リンパ節腫脹の説明がつく。最近の感冒症状や局所の発赤，腫脹，排膿は感染を示唆する。一方，発熱，悪寒，寝汗などの非特異的徴候は全身性の疾患を示唆する。

**B．身体診察**　リンパ節の診察では，大きさ，部位，痛み，硬さや集簇しているかをみる[2]。

❶ **大きさ**　全身のリンパ節腫脹と同様に，径1cm以上のリンパ節は腫脹を疑うべきである。

❷ **部位**　異常なリンパ節の部位は診断を絞りこむのに有用である。患部リンパ節に流入する解剖学的領域の丁寧な診察は最も診断的価値が高い。頸部リンパ節へは，中咽頭，舌，耳領域から流入する。原因不明の頸部リンパ節腫脹には黄色ブドウ球菌（*Staphylococcus aureus*）やA群β溶血性レンサ球菌に効果がある抗菌薬が推奨される。しかし，両側性の頸部リンパ節腫脹はウイルス感染症や溶血レンサ球菌咽頭炎でもしばしばみられる[5]。後頸部から胸鎖乳突筋リンパ節にかけての腫脹はより深刻な所見であり，より詳しい評価が必要である[4]。鎖骨上リンパ節を触れることもまた憂慮される所見である。左鎖骨上リンパ節には腹部内からの流入があり，右鎖骨上リンパ節には，肺，縦隔，食道からの流入がある。鼠径リンパ節腫大では性病や下肢の感染症が強く疑われる。腋窩リンパ節腫脹は，乳房の病変や上肢の感染症を示唆する。その他の部位のリンパ節腫脹，例えば腹腔内や縦隔リンパ節は触知することはできないが，画像検査で認められる場合がある。

❸ **痛み**　圧痛，熱感があり，軟らかく，腫脹を伴うリンパ節炎にはしばしば痛みが伴う。通常，この場合は化膿性の感染症である[3]。

❹ **硬さ**　リンパ節の硬さの評価は難しい。伝統的には，引きしまった，硬いリンパ節は悪性腫瘍に伴い，弾性のあるリンパ節はリンパ腫を示唆するとされてい

る。集簇した，または動かない結節では，特に転移性の疾患が心配される[6]。

**C．検査** 臨床検査は，患部リンパ節へ流入する身体部位の病因を明らかにするために施行される。例えば，頸部リンパ節腫脹の患者に対して施行される Epstein-Barr ウイルスについてのモノスポット検査，レンサ球菌性咽頭炎での咽頭培養などがそれにあたる。腋窩リンパ節腫脹のある高齢女性ではマンモグラフィが必要である。鼠径リンパ節腫脹が続いている患者では，性感染症のスクリーニングを実施すべきである。局所リンパ節腫脹についての最初の評価で明らかな診断がつかない場合は，不必要な検査を行うよりも，2～4週間，経過観察するほうが望ましい[7]。施行される検査はすべて局所的な病態を明らかにすることに特化しているべきである。リンパ節やリンパ節を含む部分の切除生検は，診断がつかずかつ重篤な疾患が疑われる場合に選択肢となる。通常，生検を行うリンパ節は部位や大きさによって決定される。最近腫大してきた大きなリンパ節が望ましい[6]。

## 診断

局所リンパ節腫脹は診療においてよくある愁訴である。通常，綿密な病歴聴取と身体診察で診断に到達する。診断がすぐにつかない場合は，疾患に特異的な検査が役立つ。生検は重篤な疾患が疑われる場合の最後の手段である。重篤な疾患が疑われない限り，経過観察も容認される好ましい方法である。

### ●文献

1. Buis J. deJongh: Examining the lymph nodes. *Ned Tijdschr Geneeskd* 2001;155:A2652.
2. Ferrer R. Lymphadenopathy: differential diagnosis and evaluation. *Am Fam Physician* 1998;58: 1313–1320.
3. Simon HB. Evaluation of lymphadenopathy. In: Goroll AH, Mulley AG, eds. *Primary care medicine: office evaluation and management of the adult patient, 6th ed.* Philadelphia, PA: JB Lippincott Williams & Wilkins, 2009:82–86.
4. Sills R, Jorgensen S. Lymphadenopathy. *eMedicine* from WebMD. Available at: http://www.emedicine.com/ped/topic1333.htm. Last updated May 4, 2012.
5. Leung AK, Robson WL. Childhood cervical lymphadenopathy. *J Pediatr Health Care* 2004;18(1): 3–7.
6. Pangalis GA, Vassilakopoulos TP, Boussiotis VA, et al. Clinical approach to lymphadenopathy. *Semin Oncol* 1993;20:570–582.
7. Williamson HA. Lymphadenopathy in a family practice. *J Fam Pract* 1985;20:449–452.

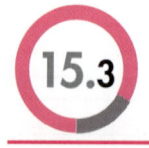

# 15.3 点状出血と紫斑　petechiae and purpura

*John L. Smith*

## 背景

紫斑（purpura）は，皮膚または粘膜に赤血球が溢血した結果おこる皮膚の色調変化である。点状出血（petechia）は直径2 mm未満，斑状出血は直径1 cm以上の紫斑である。

## 病態生理

点状出血は多くの場合，血小板の減少（通常50,000/μL未満）または血小板の機能異常によって起こる．限局的な血管内圧の上昇や毛細血管炎も原因となりうる．斑状出血は通常，凝固系カスケードの異常が原因である．血管系疾患ならびに結合組織病も紫斑の原因となることがある[1]．

## 評価

### A. 病歴

❶ 紫斑は，先天的または後天的要因によって起こるので，紫斑の経時的変化と既往，ならびに異常出血の徴候は重要である．最近のウイルスまたは細菌感染症の既往が血小板または血管の完全性に影響を及ぼすことがある．易出血性や出血時間の延長，青あざ，女性の月経過多などの既往を明らかにする．von Willebrand病は遺伝的な止血障害としては最もよくみられ，人口の1％の頻度で発生する．この疾患では，最高で10％が症候性である[2]．早発性月経過多の10～20％では先天性出血異常の可能性がある．

❷ 多くの薬物にその可能性があるが，薬物による血小板減少は，免疫介在性の反応である．サルファ薬やキニーネが原因となった症例がよく報告されている．原因薬物を中止して1～2日後に回復しはじめる[3]．遺伝性の出血傾向の家族歴や肝疾患の既往は，凝固異常の診断への手がかりとなる．

### B. 身体診察

まずはじめに，患者の状態が安定していることを確かめ，バイタルサインを確認することが欠かせない．なぜなら紫斑の原因として播種性血管内凝固（disseminated intravascular coagulation：DIC），ロッキー山紅斑熱，髄膜炎菌血症，黄色ブドウ球菌（*Staphylococcus aureus*）による敗血症，血栓性血小板減少性紫斑病（thrombotic thrombocytopenic purpura：TTP）などの生命を脅かす疾患がありうるからである．紫斑それ自体の性状とその発生部位にも注意を払う．触知できる点状出血はさまざまな血管炎でみられる．紫斑は，血管腫や毛細血管拡張，充血でみられる血管内の血液貯留とは異なり，圧迫によっては消退しない．眼瞼に出現する単独の紫斑は，咳や嘔吐，出産時の怒責，ウェイト・リフティングなどの際に生じる二次性のこともある．前腕に限局した紫斑は間質脆弱性に続発する加齢性紫斑で，高齢者や過去に多くの紫外線曝露歴がある人にしばしば認められる．顔面や眼窩周囲の紫斑はクリオグロブリン血症もしくはアミロイドーシスに続発することがある．

### C. 検査

❶ 初期検査として全血球計算，血小板数，末梢血塗抹標本，プロトロンビン時間（prothrombin time：PT），活性化部分トロンボプラスチン時間（activated partial thromboplastin time：APTT）を行うべきである．もしこれらの検査が正常であるにもかかわらず，出血傾向が続いているのであれば，von Willebrand病やその他の血小板機能異常の評価のために出血時間やvon Willebrand病リストセチン補因子活性の検査が適応となる[4]．

❷ もし病変が触知可能で血管炎が疑われる場合は，赤血球沈降速度やC反応性蛋

白を検査するべきである。
❸ 血管炎の場合は，検査所見がしばしば非特異的であるために，皮膚生検が必要になることがある。
❹ 尿検査や血清クレアチニンは腎障害を調べるために行う。また肝障害を調べるために肝機能検査をすべきである。

**D. 遺伝** 紫斑の原因となる障害の多くは後天性または先天性のものである。感染症だけでなく薬物による凝固系カスケード因子に対する抗体は後天性獲得の例である。遺伝的な障害としては von Willebrand 病や血友病がある。

## 診 断

**A. 鑑別診断** 紫斑の原因は多数あり，臨床的な意味合いとして致死的なことがありうる。詳細な病歴聴取と身体診察，いくつかの基本的な臨床検査，ときに皮膚生検を用いれば，多くの場合，おおむね診断を確定できる。

❶ 血小板が単独で減少し，出血時間が延長した患者では，特発性血小板減少性紫斑病が最も考えやすい。その前に薬物性血小板減少症，HIV 感染症，妊娠による血小板減少症を除外しなければならない。
❷ 単独の APTT 延長の患者では，第 VIII，IX，XI 因子の欠乏や障害がある。自然発生的な第 VIII 因子抑制は全身性エリテマトーデスなどの結合組織疾患をもつ高齢者や分娩後の女性でみられる。von Willebrand 病では出血時間と APTT の延長がみられることがある[5]。ヘパリン投与も鑑別診断に含まれる。
❸ 単独の PT 延長では，通常，部分的な第 VII 因子の欠乏が考えられる。
❹ PT と APTT がいずれも延長している場合は，DIC，肝不全，ビタミン K 欠乏，大量輸液を考えなければならない。凝固系カスケードのさまざまな因子が同時に欠乏することはまれである。
❺ 紫斑のある新生児では，敗血症の評価，TORCH 症候群〔トキソプラズマ症（**T**oxoplasmosis），その他の感染（**O**ther infection），風疹（**R**ubella），サイトメガロウイルス（**C**ytomegalovirus）感染，単純ヘルペス（**H**erpes simplex）〕に対する血液検査や凝固因子の検査が勧められる。電撃性紫斑病や白血病が鑑別診断に含まれる[4]。

**B. 臨床所見**

❶ 上記の所見に加え，臨床と検査所見の特徴について言及すべきであろう。TTP と溶血性尿毒症症候群（hemolytic uremic syndrome：HUS）は妊娠，癌，感染症，化学療法などを含め，多くの臨床現場でみられる。徴候としては発熱，血小板減少，微小血管症性溶血性貧血，出血（紫斑を含む），そして神経学的異常の 5 徴候である。重篤な状態に陥る可能性があるので，血小板減少と破壊赤血球が末梢血塗抹標本で発見されたら，TTP，HUS を想起すべきである。TTP-HUS では DIC とは異なり，PT，APTT，D ダイマーは正常である。
❷ 血友病 A，B は青あざや出血斑を伴うが，同じように凝固因子の異常を伴う von Willebrand 病ではそれらの症状はあまりみられない。軽度の von Willebrand 病患者では出血時間は正常である。この疾患は血小板凝集を抑制または

破壊する第VIII因子を守るための糖蛋白によって起こるので，APTTはしばしば上昇する。成人において血小板数が正常でありながら，突然の大きな斑状出血，血腫の出現がある場合は，後天性第VIII因子欠乏症（自己抗体）を考慮する。その場合，PT，APTTは延長する。

❸ 小児において触知される紫斑の原因となる血管炎は，Henoch-Schölein 紫斑病が最も多い[6]。

## ●文献

1. Cox NH, Piette WW. Disorders of lymphatic vessels. In: Burns T, Breathnach S, Cox N, et al., eds. *Rook's textbook of dermatology*, 7th ed. Oxford: Blackwell Publishing, 2004.
2. Ewenstein B. von Willebrand's disease. *Annu Rev Med* 1997;48:525–542.
3. Drug Induced Thrombocytopenia: Pathogenesis, Evaluation, and Management. *Hematology* (ASH Education Program Book) Dec. 10, 2011;384–390.
4. Seligsohn U, Daushansky K. Classification, clinical Manifestations, and evaluation of disorders of hemostasis. In: Lichtman MA, Kipps TJ, et al. eds. *Williams hematology*, 8th ed. China: McGraw-Hill. 2010.
5. Schmaier A. Laboratory evaluation of hemostatic and thrombotic disorders. In: Hoffman R, ed. *Hematology: basic principles and practice*, 5th ed. Philadelphia, PA: Churchill Livingstone Elsevier, 2008.
6. Baselga E, Drolet BA, Esterly NB. Purpura in infants and children. *J Am Acad Dermatol* 1997;37:673–705.

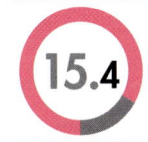

# 15.4 脾腫 splenomegaly

*Kimberly J. Jarzynka*

## 背景

**A. 定義** 脾腫（splenomegaly）とは，脾臓の長径が11～13 cm以上[1～3]または重量が400～500 g以上ある場合と定義される。20 cm以上か1,000 g以上であれば**巨大脾腫**とされる[2]。

**B. 解剖と生理** 脾臓は，左上腹部の第9～11肋骨のレベルに位置する血管内皮系臓器である[3,4]。脾臓は，横隔膜，胃，大腸の脾弯局部，左腎臓，膵尾部に接している[3]。正常な脾臓は，重量が250 g以下で，最大径は11～13 cm以下[2,4,5]であり，2～5％の人でのみ触知可能である[5]。脾臓の基本的な役割は，老化または破壊された赤血球，微生物，その他の粒子を循環から除去すること[5]と，鉄の再利用である（赤色髄）[6]。細胞・液性免疫の産生（白色髄），髄外造血，血小板と顆粒球の回収，そして，止血にかかわる第VIII因子と von Willebrand 因子の産生である[6]。脾臓が腫大するに従い，脾臓は血液や赤血球の貯蔵庫として機能する[6]。

## 病態生理

**A. 病因** 脾臓の腫大自体は疾患ではないが，通常，背景に病因があることが示唆される[6]。脾腫を引き起こす多くの要因は以下のカテゴリーに分類される。すなわ

ち，解剖学的，血液学的，感染症，免疫学的，腫瘍性，浸潤性そしてうっ血性である。脾腫をきたす**解剖学的**異常は，典型的には発生学的なものであり，血腫や囊胞がそれにあたる。**血液学的**な原因は(work hypertrophyによる)増加した異常な，あるいは融解した血球が正常に滞留した結果および髄外造血の結果，生じる。**感染症**の原因としては，細菌，抗酸菌，スピロヘータ，ウイルス，リケッチア，真菌，寄生虫がある。**免疫学的**脾腫の原因としては，細網内皮細胞増殖や抗原除去や抗体産生が増加することによるリンパ様過形成がある。これは膠原血管病，免疫不全，免疫／炎症反応によって起こる。**腫瘍性**の原因としては，原発性または転移性のものを含む。マクロファージが消化できない物質を取り込んで，それが**浸潤性**の脾腫となることがある。静脈内圧の上昇は，**うっ血性**脾腫をきたす[1,6]。

**B. 疫学** 疫学的データは基礎疾患の疫学に依存する[1,5〜7]。

## 評 価

**A. 病歴** 詳細な服薬歴，家族歴，社会歴(最近の旅行歴も含めて)を聞くことで脾腫の原因を明らかにできることがしばしばある。脾腫自体は無症候性であることが多いが，曖昧な症状や左上腹部の疝痛，早期満腹感，側臥位での痛みは出現することがある[5,7]。左肩に放散する急激な肋膜炎様の左上腹部痛は脾周囲炎，脾膿瘍，感染，破裂を示唆する[7]。過形成様脾腫はしばしば顔色不良，息切れ，あざができやすい，点状出血様発疹など血球減少に起因する症状を伴う[1]。その他にも脾腫を引き起こす現疾患の病歴や症状が存在することがある。

**B. 身体診察**

❶ 脾臓の診察は仰臥位，少し傾斜しておよび／または右側臥位で，膝，股関節，首を曲げ，両腕は横に下ろした状態で行う，患者の右側から右手で左肋骨縁を，一方で左手で左肋骨脊柱角を持ち上げるようにしながら軽く触知する。深呼吸時に，下降する脾臓を内側にやさしく触知する。巨脾の下端や正中側縁を同定するために，左下腹部から肋間まで，そして正中まで触知することが必要な場合もある[4〜8]。脾臓が触知されることは脾腫を示唆するが，正常の場合でも2〜5%で触知される[5,6]。

❷ 深呼吸時に前腋窩線上で最下肋間の叩打音が鈍くなることは脾腫を示唆する(Castell's method)[4,5]。

❸ 身体所見で脾腫を認めたら，観察者が明示した位置で(例えば鎖骨中線上)左肋骨弓下何cmと記載する[6〜8]。

❹ 静脈雑音や摩擦音が聴取できることがある[5,7]。

❺ 巨脾がある場合は，腹部視診で吸気時に左上腹部の充満を観察できることがある[5]。

❻ 脾機能亢進に伴う皮膚所見としての顔面蒼白や点状出血，青あざなどを調べる[1]。

❼ その他の身体診察は脾腫を引き起こしている基礎疾患に従う[4]。

**C. 検査**

❶ 細胞分画，血小板数を含んだ全血球計算の結果は多様。

❷ 末梢血塗抹標本：Howell-Jolly小体(核の残渣)，Pappenheimer小体(sideroticgranules)，赤有棘細胞。標的細胞が2%以上みられる(これらは正常では脾臓で

循環から除去されるものである)[6]。
❸ 病歴や臨床症状に従って，基礎疾患を同定するための適切な検査をする。初期検査として，肝機能検査，赤血球沈降速度，C反応性蛋白，凝固検査，電気泳動，腎機能検査，モノスポット検査，肝炎についての血清検査，抗核抗体，リウマトイド因子，ビタミン$B_{12}$，葉酸などがある[1]。それ以上の検査は患者の臨床症状に従う。

### D. 画像検査
❶ **初期評価として超音波検査** 大きさ，形，その他の脾臓の解剖，囊胞や膿瘍も含めて評価する[3,6]。
❷ **より詳しい評価のためのCT** 病変，腫瘍，炎症，副脾などの同定によい。CTは直接的治療的なインターベンションにも用いられる。例えば，CTガイド下の囊胞，膿瘍，血腫のドレナージなどである。外傷において裂傷か血腫かを診断するための選択肢としての報告もある[3]。
❸ **MRI** 血管の病変(この場合，造影が必要であるが)，脾臓の感染，鉄貯蔵の評価に有用である[3,6]。
❹ **核医学検査** 脾臓の大きさ，機能，部分的な病変，副脾，門脈圧上昇を同定できる[3,6]。
❺ **PET** リンパ腫の診断，モニター，ステージの同定。また，脾臓に影響するその他の疾患の同定[3,6]。
❻ 循環の異常を精査するための血管造影[3]。

### E. 遺伝
脾腫自体には遺伝性はないが，脾腫をきたす基礎疾患の多くに遺伝性がある(例：遺伝性球状赤血球症)[1,5〜7]。

## 診 断

**A. 鑑別診断** 脾腫の鑑別診断は表15.4.1に掲載。
**B. 臨床症状** 脾機能亢進とは脾腫を伴う正常な脾機能の増大のことをいう。それは細胞の破壊と除去の亢進によってさまざまな程度の貧血，白血球減少，および/または血小板減少を引き起こす。骨髄は正常または過形成となっており，脾摘出後，細胞数は正常化する[5]。その他の臨床症状は基礎疾患に依存する。

### 表15.4.1　脾腫の鑑別診断[1,5〜7]

| | |
|---|---|
| 解剖学的 | 囊胞，偽囊胞，過誤腫，紫斑病，血管腫，線維腫，リンパ管腫 |
| 血液学的 | 鎌状赤血球症，サラセミア，楕円赤血球症，球状赤血球症，ヘモグロビンSC病，他の異常ヘモグロビン症，発作性夜間ヘモグロビン尿症，栄養性貧血，骨髄増殖性疾患または骨髄異形成，骨髄線維症，真性多血症，本態性血小板増加症，大理石骨病，中毒，放射線，ストロンチウムによる骨髄障害 |

(次ページにつづく)

## 表 15.4.1 脾腫の鑑別診断[1,5〜7] (つづき)

| | |
|---|---|
| 感染症 | (細菌)急性および慢性の感染症,膿瘍,亜急性細菌性心内膜炎。(抗酸菌)粟粒結核。(スピロヘータ)先天性梅毒,ライム病,*Leptospira*症。(ウイルス)Epstein-Barrウイルス,サイトメガロウイルス,HIV,ウイルス性肝炎。(リケッチア)ロッキー山紅斑熱,Q熱,チフス,*Ehrlichia*症,ネコ引っかき病。(真菌)播種性*Candida*症,*Histoplasma*症,*Blastomyces*症。(寄生虫)*Toxoplasma*症,マラリア,*Babesia*症,イヌ回虫,*Leishmania*症,住血吸虫症,*Trypanosoma*症 |
| 免疫学的 | 関節リウマチ(Felty症候群),全身性エリテマトーデス,混合性結合組織病,全身性血管炎,Sjögren症候群,全身性肥満細胞症,一般の多様な免疫不全,他の膠原血管病,自己免疫性溶血性貧血,免疫性血小板減少症,免疫性好中球減少症,移植片対宿主病,血清病,大型顆粒リンパ球増加症,Weber-Christian病,Langerhans細胞組織球症,サルコイドーシス,ベリリウム中毒,薬物/毒素反応,血管免疫芽球性T細胞リンパ腫 |
| 腫瘍性 | リンパ腫,白血病,皮膚からの転移性腫瘍(メラノーマ),乳癌,肺癌,卵巣癌,大腸癌,血管肉腫 |
| 浸潤性 | 脂質異常症,アミロイドーシス,Gaucher病,Niemann-Pick病,タンジール病,ヒスチオサイトーシスX,Hurler症候群,その他のムコ多糖症,好酸球性肉芽腫症,ベリリウム中毒,IV型糖原病,Wolman病,高カイロミクロン血症I型,IV型 |
| うっ血性 | 肝静脈,門脈,脾静脈の閉塞,うっ血性心不全,肝硬変,脾動脈瘤,肝住血吸虫症,肝包虫症,さまざまな病因による門脈圧亢進 |
| その他 | 熱帯性脾腫,甲状腺機能亢進症 |

## ◉文献

1. Pozo AL, Godfrey EM, Bowles KM. Splenomegaly: investigation, diagnosis and management. *Blood Rev* 2009;23(3):105–111.
2. Motyckova G, Steensma DP. Why does my patient have lymphadenopathy or splenomegaly? *Hematol Oncol Clin N Am* 2012;26(2):395–408.
3. Aslam S, Sohaib A, Reznek RH. Reticuloendothelial disorders: the spleen. In: Adam ed. *Grainger & Allison's diagnostic radiology,* 5th ed. London: Churchill Livingstone, An Imprint of Elsevier, 2008;1759–1770.
4. Brown NF, Marks DJ, Smith PJ, Bloom SL. Splenomegaly. *Br J Hosp Med (Lond)* 2011;72(11):M166–M169.
5. Henry PH, Longo DL. Enlargement of lymph nodes and spleen. In: Longo DL, Fauci AS, Kasper DL, Hauser SL, Jameson JL, Loscalzo J, eds. *Harrison's principles of internal medicine,* 18th ed. New York, NY: McGraw-Hill, 2012.
6. Shurin SB. The spleen and its disorders. In: Hoffman ed. *Hematology: basic principles and practice,* 5th ed. London: Churchill Livingstone, An Imprint of Elsevier, 2008;2419–2429.
7. Armitage JO. Approach to the patient with lymphadenopathy and splenomegaly. In: Goldman ed. *Goldman's cecil medicine,* 24th ed. Philadelphia, PA: Saunders, An Imprint of Elsevier, 2011;1107–1111.
8. LeBlond RF, DeGowin RL, Brown DD. The abdomen, perineum, anus, and rectosigmoid. In: LeBlond RF, DeGowin RL, Brown DD, eds. *DeGowin's diagnostic examination,* 9th ed. New York, NY: McGraw-Hill, 2009;445–526.

# 16

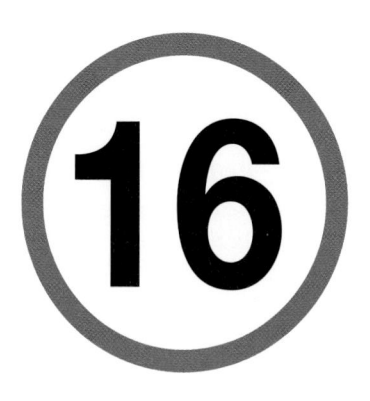

# 検査結果異常：血液学と尿検査

## Laboratory Abnormalities: Hematology and Urine Determinations

*Carol A. LaCroix*

## 16.1 貧血 anemia

*Carol A. LaCroix*

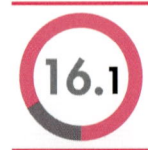

### 背景

貧血(anemia)とは簡単にいえば，赤血球(red blood cell：RBC)が減少した状態である。通常，男性ではヘモグロビンが 13.5 g/dL 未満またはヘマトクリットが 41.0％未満，女性ではヘモグロビンが 12.0 g/dL 未満またはヘマトクリットが 36.0％未満と定義される[1]。貧血とは，それ自体が疾病ではなく，単に疾病の一症状であると認識することが重要である。貧血がみられたら，常に原因を検索しなければならない。

### 病態生理

貧血の原因は 3 つの主要なカテゴリーに分類される。

**A. 赤血球産生の低下** 赤血球の産生が赤血球の破壊よりも少ないとき，その結果として貧血が生じる。産生低下は，栄養素の欠乏などを含めてさまざまな原因によって生じる。鉄，ビタミン $B_{12}$，葉酸等の栄養素の摂取不足や吸収不良により赤血球の産生低下が生じうる。再生不良性貧血，骨髄異形成，腫瘍浸潤など，骨髄の障害によっても同様に赤血球の産生低下がみられる。化学療法や放射線治療を受けている患者では，骨髄抑制を生じることがある[2〜4]。

**B. 赤血球破壊の増加** 正常赤血球の寿命は 120 日であるが，特定の状況では赤血球の寿命が短くなる。溶血性貧血は，赤血球破壊亢進の結果生じる。遺伝性球状赤血球症や，鎌状赤血球貧血，サラセミアなどの溶血性貧血には，遺伝的な原因がみられる。後天性の溶血性貧血には，自己免疫性貧血，血栓性血小板減少性紫斑病，溶血性尿毒症症候群などがある[2〜4]。

**C. 失血** 最もよくみられる貧血の原因は失血である。ときに外傷のように出血源が明らかな場合もあるが，消化管出血のように出血源が隠されていることもある。女性においては月経による出血を常に考慮すべきである[2〜4]。

### 評価

**A. 病歴** 詳細な病歴聴取では，易疲労感，立ちくらみ，発熱，体重減少，寝汗などの症状も含めて問診をする。女性では婦人科的な病歴も聴取すべきである。貧血の既往，貧血や出血性疾患の家族歴も聴取する。栄養不良の可能性について評価するために，可能な限り，栄養面の病歴も聴取する(特に高齢者やアルコール依存症の患者で重要である)。また，貧血の進行に寄与する付随的な病態として，腎不全や癌治療，免疫不全がある。患者が摂取した栄養補助食品も含めて詳細な内服歴を聴取すべきである[2〜4]。

**B. 身体診察** 関連した所見として，皮膚や眼球結膜の蒼白を認める。皮膚や強膜

は，黄疸のために変色することがある。なお，点状出血は血小板異常を示唆する。心臓血管系の診察で，収縮期雑音や頻脈が明らかになることがある。腹部診察では脾腫が明瞭なことがあり，これはリンパ球増殖性疾患を示唆する[2~4]。

**C. 検査** 全血球計算(complete blood count：CBC)は必須である。全血球計算によりヘモグロビンとヘマトクリットが評価できるだけでなく，白血球数や血小板数も把握できる。これらは汎血球減少の評価において重要である。全血球計算では赤血球の大きさの平均値を示す平均赤血球容積(mean corpuscular volume：MCV)も把握でき，診断に役立つ。追加検査としては，鉄関連検査〔フェリチン，総鉄結合能(total iron-binding capacity：TIBC)，鉄飽和度〕があげられる。ビタミン欠乏はビタミン$B_{12}$と赤血球中葉酸値を測定することで評価できる。網赤血球測定は骨髄が貧血の状態に応じて適切に反応しているかどうかを判断するために有用である。もし遺伝性疾患が疑われるようであれば，ヘモグロビン電気泳動が必要となる。多くの場合，末梢血塗抹標本も役立つ[2~4]。

## 診 断

**A.** 以下の3段階アプローチが貧血における診断のための最も簡単な手順となる。
❶ **ステップ1** 平均赤血球容積(MCV)に基づいて，貧血が小球性か正球性か大球性かを分類する(表16.1.1 参照)。
❷ **ステップ2** 汎血球減少が存在するかどうか判定する。白血球と血小板の減少があれば，骨髄における全血球系統の産生低下が示唆される。汎血球減少が認められたら，ほとんどの場合，骨髄穿刺が必要となる。
❸ **ステップ3** 網赤血球数を測定することによって貧血の原因を特定する。この値は貧血に対する骨髄の反応が適切かどうかを評価するのに有用である[2~4]。

**B. 鑑別診断**
❶ 小球性貧血
　**a. 慢性疾患に伴う貧血** 鉄と総鉄結合能(TIBC)の低下，フェリチンの上昇。
　**b. 鉄芽球性貧血** 鉄の上昇，TIBCは正常，フェリチンの上昇。末梢血塗抹標本では，好塩基性斑点と環状鉄芽球がみられる。
　**c. 鉄欠乏性貧血** 鉄の減少，TIBCの上昇。フェリチンの低下($<12\,\mu g/L$)は鉄欠乏性貧血を強く示唆する。

### 表16.1.1　平均赤血球容積(MCV)に基づいた貧血の病因[4]

| MCV(fL) | 考えられる疾患 |
| --- | --- |
| <80 | 鉄欠乏性貧血，サラセミア，骨髄異形成症候群，鉄芽球性貧血，慢性疾患 |
| 80~100 | 急性出血，慢性腎不全，慢性疾患，鉄欠乏性貧血(早期) |
| >100 | ビタミン$B_{12}$欠乏性貧血，葉酸欠乏症，鎌状赤血球症，網状赤血球症，肝疾患，内分泌疾患，アルコール乱用 |

d. **サラセミア** 非常に低い平均赤血球容積(通常＜70 fL)，鉄関連検査は正常。末梢血塗抹標本は好塩基性斑点がみられる。診断にはヘモグロビン電気泳動が必要である[2〜4]。

❷ **正球性貧血**
  a. **出血** 出血源の検索を行う。便潜血検査の施行。
  b. **グルコース-6 リン酸欠乏**
  c. **自己免疫性溶血性貧血** Coombs 試験陽性。
  d. **赤血球膜異常** 脾腫を伴う遺伝性球状赤血球症が，身体所見で認められることがある[2〜4]。

❸ **巨赤芽球性貧血**
  a. **ビタミン $B_{12}$ または葉酸欠乏** 血清ビタミン $B_{12}$ と葉酸値の低下。末梢血塗抹標本で過分葉好中球が認められる。ビタミン $B_{12}$ 欠乏では，神経学的所見が得られることがある。
  b. **肝疾患** アスパラギン酸アミノトランスフェラーゼ(AST)やアラニンアミノトランスフェラーゼ(ALT)など肝酵素の上昇。末梢血では標的赤血球(target cell)や有棘赤血球(spur cell)を認めることがある[2〜5]。

### ●文献

1. Beutler E, Waalen J. The definition of anemia: what is the lower limit of normal of the blood hemoglobin concentration? *Blood* 2006;107:1747.
2. Tefferi A. Anemia in adults: a contemporary approach to diagnosis. *Mayo Clin Proc* 2003;78;1274–1280.
3. Hillman RS, Ault KA, eds. Clinical approach to anemia. In: *Hematology in clinical practice*. New York, NY: McGraw Hill, 2001:29.
4. Schrier, SL. Approach to the adult patient with anemia. *UpToDate* May 21, 2012, Topic 7133, Version 13.0.
5. Davenport J. Macrocytic anemia. *Am Fam Physician* 1996;53:155.

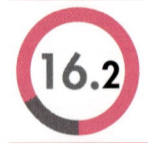

# 16.2 好酸球増加症　eosinophilia

*Carol A. LaCroix*

## 背景

好酸球増加症(eosinophilia)は好酸球数が増加することを意味している。好酸球増加症はアレルギーから感染，悪性腫瘍，特発性など幅広い疾患で認められる。重症度も自然治癒するものから致死的なものまで幅広い。好酸球増加症は，軽度(350〜1,500/μL)，中等度(1,500〜5,000/μL)，重度(5,000/μL 以上)に分類される[1]。好酸球増加症候群(hypereosinophilic syndrome：HES)は，二次的原因が認められない 1,500/μL 以上の好酸球数があることと定義される。以前の定義では，6 カ月以上の好酸球増加と臓器損傷の存在を必要とした[2]。

## 病態生理

### A. 病因

❶ 好酸球の増加は，少なくとも3つの造血性サイトカインの作用を介して骨髄中の骨髄系前駆細胞から発生する。インターロイキン5(IL-5)は，好酸球への分化に特異的に作用する。最近の研究では，調節異常による好酸球の過剰産生がなぜ生じるかに焦点が当てられている。好酸球の浸潤とメディエータの放出は，しばしば臓器障害を引き起こす。一般的に好酸球の濃度は，末梢血中より組織中のほうがはるかに高く，臓器障害を監視しなければならない[2]。

❷ 原因は原発性，続発性，特発性に分類される。

最も多い続発性の原因は，アレルギー，感染，悪性腫瘍によるものである[1]。特発性のものは，好酸球増加症候群(HES)と呼ばれる多様な症候群である。HESは以下の6つの異型からなっている：骨髄増殖型，リンパ球型，家族性，オーバーラップ，関連性，その他[2]。

### B. 疫学
米国で最もよくみられる好酸球増加症の原因は，アレルギーによるものである。途上国では寄生虫が最も多い[3]。

## 評価

### A. 病歴
旅行歴，投薬歴，家族歴，システムレビューが特に重要である[3]。

### B. 身体診察
好酸球増加症候群の患者では，皮膚や肺，心臓，消化管，神経に身体所見を認める可能性がある。皮膚の問題には，湿疹，紅皮症，再発性蕁麻疹，血管浮腫などがある。おもな呼吸器の症状は，咳と息切れである。消化管の問題は，腹痛や体重減少，嘔吐，下痢として認められる。心臓は，線維化に伴う壊死の結果，死亡のおもな原因となる。神経学的所見としては，脳塞栓，脳炎，末梢性ニューロパチーを示すことがある[2]。

### C. 検査
末梢血中の好酸球数は断続的なことがありうるため，複数回の全血球計算が，重症度を確認するために必要なことがある。

❶ アレルギーが疑われた場合，鼻汁や喀痰中の好酸球を調べる。

❷ 寄生虫が疑われた場合，虫卵や寄生虫の検出のために便検査を3回行う。

もし診断に至らなかった場合，血清学的に疑わしい場合は，住血吸虫卵発見のための尿検査，旋毛虫発見のための小腸や筋生検の検討が必要となる。

❸ 臓器障害を調べるために，肝酵素，クレアチンキナーゼ，腎機能，トロポニンなどの生化学検査が必要である。心電図，超音波，胸部X線撮影は心臓と肺のスクリーニングに有用である。胸腹部のCTは腫瘍の検出に有用である。

❹ 骨髄生検は，クローン性異常の検出のために行うべきである。

### D. 紹介
好酸球増加症の診断を確定することは，病因によって治療や予後が非常に幅広いため，重要である。精査しても診断がつかない場合は，血液学や感染症の専門科への紹介を検討すべきである[3]。

## 診 断

### A. 鑑別診断

❶ **原発性** 急性白血病やクローンの増殖が認められる慢性骨髄障害があげられる。急性好酸球性白血病では，16番染色体のFAB M4の異常が認められる。他の悪性腫瘍では，インターロイキン3と5の異常が認められる[3]。

❷ **続発性**
  a. 感染
     i. 組織侵襲性寄生虫：好酸球増加を引き起こす可能性が最も高いのは，蠕虫の幼虫や成虫が宿主の組織内に移行したときである。ヒト糞線虫(*Strongyloides stercoralis*)，鉤虫，フィラリア，イヌ回虫(*Toxocara canis*)について検査する。Lambl鞭毛虫(*Giardia intestinalis*)や赤痢アメーバ(*Entamoeba histolytica*)のような単細胞の原生動物は好酸球増加を引き起こさない。しかし，二核アメーバ(*Dientamoeba fragilis*)と戦争イソスポラ(*Isospora belli*)は注目すべき例外である。旋毛虫，糸状虫，回虫，住血吸虫，エキノコックスには，血清学的検査が利用可能である。
     ii. 菌球：アスペルギルス症とコクシジオイデス症。
     iii. ウイルス性：ウイルス性感染は，レトロウイルスを除いて好酸球減少を起こす。HIV-1，HTLV-1，特にHTLV-2を調べる。
  b. アレルギー：アトピー性皮膚炎，喘息，鼻炎。喘息では，好酸球増加が血液と喀痰中に認められる。鑑別診断では，慢性閉塞性肺疾患(chronic obstructive pulmonary disease：COPD)と好酸球性気管支炎を考慮する。鼻汁の好酸球増加はアレルギー性鼻炎でみられるが，診断的ではない。
  c. 薬物への反応。
  d. 血管炎：Churg-Strauss症候群(アレルギー性肉芽腫性血管炎)。
  e. クローン性障害のない好酸球増加を示すリンパ腫のような悪性腫瘍。全身性肥満細胞症。
  f. 副腎不全：Addison病やコルチゾールの相対的欠乏。
  g. 自己免疫疾患[3]

❸ **特発性好酸球増加症候群**
  a. Tリンパ球型：皮膚症状，異常なIL-5を産生するT細胞による多クローン性高γグロブリン血症。
  b. 骨髄増殖型：血清ビタミン$B_{12}$の上昇，血清トリプターゼの上昇，肝脾腫。F1P1L1-PDGRFαと呼ばれる染色体異常。ほとんどが男性発症。
  c. 家族性：常染色体優性(5q31-33)。
  d. その他：良性から複雑なもの，一時的なものまで含まれる。一時的な血管浮腫がある場合もある。
  e. オーバーラップ：好酸球増加が慢性好酸球性肺炎や好酸球性胃腸突のように1つの臓器だけに影響を及ぼす。
  f. 関連性：好酸球増加が潰瘍性大腸炎やサルコイドーシス，膠原病性血管疾患などの二次的疾患によって起こる[2~5]。

## ●文献

1. Tefferi A. Blood eosinophilia: a new paradigm in disease classification, diagnosis, and treatment. *Mayo Clin Pro* 2005;80:75–83.
2. Roufosse F, Klion AD, Weller PF. Clinical manifestations, pathophysiology, and diagnosis of the hypereosinophilic syndromes. *Up To Date* Topic 2211, version 8.0. January 25, 2012. 23 pages.
3. Weller, PF. Approach to the patient with eosinophilia. *Up To Date* Topic 7133, Version 13.0. April 27, 2011.
4. Simon HU, Rothenbeg ME, Bochner BS, et al. Refining the definition of hypereosinophilic syndrome. *J Allergy Clin Immunol* 2010;126:45.
5. Swerdlow SH, Campo E, Harris NL, et al. *World Health Organization classification of tumours of haematopoietic and lymphoid tissues.* Lyon: IARC Press, 2008.

# 16.3 赤血球沈降速度およびC反応性蛋白
## erythrocyte sedimentation rate and C-reactive protein

*Elisabeth L. Backer*

### 背景

赤血球沈降速度(ESR)とC反応性蛋白(CRP)は，急性および慢性感染症，炎症性疾患，外傷，組織破壊，梗塞，進行した腫瘍などと関連した疾患を探す目的で，急性期の蛋白反応として現在最も広く使われている。CRPはESRと比較するとより敏感で早期に反応し，急性炎症の過程でESRよりもより早く，より強く上昇する。回復の際は，CRPの消失はESRの正常化に先行する[1]。

### 病態生理

急性期反応は，炎症やその他の障害に伴って生じる主要な病態生理学的現象である[2]。この現象は，肺炎球菌性肺炎の急性期においてCRPの血清濃度の上昇が発見され，はじめて注目された[3]。ESRが最初に提唱されたのは，1918年にさかのぼる。Westergren法はいまだにESR測定法のゴールドスタンダードである[4]。

### 評価

**A. 病歴と身体診察** 急性期反応の測定は，病歴と身体所見があってこそ有用である。ESRもCRPもさまざまな要素により影響されており，結果は臨床所見を考慮して解釈されるべきである。

**B. 検査**

❶ 赤血球が1時間に何ミリメートル落下するかを測定するESRは，単純であり，臨床現場では頻繁に実施される非特異的検査である。CRPは，感染症ないし炎症性疾患の診断に用いられる非特異的な急性期反応性蛋白質である[3]。それはまた心血管疾患のマーカーとしても役に立つ[5]。ESRは皆が精通しており，簡便で，数十年間の間に収集された多数の文献があるという利点を有する[3]。CRPは規格化され，安価で広く入手可能である。高感度CRPは通常のCRPと大差

はないものの，非常に微量のCPRを測定することが可能である。
❷ 通常，急性期反応においては複数の成分の上昇が同時に起こるが，すべての反応がすべての患者の中で均一に起こるわけではなく，ESRとCRPとの間の不一致はかなり頻繁に認められる(例えば，ESRが高値でCRPが正常値の場合はESRの偽陽性が考えられる，全身性エリテマトーデスでは，ESRが高値であっても，CRPの反応が抑えられていることがある)[2]。現在では，急性期反応の最適な使用法としては，一般に複数回測定し，臨床状況を考慮して結果を解釈することとされている[3,5]。

## 診 断

### A. 鑑別診断

❶ CRPは，生活様式，併存症，薬物療法，年齢，性別(女性)，民族的特性(例：アフリカ系米国人)によって影響を受けることがある。
  a. CRPを上昇させる要因としては，喫煙，BMIの上昇，高血圧，脂質異常症，メタボリックシンドローム，2型糖尿病，ホルモン薬，慢性疾患(気管支炎)および慢性炎症(関節リウマチ)などがある[5]。
  b. CRPを下降させる要因としては，適度なアルコール摂取，運動，減量，薬物(スタチン，フィブラート系薬，チアゾリジン系薬，抗炎症薬，サリチル酸，ステロイド)などがある[5]。
❷ ESRは，月経や妊娠，血液疾患，薬物，性別，年齢，民族的特性，肥満によって影響を受けることがある[1,3]。ESR＞100 mm/hの場合は，膿瘍形成や亜急性細菌性心内膜炎，骨髄炎，側頭動脈炎，膠原病性血管疾患，多発性骨髄炎，白血病・リンパ腫，腫瘍性疾患，薬物過敏反応が考えられる。
  a. ESRを上昇させる要因としては，慢性腎不全(腎炎，ネフローゼ)，マクログロブリン血症，高フィブリノーゲン血症，鉄・ビタミン$B_{12}$欠乏性貧血，薬物(デキストラン，ヘパリン，メチルドパ，経口避妊薬，ペニシラミン，プロカインアミド，テオフィリン，ビタミンA)，女性，高齢，アフリカ系米国人，脂質異常症などがある[1]。
  b. ESR値を低下させる要因としては，鎌状赤血球症，球状赤血球症，低フィブリノーゲン血症，真性多血症，薬物(アスピリン，コルチゾン，キニーネ)，慢性心不全などがある[1]。

### B. 臨床症状

❶ 診断的特異性は高くはないが，急性期反応蛋白値の測定，炎症性か非炎症性かの鑑別や，治療への反応や治療の必要性の評価において有用である。一般的に，ESR値は疾患が悪化すると上昇し，改善すると低下する。ESR値は比較的ゆっくりと反応する一方で，CRP値はより鋭敏に反応する。CRP値はESR値の解釈が曖昧であったり，臨床症状と一致しないときに役立つことがある[1]。結果は2週間間隔を空けた2回の測定結果で表現されるべきであろう。CRP値が10 mg/Lを超える患者は，検査を繰り返す前に炎症の原因を調べるべきである[5]。急性期反応蛋白測定は，症状のない患者に対してスクリーニング目的で実

施すべきではない[1]。

a. 20〜65歳男性の正常なESR値は，経験的に年齢/2，女性では(年齢＋10)/2で計算される[1]。多くの正常人では，CRP＜3 mg/Lであり，3〜10 mg/Lでは軽微な炎症やその他の影響(代謝障害，肥満，インスリン抵抗性など)が考えられる。10 mg/Lを超えると深刻な炎症性疾患[3]，特に細菌による感染が示唆される。

b. CRP測定は，心血管疾患の評価において古典的な危険因子として勧められている。それは，将来の心血管疾患(アテローム性動脈硬化症とプラーク破綻)と最も関連の強いマーカーとみなされている。加えて脳卒中や末梢血管疾患の独立した予後因子としても扱われている[5]。CRP値に基づいた相対リスクを表16.3.1に示す。

**表16.3.1 C反応性蛋白(CRP)に基づいた心血管疾患のリスク**

| リスク | CRP(mg/L) |
| --- | --- |
| 低い | ＜1 |
| 平均 | 1.0〜3.0 |
| 高い | ＞3.0 |

❷ 急性期反応物質の測定は，Crohn病や関節リウマチ(CRPがESRより優れている)，リウマチ性多発筋痛症，巨細胞動脈炎(ESRはしばしば100 mm/hを超えるが，CRPのほうが診断においてより感度が高い)の経過観察において用いられたり，悪性腫瘍患者の非侵襲的な予後予測に用いられる[3]。全身性エリテマトーデスでは，細菌感染の場合を除いてCRP値は上昇しない[3]。

## ●文献

1. Pagana KD, Pagana TJ. *Mosby's manual of diagnostic and laboratory tests*. St. Louis, MO: Mosby, 1998.
2. Kushner I. The phenomenon of the acute phase response. *Ann N Y Acad Sci* 1982;389:39–48.
3. www.UpToDate.com. Accessed April 27, 2012.
4. Bedell SE, Bush BT. Erythrocyte sedimentation rate. From folklore to facts. *Am J Med* 1985;78(6 Pt 1):1001–1009.
5. Brunton S. The value of C-reactive protein in the clinical assessment of cardiovascular disease risk. *Female Patient* 2005;30:11–16.

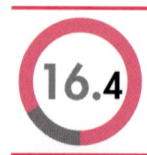

## 16.4 好中球減少症　neutropenia

Anna Maruska

### 背景

好中球減少症（neutropenia）は好中球絶対数（absolute neutrophil count：ANC）が1,500/μL未満と定義されている。重度の好中球減少症はANCが500/μL未満とされている。感染のリスクは1,000/μL未満で上昇し，好中球減少の原因と期間に依存する。ANCは身体の好中球数の3％のみであるため，正常な骨髄機能下での好中球減少は感染のリスクが低いことを示している。重度の好中球減少症での感染は，ほとんどの場合，常在菌により起こされる[1〜3]。

### 病態生理

**A．病因**　好中球減少症は，先天性のこともあれば後天性のこともある。好中球減少症につながる3つの基本的な過程は(a)産生低下，(b)末梢血中での破壊，(c)血管内皮または組織における好中球の貯留である。感染は最もよくある後天性の好中球減少の原因である[2]。

**B．疫学**　ANCは人種や民族により異なる。黒人やユダヤ人では，通常のANCは1,500/μL程度であるが，臨床的に問題は認められない[1,3]。

### 評価

**A．病歴**　再発性の頻繁な感染症の病歴は発熱，悪寒，寝汗，易出血・内出血，意図しない体重減少などと同様に聴取すべきである。人種や民族，過去から現在までの内服歴，アルコール乱用，毒素曝露，家族歴を聴取すべきである[1]。

**B．身体診察**　歯肉炎や口内炎が好中球減少の最初の症状であることもあるため，口腔内を診察すべきである。脾腫とリンパ節腫脹が認められることがある。小児では成長障害の存在が先天性障害を示していることがある。副鼻腔，耳，直腸周囲の診察は活動性の感染を検索するために必要である[1,2]。

**C．検査**　手動（目視の）白血球分画測定および末梢血塗抹標本により好中球減少症の診断を確定することができる。もし，汎血球減少が認められたら，骨髄生検が必要となる。好中球の減少が軽度で患者に感染症がなければ，1週間に3回までのANC測定を行ってその経過をみるか，周期性好中球減少症を診断することができる[2]。数値が正常化すれば，翌年までを目安に監視を続けるが，感染症の初期徴候がみられた際には，直ちに再発の有無をみるために全血球計算（CBC）を行うべきである。8週間経っても好中球減少が改善しない場合，再発性の感染症がみられるかANC（＜1,000/μL）の低下がみられる場合にはさらに精密検査が必要である。追加すべき検査としては（汎血球減少がない場合でも）骨髄穿刺，抗核抗体，補体，リウマトイド因子，抗好中球抗体，免疫グロブリン，ヒト免疫不全ウイルス（HIV），

血清学的検査，ビタミン $B_{12}$，葉酸値，骨髄培養などがあげられる[1,2]。

**D. 遺伝**　遺伝性好中球減少はまれである。周期性好中球減少症と重症先天性好中球減少症(Kostmann 症候群)の 2 つがおもにみられる。*ELA2* および *HAX*1 遺伝子変異はこれらの疾患と関連がある[4]。

## 診 断

**A. 鑑別診断**　表 16.4.1 参照。
**B. 臨床症状**　徴候と症状は一般的には好中球減少症の基礎疾患に基づいて生じるが，中等度から重症の好中球減少症では，感染の再発がみられることがある。炎症反応が鈍くなっているので，放射線学的所見や腹膜刺激症状，膿尿，発熱がはっきりせず，結果として感染症が進行するまで見逃されることがある[3]。

### 表 16.4.1　好中球減少症の鑑別診断

| 後天性好中球減少症 | 先天性好中球減少症 |
| --- | --- |
| **感染**<br>　Epstein-Barr ウイルス，B 型肝炎ウイルス，サイトメガロウイルス，パルボウイルス，水痘，麻疹，HIV，敗血症を起こすあらゆる疾患，結核，野兎病，エーリキア症，リケッチア | 民族性好中球減少症 |
| **薬物性**<br>　クロザピン，スルファサラジン，thioamide | 重症好中球減少症 |
| **慢性特発性好中球減少症** | 周期性好中球減少症 |
| **原発性免疫**<br>　抗好中球抗体(小児にみられる) | Shwachman-Diamond 症候群 |
| **続発性免疫**<br>　関節リウマチ，全身性エリテマトーデス，甲状腺機能亢進症，Felty 症候群，多発血管炎性肉芽腫症 | Fanconi 貧血 |
| **悪性**<br>　骨髄異形成症候群，白血病 | Chédiak-東症候群 |
| **栄養障害**<br>　ビタミン $B_{12}$，葉酸，銅 | Barth 症候群 |
| **脾機能亢進症(腐骨化)** | X 連鎖好中球減少症 |

文献 1～4 より情報を集めた。

### 治療

**A. 初期治療** 好中球の減少を伴う発熱では，速やかに経験的な抗菌薬投与が必要となる。

**B. リスク評価** 患者のリスクによって，入院治療か外来治療か，経口治療か非経口治療かが決定される。短期間の好中球減少（＜7日間）で併存疾患のない場合は，一般的に低リスクと考えられる。より長期間の好中球減少，併存疾患の存在，ANC＜100/μL，そして化学療法に伴う好中球減少症は高リスクと考えられる[5]。

**C. 予防** 予防的フルオロキノロン系薬の投与は，ハイリスク患者で勧められる[2,5]。

**D. 長期治療** 顆粒球コロニー刺激因子（G-CSF）による治療は，重症先天性好中球減少症および化学療法による好中球減少症で勧められている。幹細胞移植は，G-CSFにほとんど反応しない場合に治療手段として行われることがある[2,4]。

### ●文献

1. Reagan JL, Castillo JJ. Why is my patient neutropenic? *Hematol Oncol Clin North Am* 2012;26(2):253–266.
2. Bonilla MA. Neutropenia. In: *Bope and Kellerman: Conn's current therapy 2012*. St. Louis, MO: W.B. Saunders, 2012;825–827.
3. Berliner N. Leukocytosis and leukopenia. In: *Goldman: Goldman's Cecil medicine*. St. Louis, MO: W.B. Saunders, 2011;1101–1106.
4. Boztug K, Welte K, Zeidler C, Klein C. Congenital neutropenia syndromes. *Immunol Allergy Clin North Am* 2008;28:259–275.
5. Freifeld AG, Bow EJ, Sepkowitz KA, et al. Clinical practice guideline for the use of antimicrobials in neutropenic patients with cancer: 2010 Update by the Infectious Diseases Society of America. *Clin Infect Dis* 2011;52:56–93.

## 16.5 多血症　polycythemia

*Carol A. LaCroix*

### 背景

多血症（polycythemia）は，血中の赤血球数の増加として定義される。この病態は，男性ではヘモグロビンが18.5以上，ヘマトクリットが52％以上，女性ではヘモグロビン16.5以上，ヘマトクリットが48％以上で診断される。ヘモグロビンやヘマトクリットの上昇は，相対的な場合と真に増加している場合がある。絶対的な多血症は，原発性，二次性のどちらが原因であっても赤血球質量の真の増加によって生じる。相対的多血症では血漿量減少のため，一見，赤血球量が多くみえる[1]。

## 病態生理

### A. 疫学

❶ 原発性多血症は，遺伝子の突然変異に起因する。真性多血症は，9番染色体短腕上の*JAK2*遺伝子の遺伝子変異に関連している。原発性家族性先天性多血症は*EPOR*遺伝子の変異が原因である。いずれの疾患においても骨髄のエリスロポエチン（EPO）感受性が増し，赤血球産生が増加している。真性多血症においては，白血球や血小板の産生も増加していることがある[2〜4]。

❷ 二次性多血症は循環エリスロポエチン濃度の増加に反応して起こる。これは低血中酸素濃度をもたらす慢性的低酸素血症や，酸素運搬能低下をもたらす異常赤血球がEPO産生腫瘍によって起こされる。

EPOは低酸素に反応して腎臓で産生される。細胞量の増加により，血液が過粘稠になる。これが頭痛やめまい，シャワー後のかゆみ，脳卒中のような患者の経験するほとんどの症状の原因となる[2〜4]。

## 評価

**A. 病歴** 最もよくある多血症の原因は低酸素と関連している。そのため，呼吸状態の徹底的な評価が必要である。患者には，喘息や慢性閉塞性肺疾患（COPD）の病歴や，息苦しさ，労作性呼吸困難，チアノーゼがなかったかどうかを問うべきである。喫煙歴では，1日どれくらいのタバコを吸っているか，何年間吸っていたかを詳細に聴取すべきである。もし，患者がすでに禁煙していた場合，何年前から止めていたかを記録する。職業歴は，多くの職業で特に一酸化炭素などの環境曝露を受けがちなので，重要である[2,3,5]。

**B. 身体診察** 多血症患者の身体診察では，口唇，耳朶，四肢末端のチアノーゼを認めることがある。ばち指を認めることもある。肝脾腫の有無をみるための徹底した腹部診察や，心雑音や血管雑音を聴取するための心診察を行うべきである[2,3,5]。

**C. 検査** 最も重要な検査所見は，ヘモグロビン，ヘマトクリット，赤血球数である。これらの評価は，患者の年齢・性別により調整されるべきである。また，白血球数と血小板数も調べる。尿検査も血尿を検索するために必要である。肝機能検査も必要となる。患者に一酸化炭素への強い曝露歴があった場合，血中一酸化炭素ヘモグロビン濃度を測定すべきである。赤血球量の上昇が確認された場合，一酸化炭素ヘモグロビンおよびエリスロポエチンの2つの検査を行うべきである[2,3,5]。

**D. 画像診断** 心肺疾患が疑われれば，胸部X線撮影がCOPDやうっ血性心不全の評価に役立つことがある。腹部超音波やCTは，EPO産生腫瘍の検索に有用である[4,5]。

## 診 断

### A. 鑑別診断

❶ 一酸化炭素ヘモグロビンの上昇。職業的曝露を止めることができれば，一酸化炭素ヘモグロビン値は3カ月以内に正常化するはずである。

❷ エリスロポエチン値の低下(または正常)，赤血球量の増大，*JAK2*遺伝子のV617変異があれば真性多血症と診断できる。このような患者では，10～25%の確率で，25年の間に，この骨髄増殖性腫瘍から骨髄線維症に進行する。

❸ COPD，うっ血性心不全，肺高血圧症，閉塞性睡眠時無呼吸症候群の患者では，血中EPOは，慢性的な低酸素に対応するために上昇する。疾患の管理は重要であるが，さらなる評価は必要ない。

❹ EPO産生腫瘍には，腎細胞癌，肝細胞癌，副腎腫瘍，子宮癌などがある[2〜5]。

### ●文献

1. Rakel RE, Rakel DP. *Textbook of family medicine,* 8th ed. Philadelphia, PA: WB Saunders, 2011:887–888.
2. Adamson JW, Longo DL. Chapter 57. Anemia and polycythemia. In: Longo DL, Fauci AS, Kasper DL, Hauser SL, Jameson JL, Loscalzo J, eds. *Harrison's principles of internal medicine,* 18th ed. New York, NY: McGraw-Hill, 2012, http://www.accessmedicine.com/content.aspx?aID=9113377.
3. Tefferi A. Diagnostic approach to the patient with polycythemia. *UpToDate.* Topic 7075, Version 8.0. Jan 18, 2012.
4. Tefferi A. Overview of the myeloproliferative neoplasms. *UpToDate.* Topic 4511, Version 27.0, June 6, 2012.
5. Nabili ST. Polycythemia. *WebMD.* Feb 26, 2010. http://www.emedicinehealth.com.

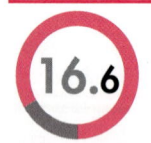

## 16.6 蛋白尿 proteinuria

*Carol A. LaCroix*

### 背 景

正常な成人は，1日に150 mg未満の蛋白質を排泄する。そのうちアルブミンは20 mgまでである。若年成人では，アルブミンの排泄は4～7 mg/dLである。アルブミンの排泄は年齢と体重によって増加する。非ヒスパニック系黒人と，メキシコ系米国人に多い傾向がある。30～300 mg/dL(20～200 µg/min)のアルブミンの持続排泄を微量アルブミン尿と呼び，300 mg/dLを超えるものをマクロアルブミン尿という[1,2]。

### 病態生理

糸球体性，尿細管性，溢流性の3つのタイプの蛋白尿が存在する。糸球体性蛋白尿では，糸球体-毛細血管膜を通過する血漿蛋白，特にアルブミンの透過性が増加す

るが，その量は微量からネフローゼ症候群を呈するまで，さまざまである。近位尿細管で低分子量蛋白質を再吸収できないときに，尿細管性蛋白尿が生じる。溢流性の蛋白尿は，特に多発性骨髄腫において，免疫グロブリンの過剰産生の結果として生じる。

蛋白尿には，一時的な場合と永続的な場合とがある。一過性蛋白尿は，労作や寒冷への曝露，発熱，うっ血性心不全で起こりうる。持続性蛋白尿は，3回の連続する尿検査で 300 mg/dL 以上の蛋白尿が認められたときに診断される[1,3]。

### 評 価

**A. 病歴** 60歳未満の健康な住民に対する定期的な蛋白尿のスクリーニングは，費用対効果がよくない[3]。しかし，糖尿病や高血圧，多発性嚢胞腎，自己免疫疾患の患者には尿検査を行うべきである。

**B. 身体診察** バイタルサイン，特に血圧をチェックすること。眼底検査で糖尿病性網膜症や高血圧による血管変化を観察する。腹部診察では腎血管の雑音や多発性嚢胞腎などの腫瘤をチェックする。

関節リウマチが，腎臓のアミロイド沈着に付随して起こることがある[3,5]。

**C. 検査**

❶ 通常の尿試験紙法では，アルブミンしか同定できず，微量アルブミン尿の検出はできない。尿が希薄なとき（比重＜1.015）や蛋白が低分子量のときは，偽陰性となることがある。尿試験紙法では造影剤使用検査後 24 時間以内の場合，アルカリ尿，肉眼的血尿，膿，精液，腟分泌物，ペニシリン系薬やサルファ薬の存在により偽陽性となることがある。蛋白尿は 30 mg/dL（1＋），100 mg/dL（2＋），300 mg/dL（3＋），および 1,000 mg/dL（4＋）と等級づけられる。

❷ 24 時間蓄尿がゴールドスタンダードである。しかし，スポット尿検査を 2 度行えば，通常は同じぐらい正確であることが示されていて，検体も採取しやすい。アルブミン・クレアチニン比は微量アルブミンをスクリーニングする目的で使用される。女性で 20 mg/24 時間，男性で 30 mg/24 時間が正常上限であるが，これは筋肉量の違いによる。蛋白・クレアチニン比は疾患の進展を測定するのに有用である。0.2 未満は正常で，3.0 以上ではネフローゼの範疇に入る[3,4]。

❸ 異常蛋白が疑われているにもかかわらず通常の試験紙法で検出できない場合，スルホサリチル酸法で検査を行うべきである。患者が急性腎不全で，尿検査に異常がなく，尿試験紙で蛋白のみが検出される場合，多発性骨髄腫による免疫グロブリン軽鎖の可能性がある[3]。

❹ 明確な診断ができない成人や小児の蛋白尿，血尿は腎臓専門医へのコンサルトが必要である。蛋白尿が 2 g/日以上の場合，患者は，たいてい何らかの糸球体疾患に罹患しているといわれているので，特にコンサルトが必要となる。このような患者の多くでは腎生検が必要となると思われる。唯一の例外は感染症後の糸球体腎炎患者で，通常は自然治癒する[4]。

## 診断

### A. 鑑別診断

① 脱水，発熱，激しい運動，感情的なストレスおよび痙攣発作は，良性の蛋白尿を起こしうる。一過性の蛋白尿は，さらなる評価や経過観察を必要としない。

② 6〜30歳の無症候性蛋白尿の最高60%までは起立性蛋白尿である。この場合，早朝尿は陰性であるが，立位をとった後の検体では少なくとも1+である。この状態は良性であると考えられている。

③ 二次性の糸球体腎症は糖尿病，全身性エリテマトーデス，アミロイドーシス，子癇前症(妊娠高血圧腎症)，最近のレンサ球菌に関連した感染症，心内膜炎，ヒト免疫不全ウイルス(HIV)，B型肝炎およびC型肝炎によって起こる。患者の蛋白尿や脂質異常症について注意深く監視する必要がある。

④ 血尿があった場合，さらなる評価が必要である。よくある原因は，尿路感染や尿路結石，腎炎，腫瘍である。赤血球円柱は糸球体腎炎で認められる。

⑤ 尿細管性腎症は高血圧，鎌状赤血球，または尿酸結石で起こることがある。

⑥ 金製剤，ペニシラミン，リチウム，ヘロインは糸球体腎症を起こすことがある。非ステロイド性抗炎症薬(NSAID)と重金属は，糸球体と尿細管の両方を障害しうる。

⑦ 多発性骨髄腫は，スルホサリチル酸法で検出できる免疫グロブリン軽鎖による蛋白尿を起こす。単球性や骨髄性白血病では，通常の試験紙法で検出できるリゾチームの産生と排泄の増加が起こる[3,5]。

● 文献

1. Rose BD, Post TW. Measurement of urinary protein excretion. *UpToDate*. Topic 3102, Version 10.0, Oct 21, 2011.
2. Molitch MR, DeFrazo RA, Franz MJ, et al. Nephropathy in diabetes. *Diabetes Care* 2004;27(suppl 1):S79–S83.
3. Rose BD, Fletcher SW. Evaluation of isolated proteinuria in adults. *UpToDate*. Topic 3101, Version 6.0, Apr 15, 2011.
4. Hassan A. Proteinuria. *Postgrad Med* 1997;101(4):173–180.
5. Carroll MF, Temte JL. Proteinuria in adults. *Am Fam Physician* 2000;62(2):1333–1342.

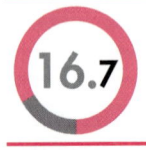

# 16.7 血小板減少症 thrombocytopenia

Mandeep Bajwa

## 背景

**A. 定義** 血小板減少症(thrombocytopenia)は，血小板数の病的な減少と定義される。通常，150,000/$\mu$L以下とされている[1]が，たいていは100,000/$\mu$L以下まで低下しないと臨床的には明らかにならない。出血傾向が起こることがあるが，持続的な出血は，以前から他の出血リスクを上昇させる状態がない限り，血小板数が

20,000/μL 以下となるまでは通常，認められない[1~5]。

## 病態生理

**A. 疫学** 血小板減少症は以下に示すような1つ，もしくはいくつかのメカニズムで起こる。骨髄での血小板産生の低下，血小板破壊の増加，脾臓での捕捉，希釈効果，検査の過誤[2,3]。

## 評価

**A. 病歴** 以下の点に注意しながら，詳細な病歴を聴取することが必要である。
❶ 最近の感染。
❷ 現在使用中のすべての医薬品の詳細な内容と処方日の履歴。
❸ 月経や妊娠歴。
❹ 以下の存在：鼻出血や歯肉出血。原因不明の皮膚の発赤・紫斑。過剰な青あざ。血尿，下血，血便。
❺ 食事量，アルコール摂取。
❻ 既往歴
❼ 家族歴

**B. 身体診察** 以下の点に留意しながら，徹底した身体診察を行うことが必要である。
❶ 皮膚診察で，点状出血，紫斑，斑状出血を検索。
❷ 脾腫および肝腫大の評価のための腹部診察。
❸ (まれではあるが)脳出血などの評価のための神経学的診察。

**C. 検査**
❶ 全血球計算，白血球分画，末梢血塗抹標本。
❷ 骨髄穿刺は，脾腫の患者と非典型的な経過の患者において有益である。

**D.** 画像検査はほとんど参考にならない[1,3~5]。

## 診断

**A. 鑑別診断**
❶ 骨髄での血小板産生の低下。
  a. ウイルス感染
  b. 化学療法・放射線治療
  c. 先天的な骨髄異常
  d. アルコール依存症
  e. ビタミン $B_{12}$/葉酸欠乏
❷ 血小板破壊の亢進。
  a. **特発性血小板減少性紫斑病**(idiopathic thrombocytopenic purpura：ITP)
    ITPは10,000人に1人の有病率があり，急性および慢性の機序で発症する比較的よくある自己免疫性の血小板疾患である。急性ITPは，2~9歳の小児に弧発的に認められ，特に3~5歳に最も多い。男女差は認められない。急性

ITPは，通常，急性ウイルス感染で起こり，自然治癒する。一方，慢性ITPは20〜50歳で起こり，女性優位で3：1である。自然治癒はほとんど認められない。

b. **薬物誘発性**　薬物誘発性血小板減少症は，多種多様な薬物過多で起こりうる。最も多いのは，特に入院患者の場合，ヘパリンによるものである。薬物誘発性血小板減少症は，抗体を介しているが，問題となっている薬物を中止すれば，通常は一過性である。
c. 同種免疫による破壊。
d. 播種性血管内凝固症候群
e. 血栓性血小板減少性紫斑病／溶血性尿毒症症候群
f. 抗リン脂質抗体症候群
g. HELLP症候群〔溶血(hemolysis)，肝酵素上昇(elevated liver enzyme)，血小板減少(low platelet)〕
h. ウイルス感染
i. 機械的な血小板減少。

❸ 脾臓での捕捉：肝硬変，骨髄線維症，Gaucher病で発生する可能性がある。
❹ 希釈効果：血小板の少ない血液を用いた大量の血液置換。
❺ 検査の過誤：凝集した検体，患者の人違い，技術上の／機器のエラー[1〜6]。

## ●文献

1. Rakel RE, Rakel DP *Textbook of family medicine,* 8th ed. Philadelphia, PA: WB Saunders, 2011: 892–895.
2. George JN. Evaluation and management of thrombocytopenia by primary care physicians. *UpToDate.* Topic 6864, Version 6.0, July 10, 2012.
3. Landaw SA, George JN. Approach to the adult patient with thrombocytopenia. *UpToDate.* Topic 6680, Version 14.0, May 30, 2012.
4. Thiagarajan P. *Platelet disorders.* Last updated March 29, 2011. http://emedicine.medscape.com/article/201722-overview#aw2aab6b3
5. Kaplan JL, Porter RS, eds. 2011. *Merck manual Of diagnosis and therapy*, 19th ed. Whitehouse Station, NJ: Merck Sharp & Dohme Corp., a subsidiary of Merck & Co., Inc. ISBN-10: 0-911910-19-0, ISBN-13: 978-0-911910-19-3. ISSN: 0076-6526. STAT!Ref Online Electronic Medical Library. http://online.statref.com/document.aspx?fxid=21&docid=470.
6. Kravitz MS, Shoenfeld Y. Thrombocytopenic conditions-autoimmunity and hypercoagulability: commonalities and differences in ITP, TTP, HIT, and APS. *Am J Hematol* 2005;80:232–242.

# 17

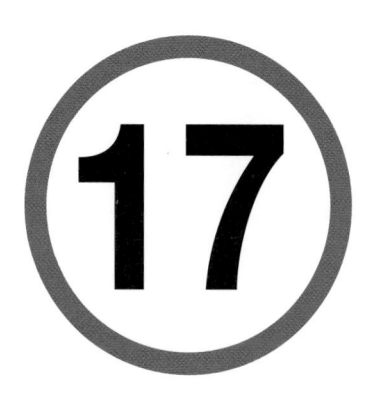

## 検査結果異常：血液生化学と免疫学

Laboratory Abnormalities:
Blood Chemistry and Immunology

*Nathan Falk*

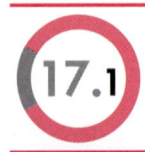

# 17.1 アルカリホスファターゼの上昇
## alkaline phosphatase, elevated

*Peter F. Cronholm, Joseph Teel, and Nasreen Ghazi*

## 背景

アルカリホスファターゼ(alkaline phosphatase：ALP)は，おもに肝臓と骨で産生されるが，少量は消化管や血管内皮でも産生される。妊婦では，胎盤からも産生される。肝臓では，肝細胞膜の毛細胆管側にALPが結合している。骨芽細胞や腸上皮細胞も，独自にALPを産生する[1]。血清ALPの基準値は，年齢や病歴によって異なる。思春期や60歳以上の成人，妊婦での基準値は，60歳未満の男性や妊娠していない女性で基準値よりも高い(表17.1.1)[1]。

血清ALPは，骨や肝臓の疾患が疑われるときにのみ測定すべきである。ALP値は，年齢や病歴に基づいた適切な基準値と比較する。採血直前のアルブミン投与や抗凝固処置をほどこされた採血管の使用や室温で長時間放置されていた検体では，偽高値を示すことがあるため，異常値は再検すべきである[2,3]。

## 病態生理

### A. 病因

❶ 高ALP血症の原因を同定するには，γ-グルタミルトランスフェラーゼ(γ-GTP，GGT)や5′-ヌクレオチダーゼ測定を行う。肝疾患では，γ-GTPや5′-ヌクレオチダーゼは通常，ALPとともに上昇する。したがって，γ-GTPや5′-ヌクレオチダーゼが正常である高ALP血症は，骨由来であることを示唆する[2,3]。

❷ 高ALP血症のまれな原因としては，甲状腺機能亢進症や腸閉塞，炎症性腸疾患，腸梗塞のような腸疾患もある。加えて，血管内皮に存在するALPのために，あらゆる固形臓器の梗塞でALPは上昇する[2]。

### 表17.1.1 血清ALPの基準値[1]

| 年齢層 | 基準値(U/L) |
| --- | --- |
| 乳児 | 50〜165 |
| 小児 | 20〜150 |
| 成人 | 20〜70 |
| >60歳 | 30〜75 |

### 評　価

注意深い病歴聴取や身体診察に基づいて追加検査を行うが，疑わしい特定の疾患に的を絞るべきである(表17.1.2)[1~3]。

### 診　断

表17.1.2 を参照[1~3]。

#### 表17.1.2　アルカリホスファターゼ上昇患者の評価[1~3]

| 病歴 | 身体所見 | 検査 | 診断 |
| --- | --- | --- | --- |
| **A. 骨障害**[1]<br>**原発性骨疾患**<br>● 無症状または骨痛<br>● 男性<br>● 聴覚や視覚の障害<br>● 頭痛<br>● 歩行による痛みの増強(脛骨に関連) | ● 前頭隆起<br>● 表在血管の拡張<br>● 弯曲した脛骨<br>(saber tibia)<br>● 難聴<br>● うっ血性心不全 | ● 24時間尿ヒドロキシプロリン<br>● 血清リン<br>● 血清カルシウム(正常)<br>● 骨のX線撮影<br>● 骨シンチグラフィ | Paget病 |
| ● 女性<br>● >60歳<br>● びまん性のうずきと痛み<br>● 漠然とした腹痛<br>● 抑うつ症状 | ● 頸部腫瘤(まれ)<br>● 筋力低下<br>● 悪性疾患の所見なし | ● 副甲状腺ホルモン<br>● 血清カルシウム<br>● 尿中カルシウムと尿潜血<br>● 血清リン<br>● 血清クロール | 副甲状腺機能亢進症 |
| ● 10~30歳<br>● 男性<br>● 関節付近の痛み<br>● ALP異常高値 | ● 関節付近の腫瘤<br>● 腫瘤上の圧痛 | ● X線撮影(混合性の骨硬化/溶解病変)<br>● 患部のMRI<br>● 骨シンチグラフィ<br>● 生検 | 骨肉腫 |
| ● 最近の外傷 | ● 患部の骨痛 | ● X線撮影(仮骨形成) | 治癒過程の骨折 |
| ● 日光曝露の少なさ<br>● 疲労感<br>● 下痢<br>● 最近の肥満治療手術<br>● 進行する吸収不良の病歴 | ● 弯曲した下肢<br>(くる病) | ● 25-OHビタミンD<br>● 抗グリアジン抗体<br>● 基礎的な生化学検査 | ビタミンD欠乏症 |

(次ページにつづく)

### 表 17.1.2 アルカリホスファターゼ上昇患者の評価[1〜3]（つづき）

| 病歴 | 身体所見 | 検査 | 診断 |
|---|---|---|---|
| **転移性骨疾患** | | | |
| ・>50 歳<br>・説明のつかない体重減少<br>・喫煙者<br>・咳<br>・血痰<br>・息切れ | ・換気の低下（喘鳴）<br>・胸水<br>・打診の濁音<br>・Horner 症候群 | ・胸部 X 線撮影<br>・骨シンチグラフィ<br>・血清カルシウム | 肺癌 |
| ・女性<br>・>50 歳<br>・家族歴<br>・乳房の腫瘤 | ・乳房の腫瘤<br>・腋窩や鎖骨上窩の結節<br>・肝腫大 | ・マンモグラフィ<br>・骨シンチグラフィ<br>・血清カルシウム | 乳癌 |
| ・女性<br>・>45 歳<br>・家族歴<br>・腹部膨満<br>・説明のつかない体重減少 | ・卵巣腫瘍<br>・腹水 | ・骨盤内エコー<br>・骨盤 CT<br>・CA-125<br>・血清カルシウム | 卵巣癌 |
| ・男性<br>・>50 歳<br>・血尿<br>・側腹部痛や腹部痛 | ・片側の側腹部の腫瘤<br>・眼瞼結膜の蒼白 | ・尿検査<br>・腹部 CT<br>・血清カルシウム | 腎細胞癌 |
| ・女性<br>・性器出血<br>・家族歴 | ・検査で指摘される子宮頸部の腫瘤 | ・子宮頸部細胞診またはコルポスコピー | 子宮頸癌 |
| ・男性<br>・>50 歳<br>・排尿障害<br>・家族歴 | ・直腸診での前立腺の腫瘤またはびまん性に腫大した硬い前立腺 | ・血清カルシウム<br>・前立腺特異抗原（PSA）<br>・エコー下前立腺生検<br>・骨シンチグラフィ | 前立腺癌 |

### 表 17.1.2 アルカリホスファターゼ上昇患者の評価[1〜3] (つづき)

| 病歴 | 身体所見 | 検査 | 診断 |
|---|---|---|---|
| **B. 胆道系，肝疾患**[2] <br> **1. 閉塞性** <br> • 女性 <br> • >40歳 <br> • 肥満 <br> • 胆石の家族歴 <br> • 食後の痛み，発作性 <br> • 腹部膨満 | • 右上腹部圧痛＋ Murphy徴候（急性胆嚢炎のみ） <br> • 黄疸 | • AST/ALTは上昇することあり <br> • ビリルビン上昇 <br> • 胆嚢エコー | 胆石 <br> 胆石疝痛 <br> 急性胆嚢炎 |
| • 体重減少 <br> • 食欲不振 <br> • 背部や右上腹部痛 <br> • 黄疸 | • 胆嚢触知 <br> • 悪液質 <br> • 心窩部の腫瘤 <br> • 黄疸 | • 腹部CT <br> • ビリルビン上昇 <br> • CTまたはエコー下生検 | 膵癌 <br> 胆嚢癌 |
| **2. 内因性肝疾患** <br> • アルコール摂取や依存（慢性） <br> • 肝疾患の家族歴 <br> • 危険な性行為 <br> • 輸血 <br> • 静注麻薬の使用 <br> • 肥満 <br> • 疲労感 <br> • 体重減少 | • くも状血管腫 <br> • 爪甲白斑症 <br> • Dupuytren拘縮 <br> • 右上腹部圧痛 <br> • 肝が腫大することあり <br> • 黄疸 | • 血清AST/ALT 疾患初期で↑ 疾患晩期で↓，↔ <br> • ビリルビン（上昇） <br> • 肝炎（A，B，C型）の検査 <br> • 凝固系検査 <br> • 肝生検 | 肝硬変 <br> 肝炎 <br> 脂肪肝 |
| **3. 感染性** <br> • 疲労感 <br> • 咽頭炎 <br> • 10〜25歳 <br> • 発熱 <br> • 咽頭痛や疲労感 <br> • 感染している友人や親類との接触歴 | • 発熱 <br> • 右上腹部圧痛 <br> • 脾腫 <br> • リンパ節腫脹（おもに頸部） | • モノスポットテスト（単核球症の判定検査） <br> • AST/ALT <br> • 全血球計算 <br> • トキソプラズマ力価 | 伝染性単核球症 <br> *Toxoplasma*症 <br> サイトメガロウイルス感染症 |

（次ページにつづく）

## 表17.1.2 アルカリホスファターゼ上昇患者の評価[1~3] (つづき)

| 病歴 | 身体所見 | 検査 | 診断 |
|---|---|---|---|
| **4. 薬物性**<br>• クロルプロパミドの使用<br>• ACE 阻害薬の使用<br>• エストロゲンの使用<br>• 抗癌薬の使用<br>• 免疫反応調整薬 | • 高頻度で正常<br>• 右上腹部圧痛 | • AST/ALT<br>• 問題が持続すれば肝生検 | 薬物誘発性のALP上昇 |
| **5. 免疫介在性**<br>• 35~60歳(90%)<br>• 黄疸<br>• しばしば無症状<br>• 瘙痒(手掌や足底に初発)<br>• 疲労感<br>• 骨痛<br>• 脂肪便 | • 表皮剥離<br>• 黄疸<br>• 表皮色素沈着<br>• 右上腹部圧痛<br>• 黄色板症<br>• 肝・脾の腫大 | • 抗ミトコンドリア抗体<br>• 肝生検<br>• ビリルビン上昇(晩期)<br>• 肝酵素の上昇(晩期)<br>• コレステロール上昇 | 原発性胆汁性肝硬変 |
| • 男性<br>• 30~60歳以上<br>• 右上腹部痛<br>• 黄疸<br>• 瘙痒感<br>• 炎症性腸疾患<br>• 疲労感 | • 右上腹部圧痛<br>• 黄疸 | • 内視鏡的逆行性胆管膵管造影(ERCP)/磁気共鳴胆管膵管造影(MRCP) | 硬化性胆管炎(原発性または二次性) |
| • 10~40歳<br>• 咳<br>• 呼吸困難<br>• 胸痛 | • 断続性ラ音(crackles)<br>• ラ音(rale)<br>• 顔の斑状丘疹 | • 胸部X線で両側肺門リンパ節腫脹 | サルコイドーシス |
| **6. 腫瘍性**<br>• 疲労感/無気力<br>• 発熱<br>• 食欲不振/体重減少<br>• リンパ節の腫れ | • リンパ節腫脹 | • 全血球計算<br>• 尿酸の上昇<br>• 乳酸脱水素酵素(LDH)の上昇 | リンパ腫 |

ALP:アルカリホスファターゼ,AST:アスパラギン酸アミノトランスフェラーゼ,ALT:アラニンアミノトランスフェラーゼ

●文献

1. McPherson R, Pincus M. *Henry's clinical diagnosis and management by laboratory methods,* 22nd ed. Philadelphia, PA: Elsevier, 2011.
2. Aragon G, Younossi, Z. When and how to evaluate mildly elevated liver enzymes in apparently healthy patients. *Cleve Clin J Med* 2010;7(3):195–204.
3. Giannini EG, Testa R, Savarino V, et al. Liver enzyme alteration: a guide for clinicians. *CMAJ (OTTAWA)* 2005;172-3:367–373.

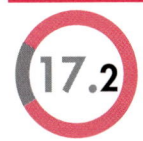

# 17.2 トランスアミナーゼの上昇
## aminotransferase, elevated

*Peter F. Cronholm, Giang T. Nguyen, and N. Corry Clinton*

## 背景

肝機能検査は，肝病変の鑑別診断について評価するのに有用なよく用いられる検査である。標準的な検査項目には，肝細胞傷害，胆汁の生成や分泌の異常，肝臓における合成能不全を評価する検査などがある[1]。肝細胞傷害の検査には，アスパラギン酸アミノトランスフェラーゼ(aspartate aminotransferase：AST)〔または血清グルタミン酸オキサロ酢酸トランスアミナーゼ(serum glutamic oxaloacetic transaminase：SGOT)〕，アラニンアミノトランスフェラーゼ(alanine aminotransferase：ALT)〔または血清グルタミン酸ピルビン酸トランスアミナーゼ(serum glutamic pyrunic transaminase：SGPT)〕などがある。胆汁生成と分泌の検査には，アルカリホスファターゼ(ALP)や総ビリルビン，ときにγ-グルタミルトランスフェラーゼ(γ-GTP，GGT)や5'-ヌクレオチダーゼなどがある。肝臓における合成能の検査には，アルブミン，総蛋白，ときにプロトロンビン時間などがある。この章では，トランスアミナーゼ，ASTとALTの上昇に焦点を当てる。

## 病態生理

トランスアミナーゼ(アミノトランスフェラーゼ)は，肝細胞の細胞質内酵素であり，肝細胞の障害により血清中に放出されると，血清値は正常時の低い基礎値からの上昇がみられる[2]。ALTは肝細胞に特異的であるが，ASTは特異的ではなく，他の多くの体内の組織中にもみられる[3]。ASTとALTの上昇は，それ自体では，ウイルス，毒素，アルコール，肝硬変，腫瘍や血管/循環障害などの病因のいかなる状態にも特異的ではない[4,5]。そのため，上昇のパターンは，他の肝機能検査や臨床検査，画像検査とともに，病歴や身体所見をふまえて評価，考慮すべきである。

## 評価

異常の評価には，薬物投与〔市販薬(OTC医薬品)やハーブ製剤も含む〕，旅行，出身国，飲酒，娯楽のための麻薬使用(特に静脈麻薬の使用歴)，性行動，肝傷害の徴候や症状，そして詳細な身体診察が必要である。ALTやASTは，心筋梗塞，溶

血性貧血，外傷後，筋肉注射によっても上昇することがある。検査の方針決定やその結果の解釈には，詳細な病歴聴取や診察が必要不可欠である。なぜなら，個別の異常値よりも，肝機能検査の異常値のパターンによって，疾患の臨床像について予測ができるからである。

## 診 断

表 17.2.1 を参照。

### 表 17.2.1 トランスアミナーゼ上昇患者の評価

| 病歴 | 身体所見 | 検査 | 診断 |
|---|---|---|---|
| ・しばしば無症状か一時のかぜ様症状<br>・前駆症状として数日から数週間に及ぶ悪心，嘔吐，食欲不振，倦怠感，下痢，関節痛，微熱<br>・最近の魚介類摂取<br>・投獄<br>・多数の性交渉相手<br>・過去，現在の静注薬物歴<br>・1992年以前の輸血歴や刺青<br>・肝炎ウイルス蔓延国の出身<br>・肝炎ウイルスキャリアとの家庭内や性交渉による接触<br>・HIV感染<br>・透析 | ・黄疸<br>・粘土色便<br>・褐色尿<br>・左上腹部圧痛<br>・肝腫大<br>・蕁麻疹<br>・斑状丘疹性発疹<br>・単発性の関節腫脹，発赤，圧痛 | ・ALTとASTは著明に上昇し，その比は通常1以下<br>・ALPと血清ビリルビンは上昇するか正常<br>・連続したASTとALT測定<br>・全血球計算<br>・A型肝炎IgM<br>・HBs抗原，IGM-HBs抗体，IgM-HBc抗体<br>・IgG-HCV抗体<br>・EBウイルス，サイトメガロウイルス力価<br>・診断が確定しない場合やC型肝炎の治療指針を決めるための肝生検 | ・急性ウイルス性肝炎 |
| ・過度の傾眠<br>・知覚鈍麻<br>・直腸や上部消化管出血の既往 | ・肝臓の大きさは縮小<br>・腹水<br>・難治性低血圧 | ・AST，ALTの著明な上昇，通常その比は1未満<br>・プロトロンビン時間（著明に延長） | ・劇症肝炎<br>・Reye症候群による急性肝不全 |

## 表 17.2.1 トランスアミナーゼ上昇患者の評価(つづき)

| 病歴 | 身体所見 | 検査 | 診断 |
|---|---|---|---|
| • 症状が急速進行性(65〜95%の患者で)<br>• 敗血症症状(多臓器不全を伴うこともある)(65〜95%の患者で)<br>• 肝炎の先行感染<br>• 17歳未満でのインフルエンザか水痘時のアスピリン服用歴<br>• アセトアミノフェンの中毒量の服用(多くの国ではパラセタモール) | • 点状出血<br>• 粘膜出血<br>• 浮腫 | • 低血糖<br>• 血清中の総蛋白低値と総アルブミン低値<br>• 全血球計算<br>• 血清アンモニア(著明に上昇することがある) | • 高齢および免疫不全患者の肝炎の1%でみられる |
| • 慢性または急性のアルコール摂取<br>• 若年からの飲酒歴<br>• 膵炎やびらん性胃炎の既往<br>• 肝硬変<br>• C型肝炎の既往<br>• 食欲不振<br>• 悪心<br>• 嘔吐<br>• 腹痛 | • 黄疸<br>• ±発熱<br>• 体重減少<br>• 軽度の圧痛を伴う肝腫大<br>• 進行例ではくも状血管腫,腹水,手掌紅斑,メデューサの頭,女性化乳房,耳下腺腫脹,精巣萎縮で特徴付けられる | • AST:ALT>2:1<br>• γ-グルタミルトランスフェラーゼ上昇<br>• 全血球計算(貧血の可能性あり) | • アルコール性肝炎[5] |
| • 無症状のことが多い<br>• 急性肝炎の既往<br>• 凝固系の異常<br>• 上記の急性肝炎の危険因子の病歴 | • 所見がないことがある<br>• やせ型<br>• 黄疸<br>• 萎縮した結節性の肝臓 | • ALTとASTの上昇は一定しない<br>• HBs抗原,IgM-HBs抗体,IgM,IgG-HBc,およびHBe抗体<br>• IgG-HCV抗体 | • 慢性肝炎 |

(次ページにつづく)

## 表 17.2.1 トランスアミナーゼ上昇患者の評価(つづき)

| 病歴 | 身体所見 | 検査 | 診断 |
|---|---|---|---|
| | | ・アルブミン(低下していることが多い)<br>・プロトロンビン時間(延長していることあり)<br>・肝生検 | |
| ・右上腹部痛,高脂肪食の食後に多い<br>・胆石の既往<br>・中年<br>・肥満<br>・女性 | ・黄疸<br>・間欠的発熱<br>・硬直<br>・右上腹部圧痛±反跳痛 | ・ALPはALTやASTよりも上昇<br>・血清ビリルビンの上昇<br>・全血球計算<br>・右上腹部エコー<br>・内視鏡的逆行性胆管膵管造影(ERCP)や同等の画像検査<br>・胆道シンチグラフィ(HIDAスキャン) | ・胆管閉塞(感染を伴うことと伴わないことがある,胆汁うっ滞 vs. 胆管炎) |
| ・既知または未知の悪性疾患<br>・腹痛<br>・虚弱<br>・食欲不振<br>・B型またはC型肝炎感染の既往 | ・体重減少<br>・腹水<br>・消化管悪性腫瘍では左鎖骨上窩Virchowまたは臍周囲(Sister Mary Joseph)リンパ節腫大<br>・原発部位に特異的なその他の所見 | ・肝細胞傷害や閉塞性,またはその両方の経過<br>・MRI<br>・血清αフェトプロテイン<br>・原発巣を特定するための検査 | ・悪性疾患(原発性または転移性) |

## 表 17.2.1　トランスアミナーゼ上昇患者の評価(つづき)

| 病歴 | 身体所見 | 検査 | 診断 |
|---|---|---|---|
| • 薬物使用（HMG-CoA還元酵素阻害薬，イソニアジド，フェノチアジン，エリスロマイシン，プロゲステロン，ハロタン，オピオイド，インドメタシン，副腎皮質ステロイド，いくつかのハーブ製剤，多剤の内服） | • 多くの場合なし | • AST，ALTの上昇<br>• 薬物中止後に繰り返しALT，ASTを測定<br>• 薬物副作用に特異的なその他の検査（例：HMG-CoA還元酵素阻害の毒性とクレアチンキナーゼ値） | • 薬物副作用 |
| • 疲労感，倦怠感，漠然とした右上腹部の不快感<br>• 原因不明の肝炎 | • 肥満<br>• 肝腫大<br>• 脾腫 | • AST：ALT比<1<br>• 空腹時脂質<br>• 空腹時血糖<br>• エコー，CTまたはMRI<br>• 炎症の確定に肝生検が必要 | • 脂肪肝と非アルコール性脂肪性肝炎（NASH） |
| • ヘモクロマトーシスの家族歴<br>• 多尿，多食，多飲<br>• 虚弱，無気力<br>• 関節痛<br>• 男性のインポテンスや性欲低下<br>• 女性の無月経 | • 虚弱<br>• 皮膚の高度色素沈着<br>• 糖尿病<br>• 肝腫大<br>• 心電図異常 | • 血清鉄<br>• TIBC<br>• 鉄飽和率（血清鉄のTIBCに対する比）>45%<br>• フェリチン<br>• 肝臓鉄指数の算出のための肝生検<br>• 家族のスクリーニング<br>• $HbA_{1c}$ | • ヘモクロマトーシス |
| • 筋肉痛や筋力低下 | • 診察時の筋肉痛や筋力低下 | • クレアチンキナーゼ<br>• アルドラーゼ<br>• 筋生検 | • 筋疾患 |

（次ページにつづく）

### 表 17.2.1 トランスアミナーゼ上昇患者の評価（つづき）

| 病歴 | 身体所見 | 検査 | 診断 |
|---|---|---|---|
| • 意図していない体重減少や体重増加<br>• 皮膚や毛髪の変化<br>• 暑さや寒さへの不耐性 | • 甲状腺腫および/または甲状腺結節<br>• 毛髪の減少<br>• 異常反射 | • TSH<br>• TSH が異常値であれば甲状腺機能検査 | • 甲状腺疾患 |
| • 肝炎や肝不全<br>• 若年時または喫煙歴に釣り合わない肺気腫<br>• 肺疾患の家族歴 | • 急性肝炎から末期肝疾患に及ぶ身体所見<br>• 肺の診察所見が末期の肺疾患を示唆する | • $\alpha_1$ アンチトリプシン値<br>• $\alpha_1$ アンチトリプシン表現型<br>• 血清蛋白電気泳動 | • $\alpha_1$ アンチトリプシン欠損症 |
| • 小児や若年成人 (5〜25歳)<br>• 肝炎<br>• 構音障害<br>• 嚥下障害 | • Kayser-Fleischer 角膜輪<br>• 振戦やその他の運動障害<br>• 行動異常や精神症状 | • 肝機能検査は多くの場合, 非特異的<br>• セルロプラスミン (85%の患者で減少)<br>• 銅排泄量測定のための 24 時間尿 (> 100 μg/d で示唆される)<br>• 血清蛋白電気泳動 | • Wilson 病 |
| • 女性<br>• 自己免疫疾患の既往 | | • 肝臓 / 腎臓の抗体<br>• ミクロソーム抗体 1 型<br>• 抗核抗体<br>• 抗平滑筋抗体 | • 自己免疫性肝炎 |
| • 下痢, 腹痛, 吸収不良 | | • 組織トランスグルタミナーゼ | • セリアック病 |
| • G6PD 欠乏<br>• 鎌状赤血球貧血<br>• 感染 | | • 乳酸脱水素酵素 (LDH)<br>• ハプトグロビン<br>• 網状赤血球数 | • 溶血 |

### 表 17.2.1 トランスアミナーゼ上昇患者の評価（つづき）

| 病歴 | 身体所見 | 検査 | 診断 |
|---|---|---|---|
| • 激しい運動<br>• 筋力低下や筋肉痛 |  | • クレアチンキナーゼ<br>• アルドラーゼ | • 筋障害 |

ALT：アラニンアミノトランスフェラーゼ，AST：アスパラギン酸アミノトランスフェラーゼ，HMG-CoA：3-ヒドロキシ-3-メチルグルタリル補酵素 A，Ig：免疫グロブリン，TIBC：総鉄結合能，TSH：甲状腺刺激ホルモン

● 文献

1. Oh RC, Hustead TR. Liver transaminase levels. *Am Fam Physician* 2011;84(9):1003–1008.
2. Pratt DS, Marshall MK. Evaluation of liver function. In: Longo DL, Fauci AS, Kasper DL, eds. *Harrison's principles of internal medicine,* 18th ed. New York, NY: McGraw-Hill, 2011;2527–2530.
3. Pratt DS, Kaplan MM. Evaluation of abnormal liver-enzyme results in asymptomatic patients. *N Engl J Med* 2000;342:1266.
4. Crawford JM. Liver and biliary tract. In: Kumar V, Abbas AK, Fausto N, eds. *Robbins and Cotran pathologic basis of disease,* 7th ed. Philadelphia, PA: Elsevier Saunders, 2005;877–937.
5. Cohen JA, Kaplan MM. The SGOT/SGPT ratio an indicator of alcoholic liver disease. *Dig Dis Sci* 1979;24:835.

# 17.3 抗核抗体の上昇
## antinuclear antibody titer, elevated

*Peter F. Cronholm, Rahul Kapur, and Kristina E. McElhinney*

### 背景

抗核抗体（antinuclear antibody：ANA）は，2本鎖DNA，ヒストン，クロマチン，その他の核蛋白質，RNA蛋白複合体に対する抗体からなる．ANAは，全身性および臓器特異的な自己免疫疾患，ある種の薬物使用，慢性全身性感染症，そしてまれに悪性疾患と関連している．ANA陽性の特異度は低いため（すべてのリウマチ性疾患の50%），ANA測定の意義が高い疾患経過が疑われるときにのみ測定する[1]．若年成人の5%と65歳以上の成人の18%でANA値の軽度上昇を認めるのみで，疾患を認めない[2]．

### 病態生理

ANAは，自己免疫性結合組織病の患者で産生され，おもに免疫グロブリンGクラスに属し，通常は高値を示す．いくつかのANAは，免疫複合体や他の抗原に対する交差反応による炎症過程に寄与している．疾患特異的なANAにより，さらなる診断的検査やモニタリングへと導かれることもあるが，臨床医はそれらがあくまで疾患の可能性を示す指標にすぎないことに注意し，多くの一見健康な個体でもANAがみられる場合があることを忘れてはならない[3,4]．

## 評価

全身性の自己免疫疾患の有病率を理解したうえで，詳細な問診と身体診察に従ってANA力価測定を指示し，解釈すべきである．詳細は表 17.3.1 を参照．

## 診断

表 17.3.1 を参照．

### 表 17.3.1 ANA 高力価患者の評価

| 病歴 | 身体所見 | 追加検査 | 診断 |
|---|---|---|---|
| **A. 結合組織病**<br>• 疲労感<br>• 発熱<br>• 体重減少<br>• 2関節以上の疼痛，発赤や熱感<br>• 日光過敏症<br>• 発疹<br>• 口内炎<br>• 胸痛<br>• 息切れ<br>• 原因となる薬物や薬物使用歴のない痙攣や精神病<br>• 腹痛<br>• 女性とアフリカ系米国人により多い | • 頬部発疹(1/3～1/2の患者で認める)<br>• 円板状皮疹<br>• 慢性疾患では関節滲出液や関節障害(2/3で患者に認める)<br>• 巣状神経学的欠損(患者の15%で)<br>• 胸水<br>• 心膜摩擦音や胸膜摩擦音 | • 抗-ds-DNA 抗体(SLE に高い特異度)<br>• 24 時間蓄尿(持続蛋白尿や円柱の検索)<br>• 全血球計算(貧血の検索)<br>• 特異的な抗核抗原検査：リボ核蛋白，抗 Sm 抗体，抗 SS-A/Ro 抗体，抗 SS-B/La 抗体(SLE 患者によって異なる自己抗体を産生する)<br>• クレアチニン(潜在性腎疾患の検索)<br>• 罹患関節のX線撮影 | • SLE |
| • 全身の症状：発熱，体重減少，疲労感<br>• 朝のこわばり<br>• 慢性の対称性関節痛(3関節以上，6週間以上) | • ±関節の発赤，熱感，腫脹(最も多いのは手関節，中手指節関節：MP 関節，近位指節間関節：PIP 関節) | • リウマトイド因子(20％の患者で陰性)<br>• 全血球計算(慢性疾患での貧血の検索) | • 関節リウマチ |

### 表 17.3.1　ANA 高力価患者の評価(つづき)

| 病歴 | 身体所見 | 追加検査 | 診断 |
|---|---|---|---|
| • 関節症状は間欠的で移動することが多い | • 皮下結節(通常は伸展側や圧力面) | • 罹患関節のX線撮影(典型的には骨のびらんや欠損を認める)<br>• 関節穿刺(関節液の炎症) | |
| • 眼球および/または口腔内の過乾燥<br>• 口内炎の再発<br>• 手および/または足の知覚障害<br>• 膣の乾燥と性交時の疼痛<br>• 嚥下障害 | • 唾液腺腫大<br>• 粘膜乾燥<br>• 唾液分泌減少<br>• 涙液分泌減少<br>• 紫斑<br>• 末梢性ニューロパチー | • 抗 SS-A/Ro 抗体<br>• 抗 SS-B/La 抗体<br>• 唾液腺または口唇の生検でリンパ球浸潤を検索<br>• 全血球計算(慢性疾患での貧血を検索)<br>• クリオグロブリン(陽性であればC型肝炎の検査)<br>• 免疫グロブリン電気泳動(モノクローナルスパイクの検索)<br>• 涙液と唾液産生の他覚的検査(Schirmer試験と唾液腺シンチグラフィ)<br>• サルコイドーシス鑑別のための胸部X線撮影 | • Sjögren 症候群 |

(次ページにつづく)

### 表 17.3.1 ANA 高力価患者の評価（つづき）

| 病歴 | 身体所見 | 追加検査 | 診断 |
|---|---|---|---|
| • 発熱と倦怠感<br>• 体重減少<br>• 筋肉痛<br>• 筋力低下は通常対称性で，段階的に進行し，下肢により顕著<br>• 皮疹<br>• 関節痛<br>• 肺が障害されると胸痛や息切れ | • 筋力は低下することがある<br>• 罹患部の触診で圧痛<br>• 皮疹：眼瞼のヘリオトロープ疹や関節伸展側の紅斑性丘疹(PI関節，肘，膝) | • MCTD では抗 U1-RNP 抗体の存在<br>• MCTD では ANA は高力価を呈す可能性が高く斑紋型（speckled pattern）である。対照的に DM や PM での高力価は，別の重複した炎症状態を示唆する。<br>• 筋生検は診断確定に有用<br>• DM では筋電図は特異的な所見 | • 特発性炎症性ミオパチー（例：PM, DM）<br>• MCTD |

#### B. 薬物（高齢者と男性により多い）

| 病歴 | 身体所見 | 追加検査 | 診断 |
|---|---|---|---|
| • プロカインアミド（10％がループスを発症，50％でANA上昇）<br>• クロルプロマジン<br>• キニジン<br>• ヒドララジン | • SLE の項にあげた症状が持続する | • 抗ヒストン抗体（95％で認める）<br>• 赤血球沈降速度はしばしば亢進<br>• 抗 ds-DNA 抗体は通常，陰性で SLE との鑑別に用いることができる<br>• 抗好中球細胞質抗体が陽性のことがある | • 薬物誘発性ループス |

#### C. 全身性疾患

| 病歴 | 身体所見 | 追加検査 | 診断 |
|---|---|---|---|
| • 発熱（50～80％）<br>• 倦怠感<br>• 体重減少<br>• 寝汗 | • 胸水<br>• ±肺外膜音<br>• リンパ節腫大±圧痛<br>• 各臓器に特異的な所見 | • ツベルクリン皮内試験<br>• 皮内試験が陽性なら胸部 X 線撮影 | • 結核 |

### 表 17.3.1 ANA 高力価患者の評価(つづき)

| 病歴 | 身体所見 | 追加検査 | 診断 |
|---|---|---|---|
| ・咳(初期には痰はないが,徐々に痰および/または血痰がみられることがある)<br>・胸膜痛<br>・呼吸困難<br>・肺外病変(症例の15%) | | ・結核菌検出のため誘発痰の抗酸菌染色と培養<br>・可能なら気管支鏡<br>・貧血検索のため全血球計算<br>・抗利尿ホルモン不適合分泌症候群(SIADH)により電解質検査では低ナトリウム血症を認めることがある | |
| ・疲労感<br>・発熱<br>・悪寒<br>・非特異的な咽頭痛<br>・頭痛<br>・睡眠障害 | ・しばしば正常<br>・リンパ節腫脹を認めることがある<br>・関節腫脹<br>・右上腹部痛または肝腫大 | ・全血球計算(リンパ球増加を認めることがある)<br>・ウイルス抗体価(EBウイルスやサイトメガロウイルス)<br>・他の検査異常は通常認めないが,疑いのある特定のウイルス性因子には特異的なことがある | ・慢性ウイルス感染症(例:EBウイルス,サイトメガロウイルス) |
| ・女性(PBCの95%, AHでもよくみられる)かつ若年者(AH) | ・黄疸<br>・肝腫大<br>・脾腫 | ・肝機能検査(AST, ALT, γ-GTP, ALP) | ・肝疾患(PBC, AH, 原発性自己免疫性胆管炎) |

(次ページにつづく)

### 表 17.3.1　ANA 高力価患者の評価（つづき）

| 病歴 | 身体所見 | 追加検査 | 診断 |
|---|---|---|---|
| • 腹痛<br>• 発熱<br>• 無月経<br>• 下痢<br>• 胸膜痛および/または多関節炎 | • 進行例では，くも状血管腫，腹水，手掌紅斑，メデューサの頭，女性化乳房，耳下腺腫脹，精巣萎縮などを認めることがある | • トランスアミナーゼが上昇していれば繰り返し検査<br>• 全血球計算<br>• 肝炎検査（A 型，B 型，C 型）<br>• 抗 ss-DNA 抗体，抗平滑筋抗体検査<br>• 抗ミトコンドリア抗体（PBC に特徴的）<br>• 肝生検 | |
| • 体重減少<br>• 疲労感<br>• 倦怠感<br>• 喫煙<br>• 癌の家族歴 | • 身体所見は疑われる悪性腫瘍の種類によって異なる | • 臨床検査は疑われる悪性腫瘍の種類によって異なる | • 悪性腫瘍（ANA 陽性はまれ[3]） |

AH：自己免疫性肝炎，ALT：アラニンアミノトランスフェラーゼ，ANA：抗核抗体，AST：アスパラギン酸アミノトランスフェラーゼ，DM：皮膚筋炎，MCTD：混合性結合組織病，PBC：原発性胆汁性肝硬変，PM：多発性筋炎，RNP：リボ核蛋白質，SLE：全身性エリテマトーデス

### ●文献

1. Phan TG, Wong RC, Adelstein S. Autoantibodies to extractable nuclear antigens: making detection and interpretation more meaningful. *Clin Diagn Lab Immunol* 2002;9:1.
2. Solomon DH, Kavanaugh AJ, Schur PH. Evidence-based guidelines for the use of immunologic tests: antinuclear antibody testing. *Arthritis Rheum* 2002;47:434.
3. Lane SK, Gravel JW Jr, Clinical utility of common serum rheumatologic tests. *Am Fam Physician* 2002;65(6):1073–1080.
4. Wiik AS. Anti-nuclear autoantibodies: clinical utility for diagnosis, prognosis, monitoring, and planning of treatment strategy in systemic immunoinflammatory diseases. *Scand J Rheumatol* 2005;34: 260–268.

## 17.4 脳性ナトリウム利尿ペプチド
### brain natriuretic peptide

*Perry W. Sexton and Dana McDermott*

### 背景

脳性(B型)ナトリウム利尿ペプチド(brain natriuretic peptide：BNP)は，ブタの脳で発見された。ヒトにおいて容量や圧の過負荷により心室心筋細胞で合成されたペプチドは，切断されてproBNPとなる。これが分泌され，脳性活性32-BNPと不活性N-末端proBNP(NT-proBNP)に分裂する[1]。その他のヒトナトリウム利尿ペプチドには，心房性，C型，Dendroaspisがある。

### 病態生理

BNPの第1の作用は，静脈を拡張させ，心臓の前負荷を減少させることであるが，生理学的なレベルでは腎臓を介してナトリウムと水分の排泄をつかさどる。また，このことにより，進行性の心不全を引き起こすこととなる心臓へのコラーゲン蓄積や病的リモデリングを阻害する[2]。BNPとNT-proBNPの分泌は，健常者で年齢とともに増加し，女性では男性よりも分泌量が多い。ナトリウム利尿ペプチドは，当初はうっ血性心不全の診断にのみ用いられていたが，他の用途も確立されつつある。ナトリウム利尿ペプチドは，左室不全や冠動脈虚血の診断，予後予測，そして管理にも有用である。また，これらは症状の有無によらず，心血管疾患の危険因子のある患者のモニタリングや，これらの患者における心血管イベントによる死亡リスクの予測に用いることができると勧める専門家もいる。最近のエビデンスでは，小児の腎疾患患者におけるうっ血性心不全の診断と治療にBNPを用いることができるであろうと示されている[3]。

### 評価

現在のナトリウム利尿ペプチド検査は，迅速蛍光抗体法で1検査あたり29ドルかかる。15分以内に抗ペプチド抗体が定量的に血清中のBNPやNT-proBNPに結合し，これらの量に比例して蛍光を発する。うっ血性心不全と冠動脈虚血の患者において，救急部門での迅速なベッドサイド測定によって合併症発生率と死亡率が減少した。

臨床的診断がはっきりしないときは，BNPによって，うっ血性心不全や二次性の循環器症状を伴う幅広い疾患の診断や治療管理の方針が示される。BNPの増加や減少には，遺伝的特徴，性別，年齢，肥満，運動などの要素が原因となることがあり，またうっ血性心不全の可能性がある患者の評価では，合併症の状態も把握する必要がある。初発で，急性非代償性または慢性うっ血性心不全の診断と治療におけるBNPの使用ガイドラインを表17.4.1に示す。

### 診 断

**A. うっ血性心不全** 現在，BNPとNT-proBNPは，うっ血性心不全の診断，治療指針，予後予測に用いられている。BNP値やNT-proBNP値の上昇の感度と特異度は高く，それぞれ96％および98％の陰性適中率でうっ血性心不全が否定できるので，呼吸困難を伴う患者におけるうっ血性心不全を除外するのに用いることができる（表17.4.1 参照）。

❶ うっ血性心不全は，ほとんどの場合，詳しい問診と身体診察および胸部X線撮影で診断される。咳か呼吸困難の症状を認める患者において，BNPの著明な上昇は，その症状の原因が心疾患であることを他の疾患（例：肺炎や気管支喘息）から鑑別するのに役立つ。臨床判断にBNPを加えることによって，診断の正確性が74％から81％に上がる。BNPはNew York Heart Association（NYHA）の心機能分類に相関し（例：BNP 244〜817 pg/mL は心機能分類I〜Ⅳに相関）[4]，心拍出量に反比例する[5]。BNP値が100 pg/mL 未満，NT-ProBNP値が

#### 表17.4.1　BNPの評価

| BNP値 (pg/mL) | NT-proBNP値 (pg/mL) | 解釈 | その他 |
|---|---|---|---|
| <50 | <50[a] | プライマリ・ケアの環境で | NT-proBNPは60歳未満を対象 |
| <100[b] | <300[c, d] | CHFの可能性は低い | CHFの陰性適中率はBNP 96％，NT-proBNP 98％ |
| 100〜400 | 300〜1,800 | CHFの可能性がある | CHFの陽性適中率はBNP >100 pg/mL で 84.3％ |
| >400 | >1,800 | CHFの可能性がとても高い | 交絡因子については本文を参照。心エコーでの確認が推奨される。これらの患者には厳重な治療とモニタリングが必要（「7.5 心拡大」を参照） |
| <500 | — | 退院の目標値 | — |
| >700 | — | 重症な非代償性CHF | — |

[a] 年齢による調整カットオフ値：60歳未満　50 pg/mL，60〜75歳　100 pg/mL，70歳以上 250 pg/mL。
[b] 調整カットオフ値：心房細動を伴う患者では 200 pg/mL 未満（陰性適中率 73％，陽性適中率 85％）。
[c] 年齢による調整カットオフ値：50歳未満　450 pg/mL，50〜75歳　900 pg/mL，75歳以上 1,800 pg/mL（陽性適中率 90％，陰性適中率 84％）。
[d] 調整カットオフ値：eGFR 60 mL/min/1.73 m$^2$ 未満の患者では 1,200 pg/mL 未満。
CHF：うっ血性心不全，eGFR：推算糸球体濾過量

300 pg/mL 未満がおそらく正常であるのに対して，呼吸困難を伴ううっ血性心不全患者のほとんどでBNP値が400 pg/mL 以上，NT-proBNP 値が1,800 pg/mL 以上に達する[6,7]。BNP値が100 pg/mL 上昇するごとに心臓死のリスクは35％上昇する[8]。

❷ BNP値やNT-proBNP値は通常，効果的な治療によって下がる。BNPの半減期はわずか22分であるため，連続した検査も有用な情報であり，治療の調整の補助となりうる[9,10]。合併症発生率と死亡率，再入院率はうっ血性心不全の積極的な治療に依存しており，BNP値の低下は臨床的な改善と相関している。退院時に推奨される目標値は500 pg/mL 未満であり，プライマリ・ケアの外来診療の環境では50 pg/mL 未満である[11]。

❸ 最善の治療にもかかわらずBNP値やNT-proBNP値の上昇が長引く場合は，予後がより悪い。慢性うっ血性心不全患者においては，BNP値の上昇が持続していても臨床的に安定していることがある。初診時に測定されるBNPは予後予測に有用であるが，ある患者においてBNP値の変化をみることは，その経過を解釈するのにさらに役に立つ。

## B. 左室機能不全

❶ 症状の有無にかかわらず，BNPとNT-proBNP値の上昇は，左室機能不全の存在とその重症度を予見するのに有用である[12]。心血管疾患の危険因子がある患者において，左室機能不全のスクリーニングテストとしてこれらの測定を用いることができると，いくつかの報告で提言されている。特筆すべきは，左室機能不全の患者においては，NT-proBNP値はBNP値よりも4倍上昇するので，左室機能不全患者の診断や治療においてより感度が高いということになる可能性がある[13]。

❷ BNP値とNT-proBNP値は左室質量（つまり左室肥大）や左室拡張，右室圧[12]，心室内圧，肺動脈圧[5]，と相関している。したがって，他の状態〔例：原発性肺高血圧症，肺塞栓症，原発性高アルドステロン症，Cushing症候群，スポーツ心臓，拘束型心筋症〕でもこれらの値は，相対的に上昇する。そのため，これらの値は，僧帽弁逆流の左室や左房への影響や[14]，動脈硬化の重症度[15]も反映する。重症敗血症においては，駆出率が維持されていても，左室機能不全が悪化することによりBNP値は上昇する[16]。

## C. 急性冠症候群と既知の冠動脈虚血

胸痛を呈しているが冠動脈虚血かどうか疑わしい患者で，BNP値とNT-proBNP値が上昇していることがある。心血管イベント発症の6時間後から10日後の間に測定されたこれらの値の上昇は，進行中か直近の虚血を意味する。NT-proBNPは，心虚血の指標であるトロポニンCやC反応性蛋白(CRP)よりも心血管死亡率に強い相関を示すことが報告されている[17]。このことは非特異的ST-T変化がみられる場合やQ波を伴わない心筋梗塞，非典型的な胸痛を呈する患者で特に役立つ。これらの患者集団において，心虚血の重症度や最終的な予後がどれくらいBNP値によって予見できるかは，まだ不明である[18]。

## D. 考慮すべきこと

❶ 遺伝的特徴，肥満，年齢は患者のBNP値やNT-proBNP値の変動に大きく影響する。実際，これらの変動のほぼ半分は遺伝的要素によるものである[19]。白色

人種と比べ，アフリカ系米国人やヒスパニックの患者ではNYHA心機能分類が同等であっても，より高い値を示す[20]。運動だけでもこれらの値が30%ほど低下する[21]。心不全のある肥満患者(BMI>30)では，低値となる傾向がある[22]。高齢者と女性では通常，値は高めである。心不全と診断するときの血漿NT-proBNPの最適なカットオフ値は，<50歳未満，50~75歳，>75歳でそれぞれ450，900，1,800 pg/mLである[7]。

❷ BNP値とNT-proBNP値は，肝硬変，腎疾患，貧血[23]，心腎症候群で上昇することがある[24]。いくつかの研究で，肝硬変患者は健常者の3倍の値を呈した。人工透析を行っている腎不全患者では，これらの値は信頼できないことがあり，これは慢性的な血流量の増大によると思われる。しかし，透析に依存していない腎不全患者における値は心エコーでの心不全所見と確実に相関している。推算糸球体濾過量(eGFR)はこれらの濃度に反比例するため，呼吸困難を呈するeGFR<60 mL/min/1.73 ㎡の患者においてはNT-proBNP>1,200 pg/mLでうっ血性心不全の可能性が示唆される[25]。

❸ 心移植後拒絶反応や川崎病，収縮性心膜炎[26]や心駆出率の低下した不整脈原性右室心筋症などを含め，いかなるタイプでも心臓に炎症があると，これらの値が上昇することがある。特に心房細胞は，うっ血性心不全を伴わなくても高値を示し[13]，BNP値200 pg/mLをカットオフ値とすることが提案されている[27]。

❹ うっ血性心不全の治療のためのnesiritide〔遺伝子組換え型脳性(B型)ナトリウム利尿ペプチド静注製剤〕などBNPの他の使用法の可能性については現在も研究，開発されているが，最近の研究では，急性非代償性うっ血性心不全に対するnesiritide療法による呼吸困難，死亡率，30日間の再入院率の著明な改善は認められなかったと報告されている[28, 29]。

### ●文献

1. Levin ER, Gardner DG, Samson WK. Natriuretic peptides. *N Engl J Med* 1998;339:321–328.
2. Tamura N, Ogawa Y, Chusho H, et al. Cardiac fibrosis in mice lacking brain natriuretic peptide. *Proc Natl Acad Sci U S A* 2000;97:4239.
3. Wieczorek SJ, Wu AH, Christenson R, et al. A rapid B-type natriuretic peptide assay accurately diagnoses left ventricular dysfunction and heart failure: a multicenter evaluation. *Am Heart J* 2002;144:834.
4. Maisel AS, Krishnaswamy P, Nowak RM, et al. Rapid measurement of B-type natriuretic peptide in the emergency diagnosis of heart failure. *N Engl J Med* 2002;347:161.
5. Silver MA, Maisel A, Yancy CW, et al. BNP Consensus Panel 2004: A clinical approach for the diagnostic, prognostic, screening, treatment monitoring, and therapeutic roles of natriuretic peptides in cardiovascular diseases. *Congest Heart Fail* 2004;10(5 Suppl 3):1–30.
6. Hobbs RE. Using BNP to diagnose, manage, and treat heart failure. *Cleve Clin J Med* 2003;70(4):333–336.
7. Mehra MR, Uber PA, Park MH, et al. Obesity and suppressed B-type natriuretic peptide levels in heart failure. *J Am Coll Cardiol* 2004;43:1590.
8. Doust JA, Pietrzak E, Dobson A, Glasziou P. How well does B-type natriuretic peptide predict death and cardiac events in patients with heart failure: systematic review. *BMJ* 2005;330:625.
9. McCullough PA, Nowak RM, McCord J, et al. B-type natriuretic peptide and clinical judgment in emergency diagnosis of heart failure: analysis from Breathing Not Properly (BNP) multinational study. *Circulation* 2002;106:416–422.
10. Jourdain P, Jondeau G, Funck F, et al. Plasma brain natriuretic peptide-guided therapy to improve outcome in heart failure: the STARS-BNP Multicenter Study. *J Am Coll Cardiol* 2007;49:1733.
11. Cowie MR, O'Collinson P, Dargie H, et al. Recommendations on the clinical use of B-type natriuretic peptide testing (BNP or NTproBNP) in the UK and Ireland. *Br J Cardiol* 2010;17:76–80.
12. Palazzuoli A, Gallotta M, Quatrini I, Nuti R. Natriuretic peptides (BNP and NT-proBNP): measurement and relevance in heart failure. *Vasc Health Risk Manage* 2010;6:411–418.

13. Hunt PJ, Richards AM, Nicholls MG, et al. Immunoreactive amino-terminal pro-brain natriuretic peptide (NT-PROBNP): a new marker of cardiac impairment. *Clin Endocrinol (Oxf)* 1997;47:287.
14. Yusoff R, Clayton N, Keevil B, et al. Utility of plasma N-terminal brain natriuretic peptide as a marker of functional capacity in patients with chronic severe mitral regurgitation. *Am J Cardiol* 2006;97:1498.
15. Gerber IL, Stewart RA, Legget ME, et al. Increased plasma natriuretic peptide levels reflect symptom onset in aortic stenosis. *Circulation* 2003;107:1884.
16. Koglin J, Pehlivani S, Schwaiblmair M, et al. Role of brain natriuretic peptide in risk stratification of patients with congestive heart failure. *J Am Coll Cardiol* 2001;38:1934.
17. James SK, Lindahl B, Siegbahn A, et al. N-terminal pro-brain natriuretic peptide and other risk markers for the separate prediction of mortality and subsequent myocardial infarction in patients with unstable coronary artery disease: a Global Utilization of Strategies To Open occluded arteries (GUSTO)-IV substudy. *Circulation* 2003;108:275.
18. De Lemos JA, Morrow DA, Bentley JH, et al. The prognostic value of B-type natriuretic peptide in patients with acute coronary syndromes. *N Engl J Med* 2001;345:1014.
19. Wang TJ, Larson MG, Levy D, et al. Heritability and genetic linkage of plasma natriuretic peptide levels. *Circulation* 2003;108:13.
20. Daniels LB, Bhalla V, Clopton P, et al. B-type natriuretic peptide (BNP) levels and ethnic disparities in perceived severity of heart failure: results from the Rapid Emergency Department Heart Failure Outpatient Trial (REDHOT) multicenter study of BNP levels and emergency department decision making in patients presenting with shortness of breath. *J Cardiac Fail* 2006;12:281–228.
21. Passino C, Severino S, Poletti R, et al. Aerobic training decreases B-type natriuretic peptide expression and adrenergic activation in patients with heart failure. *J Am Coll Cardiol* 2006;47:1835.
22. Das SR, Drazner MH, Dries DL, et al. Impact of body mass and body composition on circulating levels of natriuretic peptides: results from the Dallas Heart Study. *Circulation* 2005;112:2163.
23. Wu AH, Omland T, Wold Knudsen C. Breathing Not Properly Multinational Study Investigations Relationship of B-type natriuretic peptide and anemia in patients with and without heart failure: a substudy from the Breathing Not Properly (BNP) Multinational Study. *Am J Hematol* 2005;80:174–180.
24. Palazzuoli A, Silverberg DS, Iovine F, et al. Effects of beta-erythropoietin treatment on left ventricular remodeling, systolic function, and B-type natriuretic peptide levels in patients with the cardiorenal anemia syndrome. *Am Heart J* 2007;154:645.e9–e15.
25. Anwaruddin S, Lloyd-Jones DM, Baggish A, et al. Renal function, congestive heart failure, and amino-terminal pro-brain natriuretic peptide measurement: results from the ProBNP Investigation of Dyspnea in the Emergency Department (PRIDE) Study. *J Am Coll Cardiol* 2006;47:91.
26. Leya FS, Arab D, Joyal D, et al. The efficacy of brain natriuretic peptide levels in differentiating constrictive pericarditis from restrictive cardiomyopathy. *J Am Coll Cardiol* 2005;45:1900.
27. Knudsen CW, Omland T, Clopton P, et al. Impact of atrial fibrillation on the diagnostic performance of B-type natriuretic peptide concentration in dyspneic patients: an analysis from the breathing not properly multinational study. *J Am Coll Cardiol* 2005;46:838.
29. O Connor CM, Starling RC, Hernandez AF, et al. Effect of nesiritide in patients with acute decompensated heart failure. *N Engl J Med* 2011;365:32–43.

# 17.5 クレアチニン上昇 elevated creatinine

*Nathan Falk and Aaron Goodrich*

## 背景

クレアチニン上昇は，男性で血清クレアチニン＞1.2 mg/dL，女性で＞1.1 mg/dLと定義される[1]。クレアチニンは，筋代謝によるクレアチンの分解産物で，尿中に排泄される。クレアチニンのおもな用途は，腎機能を測定するために糸球体濾過率を計算することである。

## 病態生理

クレアチニンの上昇は，腎機能障害によるが，病因によって腎前性，腎性，腎後性の3つに区分される。さらに原因によって，急性(数日から数週間)と慢性(数カ月から数年)に分けられる。急性腎障害は，クレアチニンの基礎値から 0.5 mg/dL 以上の急激な上昇や，基礎値の1.5倍以上の上昇，または乏尿(尿量 400 mL/日以下)と定義される[2]。腎前性は全体の 60～70% を占め，絶対的および相対的な脱水や血管内容積減少による腎臓への灌流量の減少が含まれる。腎性は全体の 25～40% を占め，さらに血管疾患，糸球体疾患，尿細管間質疾患に分けられる。腎後性は 5～10% を占め，腎臓から尿管末端までの間の閉塞による[3]。クレアチニンの偽性上昇は，薬物による測定技法の阻害(cefoxitin や他のセファロスポリン系抗菌薬，フルシトシン，メチルドパ，レボドパ，ビタミンC，バルビツレート)や薬物によるクレアチニン尿管排泄の阻害(シメチジン，ピリメタミン，trimethoprim)，毒素摂取(メタノール，イソプロピルアルコール)，クレアチンのサプリメント，そしてケトアシドーシスによって引き起こされる[1]。

## 評価

表 17.5.1～17.5.3 参照。特定の慢性疾患(糖尿病，高血圧など)や特定の薬物〔アンジオテンシン変換酵素(ACE)阻害薬，アンジオテンシンII受容体拮抗薬(ARB)，利尿薬など〕治療中の患者では，クレアチニンを測定すべきである。ほぼすべての入院患者でクレアチニンを評価し，クレアチニン値に影響する治療(輸液，腎毒性のある抗菌薬，利尿薬)を行うときは毎日測定すべきである。

## 診断

表 17.5.1～17.5.3 参照。クレアチニン上昇は，早期では通常，無症状である。そのため，診断は血清クレアチニン値で行う。腎機能低下の原因についての評価は，クレアチニン，クレアチニンクリアランス(Crockcroft-Gautの計算式を用いて計算，または24時間測定)，尿検査，尿沈渣，24時間尿量測定(無尿の場合)，24時間蓄尿によるクレアチニンや蛋白のクリアランス，尿素，電解質，全血球計算，ブドウ糖，重炭酸塩，カルシウムとリン，蛋白とアルブミン，腎エコー，腎生検などの項目や，これらの以前の値との比較によってなされるべきである[4,5,6]。ナトリウム排泄分画($FE_{Na}$)は，腎前性，腎性，腎後性の鑑別に使用できる。$FE_{Na}$ は，血清と尿中のナトリウムとクレアチニンを用いて計算される。腎前性では 1% 未満となり，腎性や腎後性では 2% 以上となる。$FE_{Na}$ は以下の方程式で示される[†]。

$$FE_{Na} = \frac{U_{Na} \times P_{Cr} \times 100}{P_{Na} \times U_{Cr}}$$

[†] 訳注：$U_{Na}$：尿中ナトリウム(mEq/L)，$U_{Cr}$：尿中クレアチニン(mg/dL)，$P_{Na}$：血清ナトリウム(mEq/L)，$P_{Cr}$：血清クレアチニン(mg/dL)

## 表 17.5.1 急性および慢性腎不全

| 急性 | 慢性 |
|---|---|
| 脱水 | 慢性腎臓病（CKD）の病歴 |
| 敗血症 | 診療記録上の前回のクレアチニン上昇 |
| 急性高血圧 | 正球性正色素性貧血 |
| 発熱 | 低カルシウム血症 |
| 血尿 | 高リン酸血症 |
| 腎毒性のある薬物の使用歴 | 萎縮腎 |
| 貧血がない | |
| 低カルシウム血症がない | |
| 高リン酸血症がない | |

## 表 17.5.2 急性のクレアチン上昇を認めた患者の評価

| 病歴 | 身体所見 | 検査 | 診断 |
|---|---|---|---|
| **腎前性**<br>下痢, 嘔吐, 経口摂取量の低下, 利尿薬の使用, 発熱 | 粘膜の乾燥, 尿量低下, 皮膚ツルゴール低下 | CBC, CMP, 尿中電解質, 尿検査 | **以下による灌流低下**<br>消化管, 尿, 皮膚からの体液喪失, 出血, 膵炎 |
| 呼吸困難, 起坐呼吸, 頻脈, 末梢浮腫 | 頻呼吸, 頻脈, 浮腫, 新たな心雑音聴取, 末梢浮腫, 肺雑音 | CBC, CMP, 心電図, 心原性酵素, 心エコー, Dダイマー, 尿検査, 尿中電解質 | **以下による心拍出量低下**<br>心不全, 肺塞栓, 急性心筋梗塞, 重症弁膜症, 腹部コンパートメント症候群 |
| 発熱, 疲労感, 発汗, 浮腫, 薬物過剰摂取 | 頻脈, 低血圧, 頻呼吸, 発熱, 意識不鮮明 | CBC, CMP, 血液培養, 尿中薬物スクリーニング検査, 尿検査, 尿中電解質 | **全身血管拡張**<br>敗血症, アナフィラキシー, 麻酔薬, 薬物過剰摂取, ネフローゼ症候群, 肝硬変, 副腎皮質不全 |

（次ページにつづく）

### 表17.5.2 急性のクレアチン上昇を認めた患者の評価(つづき)

| 病歴 | 身体所見 | 検査 | 診断 |
|---|---|---|---|
| ACE阻害薬, ARB, NSAIDの使用 | 高血圧 | CBC, CMP, 血液培養, 尿中薬物スクリーニング検査, 尿検査, 尿中電解質 | 薬物誘発性腎血流低下 |

**腎性**

| 病歴 | 身体所見 | 検査 | 診断 |
|---|---|---|---|
| 頭痛, 体重減少, 疲労感, 食欲不振, 発疹, 子癇前症(妊娠高血圧腎症) | 高血圧, 発熱, 発疹, 末梢浮腫 | CBC, CMP, 尿検査, 尿沈渣, 尿中電解質, ESR, C反応性蛋白(CRP), ANA, 抗DNA抗体, RF, C3, C4, 腎エコー, 腎生検 | **血管性**<br>微小血管疾患:<br>アテローム塞栓症(コレステロールプラーク微小塞栓症), 血栓性血小板減少性紫斑病, HELLP症候群, 分娩後急性腎不全<br>大血管疾患:<br>腎動脈閉塞, 重症腹部動脈疾患(動脈瘤) |
| 最近のレンサ球菌感染, 関節痛, リウマチ疾患の既往 | 発疹, 関節腫脹 | CBC, CMP, 尿検査, 尿沈渣, 尿中電解質, 24時間尿蛋白, ESR, CRP, ANA, 抗DNA抗体, ANCA, RF, C3, C4, 抗ストレプトリジンO抗体(ASO), 抗ストレプトキナーゼ抗体(ASK), 抗ヒアルロニダーゼ抗体, 腎エコー, 腎生検 | **糸球体性**<br>炎症性:抗糸球体基底膜抗体疾患(Goodpasture症候群), ANCA関連糸球体腎炎〔多発血管炎性肉芽腫症(Wegener), Churg-Strauss症候群, 顕微鏡的多発血管炎〕, 免疫複合体糸球体腎炎(ループス腎炎, 感染後, クリオグロブリン血症, 原発性膜性増殖性糸球体腎炎, IgA腎症, Henoch-Schönlein紫斑病, 結節性多発動脈炎)<br>薬物性:NSAID, 金製剤, ペニシラミン, カプトリル, IVIG |

## 表 17.5.2 急性のクレアチン上昇を認めた患者の評価（つづき）

| 病歴 | 身体所見 | 検査 | 診断 |
|---|---|---|---|
| 癌，薬物やアルコール摂取の病歴，痙攣発作，造影剤使用，最近の抗菌薬使用 | | CBC, CMP, 尿検査，尿沈渣，尿中電解質，CK, ミオグロビン，被疑薬の血中濃度，腎エコー，腎生検，血清蛋白電気泳動 | 以下による急性尿細管壊死<br>ヘム色素（横紋筋融解症，血管内溶血），結晶（腫瘍崩壊症候群，多発性骨髄腫，痙攣，エチレングリコール中毒，ビタミンC大量投与，アシクロビル，インジナビル，メトトレキサート），薬物性（アミノグリコシド，リチウム，アムホテリシンB，ペンタミジン，シスプラチン，イホスファミド，放射線造影剤），長時間の虚血（ショック，手術） |
| 抗菌薬使用，NSAID使用，発熱 | 発疹 | CBC, CMP, 尿検査，尿沈渣，尿中電解質，白血球円柱，被擬薬の血中濃度，腎エコー，腎生検 | 間質性：<br>薬物（ペニシリン系薬，セファロスポリン系薬，NSAID, プロトンポンプ阻害薬，アロプリノール，リファンピシン，インジナビル，メサラジン，サルファ薬），感染（腎盂腎炎，ウイルス性腎炎），全身性疾患（Sjögren症候群，サルコイドーシス，ループス，リンパ腫，白血病，尿細管腎炎） |

（次ページにつづく）

### 表 17.5.2 急性のクレアチン上昇を認めた患者の評価（つづき）

| 病歴 | 身体所見 | 検査 | 診断 |
|---|---|---|---|
| **腎後性** | | | |
| 脇腹の疝痛, 血尿 | 脇腹の痛み, 尿量低下 | CBC, CMP, 尿検査, 尿中電解質, 排尿後残尿測定, 腹部/骨盤CT, 腎エコー | 腎結石症 |
| 男性, 尿勢低下, 夜間頻尿 | 直腸診で前立腺肥大, 拡張した膀胱, 尿量低下 | CBC, CMP, 尿検査, 排尿後残尿測定, 尿中電解質, 腹部/骨盤CT, 前立腺生検 | 良性前立腺肥大, 前立腺癌 |
| 女性, 骨盤内腫瘤 | 骨盤内腫瘤, 尿量低下 | CBC, CMP, 尿検査, 腹部/骨盤CT, 生検 | 悪性腫瘍 |
| 無痛性血尿, 体重減少, 発熱, 寝汗 | 悪液質, 拡張した膀胱, 尿量低下 | CBC, CMP, 尿検査, 尿中電解質, 排尿後残尿測定, 膀胱鏡検査 | 膀胱癌, 膀胱内凝血塊, 膀胱内真菌球 |
| 糖尿病, 多発性硬化症, 脳卒中, 知覚低下の病歴 | 知覚低下, 拡張した膀胱, 尿量低下 | CBC, CMP, 尿検査, 尿中電解質, 排尿後残尿測定 | 神経因性膀胱 |

ANA：抗核抗体, ANCA：抗好中球細胞質抗体, C3, C4：補体, CBC：全血球計算, CK：クレアチンキナーゼ, CMP：代謝系セット検査, ESR：赤血球沈降速度, IVIG：免疫グロブリン静注, NSAID：非ステロイド性抗炎症薬, RF：リウマトイド因子

### 表 17.5.3 慢性のクレアチニン上昇を認めた患者の評価

| 病歴 | 身体所見 | 検査 | 診断 |
|---|---|---|---|
| 糖尿病, 体重増加の病歴 | 体重増加, 網膜症, 末梢の知覚低下 | CBC, CMP, Mg, $PO_4$, Ca, 尿検査, 24時間尿蛋白, 腎エコー, 空腹時血糖値, $HbA_{1c}$ | 糖尿病性腎症 |
| 高血圧 | 高血圧, 網膜症, 左室肥大 | CBC, CMP, Mg, $PO_4$, Ca, 尿検査, 24時間尿蛋白, 腎エコー, 心電図 | 高血圧症 |

## 表 17.5.3 慢性のクレアチニン上昇を認めた患者の評価（つづき）

| 病歴 | 身体所見 | 検査 | 診断 |
|---|---|---|---|
| リウマチ性疾患，繰り返す感染症，動脈炎，40歳以上の患者 | 発疹，関節腫脹 | CBC，CMP，尿検査，尿沈渣，尿中電解質，24時間尿蛋白，腎生検，ESR，CRP，ANA，抗DNA抗体，RF，C3，C4，抗ストレプトリジンO抗体(ASO)，抗ストレプトキナーゼ抗体(ASK)，抗ヒアルロニダーゼ抗体，腎エコー，腎生検 | 糸球体腎炎および血管炎 |
| 抗菌薬使用，NSAID使用，発熱 | 発疹 | CBC，CMP，尿検査，尿沈渣，尿中電解質，白血球円柱，被擬薬の血中濃度，SS-A，SS-B，腎エコー，腎生検 | 間質性腎炎 |
| 頻尿，尿意切迫，排尿痛 | 発熱 | CBC，CMP，尿検査，尿培養，排尿時膀胱尿道造影，腹部/骨盤CT | 慢性感染 |
| 発熱，体重減少，寝汗，貧血，40歳以上の患者 | | CBC，CMP，尿検査，SPEP，UPEP，カルシウム値，ESR | 悪性腫瘍，異常蛋白血症 |
| 多発性嚢胞腎の家族歴，脇腹の痛み | 腎臓の触知 | CBC，CMP，尿検査，腹部/骨盤CT | 多発性嚢胞腎 |
| 難治性高血圧，突然発症した高血圧，喫煙者 | 腹部血管雑音 | CBC，CMP，尿検査，腎動脈Doppler超音波，MR血管撮影(MRA) | 腎動脈硬化症 |

ANA：抗核抗体，C3，C4：補体，CBC：全血球計算，CMP：代謝系セット検査，ESR：赤血球沈降速度，HbA1c：ヘモグロビンA1c，NSAID：非ステロイド性抗炎症薬，RF：リウマトイド因子，SPEP：血清蛋白電気泳動，UPEP：尿中蛋白電気泳動

● 文献

1. Donald DB, Richard LD, Richard FL. Chapter 18. *Common laboratory tests. Degowin's Diagnostic Examination*, 9th ed. New York, NY: McGraw-Hill, 2009.

2. Andrew L, Suren K. Acute kidney injury. Retrieved from Renal.org. March 8, 2011.
3. Richard T. Approach to managing elevated creatinine. *Can Fam Physician* 2004;50(5):735–740.
4. Brian A. Acute renal failure—differential diagnosis. Retrieved from Dynamed.ebscohost.com. Oct 17, 2011.
5. Malay A, Richard S. Acute renal failure. *Am Fam Physician* 2000;61(7):2077–2088.
6. Susan S, Bernadette P. Detection and evaluation of chronic kidney disease. *Am Fam Physician* 2005;72(9):1723–1732.

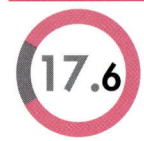

# 17.6 Dダイマー　D-dimer

*Perry W. Sexton and Nicole Otto*

## 背景

凝固カスケードの最終段階で線溶により架橋形成したフィブリン(cross-linked fibrin)の分解産物が，Dダイマーである[1]。Dダイマー検査は，静脈血栓塞栓症(venous thromboembolism：VTE)(深部静脈血栓症および/または肺塞栓症)の診断に有用であるが，静脈造影，Doppler超音波，換気血流肺シンチグラフィ($\dot{V}/\dot{Q}$ scan)，動脈造影，および/または高分解能胸部CTにより静脈血栓塞栓症の確定診断ができる。これらの診断的検査のいくつかは，その結果が検査施行者に依存しており，しばしば不確定な結果となりうる。静脈血栓塞栓症が疑われるが診断の不確定な患者に対して，追加の診断的治療を行わなくてもいいようにDダイマー検査が開発された[2,3]。

## 評価

**A.** 静脈血栓塞栓症患者に臨むときの最初のステップは，Wellsの基準[4~9](表17.6.1，表17.6.2参照)などの臨床基準に基づいて検査前確率を確立することである。その他，ホルモン避妊薬使用，喫煙，肥満，中心静脈カテーテル，血栓性素因，炎症性腸疾患などが臨床的な危険因子である[10]。

❶ 静脈血栓塞栓症の臨床的な検査前確率が低い患者において，Dダイマー値は診断の指標となりうる。Dダイマーが500 ng/mL未満のとき，陰性適中率は95%となり(表17.6.3参照)，追加検査は必要なくなる。検査前確率が低くても，Dダイマーが500 ng/mL以上の場合は，適切な画像診断を行うべきである。

❷ 静脈血栓塞栓症の検査前確率が高い患者は，まず画像検査で評価すべきであり，画像検査の結果が不確定の場合にのみ，Dダイマー検査を行うべきである。

**B.** Dダイマーが低値であれば，静脈血栓塞栓症を否定できることを認識するのは大事なことである。対照的に，Dダイマー値が上昇していても，静脈血栓塞栓症の確定診断にはならない(この検査は必要十分なものではない)。

**C.** Dダイマーが上昇する機序は，他にも多くある(表17.6.4参照)。Dダイマーは，おもに腎臓と一部は肝臓を通して除去されるため，これらの臓器のどちらかに

### 表 17.6.1 深部静脈血栓症（DVT）予測のための Wells 基準

| 基準 | 点数 |
| --- | --- |
| 活動性のある癌（6カ月以内の治療や緩和治療） | +1 |
| 麻痺，不全麻痺，下肢を動かせないこと | +1 |
| 3カ月以上の寝たきりや大きな手術後（12週以内） | +1 |
| 深部静脈に沿った限局した痛み | +1 |
| 下肢全体の腫脹 | +1 |
| 片側のふくらはぎの3cm以上の腫脹（脛骨粗面より10cm下で測定） | +1 |
| 片側の圧痕浮腫 | +1 |
| 表在静脈の側副路（静脈瘤ではない） | +1 |
| DVTの既往 | +1 |
| DVTと同等かそれ以上に可能性のある他の診断 | −2 |
| **危険因子の解釈（DVTの可能性）**：3点＝高度リスク（75%），1～2点＝中等度リスク（17%），<1点＝低リスク（3%） | |

DVT（deep venous thrombosis）：深部静脈血栓症

### 表 17.6.2 症状のある患者における肺塞栓予測のための Wells 基準

| 基準 | 点数 |
| --- | --- |
| 深部静脈血栓症の徴候と症状 | +3 |
| 肺塞栓症より可能性の低い鑑別診断 | +3 |
| 脈拍>100回/min | +1.5 |
| 発症前4週間の運動欠如または手術 | +1.5 |
| 深部静脈血栓症や肺塞栓症の既往 | +1.5 |
| 血痰 | +1 |
| 悪性腫瘍 | +1 |
| **危険因子の解釈（DVTの可能性）**：>6点＝高度リスク（78.4%），2～6点＝中等度リスク（27.8%），<2点＝低リスク（3.4%） | |

### 表 17.6.3 Ｄダイマー検査結果の解釈

| Ｄダイマー値 | VTE（深部静脈血栓症または肺塞栓症）の検査前確率 | 解釈 | 診断の決定 |
|---|---|---|---|
| <500 ng/mL | 検査前確率は低い | 正常 | VTEの除外は安全にできる |
| （どんな値でも） | 検査前確率が高い | VTEは除外できない | 追加の画像検査が必要 |
| >500 ng/mL | あらゆる臨床的な可能性がある | VTEは除外できない | 追加の画像検査が必要 |

VTE（venous thromboembolism）：静脈血栓塞栓症

機能低下があると，Ｄダイマーのクリアランスが低下し，偽性のＤダイマー上昇を認めることがある[11]。

**D.** 検査室での定量的な固相酵素結合免疫測定法（enzyme-linked immunosorbent assay：ELISA）では検査結果を定量的に解釈することができ，一方でベッドサイドで用いる診療現場型免疫クロマトグラフィでは迅速に定性的な結果が得られるが，低リスクの患者に対しては同等の正確性がある[12,13]。

**E.** 以下のような，その他の臨床現場におけるＤダイマー検査の利用法の可能性が研究されている。

❶ 静脈血栓塞栓症患者における抗凝固療法の継続期間の決定[14]。
❷ 急性大動脈解離の診断（しかし，このような致死性の疾患においては，Ｄダイマー測定の遅れにより，画像検査が行われないようなことがあってはならない）[15]。
❸ 年齢調整したＤダイマーのカットオフ値（患者の年齢×10 μg/L）の使用により，50歳以上の患者において，肺塞栓をより多く否定することができる[16〜18]。
❹ 播種性血管内凝固症候群（disseminated intravascular coagulation：DIC）[19]の検査にＤダイマーを含めること。

### 診断

Ｄダイマー検査は，迅速で，非侵襲的で，検査施行者に依存しない臨床検査であり，検査前確率が低い患者において陰性であれば静脈血栓塞栓症を否定することができる。しかし陽性であっても静脈血栓塞栓症と確定診断するのに必要十分ではない（Ｄダイマー検査陽性の他の原因については表17.6.4参照）[11]。

### 表 17.6.4　Dダイマー検査の予測可能性に影響する因子

| 偽陽性を増加させる | 偽陰性を増加させる |
| --- | --- |
| 癌[20] | 癌[21] |
| 炎症状態 | 最近の手術 |
| 感染 | 妊娠 |
| 敗血症[18] | 凝固能亢進状態 |
| 表在性静脈炎[22] | |
| 外傷 | |
| 入院[23] | |
| 高齢[16〜18] | |
| 腎疾患[10] | |

● 文献

1. Adam S, Key N, Greenberg C. D-dimer antigen: current concepts and future prospects. *Blood* 2009;113:2878–2887.
2. Ramzi D, Leeper K. DVT and pulmonary embolism: part I. Diagnosis. *Am Fam Physician* 2004;90:2829–2836.
3. Qaseem A, Snow V, Barry P, et al. Current diagnosis of venous thromboembolism in primary care: a clinical practice guideline form the American Academy of Family Physicians and the American College of Physicians. *Ann Intern Med* 2007;146:454–458.
4. Wells PS, Anderson DR, Bormanis J, Guy F, Mitchell M, Gray L, et al. Value of assessment of pretest probability of the deep-vein thrombosis in clinical management. *Lancet* 1997;350:1795–1798.
5. Wells PS, Anderson DR, Rodger M, et al. Evaluation of D-dimer in the diagnosis of suspected deep vein thrombosis. *N Engl J Med* 2003;349:1227–1235.
6. Fancher TL, White RH, Kravitz RL. Combined use of rapid D-dimer testing and estimation of clinical probability in the diagnosis of deep vein thrombosis: systematic review. *BMJ* 2004;329:821–824.
7. Bates SM, Jaescheke R, Stevens SM, et al. Diagnosis of DVT: antithrombotic therapy and prevention of yhrombosis, 9th ed: American College of Chest Physicians Evidence-Based Clinical Practice Guidelines. *Chest* 2012;141(2 Suppl):e35is–e418s.
8. Wells PS, Anderson DR, Rodger M, Ginsberg JS, Kearon C, Gent M, et al. Derivation of a simple clinical model to categorize patients' probability of pulmonary embolism: increasing the model's utility with the SimpliREDD-dimer. *Thromb Haemost* 2000;83:416–420.
9. Stein P, Woodward P, Weg J, et al. Diagnostic pathways in acute pulmonary embolism: recommendations of the PIOPED II investigators. *Am J Med* 2006;119:1048–1055.
10. Caprini J. Update on risk factors for venous thromboembolism. *Am J Med* 2005;118:3–10.
11. Karami-Djurabi R, Klok FA, Kooiman J, Velthuis SI, Nijkeuter M, Huisman MV. D-dimer testing in patients with suspected pulmonary embolism and impaired renal function. *Am J Med* 2009;122:1050–1053.
12. Runyon MS, Beam DM, King MC, Lipford EH, Kline JA. Comparison of the simplify D-dimer assay performed at the bedside with a laboratory-based quantitative D-dimer assay for the diagnosis of pulmonary embolism in a low prevalence emergency department population. Emerg Med J 2008;25:70–75.
13. Wells PS, Anderson DR, Rodger M, Stiell I, Dreyer JF, Barnes D, et al. Excluding pulmonary embolism presenting to the emergency department by using a simple clinical model and D-dimer. Ann Intern Med 2001;135:98–107.
14. Palareti G, Cosmi B, Legnani C, et al. D-dimer testing to determine the duration of anticoagulation therapy. N Engl J Med 2006;355:1780–1789.
15. Sutherland A, Escano J, Coon TP. D-dimer as the sole screening test for acute aortic dissection: a review of the literature. Ann Emerg Med 2008;52:339–343.
16. Van Es J, Mos I, Douma R, et al. The combination of four different clinical decision rules and an age-adjusted D-dimer cut-off increases the number of patients in whom acute pulmonary embolism can safely be excluded. Thromb Haemost 2012;107:167–171.
17. Douma R, le Gal G, et al. Potential of an age adjusted D-dimer cut-off value to improve the exclu-

18. Tita-Nwa F, Bos A, Adjei A, Eshle WEB, Longo DL, Ferrucci L. Correlates of D-dimer in older persons. Aging Clin Exp Res 2010;22:20–23.
19. Taylor FB Jr, Toh CH, Hoots WK, et al. Towards definition, clinical and laboratory criteria, and a scoring system for disseminated intravascular coagulation. Thromb Haemost 2001;86:1327–1330.
20. Righini M, Le Gal G, De Lucia S, et al. Clinical usefulness of D-dimer testing in cancer patients with suspected pulmonary embolism. Thromb Haemost 2006;95:715–719.
21. Carrier M, Lee AY, Bates SM, Anderson DR, Well PS. Accuracy and usefulness of a clinical prediction rule and D-dimer testing in excluding deep vein thrombosis in cancer patients. Thromb Res 2008;123:177–183.
22. Gillet JL, FFrench P, Hanss M, et al. Predictive value of d-dimer assay in superficial thrombophlebitis of the lower limbs. J Mal Vasc 2007;32:90–95.
23. Brotman DJ, Segal JB, Jani JT, et al. Limitations of D-dimer testing in unselected inpatients with suspected venous thromboembolism. *Am J Med* 2003;114:276.

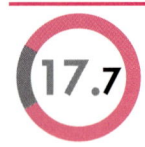

## 17.7 高カルシウム血症　hypercalcemia

*Peter F. Cronholm, Mario P. DeMarco, and Alexis M. Atwater*

### 背景

血清カルシウム値の正常値は8.5～10.5 mg/dLである。高カルシウム血症は，血清カルシウム濃度が10.5 mg/dLを超えた状態と定義されるが，尿中に排出されたり骨に貯蔵されるよりも速くカルシウムが循環系に流入することによって生じる。カルシウム値の上昇は1回の測定ではなく，繰り返し認められることによって，異常であると確認される[1]。

### 病態生理

成人の高カルシウム血症の9割は，副甲状腺機能亢進症か悪性腫瘍によるものである。副甲状腺機能亢進症による高カルシウム血症は，ほとんどの場合，外来で判明する。悪性腫瘍による高カルシウム血症はほとんどの場合，入院患者で認められる。これら2つの主因の鑑別には，症状など臨床的特徴が有用である。高カルシウム血症のやや頻度の低い原因としては，慢性腎不全，甲状腺機能亢進症，ビタミンA過剰症，ビタミンD過剰症，運動欠如，Paget病，そして肉芽腫性疾患がある[2]。偽性高カルシウム血症は患者の血清中のカルシウム結合蛋白が増加したときに生じる。例えば，高アルブミン血症を生じるほどの重度の脱水症では血清中のカルシウム値が上昇することがある。このような偽高カルシウム血症は，血液濃縮が補正されると改善する。

### 評価

**A. 病歴**　カルシウム値が12 mg/dLを超えるまでは無症状であることが多く，症状は非特異的(全身の筋力低下，筋肉痛，協調運動の低下，意識レベルの低下，頭

痛, 食欲低下, 悪心・嘔吐, 便秘, 唾液増加, 嚥下障害, 腹痛, 腹部膨満)であることが多い。システムレビューにより, 腎結石や悪性疾患の病歴を得ることができることがある[3]。

**B. 身体診察** 高カルシウム血症の重篤度により, 身体診察で, 精神錯乱, 記憶障害, 不明瞭な発語, 急性の精神的な異常行動, 嗜眠や昏睡状態, 運動失調, 全身の筋力低下, 低血圧症, 関節の過伸展, 深部腱反射の亢進, Babinski 徴候陽性, 協調運動障害, 痛覚や振動覚の低下, 瞼裂付近の結膜や虹彩周囲の角膜上のカルシウム沈着, 急性腹症や腸閉塞が認められる。心電図では QT 間隔の短縮を認めることがある。

**C. 検査** 表 17.7.1 参照。

### 診 断

表 17.7.1 参照。カルシウム値が 12.5 mg/dL 以上のときは致死的になりうる。そのような場合は, 心停止や痙攣, 昏睡が生じうるので, 直ちに心電図をとり, 治療をはじめなければならない。血清カルシウム値を下げながら精査を行うこともできる。

### 表 17.7.1 高カルシウム血症患者の評価

| 病歴 | 身体所見 | 検査 | 診断 |
|---|---|---|---|
| **A. 偽高値** | | | |
| ・過度の口渇<br>・嘔吐または下痢(経口摂取不良を伴う) | ・粘膜乾燥<br>・皮膚ツルゴールの低下<br>・錯乱/嗜眠 | ・脱水補正後のカルシウム値再検 | ・脱水による偽性高カルシウム血症 |
| **B. 内分泌障害** | | | |
| ・女性<br>・>60歳<br>・疼きと痛み<br>・漠然とした腹痛<br>・うつ症状<br>・腎結石 | ・頸部腫瘤(通常はない)<br>・悪性腫瘍の臨床所見なし | ・血清カルシウム <14.5 mg/dL<br>・副甲状腺ホルモン(上昇)<br>・血清クロール >102 mg/dL<br>・ALP(正常)<br>・血清リン<br>・重炭酸塩<br>・手と鎖骨のX線撮影 | ・副甲状腺機能亢進症[4], 原発性および二次性(褐色細胞腫, 多発性内分泌腺腫 I 型, IIa 型) |
| ・不安/振戦<br>・体重減少<br>・家族歴<br>・熱不耐症<br>・視覚障害 | ・眼球突出<br>・眼瞼振戦<br>・頻脈<br>・発汗<br>・腱反射亢進 | ・甲状腺刺激ホルモン(TSH), 遊離 $T_4$ | ・甲状腺中毒症 |

(次ページにつづく)

## 表17.7.1 高カルシウム血症患者の評価(つづき)

| 病歴 | 身体所見 | 検査 | 診断 |
|---|---|---|---|
| • 疲労感<br>• 体重減少<br>• 家族歴<br>• 悪心/嘔吐 | • 低血圧<br>• 嗜眠<br>• 粘膜または皮膚の色素沈着亢進 | • カリウム上昇<br>• ナトリウム減少<br>• 血糖値低下<br>• 副腎皮質ホルモン(ACTH)刺激試験 | • Addison病 |

### C. 悪性腫瘍[5)]

| 病歴 | 身体所見 | 検査 | 診断 |
|---|---|---|---|
| • >50歳<br>• 体重減少<br>• 喫煙者<br>• 家族歴<br>• 腫瘍部位に特異的な他の症状 | • 体重減少<br>• 腫瘍部位に特異的な所見 | • 血清カルシウム >14 mg/dL<br>• 血清クロール <100 mg/dL<br>• 正常値の2倍以上のALP<br>• 正常値の2倍未満の副甲状腺ホルモン<br>• 全血球計算(高頻度で貧血)<br>• 原発巣が疑われる部位に対して追加の検査<br>• 骨シンチグラフィ | 悪性腫瘍<br>(±転移)<br>• 肺癌<br>• 腎細胞癌<br>• 扁平上皮癌 |
| • >50歳<br>• 女性 | • 体重減少<br>• 腫瘍部位に特異的な所見 | • 原発巣が疑われる部位に対しての追加の検査<br>• ALP<br>• 骨シンチグラフィ | • 乳癌<br>• 卵巣癌<br>• 転移性疾患 |
| • >50歳<br>• 男性<br>• 排尿障害 | • 直腸診で前立腺腫瘤またはびまん性に硬く大きな前立腺を触知 | • 前立腺特異抗原(PSA)<br>• ALP<br>• 骨シンチグラフィ<br>• エコーガイド下前立腺生検 | • 前立腺癌 |
| • >60歳<br>• 骨痛<br>• 体重減少<br>• 疲労感 | • 蒼白<br>• 肝腫大<br>• 脾腫<br>• 骨の圧痛 | • 全血球計算(貧血)<br>• 血清,尿蛋白電気泳動<br>• クレアチニン<br>• 赤沈 | • 多発性骨髄腫[6)] |

## 表 17.7.1 高カルシウム血症患者の評価(つづき)

| 病歴 | 身体所見 | 検査 | 診断 |
|------|---------|------|------|
| **D. 薬物／ビタミン** | | | |
| • リチウム<br>• フロセミド<br>• サイアザイド系利尿薬<br>• アミノフィリン<br>• テリパラチド | • 身体所見は正常または高カルシウム血症の所見 | • 繰り返し血清カルシウムを測定(上昇)<br>• 他の血清電解質も異常値を示すことがある | • 薬物使用 |
| • カルシウムベースの制酸薬 | • 正常または高カルシウム血症の所見 | • リン<br>• BUN<br>• クレアチニン<br>• 重炭酸塩 | • ミルクアルカリ症候群 |
| • ビタミン薬の使用<br>• 骨痛<br>• 頭痛 | • 身体所見は正常または骨の圧痛<br>• 乳頭浮腫 | • 繰り返し血清カルシウムを測定<br>• ビタミンD値<br>• 血清リンとクロール検査<br>• ビタミンA過剰に対しては血清レチニルエステル | • ビタミンD過剰摂取<br>• ビタミンA過剰摂取 |
| **E. その他** | | | |
| • 長期間ベッド上または椅子上での安静 | • 身体所見は正常または高カルシウム血症の所見 | • 骨粗鬆症を疑ってDEXAスキャン | • 運動欠如 |
| • 急性腎不全の既往 | • 身体所見は正常または高カルシウム血症の所見 | • BUN<br>• クレアチニン<br>• 尿検査 | • 慢性または急性腎不全の利尿期 |

(次ページにつづく)

### 表 17.7.1 高カルシウム血症患者の評価（つづき）

| 病歴 | 身体所見 | 検査 | 診断 |
|---|---|---|---|
| • 発熱<br>• 疲労感<br>• 倦怠感<br>• 食欲不振<br>• 咳<br>• 呼吸困難<br>• 胸骨後部不快感<br>• 多関節炎 | • 身体所見は罹患部位による<br>• 結節性紅斑<br>• ぶどう膜炎<br>• リンパ節腫大 | • 全血球計算（リンパ球減少症）<br>• 胸部X線撮影<br>• 呼吸機能検査<br>• 経気管支鏡生検 | • サルコイドーシスまたは他の肉芽腫性疾患 |
| • 高カルシウム血症の家族歴 | • おそらく正常または高カルシウム血症の所見 | • 24時間尿中カルシウム値は低値 | • 家族性低カルシウム尿性高カルシウム血症 |

ALP：アルカリホスファターゼ，BUN：血液尿素窒素，DEXA：二重エネルギーX線吸収法

### ●文献

1. Bushinsky DA, Monk RD. Calcium. *Lancet* 1998;352:306–311.
2. Potts JT, Juppner, H. Disorders of the parathyroid gland and calcium homeostasis. In: Longo DL, ed. *Harrison's principles of internal medicine*, 18th ed. New York, NY: McGraw Hill, 2011:3096–3120.
3. ASBMR (2009) Chapter 67. Non-parathyroid hypercalcemia. In: Horwitz MJ, Hodak SP, Stewart AF, eds. *Primer on the metabolic bone diseases and disorders of mineral metabolism*. Hoboken, NJ: Wiley. doi: 10.1002/9780470623992.ch67
4. Al Zahrani A, Levine MA. Primary hyperparathyroidism. *Lancet* 1997;349:1233–1238.
5. Stewart AF. Hypercalcemia associated with cancer. *N Engl J Med* 2005;352:373–379.
6. Mundy GR, Guise TA. Hypercalcemia of malignancy. *Am J Med* 1997;103:134–145.

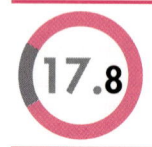

## 17.8 高カリウム血症　hyperkalemia

*Nathan Falk and Joshua P. Brautigam*

### 背景

高カルシウム血症は，血清カリウム値>5.0 mEq/Lと定義される。入院患者の高カリウム血症の有病率は1〜10％である[1]。高カリウム血症は，カリウム値>6.5 mEq/Lで心臓の症状により致死的となりうる[2]。

## 病態生理

高カリウム血症は病因論的に4つに分類できる，すなわち偽性高カリウム血症，再分布異常，腎障害(排出障害)，ホルモン欠乏である。偽性高カリウム血症は健康な患者でみられ，瀉血中の溶血によるものが最も多く，血小板増加症，白血球増加症，採血中に拳を握ったり開いたりすることを繰り返すことによっても認められる。最もよくある再分布異常はアシドーシスである。排出障害を引き起こす腎障害で最も頻度が高いのは，カリウム負荷を伴う，および/または薬物治療が関与する腎不全である。内分泌性の高カリウム血症のおもな原因はコントロールされていない糖尿病である。

## 評価

通常，高カリウム血症は，カリウム調節系に障害がない限り持続しない。健常者に対しては，カリウム値のルーチンスクリーニングの適応はない。特定の薬物を内服している患者(表17.8.1参照)や酸塩基平衡障害，腎機能異常，アルドステロン分泌障害患者では，カリウム値を測定すべきである。これらの患者は致命的な高カリウム血症を呈するリスクを有している[6]。

### 表17.8.1 高カリウム血症患者の評価

| 病歴 | 身体所見 | 検査 | 診断 |
|---|---|---|---|
| **A. 偽性高値**[3] 電解質パネルに「溶血」と表示 | 正常 | 採血をやり直し血清カリウムを再検すれば正常 | 採血管内での溶血 |
| 血小板数 >100万 | 血小板増加症を生じる病態以外は正常 | ヘパリン加検体で血小板数を再検 | 血小板増加症(血小板凝結時にカリウムが放出される) |
| 白血球 >20万 | 白血球増加症を生じる病態以外は正常 | 迅速処理/スピンダウンした検体で白血球数を再検 | 白血球増加症 |
| 注意して採血を再度行うと正常化するカリウム値 | 正常 | 血清カリウムを再検 | 採血時に駆血帯をきつく，または長時間締め過ぎたり，拳を握ったり開いたりすることを繰り返すこと |

(次ページにつづく)

### 表 17.8.1　高カリウム血症患者の評価（つづき）

| 病歴 | 身体所見 | 検査 | 診断 |
|---|---|---|---|
| **B. 再分布**[4]<br>アシドーシス | 重症患者という以外にはアシドーシスに特異的な症状はしばしば認めない | ・直ちに心電図<br>・心拍をモニター<br>・動脈血液ガス分析<br>・検査の継続 | pH＜7.35 |
| ・β遮断薬<br>・アンジオテンシン変換酵素(ACE)阻害薬<br>・アンジオテンシン受容体(ARB)拮抗薬<br>・強心薬配糖体<br>・神経筋遮断薬<br>・塩の代用品<br>・trimethoprim<br>・ペンタミジン | 高カリウム血症の所見はない。投薬が必要となった原疾患が診察によって明らかになることがある | ・直ちに心電図<br>・心拍モニター | 投薬や食事の影響 |
| ・圧挫傷<br>・組織破壊 | 挫傷，他の外傷や壊死創 | ・直ちに心電図<br>・心拍モニター | 細胞破壊 |
| 横紋筋融解 | 細胞障害，熱中症，圧挫創の所見 | ・尿検査でミオグロビン<br>・BUN/クレアチニン<br>・直ちに心電図<br>・心拍モニター | 細胞破壊と腎障害 |
| 広範囲の青あざまたは血腫 | 血腫 | ・直ちに心電図<br>・心拍モニター | 血腫の破壊 |
| マラソン選手での筋収縮 | 持久力の必要な運動選手 |  | 細胞破壊と筋肉のカリウム放出 |

### 表 17.8.1 高カリウム血症患者の評価（つづき）

| 病歴 | 身体所見 | 検査 | 診断 |
|---|---|---|---|
| • 悪液質<br>• 悪液質の原因疾患による症状 | • 悪液質様<br>• 悪液質の原因疾患による所見 | • 直ちに心電図<br>• 心拍モニター | 組織異化作用 |
| 溶血性貧血 | • 蒼白<br>• 点状出血<br>• 起立性低血圧<br>• 身体開口部からの出血<br>• 溶血性貧血の原因に関連した他の所見 | • 直ちに心電図<br>• 心拍モニター<br>• 全血球計算 | 溶血 |
| 高カリウム性周期性四肢麻痺[5] | 脳神経が侵されていない四肢麻痺 | | 一過性高カリウム血症 |
| **C. 腎障害**<br>カリウム保持性利尿薬の使用（例：トリアムテレン，スピロノラクトン） | | • BUN<br>• クレアチニン<br>• Ccr はおそらく低下<br>• $FE_{K^+}$ | 利尿薬の使用 |
| Pneumocystis jirovecii 肺炎の治療歴 | | • BUN<br>• クレアチニン<br>• Ccr は正常 | trimethoprim またはペンタミジンの影響 |
| 既知の Ccr<50 | | • Ccr<br>• 直ちに心電図，心拍モニター | カリウム負荷を伴う腎機能障害や腎不全 |
| SLE | • 頬部紅斑<br>• 円板状紅斑<br>• 再発性口腔内潰瘍<br>• 巣状の神経学的欠損 | • 動脈血液ガス分析<br>• Ccr<br>• $FE_{K^+}$<br>• 原疾患の評価 | GFR の低下 |

（次ページにつづく）

## 表 17.8.1 高カリウム血症患者の評価（つづき）

| 病歴 | 身体所見 | 検査 | 診断 |
|---|---|---|---|
| 鎌状赤血球症または鎌状赤血球体質 | | • BUN<br>• クレアチニン<br>• Ccr はおそらく低下<br>• $FE_{K^+}$ 低値<br>• 原疾患の評価 | GFR の低下 |
| アミロイドーシス | • アミロイドーシスの所見 | • BUN<br>• クレアチニン<br>• Ccr はおそらく低下<br>• $FE_{K^+}$ 低値<br>• 原疾患の評価 | GFR の低下 |
| **D. ホルモン異常** | | | |
| 糖尿病 | • DKA の所見 | • DKA の評価<br>• 心電図と心拍リズム<br>• 検査の継続 | $K^+/H^+$ 交換時の再分布異常により起こるアシドーシス |
| アルドステロン分泌障害（真偽ともに） | • 色素沈着亢進<br>• 低血圧<br>• 体重減少<br>• 嘔吐 | • アルドステロン値<br>• レニン値<br>• 心電図と心拍リズム<br>• cosyntropin 刺激試験 | Addison 病 |
| ヘパリン使用 | | • アルドステロン値<br>• 心電図と心拍リズム | ヘパリン使用によるアルドステロン排泄低下 |

BUN：血液尿素窒素，Ccr：クレアチニンクリアランス，DKA：糖尿病性ケトアシドーシス，$FE_{K^+}$：カリウム分画排泄率，GFR：糸球体濾過率，SLE：全身性エリテマトーデス

### 診 断

診断のためには，はじめに病歴聴取，内服薬の確認，身体診察を行う．高カリウム血症は通常，無症状であるが，筋力低下，弛緩性麻痺，イレウス，特徴的な心電図変化がみられることがある[1]．不整脈は，カリウム値が高値の場合とカリウム濃度の上昇が急激なときに起きる．最初の心電図変化は，T 波の増高であり，つぎに P 波の消失，QRS 幅の増大がみられ，最終的に正弦波様の調律が増大し，心室細動や心静止に至ることがある．高カリウム血症では，心電図が正常であっても致死的になることがあり，カリウム値 > 6.0 mEq/L の患者のおよそ半数の心電図は正常である[1]．血清カリウム値を確認するために血液検査が必要である．カリウム値が 6.5 mEq/L 以上の患者では即座の心機能評価が必要である．

### ● 文献

1. Hollander-Rodriguez JC, Calvert JF Jr. Hyperkalemia. *Am Fam Physician* 2006 Jan 15;73(2): 283–290.
2. Halperin ML, Kamel KS. Potassium. *Lancet* 1998;352(9122):135–140.
3. Wallach J, ed. *Interpretation of diagnostic tests*, 6th ed. New York, NY: Little, Brown and Company, 1996.
4. Gennari F. Disorders of potassium homeostasis: hypokalemia and hyperkalemia. *Crit Care Clin* 2002;18:273–288.
5. Evers S, Engelien A, Karsch V, et al. Secondary hyperkalemic paralysis. *J Neurol Neurosurg Psychiatry* 1998;64(2):249–252.
6. Humes HD, DuPont HL, eds. *Kelley's textbook of internal medicine*, 4th ed. Philadelphia PA: Lippincott-Raven.

## 17.9 低カリウム血症　hypokalemia

*Nathan Falk*

### 背 景

低カリウム血症は，電解質の基本的な臨床検査の中で最もよくみられる電解質異常の 1 つである．定義はさまざまであるが，一般的には血清カリウム濃度（カリウムイオン）が 3.6 mEq/L より低下すると，低カリウム血症であるとされている．

### 病態生理

人為的な原因（極度の白血球増加を伴う白血病患者では，異常白血球にカリウムイオンが取り込まれる）は例外として，真の低カリウム血症はカリウム分泌や細胞内への移行の増加や，カリウム摂取の減少によって生じる．低カリウム血症の最もよくみられる原因は腸管や腎臓からのカリウムの異常喪失である（表 17.9.1 参照）．これらの原因の中でも最も多いのが，利尿薬によるカリウムの減少である．ループ利尿薬（Henle 係蹄での再吸収を阻害）とサイアザイド系利尿薬（遠位尿細管の早期

での再吸収を阻害)の両者とも低カリウム血症の進行を助長する。利尿薬によるカリウムイオンの分泌により,ナトリウムやクロールの流入は増加する。マグネシウムの排出もループ利尿薬やサイアザイド系利尿薬と関連しているが,このマグネシウム排出の増加によってカリウムイオンの喪失が助長される。他の薬物や,代謝性アルカローシス,尿細管性アシドーシス,全身性疾患によるアルドステロン症,遺伝子異常も低カリウム血症の発症に関与している[5]。

### 評価

表 17.9.1 参照。

### 診断

表 17.9.1 参照。

#### 表 17.9.1 低カリウム血症患者の評価

| 病歴 | 身体所見 | 検査 | 診断 |
|---|---|---|---|
| **A. 腸管からの喪失**[1]<br>• 嘔吐<br>• 経鼻胃ドレナージ<br>• 幽門/十二指腸閉塞<br>• 膵液瘻<br>• 下痢<br>• 下剤の乱用<br>• 結腸腫瘍 | • しばしば身体所見は異常がない<br>• 全身の筋力低下<br>• 便秘<br>• 悪液質<br>• 腹部診察で腹膜炎徴候や局所の痛み | • 血清電解質<br>• 必要なら尿中電解質検査<br>• 必要なら尿および血清浸透圧<br>• 適応があれば便の電解質検査<br>• 心電図("U"波や静脈ルートからの急速なカリウム補給を行う場合に不整脈発現がないか検出するため) | 腸管からのカリウム喪失 |

### 表 17.9.1 低カリウム血症患者の評価(つづき)

| 病歴 | 身体所見 | 検査 | 診断 |
|---|---|---|---|
| **B. 腎臓からの喪失**[2]<br>• 利尿薬(ループ利尿薬やサイアザイド系利尿薬)<br>• 浸透圧性利尿(コントロールされていない糖尿病)<br>• 代謝性アシドーシス(嘔吐/下痢)<br>• 原発性高アルドステロン症<br>• コルチゾール反応性アルドステロン症<br>• 先天性副腎過形成<br>• Liddle 症候群<br>• 11 $\beta$-ヒドロキシステロイド脱水素酵素欠損<br>• Bartter 症候群<br>• Gitelman 症候群<br>• 不適切な抗利尿ホルモンの分泌<br>• 低マグネシウム血症<br>• 甘草の使用<br>• 副腎皮質ステロイド<br>• 尿細管アシドーシス<br>• 腎動脈狭窄 | • 上記に準じる<br>• 糖尿病の既往やループ利尿薬やサイアザイド系利尿薬の使用歴についても問診 | • 上記に準じる<br>• ケトン体,血糖,血清 pH をチェックする | 腎性カリウム喪失と先天性症候群 |
| **C. 細胞間移動**[3,4]<br>• 気管支拡張薬<br>• 抗ヒスタミン薬<br>• 子宮収縮抑制薬<br>• テオフィリン<br>• カフェイン<br>• インスリン<br>• 振戦譫妄<br>• 甲状腺機能亢進症<br>• 家族性低カリウム性周期性四肢麻痺<br>• バリウム毒性 | • 上記に準じる<br>• アルコール依存や注意深く内服歴についても問診 | • 上記に準じる<br>• 血中アルコール濃度や薬物検査を適宜チェックする | 薬物療法と全身性疾患 |

(次ページにつづく)

### 表 17.9.1 低カリウム血症患者の評価（つづき）

| 病歴 | 身体所見 | 検査 | 診断 |
|---|---|---|---|
| • 膵炎<br>• うっ血性心不全<br>• 毒素性ショック<br>• 胸水<br>• 腹水<br>• 全身浮腫<br>• 熱傷（II／III度） | | | |

**D. 摂取不足**

| 病歴 | 身体所見 | 検査 | 診断 |
|---|---|---|---|
| • 拒食症／過食症<br>• さまざまな理由による強制的な嘔吐や下痢<br>• 神経症的喀痰排出<br>• 質の悪い食生活 | • 上記に準じる<br>• 体重減少，歯牙の着色や陥凹のような病歴を支持する所見があるかを検索 | • 上記に準じる | 患者の不摂生 |

### ●文献

1. Gennari F. Disorders of potassium homeostasis: hypokalemia and hyperkalemia. *Crit Care Clin* 2002;18:273–288.
2. Huang C, Kuo E. Mechanism of hypokalemia in magnesium deficiency. *J Am Soc Nephrol* 2007;18:2649.
3. Rastergar A, Soleimani M. Hypokalemia and hyperkalemia. *Postgrad Med J* 2001;77:759–764.
4. Clausen T. Hormonal and pharmacological modification of plasma potassium homeostasis. *Fundam Clin Pharmacol* 2010;24:595.
5. Gennari F. Current concepts: hypokalemia. *N Engl J Med* 1998;339(7):451–458.

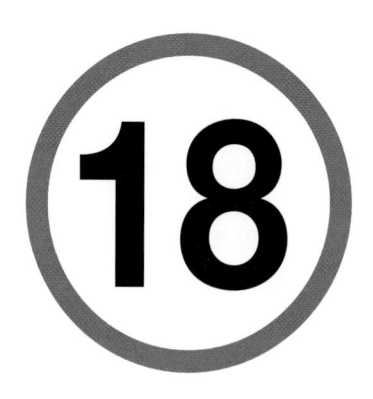

# ⑱ 画像診断における異常

## Diagnostic Imaging Abnormalities

*Enrique S. Fernandez*

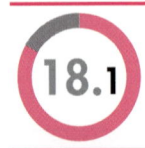

# 18.1 マンモグラフィ画像の異常
## abnormal mammogram

*Abbie Jacobs*

## 背景

乳癌(breast cancer)は，近年，皮膚癌を除く悪性腫瘍の中で最も多く認められ，米国女性におけるがん死亡原因の第2位になっている。マンモグラフィ検診の普及や治療の進歩により，乳癌の死亡率は減少している。最近ではスクリーニングに関してさまざまな推奨がなされ，偽陽性の影響が懸念されている。ほとんどの女性が，スクリーニングとして推奨されるか，あるいは乳房腫瘤に気づいてマンモグラフィを受けるので，臨床医は，マンモグラフィの役割とその結果に関して，患者と十分に話し合う能力が必要とされる。

## 病態生理

**A．病因** 乳癌の詳細な病因は不明であるが，細胞周期の調節における異常によると考えられている。乳癌は，遺伝的傾向をもつ場合があり，最も多い突然変異である *BRCA*1 と *BRCA*2 は，乳癌の5〜10％に認められる[1,2]。環境や食事への曝露が，単独で直接，特定の遺伝子突然変異と関連づけられたことはない。成長を増強する乳腺刺激性のホルモンが，標的細胞数や自然の突然変異の生じやすさに影響を与える。乳腺組織に特異的な幹細胞数は，若年期に決定されるが，これが乳癌のリスクに影響する。これらの分化は妊娠期間中に生じ，癌の発生を防ぐ[3]。

乳腺は，脂肪，結合組織，リンパ管，乳汁産生腺である小葉，小葉と乳頭をつなぐ乳管で構成される。乳癌は，乳管もしくは小葉から発生し，非浸潤性のこともあれば浸潤性のこともある。乳管癌が最も多く，そのうち浸潤性乳管癌が70％を占める[1,3]。非浸潤性乳管癌は，局在することがより多い一方，非浸潤性小葉癌は，乳腺にびまん性に分布する傾向がある。

浸潤性乳管癌は，閉経前あるいは早期更年期で頻度が高く，一列に配列した不均一な細胞からなっている。浸潤性小葉癌は均一な小型細胞からなり，基質に浸潤し，しばしば多中心性，両側性である。エストロゲン，プロゲステロン，HER2 (human epithelial growth factor receptor type 2，ハーセプチン蛋白受容体)が乳癌の腫瘍原性や制御にかかわっている。これらは予後の重要なマーカーでもあり，標的治療に用いられる。HER2過剰を発現する腫瘍は予後不良である[3]。

その他，乳癌のまれなタイプには，炎症性乳癌，髄様癌(若年女性)，葉状腫瘍，血管肉腫，粘液癌(高齢女性)，混合腫瘍，乳頭に浸潤するPaget病などがある。

**B．疫学** 乳癌は，主として女性にみられる疾患で，男性で検出されるのはわずか1％である[2]。米国の女性が生涯を通して浸潤性乳癌に罹患する割合は，およそ8人に1人で，乳癌で死亡する割合は約35人に1人である[3]。2011年の調査では，非浸潤性癌は57,650人，浸潤性癌は230,480人と推計された。乳癌による死亡は

39,520人と推計され，多くは50歳以上の女性であった[2]）。

乳癌に関連する多数の危険因子が同定されている。最もリスクが高いのは，65歳以上の女性，生検で証明された異型乳管過形成，$BRCA1/BRCA2$の遺伝子突然変異の発現，マンモグラフィでの高濃度乳房，乳癌の個人歴などである。中等度リスクには，骨密度の高い閉経後女性，胸部への高線量放射線被曝歴，内因性エストロゲンやテストステロンの高値，近親者に乳癌患者が2名いることなどがある。その他の危険因子には，アルコール摂取，長期にわたるエストロゲン曝露（早発初潮，閉経遅延），最近もしくは長期のエストロゲンとプロゲスチン服用，子宮内膜癌，卵巣癌，大腸癌の個人歴，閉経後の肥満ないしは体重増加，未産婦や30歳以降での初産，母乳栄養をしていない，などの妊娠関連因子があげられる。高身長，社会経済的地位が高いこと，アシュケナージ系ユダヤ人であることも乳癌の相対的リスクを高める[2,4]）。

乳房腫瘤の大多数は良性であるが，女性の乳腺腫瘤における乳癌の頻度は年齢とともに増加し，40歳以下の女性では1％，41〜55歳では9％，55歳以上では37％である[5]）。

## 評 価

**A. 病歴** 乳癌患者の大部分は危険因子をもっていない。にもかかわらず適切な病歴をとることは重要である。なぜならば，スクリーニングを推奨するにも，診断目的でも，患者の危険因子や症候が手がかりとなるからである。以下についてたずねる。乳癌や卵巣癌の家族歴，月経や妊娠，経口避妊薬の使用，以前のマンモグラフィ検査結果，癌の病歴や治療歴，肥満やアルコール摂取のようなライフスタイル関連事項。

乳房腫瘤患者の場合は，乳癌危険因子の評価に加えて，腫瘤がいつからあるのか，疼痛，皮膚の変化，赤みの有無，月経周期との関係，乳腺嚢胞，過去に腫瘤があったか，生検を受けたことがあるか，乳房もしくは腫瘤が急速に大きくなってきているかどうかについてたずねる。

**B. 身体診察** 乳房触診は簡便，安価であり，腫瘤があるときやマンモグラフィが使えない場合に特に重要である。乳癌のスクリーニング法としての自己乳房触診や臨床医による乳房診察については議論がある。マンモグラフィのみとマンモグラフィに乳腺触診を加えた場合を比較した研究結果では有意差はなく，自己乳房触診や臨床医による乳房診察のみを評価した研究はない。臨床医による乳房診察の感度は40〜69％で，自己乳房診察の感度は12〜41％である[1]）。

身体診察は乳房腫瘤患者の評価には不可欠であり，マンモグラフィないしは超音波による画像診断，吸引や生検による組織のサンプリングとともにトリプルアプローチの中の1つの柱である[5,6]）。乳房診察を行うのに最適な時期は，月経後7〜10日のホルモン変化が少ないときであるが，かといって診察を遅らせるのはよくない。診察では胸壁，乳房だけでなく，鎖骨下，腋窩リンパ節も含む。まず患者を座らせて両腕を体側に付けさせて，次いで，手を両側から上方へあげ，頭の後ろで組ませて，非対称な部分がないか，視診を行う。皮膚のくぼみやひきつれ，硬化，肥

厚にも注意する。つぎに横になって片腕を体側もしくは頭の上方にのばしてもらい，乳房の触診を行う。患者の乳房が大きな場合は，検査中，乳腺組織ができるだけ均一に分布するように，腋の下にタオルや枕を入れてみるのもよい。常に同じ順序で乳房全体を診察するほうがよい。臨床医は，表層から中間部，次いで深部へと触診を進めていく。肥厚や腫瘤部位がないか，また痛みがあるかどうか，軟らかいか硬いか，可動性があるか，固定されているか，などに注意を払う。患者が乳頭からの分泌物を訴えるときは，両乳頭を圧迫して出てくるのが片側か両側かをはっきりさせる。胸壁に沿って腋窩を注意深く触診し，リンパ節を触れるかどうか，固定されているかどうか，軟らかいか硬いか，などを確かめる。

**C. 検査** 乳房の評価方法はいくつかあるが，マンモグラフィのみが乳癌の死亡率を15％減少させることが報告されている[7]。スクリーニング目的のマンモグラフィは，無症状の女性に対して行われるが，診断的なマンモグラフィはスクリーニングマンモグラフィで異常を指摘されたか，臨床症状のある患者で特異的な所見を得るために行われる。マンモグラフィの感度は77〜95％，特異度は94〜97％で，陽性適中率は年齢や家族歴とともに上昇する[1]。

スクリーニング検査は，通常，それぞれの乳房のCCとMLO〔CC（Cranio-Caudal）は上下に乳房をはさんで行う撮影，MLO（Medio-Lateral Oblique）は斜め方向に乳房をはさんで行う撮影〕の2方向のみで行われる。補足的な別方向の撮影が，乳腺組織を完全に撮像にする場合やインプラントが入っている場合には必要となる。マンモグラフィ診断での追加の撮影法として，スポット圧迫撮影（拡大することもある）や接線方向撮影がある[8]。

スクリーニングの推奨内容は団体によってさまざまである。米国対がん協会，米国放射線学会，米国産婦人科学会は，40歳になればすべての女性が通常のスクリーニング検査を受けることを推奨している。米国予防医学特別専門委員会は，50〜74歳では2年に一度のスクリーニングマンモグラフィを推奨しており，40〜49歳および75歳以上の患者には，リスクと利点を医師と相談することを推奨している。*BRCA*突然変異の家族歴のある女性は，25歳から35歳の間に毎年のスクリーニングマンモグラフィを開始すべきである[1]。

MRIによるスクリーニングは，乳癌の検出においては，マンモグラフィより感度が高く，BRCA突然変異のある女性のスクリーニングに使用されるようになっている。MRIでは，より小さな腫瘤が検出できる。MRIの感度はマンモグラフィの感度より高いが，特異度は低い[9]。

BI-RADS（Breast Imaging Reporting and Data Systems）がマンモグラフィ画像の読影を標準化するために導入された。このレポートシステムはフォローアップ計画を立てる一助となる。BI-RADS 0は評価が不完全であることを意味し，放射線科医は以前の結果を参照するか追加検査を必要とする。BI-RADS 1, 2は，陰性とみなされ，1は正常で2は良性を意味する。BI-RADS 1, 2では通常のスクリーニング検査を続けていく。BI-RADS 3ではおそらく良性であるが短期間，すなわち6カ月後（その後1〜2年間は6〜12カ月ごと）のマンモグラフィによるフォローアップが推奨される。BI-RADS 4, 5では異常が疑われ，特に5は，その疑いが高い。診断確定には生検が必要である。BI-RADS 6は，治療開始が未決定の，生検

で証明された既知の悪性病変で[8]，確実に治療の開始が必要となる分類である。

　触知できる乳房腫瘤のある女性に対しては，追加の画像検査が必要となる。腫瘤が乳癌である可能性に応じて初期評価方法が異なる。最初の段階では，針吸引，超音波，診断的マンモグラフィを行うことになる。米国放射線学会は，触知できる腫瘤のある30歳以上の女性では，診断的マンモグラフィの後，超音波検査を追加することを推奨している。30歳以下の女性では，まず超音波検査を行う[10]。おのおのの検査結果で腫瘤が良性（正常乳腺組織，脂肪腫）か囊胞性か，充実性かを判断する。充実性のものは悪性が疑わしく，生検を要することがほとんどである。触知可能な乳房腫瘤が，生検の結果，乳腺症や単純囊胞，線維腺腫のような良性病変であることも多い。

### 診　断

異常マンモグラムは，経過観察を要する。追加検査には，マンモグラフィの撮像方向の追加や超音波での評価，MRIなどがある。触知できない異常病変に対しては，画像ガイド下の生検が用いられる。最もよく用いられるのは微小石灰化に対する定位的生検である。超音波で単純囊胞と診断できれば，穿刺吸引の適応であるが，充実性の腫瘤であれば，生検が必要となる。乳癌の組織診断では，癌が乳管由来か小葉由来であるのか，確立された治療計画につながるホルモン受容体があるかどうかを判断できる。

**訳者謝辞**
翻訳にあたっては京都民医連中央病院乳腺外科名嘉山一郎先生に専門医の視点からご助言，ご指導いただきました。この場で深甚の謝意を表します。

### ●文献

1. Nelson HD, Tyne K, Naik A, et al. *Screening for breast cancer: systematic evidence review update for the US Preventive Services Task Force (Internet).* Rockville, MD: Agency for Healthcare Research and Quality (US); 2009 Nov. (Evidence Syntheses, No. 74.)
2. American Cancer Society. Breast Cancer Facts & Figures 2011-2012. Atlanta: American Cancer Society, Inc.
3. Amin, S, Smith, MA. Breast cancer. *Essential Evidence Topics* Feb 14, 2012. Retrieved from http://www.essentialevidenceplus.com
4. Hauk, L. American College of Obstetricians and Gynecologists Updates Breast Cancer Screening Guidelines. *Am Fam Physician* 2012 Mar 15;85(6):654–655.
5. Kerlikowske, K, Smith-Bindman, R, Liung, BM, Grady D. Evaluation of abnormal mammography results and palpable breast abnormalities. *Ann Intern Med* 2003 Aug 19;139(4):274–284.
6. Klein S. Evaluation of palpable breast masses. *Am Fam Physician* 2005 May 1;71(9):1731–1738.
7. Wilkinson J, Effect of mammography on breast cancer mortality. *Am Fam Physician* 2011 Dec 1; 84(11):1225–1227.
8. ACR practice guidelines for the performance of screening and diagnostic mammography. Retrieved from http://www.acr.org/~/media/ACR/Documents/PGTS/guidelines/Screening_Mammography.pdf
9. Armstrong C, ACS recommendations on MRI and mammography for breast cancer screening. *Am Fam Physician* 2007 Jun 1;75(11):1715–1716.
10. Parikh JR, Bassett LW, Mahoney et al. Expert Panel on Breast Imaging. ACR Appropriateness Criteria® palpable breast masses. [online publication]. Reston (VA): American College of Radiology (ACR); 2009. 10 p. [42 references]

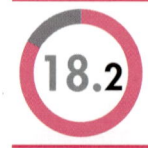

## 18.2 骨嚢腫　bone cyst

*Lauri Costello*

### 背景

単純骨嚢腫もしくは単房性骨嚢腫は，よくみられ，良性である。別の理由で行われたX線撮影で偶発的に，また病的骨折の潜在的な原因としてみつかる。通常は小児の上腕骨や大腿骨近位に認められる。動脈瘤様骨嚢腫は，頻度が少なく，良性であるが，局所的な骨破壊の原因となったり，潜在的な骨腫瘍と関連している場合もある。

### 病態生理

**A. 病因**　骨嚢腫(骨嚢胞，bone cyst)は，1942年，最初に報告されたが，その病因は依然としてよくわかっていない[1]。単純骨嚢腫は骨皮質を伸張させるが，骨膜が嚢腫の薄い外殻を被覆している。被膜が嚢腫を覆っており，隔壁が発達して，X線写真上複雑な形態となっている場合がある。成長する成長軟骨板に病変が及ぶと，長管骨の成長を抑えたり，遅らせたりする。成長板を巻き込んでいるとき，嚢腫は「活動状態」にあるとされる。骨成長の結果，成長軟骨板が嚢腫から離れ，成長軟骨板がもはや巻き込まれていない場合，嚢腫は「非活動状態」とされる[2]。

**B. 疫学**　ほとんどの単純骨嚢腫は5〜15歳の間に生じ，男性に，女性の2倍多くみられる。頻度の多い部位は上腕骨で，続いて大腿骨である[3]。すべての単純骨嚢腫のうち，75%がこの2カ所に発生する[3]。通常，単純骨嚢腫は近位骨幹端の中心に認められるが，骨端にみられる場合もある。どの骨にも発生しうるが，他に起きる可能性が高いのは腸骨と踵骨である。

動脈瘤様骨嚢腫は，10歳代に生じ，男性より女性により多くみられる[4]。上下肢，体幹，頭部のいずれの骨にも発生し，単純嚢腫が中心に位置するのに対して，偏心性に発生する傾向がある[5]。動脈瘤様骨嚢腫には血液が充満しており，出血が急速な拡大の原因となることがある。そして，急速な成長と骨破壊を起こす可能性が高いために治療を要することが多い。動脈瘤様骨嚢腫の中には自然に消退するものもあるが，治療後再発する場合もある[5]。

### 評価

**A. 病歴**　単純骨嚢腫は，嚢腫部の骨折がなければ，通常は無症状である。これらの骨折は，一般的には上腕骨近位か大腿骨近位に発生し，些細な動きでも，より大きな外傷でも起きる[6]。単純骨嚢腫では典型的でないが，動脈瘤様骨嚢腫を含む良性病変の急速な拡大は，感覚神経束が存在する骨膜を破壊するため，痛みを生じる。急速に拡大する動脈瘤様骨嚢腫では，局所の腫脹や，触知可能な腫瘤を生じる場合がある。

## B. 身体診察

何らかの変形および/または腫脹の原因となっている骨折がなければ，通常は単純骨嚢腫と関連する身体所見は認められない。骨折の場合，骨折に伴う神経血管障害を評価するための身体所見をとらなければならない。病変が成長軟骨板に近接，もしくは成長板を含んでいる場合は，上肢長の左右差が存在することがある。動脈瘤様骨嚢腫の急速な拡張による圧痛や腫脹は，身体診察で触知可能な腫瘤として気づかれる。

## C. 検査

単純X線撮影は，通常，単純骨嚢腫の診断を確立するのに必要な検査である。単純X線撮影では，骨膜反応や骨膜破壊のない薄い硬化性辺縁をもつ境界明瞭で限局性病変として観察される。病変は骨幹端の中心に位置して，隔壁をもち，液体で満たされている。大きな骨嚢腫は周囲の骨皮質を押し広げ，薄くするため，病的骨折のリスクが高くなる。脊柱や骨盤で嚢腫が疑われる場合や単純X線撮影で非典型的な嚢腫は，診断に必要な解剖学的詳細を明らかにするために，CT撮影やMRIが必要となる場合がある。関連する軟部組織病変が長管骨で疑われた場合，MRIは関連する腫瘤の有無を明らかにするのに有用である。

動脈瘤様骨嚢腫は周辺の骨を侵食する傾向があり，隔壁を有し，血液で充満されているため，単純X線撮影で，より侵襲的にみえる。また中心性ではなく，偏心性の傾向にある。動脈瘤様骨嚢腫は潜在的な病変と関連することが多く，潜在病変から発生すると信じる研究者もいる。こうしたことから，MRIは動脈瘤様骨嚢腫のさらなる評価において必要となることが多い[4]。

### 診 断

単純骨嚢胞の診断は，単純X線撮影によってなされる。もしX線撮影で指摘された骨嚢腫が疼痛や圧痛を伴い，軟部組織の腫瘤とも関連しているならば，MRIをオーダーすべきである。動脈瘤様骨嚢腫は悪性骨肉腫を含む潜在病変と関連しているため，そのような嚢腫（嚢胞）が疑われる場合は生検すべきである[7]。

**訳者謝辞**
翻訳にあたっては京都民医連中央病院整形外科東正一郎先生に専門医の視点からご助言，ご指導いただきました。この場で深甚の謝意を表します。

### ●文献

1. Jaffe HL, Lichtenstein L. Solitary unicameral bone cyst with emphasis on the Roentgen picture, the pathologic appearance and the pathogenesis. *Arch Surg* 1942;44:1004–1025.
2. Simple bone cyst. Boston Children's Hospital. Available at http://www.childrenshospital.org/az/Site642/mainpageS642P0.html
3. Randall RL, Hoang BH. Chapter 6. Musculoskeletal oncology. In: Skinner HB, ed. *Current diagnosis & treatment in orthopedics*, 4th ed. New York, NY: McGraw-Hill Medical, 2006. Available at http://www.accessmedicine.com/content.aspx?aID=2320059
4. Eastwood B, Gellman H. Aneurysmal bone cyst. eMedicine from Web MD 2011. Available at http://emedicine.medscape.com/article/1254784-overview
5. Anderson M. Aneurysmal bone cyst. Boston Children's Hospital; 2011. Available at http://childrenshospital.org/az/Site643/mainpageS643P0.html.
6. Melhman CT. Unicameral bone cyst. eMedicine from WebMD; 2011. Available at http://emedicine.medscape.com/article/1257331-overview#a01022.
7. Docquier PL, Delloye C, Galant C. Histology can be predictive of the clinical course of a primary aneurysmal bone cyst. *Arch Orthop Trauma Surg* 2012;130(4):481–487.

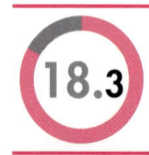

## 18.3 縦隔腫瘤 mediastinal mass

*Ronnie Coutinho and Enrique S. Fernandez*

### 背景

ほとんどの縦隔腫瘤(mediastinal mass)は，ルーチンのX線検査で偶然に発見される。悪性であることもしばしばあるため，縦隔と関連がありそうな症状があれば，すぐに原因検索をはじめることが重要である。縦隔腫瘤が疑われ，あるいは見つかった場合，縦隔の構成や区分についての知識があると鑑別診断を組み立てるのが容易になる。縦隔腫瘤の原因は多く，感染性疾患，良性の囊胞性病変から悪性疾患に至るまで幅広い。

**縦隔**は両側の胸腔にはさまれた胸郭内の空間である。腹側は胸骨から，背側は脊柱に至るまでの肺以外のすべての胸部臓器を含む。以前より，**前縦隔**(心膜の前方にある空間)，**中縦隔**(心膜とその内部を含む部分)，**後縦隔**(心膜の後方に位置する部分)に区分されている。腫瘤がどの区画内に存在するかを特定することは重要である。なぜなら前縦隔に存在する腫瘤はほかの区画のものよりも悪性の傾向が強いからである[1]。

### 病態生理

縦隔腫瘤の病態生理は，患者の年齢と腫瘤の存在部位によって決まる。胸部撮影では，気管の前方と心臓の後方に引かれた線が中縦隔に相当すると考えられている。椎体の前縁に引かれた線は後縦隔に相当する。異常が中縦隔と後縦隔のどちらに存在するのか，しばしば判然としないことがある。そのため，鑑別診断を考える場合に，2つの区画をまとめて扱うこともある。

**A. 前縦隔**　前縦隔には，胸腺，豊富な疎性結合組織，リンパ管，少数の前縦隔リンパ節，内胸動脈の分枝，胸骨心膜靭帯が含まれる。この領域には，胸腺病変(胸腺囊胞を含む)，リンパ増殖性病変，甲状腺病変，副甲状腺病変，胚細胞腫瘍がみられる。前縦隔にみられるその他の腫瘍には，リンパ管腫，血管腫，脂肪腫がある。結核やリンパ節炎のような感染性疾患も，サルコイドーシスのような非感染性疾患とともに考慮が必要である。よくある前縦隔の病変としては，胸腺腫，奇形腫(**類奇形性病変**とも呼ばれる)，リンパ腫，甲状腺病変がある[2]。

❶ **胸腺腫**　縦隔の腫瘍として最もよくみられ，偶然に発見されることが多い。胸腺腫以外の胸腺腫瘍としては，胸腺癌，胸腺リンパ腫，胸腺囊胞，胸腺脂肪腫がある。縦隔腫瘍全体の約25%が胸腺腫であり，前縦隔腫瘍の約半数を占めている。胸腺腫はおもに成人で，男女とも同等にみられ，小児ではまれである。胸腺腫の大部分(約80%)は良性病変である。

❷ **奇形腫**　前縦隔腫瘤として頻繁にみられるのが奇形腫(**類奇形性病変**とも呼ばれる)である。奇形腫は，若年成人にみられることの多い胚細胞腫瘍であり，胚葉

の異常に由来する。しばしば無症候性であるが，サイズが大きければ，隣接する構造物を圧排することで症状を呈することもある。組織学的にほとんどの奇形腫が外胚葉性の構造物(皮脂，毛髪，歯)を含んでいる。CTでは囊胞成分とともに石灰化領域を認める。奇形腫の治療は外科的切除であり，予後は非常によい。

❸ **リンパ腫**　前縦隔腫瘍全体の約10〜20%を占める。小児ではリンパ腫は縦隔腫瘍の約25%を占める。青年期では，急性リンパ芽球性リンパ腫が，通常は前縦隔腫瘍として発症し，しばしば胸腺病変を伴う。成人では，リンパ腫性の縦隔腫瘍の大部分が20〜40歳までの間にみられる。Hodgkinリンパ腫は，比較的若年の成人，特に女性に多く，前縦隔にみられることが最も多いリンパ性疾患の1つである。

❹ **甲状腺病変**　縦隔腫瘍としてみられる場合は，通常，前縦隔にまで範囲が及ぶ胸骨下甲状腺腫である。この甲状腺腫瘍は無症候性の場合もあるが，十分に大きい場合には，疼痛や嚥下障害をきたすこともある。患者のほとんどが女性で，通常は40歳以上で発症する。よくある種類の病変以外にも，さまざまな種類の囊胞性頸部腫瘍がみられ，組織学的にも胚形成的にも多様である。CTと核医学検査がその判別に有用である[3]。

**B. 中縦隔**　縦隔腫瘍全体の約20%が中縦隔に認められる。ここには心臓，心臓に出入りする大血管，気管分岐部，心膜，心膜周囲にある横隔神経，迷走神経の一部，食道，そして気管傍リンパ節と気管気管支リンパ節が含まれる。中縦隔に発生する病変には，大動脈瘤，上大静脈の拡張，肺動脈の拡張，奇静脈と半奇静脈の拡張/膨張がある。そのほか，リンパ腫，心臓腫瘍，心膜囊胞，転移性病変もこの領域の鑑別疾患に加える必要がある。

**C. 後縦隔**　縦隔腫瘍全体の約20〜25%が後縦隔に認められる。後縦隔には食道，胸部大動脈の下行部，胸管，迷走神経の一部，そしてリンパ節が存在する。神経原性腫瘍が，後縦隔で最も多数を占め，神経芽細胞腫，神経節神経腫，神経節芽細胞腫，神経線維腫，Schwann細胞腫，褐色細胞腫が含まれる[4]。頻度は減るが，傍神経節腫，神経内分泌腫瘍，巨大リンパ節過形成(Castleman病)もある。良性の間葉性病変としては脂肪腫，線維腫，粘液腫，平滑筋腫もみられる。悪性のものには，脂肪肉腫，線維肉腫，平滑筋肉腫などがある。

**D. 縦隔の拡大**　重要な原因として大動脈解離がある。その他の原因として大動脈破裂，胸骨骨折，肺挫傷，縦隔腫瘍，肺腫瘍，特発性の縦隔線維症，心タンポナーデ，漏出性大動脈瘤がある。リンパ腫や転移性病変も，縦隔拡大の原因となりうる。サルコイドーシスは，重要な自己免疫性の原因である。肺門リンパ節腫脹および/または縦隔拡大をきたす感染性の要因としては，結核菌，野兎病，百日咳，ウイルス性疾患(HIVとEpstein-Barrウイルス)，リケッチア感染症，水痘肺炎，真菌感染症(*Histoplasma*症，*Coccidioides*症を含む)，そして熱帯性好酸球増加症がある。炭疽とペストは，バイオテロの時代に重要な感染症である。縦隔拡大をきたすその他の原因としては，Goodpasture症候群，ヒスチオサイトーシスX，囊胞性線維症，特発性肺ヘモシデリン沈着症がある。最後に職業性肺疾患，例えば珪肺症，ベリリウム症についても考慮が必要である。

### 評 価

縦隔腫瘍の原因を特定するためには検査の施行に先立って，注意深い病歴聴取と身体診察を行うことが絶対に必要である。

**A. 病歴** 発熱，発汗，体重減少についての記載も含めて，全身症状の病歴は重要である。

**B. 身体診察** 診察時のバイタルサインを確認する。皮膚病変を点検し，皮膚蒼白や結膜貧血の徴候について評価する。頸部の診察で，甲状腺腫大，腫瘍，リンパ節腫大の有無を確認する。肺の聴診で，笛声音(wheezes)，断続性ラ音(crackles)，類鼾音(rhonchi)，胸膜摩擦音の有無を確認する。心膜摩擦音の聴取につとめる。腹部の診察では，肝臓，脾臓の腫大を評価する。尿生殖器系と骨盤の診察では睾丸および/または陰嚢の腫瘍，卵巣腫瘍について調べる。リンパ節腫脹(転移性病変，HIV その他のウイルス感染症に由来するものや，リンパ腫を疑った場合)については，局所的なものも全身的なものについても，同様に気をつけておくべきである。病的リンパ節腫脹(径 1 cm 以上，最低 4 週間持続)の重要性について認識すべきである。

**C. 検査**

❶ **臨床検査** ルーチン検査では，白血球分画を含めた全血球計算(CBC)，赤血球沈降速度(ESR)，考えられる病変に特異的な検査を行う。これらの検査には，乳酸デヒドロゲナーゼ(LDH)，αフェトプロテイン(AFP)，ヒト成長ホルモン(GH)β分画，血清カルシウム(s-Ca)，パラトルモン(副甲状腺ホルモン：PTH)，γグロブリン，血清抗アセチルコリン受容体抗体，精製ツベルクリン蛋白体(PPD)皮膚テスト，HIV 抗体検査などがある。疑わしい，あるいは病的な末梢リンパ節には生検が必要である。

❷ **画像検査** CT は，縦隔腫瘍の部位や性状を正確に把握するのに非常に有用であり，診断の手がかりとなる[5]。CT は，単純 X 線撮影に比べて結核や真菌感染症から生じたリンパ節の石灰化の検出に優れている[6]。MRI は，縦隔腫瘍の評価に用いられることはやや少ないが，患者の上大静脈の閉塞や大動脈瘤，胸腔内の大血管や神経原性腫瘍の評価の手助けとなる。化学シフト解析 MRI が胸腺病変の鑑別に利用されることがある[7]。経胸壁超音波検査は成人および小児の胸腺の評価に有用であり，また縦隔腫瘍が囊胞性か充実性かの判別を容易にする。さらには心臓腫瘍と心周囲の腫瘍との判別にも役立つ。上部消化管バリウム造影検査(食道造影)と超音波内視鏡検査は，中縦隔腫瘍や食道腫瘍，食道に隣接するリンパ節の評価に有用な補助検査法である[6]。

❸ **生検** 疑わしいあるいは病的な末梢リンパ節では，生検が必要である。

### 診 断

**A.** 縦隔の拡大をきたしうる病態は多数ある。疑わしい病変の評価では，縦隔由来か，それとも肺や胸膜および胸壁由来かを鑑別する手がかりを探すべきである。辺縁不整，結節性，または放射状の辺縁をもつ腫瘍は，肺に生じる傾向があり，基底部の広い辺縁平滑な腫瘍は縦隔や縦隔胸膜に生じる傾向にある。

**B.** 確定診断を得るには，縦隔腫瘍の生検が必要となる。組織学的診断は，さらに特異的な臨床検査や画像診断の選択に結び付く。組織診断は，病期の決定や特異的な状態に対する治療の選択肢を提示するためにも重要である。

**訳者謝辞**
翻訳にあたっては京都民医連中央病院呼吸器内科長谷川功先生に専門医の視点からご助言，ご指導いただきました。この場で深甚の謝意を表します。

### ●文献

1. Davis RD Jr, Oldham HN Jr, Sabiston DC Jr. Primary cysts and neoplasms of mediastinum; recent change in clinical presentation, methods of diagnosis, management and results. *Ann Thorac Surg* 1987;44(3):229–237.
2. Suto Y, Araya S, Sakuma K, et al. Myasthenia gravis with thymic hyperplasia and pure red cell aplasia. *J Neurol Sci* 2004;224(1–2):93–95.
3. Lev S, Lev MH. Imaging of cystic lesions. Department of Radiology, Nassau County Medical Center, East Meadow, New York, USA. *Radiol Clin North Am* 2000;38(5):1013–1027.
4. Topcu S, Alper A, Gulhan E, et al. Neurogenic tumors of the mediastinum: a report of 60 cases. *Can Respir J* 2000;7(3):261–265.
5. Hoerbelt R, Keunecke L. The value of a noninvasive diagnostic approach to mediastinal masses. *Ann Thorac Surg* 2003;75(4):1086–1090.
6. Armstrong P, Padley S. *Grainger & Allison's diagnostic radiology: a textbook of medical imaging,* 5th ed. New York, NY: Churchill Livingstone, 2008.
7. Inaoka T, Takahashi K, Mineta M, Yamada T, Shuke N, Okizaki A, Nagasawa K, Sugimori H, Aburano T. Thymic hyperplasia and thymus gland tumors: differentiation with chemical shift MR imaging. *Radiology* 2007;243(3):869.

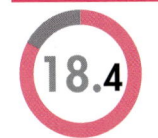

## 18.4 骨減少症 osteopenia

*Iriana Hammel*

### 背景

骨減少症(osteopenia)は，骨粗鬆症の前段階で，骨量の低下，骨組織の微細構造の劣化が特徴とされる。骨の脆弱性が増強すると骨折の頻度の増加につながる[1]。

生涯を通して，古くなった骨は個々の部位で破骨細胞によって吸収され，骨芽細胞によって新しい骨に置き換えられている。この過程はリモデリングとして知られている。骨細胞によって，修復を要する特定の部位にリモデリングが組織的にかつ集中して行われる[2,3]。リモデリングでの必要性に対して相対的に破骨細胞が過剰供給されるか，修復の必要性に対して相対的に骨芽細胞が供給不足になることが骨粗鬆症におけるおもな病態生理的変化である[2,4,5]。骨強度の減少に影響する他の因子としては，骨サイズが小さいことや，長くのびた大腿骨頸部のような不都合な構造，劣化した微細構造，骨質の劣化，骨細胞の機能低下があげられる[2]。

骨粗鬆症は，骨折のリスクを増やし，QOLの低下や自立度の低下，疾病罹患や死亡率の増加につながる。脊椎の圧迫骨折からくる疼痛，後弯，身長低下，体型の変化は，女性でも男性でもQOLを低下させる[6]。

そのような患者を早期に見定め，治療することは，個人もしくは社会全体のコストダウンにつながる[1]。

### 病態生理

**A. 病因** 破骨細胞の活性と骨芽細胞活性との間の不均衡が，年齢や病気に関連した状態により生じる。これは原発性および続発性骨粗鬆症とに分類される。

**❶ 原発性骨粗鬆症** 原因を同定できない原発性骨粗鬆症がこれらの中で最も多く，これには若年性と原因不明の骨粗鬆症が含まれる[7]。原因不明の骨粗鬆症は，閉経後(タイプⅠ)と年齢関連(タイプⅡ)にさらに分類される。

a. 若年性骨粗鬆症は，まれなタイプで小児や若年成人の男女に発生する。これらの患者の性腺機能は正常であり，発症は，通常8〜14歳である。若年性骨粗鬆症の特徴は，外傷に引き続き急激な骨痛および/または骨折が発症することである[7]。

b. タイプⅠ骨粗鬆症(閉経後骨粗鬆症)は，50〜65歳の女性に発症し，加速的な骨質喪失が特徴である。初期は海綿骨から発症し，前腕遠位や椎体の骨折がよくみられる[7]。

c. タイプⅡ骨粗鬆症(年齢関連，高齢)は，70歳以上の女性，男性に発症し，年齢とともに骨質の喪失が認められる。皮質骨，海綿骨に骨折が生じる。手首や脊椎の骨折に加えて，股関節の骨折がタイプⅡの骨粗鬆症患者ではよくみられる[7]。

**❷ 続発性骨粗鬆症** 続発性骨粗鬆症は，何らかの基礎疾患や欠乏症，薬物が原因で起こる骨粗鬆症である。男性および閉経前女性だけでなく，閉経後女性の3分の1が骨質低下の原因を併せもっている[8,9]。骨粗鬆症に至る病態には以下のようなものがある。

a. 遺伝的(先天的)：嚢胞性線維症，Ehlers-Danlos症候群，糖原病，Gaucher病，ヘモクロマトーシス，ホモシスチン尿症，低ホスファターゼ症，特発性高カルシウム尿症，Marfan症候群，Menkesよじれ毛症候群，骨形成不全症，ポルフィリン症，Riley-Day症候群，性腺機能低下状態(次項参照)[7]。

b. 性腺機能低下状態：男性ホルモン非感受性，神経性食欲不振症/過食症，女性アスリート三徴(訳注：無月経，骨粗鬆症，エネルギー不足)，高プロラクチン血症，汎下垂体機能低下症，早発閉経，Turner症候群，Klinefelter症候群。

c. 内分泌異常：先端巨大症，副腎機能不全，Cushing症候群，エストロゲン欠乏，糖尿病，副甲状腺機能亢進症，甲状腺機能亢進症，性腺機能低下症，妊娠，プロラクチノーマ[7,10,11]。

d. 欠乏状態：カルシウム，マグネシウム，ビタミンD，蛋白欠乏[11,12]，セリアック病，吸収不良，栄養不良，原発性胆汁性肝硬変，肥満の手術後状態，胃切除後状態，長期の非経口栄養[7]。

e. 炎症性疾患：炎症性腸疾患，強直性脊椎炎，関節リウマチ，全身性エリテマトーデス[7]。

**f．血液，腫瘍性疾患**：ヘモクロマトーシス，血友病，白血病，リンパ腫，多発性骨髄腫，鎌状赤血球貧血，全身性肥満細胞症，サラセミア，転移性疾患[7]。

　骨量低下をきたす，もしくは原因となる薬物治療には，抗てんかん薬，抗精神薬，抗レトロウイルス薬，アロマターゼ阻害薬，化学療法薬，移植治療関連薬，フロセミド，コルチコトロピン，プレドニゾン（5 mg 以上を 3 カ月間）などのグルココルチコイド，ヘパリン（長期間），ホルモン／内分泌治療薬〔性腺刺激ホルモン放出ホルモン（GnRH）作動薬，黄体形成ホルモン放出ホルモン（LHRH）アナログ〕，メドロキシプロゲステロンのデポー製剤，過度の甲状腺サプリメント，リチウム，メトトレキサート，選択的セロトニン再取り込み阻害薬（SSRI）[7,10]。

　骨粗鬆症のさまざまな原因としては，アルコール多飲，アミロイドーシス，慢性代謝性アシドーシス，うっ血性心不全，抑うつ，肺気腫，慢性および末期腎不全，多発性硬化症，慢性肝疾患，HIV/AIDS，特発性カルシウム尿症，特発性側弯，不動，多発性硬化症，組織褐変症，臓器移植，妊娠／授乳，サルコイドーシス，無重力状態[7]。

**B．疫学**　米国骨粗鬆症財団（National Osteoporosis Foundation）によると，1,000 万人の米国人が骨粗鬆症に罹患していると報告されている。また 3,400 万人が，骨粗鬆症に対するリスクの高い骨減少症になっている[13]。毎年米国では，150 万人が骨粗鬆症を背景とする骨折を発症している。これらのうち 70 万人は脊椎に，30 万人は股関節に，20 万人は手首に発症している。その他の骨折は体の対側に起こっている。これらの骨折の治療に関係するコストは非常に高額である（2012 年は 190 億ドル，2025 年は 250 億ドルと概算）[13]。骨減少症や骨粗鬆症に対する危険因子は，年齢，白色人種，アジア人種，女性，カルシウムもしくはビタミン D の摂取不足，カフェインもしくは塩分の過剰摂取，アルコール，喫煙，転倒，虚弱体質，座位の多い生活習慣，エストロゲン欠乏の女性，テストステロン欠乏の男性などである。

## 評　価

**A．病歴**　無月経，妊娠，授乳，経口避妊薬の使用と詳細な月経に関する病歴は，すべての女性から聴取すべきである。既往歴，慢性疾患，転倒や骨折，摂食障害，体重減量手術，カルシウムやビタミン D の摂取，アルコール，タバコ，カフェイン，座位時間の長い生活習慣，骨粗鬆症の家族歴，ある特定の処方内容，すなわちステロイド，抗てんかん薬，プロトンポンプ阻害薬，抗うつ薬，化学療法薬に関して，すべての患者から聴取すべきである。男性患者には，テストステロン欠乏を示唆する症状に関する質問を行う。潜在的な脊椎圧迫骨折を意味している場合もあるため，身長が低下していないか，すべての患者から聴取すべきである。

**B．身体診察**　脊柱の異常な弯曲（特に後弯）や非対称な傍脊柱筋，骨の変形などがないか，評価しなければならない。

　歩行，姿勢，バランスなどの評価をしなければならない。圧痛は，脊椎の骨折を示唆することもあり，脊椎の触診もすべきである。またすべての患者に対して，摂食障害や栄養不良がないか調査すべきである。そして男性患者はテストステロン欠

乏の徴候がないか，評価すべきである。
## C. 診断のための検査
❶ **臨床検査** 以下の検査が基礎状態を評価したり，二次性の骨粗鬆症の除外をするうえで行われる。全血球計算，電解質，カルシウム，リン，クレアチニン，肝機能，甲状腺刺激ホルモン値，25-ヒドロキシビタミンD値[7]。

続発性の原因を評価するために行われる他の検査としては，高カルシウム尿症を評価するための24時間尿中カルシウム，インタクトPTH，甲状腺刺激ホルモン値，テストステロン値，性腺刺激ホルモン値，赤血球沈降速度，C反応性蛋白，尿中コルチゾール，デキサメタゾン抑制試験，血清蛋白電気泳動，尿中蛋白電気泳動，セリアック病に対する抗グリアジン抗体と抗筋内膜抗体，肥満細胞症に対する血清トリプターゼ，血液疾患が疑われた場合の骨髄生検がある[7]。

❷ **画像検査** 画像検査の選択肢としては単純X線撮影，骨密度測定法(デンシトメトリー)，単光子吸収法，二光子吸収法，二重エネルギーX線吸収測定法(dual-energy X-ray absorptiometry：DEXA)，定量的CT法(QCT)，MRI，骨シンチグラフィ，単光子放出コンピュータ断層撮影(single-photon emission computed tomography：SPECT)がある[7]。

すべての画像検査の中でDEXAは骨塩密度評価において標準的な方法である[14,15]。

a. **DEXA**：骨塩密度は骨折リスクの最もよい指標である。米国予防サービス特別委員会(U. S. Preventive Services Task Force)は，以下のような患者に骨塩密度測定を推奨している[16]。
  i. 65歳以上で，以前の骨折歴や続発性骨粗鬆症の要因のない女性[16]
  ii. 65歳未満で，"10-year fracture risk*"が，さらなる骨折リスクのない65歳白人女性と同等かあるいはそれ以上の女性[16]

b. 単純X線撮影は，骨折がすでに疑われたり，患者の身長が1.5インチ(約38 mm)以上低くなった場合は必要である。骨密度測定と同等の正確さはなく，骨粗鬆症が皮質骨に及ばない限り，変化をとらえられない。したがって骨粗鬆症を診断するための鋭敏さには欠ける検査とみなされている[7]。

c. QCTは，より高価で相対的に再現性に乏しく，DEXAより高い放射線量を必要とする。骨密度における小変化を検出するために繰り返し測定を要する場合は理想的な方法ではない。結果的にQCTはほとんど使用されていない[7]。

d. SPECTは，骨の撮像技術の1つで，平面的な骨シンチグラフィより，画像のコントラストをつけ，正確な病変の位置を同定することに役立つ。SPECTは大きくおよび/または解剖学的に複雑な骨構造の中の骨病変の位置を正確に同定が必要なときに有用である[7]。

---
***原書注** 2008年にWHO特別委員会が骨折リスク評価方法として紹介したもので，未治療の女性あるいは男性で容易に入手できる骨折の臨床的な危険因子を使って，骨密度情報の有無にかかわらず，股関節部の骨折あるいは主たる骨粗鬆症性骨折(股関節，脊椎，肩関節，手関節)が10年間に起こる可能性を見積もるもの[17]。

e. 踵骨の定量的な超音波検査は，安価で携帯可能な方法である．被曝をしない利点もあるが，他の画像法より精密さに欠ける[7]．
f. MRIは，急性骨折の検出においては選択される画像検査である．脊椎の骨折が急性か陳旧性かを識別したり，大腿骨近位部の潜在性疲労骨折を識別する際に有用である[7]．
g. 骨シンチグラフィは，非特異的な方法であるが，圧迫骨折のような骨の異常を検出するには鋭敏である[7]．

❸ **骨代謝の生化学マーカー** 骨代謝の生化学マーカーは，骨形成と骨吸収を反映している[7]．

骨形成の血清マーカー(骨芽細胞産生物)では，骨型アルカリホスファターゼ(BAP)，オステオカルシン(ucOC)などが，最近，測定可能となっている．骨吸収の血清マーカーでも，Ⅰ型コラーゲン架橋Cテロペプチド(CTX)，酒石酸抵抗性酸性ホスファターゼ(TRACP-5b)などが，測定可能となっている[7]．

尿中の骨吸収マーカー(骨芽細胞産生物)には，ヒドロキシプロリン，ピリジノリン(PYR)，デオキシピリジノリン(DPD)，Ⅰ型コラーゲン架橋Nテロペプチド(NTX)，Ⅰ型コラーゲン架橋Cテロペプチド(CTX)などがある[7]．

解析自体や，解析間の変動が大きいため，これらの生化学マーカー使用には，議論の余地がある．骨粗鬆症の評価と治療におけるこれらのマーカーの臨床的有用性に関してはさらなる研究を要する[7]．

## 診 断

微細構造の評価には，骨生検が必要であるが，日常臨床ではルーチンには行われていない．ゆえに骨密度評価が骨粗鬆症の診断のゴールドスタンダードである[19]．

WHOは，白人女性での骨密度測定に基づき，骨減少症と骨粗鬆症の定義と診断基準を以下に示している．

**A. 骨減少症** 骨密度が若年成人女性の平均より1〜2.5 SD以下の間．
**B. 骨粗鬆症** 骨密度が若年成人女性の平均より2.5 SDもしくはそれ以下．

低骨密度の診断的な所見は非特異的であり，多くの病因を有しうる．考慮すべき重要な点は，臨床では骨密度の測定がなくても，脆弱性に基づく骨折があれば骨粗鬆症と診断されることである[18]．

**訳者謝辞**
翻訳にあたっては京都民医連中央病院整形外科東正一郎先生に専門医の視点からご助言，ご指導いただきました．この場で深甚の謝意を表します．

## ●文献

1. Duque G, Troen BR. Chapter 117. Osteoporosis. In: Halter JB, Ouslander JG, Tinetti ME, Studenski S, High KP, Asthana S, eds. *Hazzard's geriatric medicine and gerontology*, 6th ed. New York, NY: McGraw-Hill; 2009.
2. Manolagas SC. Pathogenesis of osteoporosis, Up-to-Date, August, 2012, Topic # 2044 version 8.0, http://www.uptodate.com/contents/pathogenesis-of-osteoporosis?source=search_result&search=pathogenesis+of+osteoporosis&selectedTitle=1%7E150

3. Xiong J, Onal M, Jilka RL, et al. Matrix-embedded cells control osteoclast formation. *Nat Med* 2011;17:1235–1241.
4. Manolagas SC. Birth and death of bone cells: basic regulatory mechanisms and implications for the pathogenesis and treatment of osteoporosis. *Endocr Rev* 2000;21:115.
5. Manolagas SC, Kousteni S, Jilka RL. Sex steroids and bone. *Recent Prog Horm Res* 2002;57:385.
6. Lindsay R, Cosman F. Chapter 354. Osteoporosis. In: Longo DL, Fauci AS, Kasper DL, Hauser SL, Jameson JL, Loscalzo J, eds. *Harrison's principles of internal medicine,* 18th ed. New York, NY: McGraw-Hill, 2012.
7. Dana Jacobs-Kosmin, MD, Sucharitha Shanmugam, MD; Chief Editor: Herbert S Diamond, MD. Osteoporosis (Medscape).
8. [Guideline] American Association of Clinical Endocrinologists medical guidelines for clinical practice for the prevention and treatment of postmenopausal osteoporosis: 2001 edition, with selected updates for 2003. *Endocr Pract* Nov-Dec 2003;9(6):544–564. [Medline].
9. Kelman A, Lane NE. The management of secondary osteoporosis. *Best Pract Res Clin Rheumatol* Dec 2005;19(6):1021–1037. [Medline].
10. Greenspan SL, Korytkowski M, Resnick NM. Chapter 23. Geriatric endocrinology. In: Gardner DG, Shoback D, eds. *Greenspan's basic & clinical endocrinology,* 9th ed. New York, NY: McGraw-Hill, 2011.
11. Mann GB, Kang YC, Brand C, Ebeling PR, Miller JA. Secondary causes of low bone mass in patients with breast cancer: a need for greater vigilance. *J Clin Oncol* Aug 1 2009;27(22):3605–3610. [Medline].
12. Holick MF. Vitamin D deficiency. *N Engl J Med* Jul 19 2007;357(3):266–281. [Medline].
13. National Osteoporosis Foundation. *Clinician's guide to prevention and treatment of osteoporosis.* Available at http://www.nof.org/professionals/clinical-guidelines. Accessed January, 2011.
14. Gosfield E 3rd, Bonner FJ Jr. Evaluating bone mineral density in osteoporosis. *Am J Phys Med Rehabil* May-Jun 2000;79(3):283–291. [Medline].
15. Curtis JR, Carbone L, Cheng H, Hayes B, Laster A, Matthews R, et al. Longitudinal trends in use of bone mass measurement among older Americans, 1999-2005. *J Bone Miner Res.* Jul 2008;23(7):1061–1067. [Medline]. [Full Text].
16. U.S. Preventive Services Task Force. Screening for Osteoporosis: U.S. Preventive Services Task Force Recommendation Statement. *Ann Intern Med* Jan 17 2011;[Medline].
17. Michael K. Screening for osteoporosis, Up-to-Date, August, 2012
18. Rosen H, Drezner C. Diagnosis and evaluation of osteoporosis in postmenopausal women, Up-to-Date, August, 2012.
19. Resnick D, Kransdorf M. Osteoporosis. In: Bone and Joint Imaging. 3rd ed. 2005:551.

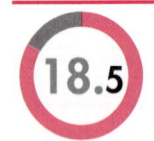

## 18.5 孤立性肺結節
### solitary pulmonary nodule
*Scott Ippolito*

### 背景

孤立性肺結節(solitary pulmonary nodule，円形陰影ともいわれる)は，よくみられる臨床上の問題である[1]。登録者が肺悪性腫瘍のハイリスクである場合の肺癌スクリーニング検査では，孤立性肺結節の有病率には8〜51％の幅がある[2]。通常は，胸部単純X線撮影やCTで偶発的にみつかる[3]。孤立性肺結節は，放射線撮影では孤発性の不透明部位であり，球状に周囲と境界を有する。3cm以下で，通気された肺に取り囲まれており，無気肺や肺門部拡大，胸水とは異なる。1つの結節が腫瘤と呼ばれるときの大きさはあいまいであるが，3cmがよく用いられている。孤立性肺結節の検出を追及する際の最大の問題は，その病変が悪性であるかどうかということである。臨床医は，以下の3つのどの方法を用いるか決める必要がある。

継続的な X 線撮影でのモニタリング，生検，直接切除。理想的には，すべての悪性腫瘍は確実に切除し，治療の必要のない良性結節の切除を避けることである。

### 病態生理

肺結節は，良性，悪性の両方の可能性がある。すべてのタイプの肺癌は，初期には孤立性結節として認められ，その中には原発性肺癌，カルチノイド，転移性が含まれる。良性には，炎症(肉芽種，細菌感染，膿瘍など)，良性の新生物(過誤腫，血管腫など)，先天性(気管支嚢胞など)，その他の原因(アミロイド，サルコイドーシス，関節リウマチ，肋骨骨折)がある[4,5]。

### 評 価

**A. 病歴** 病歴は診断確定には決定的ではないが，良性か悪性かを判断する際の手助けとなる。孤立性肺結節が悪性である可能性は**年齢**とともに増加する。40 歳未満では悪性の可能性は 3％以下であるが，60 歳以上になると悪性の可能性は 50％以上となる。肺癌の他の**危険因子**には，喫煙歴，アスベスト曝露，家族歴，以前の悪性疾患の診断歴が含まれる。**放射線学的特徴**は，結節が悪性かどうかの予知をする際に有用である。2 cm 以上であれば，悪性である可能性は 50％である[6]。以前の画像を振り返れば，病変の進行に関して重要な情報が得られる。悪性の病変は，20～400 日の間に倍増時間があり，結節の体積が 2 倍になることはその長さが 30％増加することに相当する[3]。良性病変は，感染症にみられる倍増時間が 20 日以下のようなたいへん急速な進行率をもつか，きわめて長い倍増時間をもつかである。現在，存在していて，2 年間変わらない結節は，ほぼ間違いなく良性である。

**B. 身体診察** 発熱があれば，感染症の可能性が高まる。結核，サルコイドーシス，関節リウマチなどのある特定疾患の肺外病変は診断のきっかけとなることがある。身体所見から得られる恩恵は限られている。

**C. 検査** 結節が単純 X 線撮影でみつかった場合，さらなる検査としては，CT，気管支鏡，針吸引や生検，PET(陽電子放射断層撮影法：positron emission tomography)，切除のための胸腔鏡もしくは開胸がある。MRI は，孤立性肺結節の評価には不向きである[5]。

❶ CT は，単純 X 線撮影ではわからない小結節を検出できる点で有用である。多発結節があれば，以前に悪性新生物の既往や転移性疾患の可能性がある場合を除いて良性のことが多い。結節内に石灰化が点在もしくは偏心性にある場合は，悪性が考えられ，それ以外の特徴がある場合は，良性が考えられる[5]。悪性の病変は，より不規則で毛羽立ちのある境界をもつ傾向がある一方，良性病変は相対的になめらかではっきりした境界をもつ。CT でスリガラス様陰影(ground glass appearance)のある結節は悪性のことが多く，そのような結節があればおおよそ 20～60％が悪性であるという報告もある[5]。良性病変は CT 値の計測でより高い Hounsfield 単位(HU)をもつ傾向があるが，良性と悪性の明確な区切りは存在しない。

❷ **ファイバー気管支鏡検査**は，大きな中枢部の結節の診断に有用な手段である。

しかしながら、小さな孤立性肺結節や末梢病変にはそれほど有用ではない。ブラシもしくは気管支鏡下生検による2 cm以下の末梢小病変の診断能は33％で、2 cm以上となると62％となる。透視や気管支内超音波が利用可能な部位では、病変がどこにあるかをはっきりさせるには有用で、70％以上で診断能が向上する。

❸ **経皮的針吸引**（細針吸引生検ともいわれる）は、透視かCTを使用して胸壁を通して行われ、病変の位置に針を導く。細胞診の検体が得られるが、組織中核部の検体は得られない。診断能は、2 cm以下の末梢病変で60％、3 cm以下の末梢病変で64％である。特定の良性疾患の診断を確立するよりも悪性疾患であることを確証するのに有用である。気胸の合併がありうる[7]。

❹ **経皮的針生検**は、穿刺針を使用して組織中核部を得る方法で、良性結節の診断能を改善する。中核部の検体を多く得るにはこの手技を要するが、合併症には出血、気胸があり、それぞれ生検の1％と15％に生じる[8]。

❺ **PET**では、フルオロデオキシグルコース（fluorodeoxyglucose：FDG）が生物学的マーカとして用いられ、悪性と良性の区別の手助けとなりうる。これは癌の代謝が活発で、FDGをどんどん取り込むからである。偽陽性が、感染性肉芽種や炎症のように代謝の活発な結節でみられることがある[9]。偽陰性が、PETの限られた分解能のために生じることがある。これは画像構成が約8 mm以下の場合で、約1 cm以下の悪性病変は検出できない。またカルチノイド、気管支肺胞上皮癌などのいくつかの腫瘍は代謝率が低く、見逃す可能性がある[10]。PETのさらなる利点は、もし結節が悪性であれば病期決定のデータも得られることである。

❻ **VATS**（video-assisted thoracic surgery：ビデオガイド下胸腔鏡下肺手術）は、病変が胸膜表面に近ければ外科的に切除を行う方法である。一方、開胸は、より病的な状態の際に行われる。VATSと開胸は、ともに診断的かつ治療的な手技である。しかし、これらは侵襲的で出血や気胸などの合併症を伴うことがある。

### 診 断

通常、孤立性肺結節の初期診断は、単純X線撮影かCTで行われる。鑑別診断には、原発性あるいは転移性の肺悪性腫瘍があげられる。さらなる評価やモニタリングの必要性は臨床状況による。比較のために、できる限り過去の画像を取り寄せなければならない。連続した画像検査で明らかに大きくなっている腫瘤は、切除されるべきである[5]。2年以上変化していない腫瘤はほぼ間違いなく良性である。最善の初期対応が何かに関しては、かなりの意見の相違があるが、個別対応すべきであることについては合意が得られている。1つのアプローチとして、臨床医の印象やその後の臨床状況および放射線学的特徴をもとに、低、中、高の3つの悪性度を決める方法がある。

**A．** 結節が低悪性度である場合には、CTで経過観察する（拡大が容易に検出できるので、胸部単純X線撮影よりCTが望ましい。特に高分解能CTで解像度が

0.5 mm であることと比較して，胸部単純 X 線撮影では，3〜5 mm の陰影の拡大が検出のために必要である[3])。

**B.** 1 cm 以下で中等悪性度の結節は，CT で経過観察する。

**C.** 1 cm もしくはそれ以上で中等悪性度の結節は，PET で評価されなければならない。PET で否定的な結節は CT で経過観察し，陽性の結節は切除すべきである。

**D.** 高度の悪性度の腫瘤は切除されるべきである。

以下のガイドラインは Fleischner 胸部画像学会により提言され，結節の大きさや肺癌のリスクをもとに，CT 検査の頻度を推奨している[6])。患者は，もし病歴，喫煙歴や他の危険因子がなければ，低リスクとみなされる。そうでなければ，高リスクとみなされる。

❶ 4 mm 以下の結節に対しては，もし患者が低リスクであれば CT の必要はない。高リスク患者は 12 カ月後に CT を施行して，結節が変化なければさらなるフォローアップの必要はない。

❷ 4〜6 mm の結節に対しては，患者が低リスクであれば CT は 12 カ月後に行うべきである。結節の変化がなければ，さらなる経過観察の必要はない。高リスク患者では，もし結節の変化がなければ，6〜12 カ月と 18〜24 カ月で CT を行うべきである。

❸ 6〜8 mm の結節に対しては，結節の変化がなく，低リスクであれば CT を 6〜12 カ月と 18〜24 カ月で施行すべきである。高リスクであれば，3〜6 ヵ月，9〜12 ヵ月，24 カ月で CT を施行すべきである。

❹ 低リスクであっても，8 mm 以上の結節に対しては，もし変化がなければ 3,6, 9, 24 カ月で施行しなければならない。

臨床的な特徴や放射線学的な特徴から，病変が良性か悪性か十分な証拠が得られなければ，結節を精査するかどうか，またどのように行うかを決める際に呼吸器科医に相談することが大切である。結節のサンプル抽出は気道(気管支鏡)，胸壁(経皮的吸引，生検)を介して行われる。

**訳者謝辞**
翻訳にあたっては京都民医連中央病院呼吸器内科長谷川功先生に専門医の視点からご助言，ご指導いただきました。この場で深甚の謝意を表します。

### ◉文献

1. Libby DM, Smith JP, Altori NK, et al. Managing the small pulmonary nodule discovered by CT. *Chest* 2004;125:1522.
2. Wahidi NM, Govert JA, Goudar RK, et al. Evidence for the treatment of patients with pulmonary nodules: when is it lung cancer? *ACCP evidence-based clinical practice guidelines*, 2nd ed. *Chest* 2007;132:94S.
3. Ost D, Fein AM, Feinsilver SH. Clinical practice. The solitary pulmonary nodule. *N Engl J Med* 2003;348:2535
4. Winer-Muram HT. The solitary pulmonary nodule. *Radiology* 2006 Apr;239(1):34–49.
5. Gould MK, Fletcher J, Iannattoni MD, et al. American College of Chest Physicians. Evaluation of patients with pulmonary nodules: when is it lung cancer? ACCP evidence based clinical practice guidelines, 2nd ed. *Chest* 2007;132:108S–130S.
6. MacMahon H, Austin JH, Gordon G, et al. Guidelines for management of small pulmonary nodules detected on CT scans: a statement from the Fleischner Society. *Radiology* 2005;237:395.

7. Ost D, Fein A. Evaluation and management of the solitary pulmonary nodule. *AM J Respir Crit Care Med* 2000:162:782.
8. Wiener RS, Schwartz LM, Woloshin S, Welch HG. Population-based risk for complications after transthoracic needle lung biopsy of a pulmonary nodule; an analysis of discharge records. *Ann Intern Med* 2011;155:137.
9. Vansteenkiste JF, Stroobants SS. PET scanning in lung cancer: current recommendation and innovation. *J Thorac Oncol* 2006;1:71.
10. Gould MK,, Maclean CC, Kushner WG, et al. Accuracy of positron emission tomography in the diagnosis of pulmonary nodules and mass lesions: a meta-analysis. *JAMA* 2001;21:914–924.

# 索引
太字は詳細ページ，tは表，fは図を表す．

## 和文索引

### あ

空き缶テスト　369, 370t
亜急性リンパ球性甲状腺炎　423
悪臭呼気　133
悪性高血圧　105, 181
悪性表皮腫　406
悪性貧血　409
アスパラギン酸アミノトランスフェラーゼ（AST）　463
アトピー性皮膚炎　109
アトピーの三徴　221
アナフィラキシー　39, 381
アフタ性潰瘍　138
アラニンアミノトランスフェラーゼ（ALT）　463
アルカリホスファターゼ（ALP）　458
　——の上昇　**458**
アルギニンバソプレシン　289
アルコール性肝炎　465t
アルブミン　452
アレルギー光沢　135
アレルギー性血管炎　394
アレルギー性肉芽腫性血管炎　444
アレルギー性鼻炎　134
アレルギー性発疹　382
アロプリノール　378, 379
安静時振戦　84
暗点　**113**
アンドロゲン　402
アンドロゲン産生腫瘍　405t
アンドロゲン性脱毛(症)　374, 406

### い

胃癌　269
異汗性湿疹　394
息切れ　183, **211**
異型腺細胞　330
異型扁平上皮細胞　330
医原性多毛症　406t
萎縮性脱毛　374
異常感覚　145
異常感覚性大腿神経痛　347t
異常蛋白血症　485t
胃食道逆流症（GERD）　194, 219, 248
胃食道静脈瘤　253t
胃前庭血管拡張　255t
異知覚　**76**

一次性振戦　85
一次性頭痛　25
一次性不眠　31
一過性滑膜炎　347t
一過性虚血発作　145, 146
一過性蛋白尿　453
一酸化炭素ヘモグロビン　451
遺伝性 Alport 腎炎　279
遺伝性出血性毛細血管拡張症　128, 279
遺伝性ヘモクロマトーシス　257
伊藤メラニン減少症　386
意図しない体重減少　**40**
異物誤嚥　218
咽後膿瘍　132
咽頭炎　**130**
陰囊腫瘤　**298**
陰囊水腫　298, 302
陰囊痛　**300**
陰囊の外傷　302
インポテンス　281

### う

ウイルス性喉頭気管支炎　216
ウイルス性発疹　382
うっ血性心不全　**164**, 476
埋め込み型ループイベントレコーダー　184
上向き眼振　101
暈状母斑　384t, 386
運動失調　**60**
運動失調性構音障害　60

### え

エストロゲン　402
エリスロポエチン　451
エルゴカルシフェロール　424
円形陰影　518
嚥下障害　**242**
　——の鑑別診断　242t
　——の関連症状　245t
炎症性関節炎　364t
炎症性下痢　236
遠心性瞳孔反応欠損　107

### お

黄色ブドウ球菌　431, 433
黄疸　**265**, 323
　——の鑑別診断　267t

嘔吐 **33**
　　——の鑑別診断　34f
黄斑変性　88
オージオグラム　122
悪心　**33**
　　——の鑑別診断　34f
オステオカルシン　517
オプソクロヌス　100

## か

外陰腟 Candida 症　335, 337
外傷後内頸動脈仮性動脈瘤　129
外傷性気胸　208, 209
回旋筋腱板腱炎　370
回旋性眼振　101
回転性めまい　**143**
潰瘍性大腸炎　269
解離性眼振　101
解離性大動脈瘤　205
核酸遺伝形質転換法　307
核酸増幅検査　307
核酸ハイブリダイゼーション法　307
拡張期雑音　**169**, 173
拡張障害性心不全　165
角膜異物　**90**, 109
角膜炎　109, 111
角膜擦過傷　**90**
角膜剥離　109, 112
過高熱　21
下肢伸展挙上(SLR)試験　355
下垂体腺腫　325
家族性アミロイド多発ニューロパチー　77
下腿痛　**343**
　　——の鑑別診断　344t
喀血　**200**
滑車神経　93
褐色細胞腫　181
過敏性腸症候群　250t, 251, 274
カフェオレ斑　384t, 386
カプセル型内視鏡　233
下部尿路閉塞　293t
鎌状赤血球症　297
過眠　27
　　——をきたしうる薬物　29f
カラー Doppler 超音波検査　304
カラアザール　264
顆粒球コロニー刺激因子(G-CSF)　450
カルバマゼピン　378, 379
川崎病　382
肝炎　**256**
　　——の鑑別診断　260t
感音難聴　121
眼窩隔膜前蜂巣炎　109, 112
眼窩蜂巣炎　109, 112
換気血流肺シンチグラフィ　157, 199, 215

肝機能検査　463
眼球運動失調　60
眼瞼炎　109, 112
肝細胞癌　265t
間質性腎炎　485t
間質性肺炎　209
患者健康質問票　52, 55
肝腫大　**261**, 323
　　——の原因　262t
眼振　**99**, 145
関節液分析所見　359t
関節炎　340
　　——の鑑別診断　360
関節穿刺　358
関節痛　**340**
　　——の鑑別診断　342
関節リウマチ　341, 409, 447, 470t
乾癬　387, 388
冠動脈虚血　477
乾皮症　388
眼皮膚白皮症　386
鑑別診断
　嚥下障害の——　242t
　黄疸の——　267t
　嘔吐の——　34f
　悪心の——　34f
　下腿痛の——　344t
　肝炎の——　260t
　関節炎の——　360
　関節痛の——　342
　胸痛の——　158t
　胸膜痛の——　207t
　頸部痛の——　363t
　好中球減少症の——　449t
　股関節痛の——　347t
　膝痛の——　352t
　帯下の——　337t
　多発筋痛症の——　365t
　脾腫の——　438t
　浮腫の——　14f
　不眠の——　32f

## き

キーゼルバッハ血管叢　127
記憶障害　**75**
気管支鏡検査　196, 201
気胸　**208**
奇形腫　510
起坐呼吸　166
偽性高カルシウム血症　490, 491t
季節性感情障害　52
企図振戦　60, 84
機能障害性子宮出血　322
気分障害　52
気分変調性障害　52

和文索引 **525**

気密耳鏡　122
吸引式乳房組織生検　314
吸気性喘鳴　213
求心性瞳孔反応欠損　89, 107
急性ウイルス性肝炎　464t
急性肝炎　260
急性間質性腎炎　293t
急性冠症候群　477
急性下痢症　236, 241t
急性呼吸促迫症候群(ARDS)　198, 199, 209
急性糸球体腎炎　292t
急性心筋梗塞　150
急性腎障害　291
急性心膜炎　151, 185
急性膵炎　225t
急性ストレス障害　46
急性大量直腸出血　270
急性胆囊炎　461t
急性虫垂炎　224t
急性尿細管壊死　293t, 483t
急性尿細管閉塞　293t
急性閉塞隅角緑内障　109, 111
急性乏尿の原因　292t
急性涙嚢炎　109
胸郭出口症候群　371
胸腔穿刺　203
胸骨下甲状腺腫　417, 511
胸水　**202**
胸腺腫　510
協調運動障害　60
強直間代性発作　81
胸痛　150, **156**
　——の鑑別診断　158t
強迫性障害　46
胸部圧迫感　183
胸壁症候群　206
強膜炎　109, 111, 205
胸膜痛　**205**
　——の鑑別疾患　207t
局所的なリンパ節腫脹　**430**
巨細胞動脈炎　447
虚性暗点　113
巨赤芽球性貧血　442
巨舌症　217
起立性蛋白尿　454
筋緊張低下　60
菌状息肉症　387
緊張性気胸　210

## く

グルテン腸症　273
くる病　424
クループ　218
クレアチニン上昇　**479**
クレアチニンの偽性上昇　480

## け

経胸壁心エコー　175
脛骨骨端炎　349
憩室炎　224t
頸静脈グロムス腫瘍　140
頸静脈怒張　167
経腟超音波検査　333
頸椎根症　371
頸椎椎間板ヘルニア　364t
軽度扁平上皮内病変　330
経皮経肝胆管造影　267
頸部痛　361
　——の鑑別診断　363t
　——の病因　363t
頸部リンパ節腫脹　125
痙攣　78
劇症型肝不全　256
劇症肝炎　464t
下船病　146
血圧測定　179t
結核　473t
血管炎　444, 485t
血管原性塞栓　83
血管性認知症　70
月経過多　**320**
月経困難症　**317**
血小板減少症　**454**
血小板増加症　495t
欠神発作　81
血清グルタミン酸オキサロ酢酸トランスアミナーゼ(SGOT)　463
血清グルタミン酸ピルビン酸トランスアミナーゼ(SGPT)　463
結節性硬化症　386
結節性甲状腺腫　419
血栓性血小板減少性紫斑病(TTP)　433, 456
血性胆汁　255t
血尿　**278**, 454
結膜炎　109, 112
結膜下出血　109, 112
血友病　434
血流雑音　172
下痢　**236**
牽引試験　362t
肩甲胸郭関節滑液包炎　371
肩鎖関節症候群　371
肩痛　**368**
原発性 Raynaud 病　187
原発性アルドステロン症　180
原発性月経困難症　317
原発性甲状腺機能低下症　408, 411
原発性骨粗鬆症　514
原発性自己免疫性胆管炎　473t
原発性多血症　451
原発性胆汁性肝硬変　462t

肩峰下滑液包炎　370

## こ

後咽頭膿瘍　133
抗核抗体（ANA）　469
　　——の上昇　**469**
硬化性胆管炎　462t
高カリウム血症　**494**
高カルシウム血症　341，**490**
睾丸炎　298
抗凝固　152
高血圧（症）　**176**，484t
虹彩炎　109，111
交差内転テスト　369，370t
好酸球性気管支炎　444
好酸球増加症　**442**
口臭　**118**
後縦隔　511
口臭恐怖症　119
甲状舌管嚢胞　417
甲状腺炎　417，421t，423
甲状腺癌　421t
甲状腺機能異常　406t
甲状腺機能亢進症　**420**
甲状腺機能正常症候群　411
甲状腺機能低下（症）　341，**407**，419
甲状腺結節　**418**
甲状腺刺激ホルモン（TSH）　408，416，418
甲状腺刺激ホルモン放出ホルモン　407
甲状腺腫　**415**
甲状腺シンチグラフィ　411，419，
　　——所見　421t
甲状腺髄様癌　419
甲状腺中毒症　419，**420**，491t
甲状腺ホルモン抵抗性症候群　421t
甲状腺ホルモン補充療法　417
甲状腺ホルモン抑制療法　417
好中球減少症　**448**
　　——の鑑別診断　449t
好中球絶対数（ANC）　448
交通性陰嚢水腫　299
後天性好中球減少症　449t
喉頭蓋炎　133，216，218
喉頭気管気管支炎　218
喉頭軟化症　216，218
高度扁平上皮内病変　330
口内炎　**137**
口内乾燥症　246t
高二酸化炭素血症　411
高尿酸血症　400
紅板症　137
高プロラクチン血症　406t
コウモリの翼様陰影　168
肛門鏡　270
絞扼症候群　78f

抗利尿ホルモン（ADH）　412
抗リン脂質抗体症候群　155t，456
高齢者の転倒　15
誤嚥性肺炎　209
コールドノジュール　419
股関節インピンジメント　347t
股関節唇損傷　347t
股関節痛　**346**
　　——の鑑別診断　347t
呼気性喘鳴　214
呼吸機能検査　196，199，214
呼吸困難　210，211
黒色表皮腫　384t，386，400
黒色表皮肥厚症　323
黒皮症　384t，386
固相酵素結合免疫測定法（ELISA）　488
骨型アルカリホスファターゼ　517
骨減少症　**513**，517
骨シンチグラフィ　348，356，517
骨髄炎　349
骨粗鬆症　513，517
骨肉腫　349，459t
骨嚢腫　**508**
骨盤痛　310
骨盤内炎症性疾患　308，315，319，320
固定薬疹　385t
孤立性肺結節　**518**
コルポスコピー　330
コレカルシフェロール　424
混合性夜間頻尿　290
混合難聴　121
昏睡　**62**
コンパートメント症候群　343

## さ

サイアザイド系利尿薬　499
細菌性気管炎　216
細菌性腟炎　335，337
細針吸引生検　416
サイトメガロウイルス感染症　461t
錯知覚　**76**
左室機能不全　477
左室収縮能障害　166t
嗄声　**124**
痤瘡　406
サッカドマニア　100
サラセミア　442
サルコイドーシス　88，462t，494t
酸血症　211
三次性甲状腺機能低下症　408
三尖弁逆流症　175t
三尖弁狭窄　171，172
散瞳　108
散発性甲状腺腫　415
霰粒腫　109，112

## し

痔　269
シーソー眼振　100
自覚的耳鳴　141
色覚暗点　113
色覚失調症　383, 384t, 385, 386, 387
色素沈着障害　**383**
子宮鏡　334
子宮腔内液体注入法　334
子宮頸癌　460t
子宮頸部細胞診　323, 327, 333
糸球体腎炎　485t
糸球体腎症　454
糸球体濾過率　179, 291
子宮内膜症　318
子宮内膜生検　323
子宮内容除去術　324, 333
耳鏡　146
耳硬化症　123
自己免疫性肝炎　257, 259t, 265t, 468t
自殺　54
四肢運動失調　60
視神経炎　97, 105
視神経浸潤　106
ジストニア　84
自然気胸　208, 209
持続型ループイベントレコーダー　184
持続性蛋白尿　453
持続勃起症　**296**
下向き眼振　100
失神　37f
　　──の原因　17f
失神前状態　12
実性暗点　113
膝痛　349
　　──鑑別診断　352t
膝蓋骨骨髄炎　349
紫斑　**432**
しびれ感　145
脂肪性下痢　236
脂肪便　**271**
耳鳴　**139**
雀斑　386
社交恐怖　46
遮蔽試験　93
ジャンパー膝　349
視野欠損　95, 414
縦隔腫瘍　**510**
周期性交替性眼振　101
充血眼　**109**
住血吸虫症　264, 279
収縮期雑音　**173**
収縮障害性心不全　165
重症筋無力症　94
周辺暗点　113

縮瞳　108
小顎症　217
消化性潰瘍　225t, 253t, 269
上気道炎　126
上気道咳症候群　195
小球性貧血　441
上強膜炎　109, 112
上斜筋ミオキミア　103
小水疱　137
小水疱性発疹(VBE)　**394**
衝突試験　370t
上部消化管出血　**253**
上部消化管内視鏡検査　270
上部尿路閉塞　292t
静脈血栓塞栓症(VTE)　486
静脈性雑音　140
静脈閉塞性持続勃起症　296
上腕二頭筋腱炎　370
食道静脈瘤　269
食道性嚥下障害　243t
植物性光線皮膚炎　385t, 386
食欲不振　**8**
女性化乳房　**402**
徐脈　**159**
シラミ症　387
視力障害　**88**
　　──の原因　89t
視力消失　**95**
脂漏　406
腎盂腎炎　277
心拡大　**162**
心窩部不快感　**248**
心胸郭比　162
心筋虚血　151
心筋梗塞　151, 155t
心筋傷害　151
神経因性膀胱　484t
神経筋性嚥下障害　247
神経原性尿崩症　412
神経線維腫症　387
腎血管性高血圧　180
腎結石症　484t
腎細胞癌　460t, 492t
心雑音　169, 173
　　──の身体所見　175t
腎実質性高血圧　180
心室細動　191
心室中隔欠損症　175t
心室頻拍　183, 191
滲出性胸水　204
尋常性天疱瘡　394, 396
尋常性白斑　385t, 386
腎性尿崩症　412
振戦　**83**
心尖拍動　163
迅速溶血レンサ球菌抗原検出試験　132

心的外傷後ストレス障害(PTSD) 46
浸透圧性下痢 237
腎動脈硬化症 485t
心拍出量低下 481t
深部静脈血栓症 154t, 343, 486
心不全 164
心房細動 154t, 190
心房性ナトリウム利尿ペプチド 289
心房粗動 190
心房粘液腫 172
心膜摩擦音 **185**
蕁麻疹 388, **392**

## す

膵炎 249t
膵癌 461t
膵内分泌不全 273t
水疱 137
水疱性膿痂疹 394, 396
水疱性類天疱瘡 387, 394, 396
髄膜炎菌血症 381, 433
睡眠時無呼吸 181
睡眠をさまたげる薬物 32f
ズダンⅢ染色 272
頭痛 **25**, 414
ステアトクリット法 272
ストライダー 125, **216**
スパイロメトリー 221
スポーツ心臓 162
スポーツヘルニア 347t
スリガラス様陰影 519

## せ

精液瘤 301
性感染症 304
正球性貧血 442
性交疼痛 **319**
精索静脈瘤 299, 301
精索水腫 299
脆弱X振戦/失調症候群 85
正常圧水頭症 71
精巣炎 301
精巣腫瘍 301
精巣上体炎 301
精巣上体嚢胞 301
精巣捻転 300, 301, 303
生物心理社会モデル 50
声門下血管腫 217
咳 **194**
脊髄症 61
脊椎症 363t
石灰化腱炎 371
赤血球沈降速度(ESR) **445**
接触皮膚炎 109, 387, 388, 394, 396

絶対暗点 113
セリアック病 268t, 272, 274
線維筋痛症 341, 364t, 366t, 371
潜在性甲状腺機能低下症 408, 411
前縦隔 510
前十字靱帯損傷 351t
腺腫性大腸ポリポーシス 420
線状IgA水疱性皮膚炎 394
線状IgA病 394, 396
全身血管拡張 481t
全身性エリテマトーデス 341
全身性リンパ節腫脹 **428**
戦争イソスポーラ 444
先端巨大症 406t, 414
前庭眼振 101
前庭神経炎 145
前庭性片頭痛 145
先天性好中球減少症 449t
先天性副腎過形成 236
前頭側頭型認知症 70
全般性不安障害 45
全般発作 81
前部虚血性視神経症 106
前部ぶどう膜炎 109
前房出血 109, 111
前方引き出しテスト 351t
喘鳴 125, **216, 219**
譫妄 **66**
――の原因 68f
前立腺炎 302
前立腺癌 460t, 484t, 492t

## そ

双極Ⅰ型障害 47, 52
双極Ⅱ型障害 52
双極性障害 **47**
躁症状 48
相対暗点 113
相対的求心性瞳孔反応欠損 115
総鉄結合能(TIBC) 441
蒼白 322
僧帽弁逸脱症 175t
僧帽弁逆流症 175t
僧帽弁狭窄 171
瘙痒症 **387**
――の原因 389t
足関節上腕血圧比 345
測定異常 60
側頭動脈炎 88, 98, 371
続発性月経困難症 317
続発性骨粗鬆症 514
続発性無月経 310
組織侵襲性寄生虫 444

## た

第Ⅴ因子ライデン変異　155t
大うつ病　52
体温調節のメカニズム　21
帯下　**335**
　——の鑑別診断　337t
体重減少　40
帯状疱疹　395, 396
体性痛　227t
大腿骨寛骨臼インピンジメント　348
大腿骨頸部疲労骨折　347t
大腿骨転子滑液包炎　347t
大腿骨頭壊死　347t
大腿骨頭すべり症　347t
大腸内視鏡　270
大動脈解離　511
大動脈十二指腸瘻　269
大動脈縮窄症　181
大動脈腸管瘻　255t
大動脈弁逆流　170
大動脈弁狭窄症　175t
大動脈瘤破裂　225t
多飲　**412**
他覚的耳鳴　140
多形紅斑　**377**
多血症　**450**
多源性心房頻拍　191
脱毛症　**374**
多嚢胞性卵巣症候群(PCOS)　322, 404, 405t
多発過誤腫症候群　420
多発筋炎　366t
多発筋痛症　**365**
　——の鑑別診断　365t
　——の原因　366t
多発血管炎性肉芽腫症　201
多発結節性甲状腺腫　415, 421
多発性硬化症　116
多発性骨髄腫　454, 492
多発性内分泌終末臓器不全　409
多発性嚢胞腎　485t
多毛症　**404**
単眼性複視　92
単関節痛　**357**
胆管閉塞　466t
単光子放出コンピュータ断層撮影(SPECT)　516
炭酸ガス血症　209
胆汁うっ滞性瘙痒症　388
胆汁性肝硬変　265t
単純骨嚢腫　508
単純性甲状腺腫　415
単純部分発作　81
単純ヘルペスウイルス　137, 138
単純ヘルペス感染症　394

ダンシングアイ　100
胆石(症)　249t, 461t
胆石疝痛　250, 461t
断続性ラ音　190
胆嚢炎　250t
胆嚢癌　461t
蛋白尿　**452**

## ち

チアノーゼ　188, **197**
腟 Trichomonas 症　307, 336
腟拡大鏡診　330
中咽頭性嚥下障害　242t
注視痙攣　102
中縦隔　511
注視誘発性眼振　101
中心暗点　113
虫垂炎　236
中枢性めまい　144
中毒性巨大結腸症　236
中毒性結節性甲状腺腫　423
中毒性腺腫　421
中毒性多結節性甲状腺腫　421t
中毒性表皮壊死剝離症(TEN)　377, 394
聴覚誘発反応検査　122
腸間膜虚血　225t
腸管リンパ管拡張症　274
腸管リンパ腫　273
蝶形陰影　168
腸脛筋腱炎　347t
腸脛靭帯症候群　347t
腸結核　269
腸重積　236
聴神経腫瘍　145
腸内細菌異常増殖症候群　274
直腸出血　**268**
チロキシン(T$_4$)　407

## て

手足口病　137, 394, 395
ディップスティック法　280, 307
低カリウム血症　**499**
低酸素血症　257
低酸素症　209
低二酸化炭素血症　209
定量的 CT 法(QCT)　516
滴状メラニン減少症　385t, 386
笛声音　198, 214, **219**
テストステロン　402
テストステロン欠乏　282
鉄過剰　259t
鉄欠乏性貧血　388, 442
鉄飽和度　441
テトラヒドロリプスタチン　274

伝音難聴　121
てんかん　78
典型的胸痛　150
点状出血　390，**432**
伝染性単核球症　461t
転倒　**15**
点頭痙攣　100
癜風　384t，386

## と

動眼神経　93
動悸　**182**
　──の原因　182t
瞳孔括約筋　107
瞳孔散大筋　107
透光性試験　299
瞳孔不同　**106**
投射痛　364t
動静脈奇形　253t，269
洞性徐脈　161
洞性頻脈　190
糖尿病　366t，**398**
糖尿病性ケトアシドーシス　400
糖尿病性腎症　484t
糖尿病性乳頭炎　106
橙皮状皮膚　422
頭部強制回旋試験　146
洞不全症候群　160，161
頭部ふらふら感　144，183
洞ブロック　161
動脈管開存症　169f，172
動脈性持続勃起症　296
動脈瘤様骨嚢腫　508
毒素性ショック症候群　390
特発性アンドロゲン過剰症　404，405t
特発性炎症性ミオパチー　472t
特発性血小板減少性紫斑病（ITP）　455
特発性好酸球増加症候群　444
特発性多毛症　404，405t
トネリコ葉斑　385t，386
トランスアミナーゼの上昇　**463**
トリメチルアミン尿　119
トリヨードチロニン（$T_3$）　407
トリヨードチロニン中毒症　422
ドルーゼン　105
トルサードドポアンツ　191

## な

内視鏡的逆行性胆管膵管造影　267
内臓痛　227t
ナトリウム排泄分画（$FE_{Na}$）　294，480
ナルコレプシー　28
難聴　121

## に

二核アメーバ　444
二次性 Raynaud 病　187
二次性高血圧　180
二次性甲状腺機能低下症　408，411
二次性頭痛　25
二次性多血症　451
二次性不眠　30
二重エネルギー X 線吸収測定法（DEXA）　516
日光黒子　384t
乳癌　460t，492t，504
　──の危険因子　313t
乳汁分泌　325
乳汁漏出（症）　323，414
乳頭癌　420
乳頭浮腫　**103**
乳房腫瘤　**312**，505
尿管疝痛　224t
尿細管性腎症　454
尿失禁　**285**
　──の型　285t
尿道炎　307
尿道分泌物　**304**
尿崩症　412
尿路感染症　302
妊娠高血圧腎症　413，454
妊娠性類天疱瘡　394
妊娠糖尿病　399
認知症　**69**

## ね

寝汗　**35**
　──の原因　36f
熱帯性スプルー　273
ネフローゼ　453
眠気　27
粘液水腫性昏睡　411

## の

脳血管障害　155t
脳梗塞　88
脳性ナトリウム利尿ペプチド（BNP）　168，**475**
脳卒中　81
囊胞性線維症　221，236
囊胞性ヒグローマ　417

## は

肺癌　460t，492t
敗血症性関節炎　347t
肺水腫　199
肺塞栓（症）　151，155t，486

肺動脈圧測定　199
肺動脈カテーテル検査　199
肺動脈弁狭窄症　175t
排尿困難　**276**
白色粃糠疹　385t，386
白内障　88
白斑　386，409
剥離骨折　347t
麦粒腫　109，112
橋本病　417
播種性血管内凝固(症候群)　433，456，488
播種性淋菌症　381
バソプレシン　289
バソプレシン誘導性尿崩症　412
白血球増加症　495t
発熱　**21**
パニック障害　45
跳ね返り　60
羽ばたき振戦　266
バリウム注腸二重造影法　270
半月板損傷　351t
瘢痕性脱毛　374
斑状丘疹　390
斑状丘疹状皮疹　**380**
反応性関節炎　137，308，341
晩発性皮膚ポルフィリン症　394，396
反復拮抗運動不能　60
反復睡眠潜時検査　28
ハンマー手症候群　188

## ひ

非アルコール性脂肪性肝炎　228，400，467t
非萎縮性脱毛　374
鼻炎　134
光ファイバー気管支鏡検査　201
脾機能亢進　437
脾腫　**435**
　──の鑑別診断　438t
鼻出血　**127**
脾臓　435
肥大型心筋症　175t
ビタミンD欠乏(症)　**423**，459t
ビデオガイド下胸腔鏡下肺手術(VATS)　520
非典型的胸痛　**150**
非動脈炎型前部虚血性視神経症　96，99
ヒトパピローマウイルス　327
　──のタイプ　328t
非瘢痕性脱毛　374
鼻副鼻腔炎　136
皮膚血管腫　217
皮膚糸状菌感染症　388
非抱合型高ビリルビン血症　267t
ピボットシフトテスト　351t
肥満　323
表皮水疱症　394

ビリルビン　265
疲労感　**18**
　──のおもな原因　19f
貧血　**440**
頻脈　**189**

## ふ

ファイバー気管支鏡検査　520
不安　**44**
不安障害　44
フェリチン　441
負荷心エコー検査　151
副甲状腺機能亢進症　181，459t，491t
副甲状腺ホルモン　425
複雑部分発作　81
複視　**92**
複式超音波検査　345
複視遮蔽試験　94f
副腎過形成　405t
副腎不全　444
腹水　**228**
腹水穿刺所見　230
輻輳後退眼振　101
腹痛　**224**
　──の種類　227t
浮腫　**13**，323
　──の鑑別診断　14f
浮動性めまい　**10**
　──の原因　11f
ぶどう膜炎　111
部分発作　81
不眠　**30**
　──の鑑別診断　32f
不明熱　**22**
　──の原因　23f
振子眼振　99
フルオロデオキシグルコース(FDG)　520
プローブ法　307
プロゲステロン負荷試験　311
プロラクチン　325
プローブ法　307
分泌性下痢　237

## へ

平均赤血球容積(MCV)　441
閉経後の性器出血　**331**
　──の病因　332t
閉塞性睡眠時無呼吸(症候群)　27，159，289，400
ベセスダシステム2001　329
ヘモグロビン尿症　280
ヘモクロマトーシス　265，467t
ヘリカルCT　157
ヘルパンギーナ　137

ヘルペス性湿疹　395
ベンジジンディップスティック法　280
変性関節疾患　347t
便中エラスターゼ-1　272
扁桃周囲膿瘍　133
便秘　**231**
扁平上皮癌　492t

## ほ

抱合型高ビリルビン血症　268
膀胱癌　484t
膀胱内凝血塊　484t
膀胱内真菌球　484t
放散痛　227t
房室ブロック　161
傍腫瘍性症候群　61
疱疹状皮膚炎　394
傍中心暗点　113
乏尿　**291**
　　——の初期検査　294t
勃起障害　**281**
発作性上室頻拍　183, 190
発作性夜間呼吸困難　166
ホットノジュール　419
ポリソムノグラフィ　31
ポリメラーゼ連鎖反応　132, 307
　　——測定法　338
本態性高血圧症　180
本態性振戦　85, 103

## ま

マダニ　391
まだら症　386
末梢性ニューロパチー　343
末梢性めまい　144
慢性肝炎　260, 465t
慢性間欠性直腸出血　270
慢性下痢症　236, 241t
慢性骨盤痛　**314**
　　——の原因　316t
慢性膵炎　274
慢性疲労症候群　18
慢性閉塞性肺疾患（COPD）　194, 198, 201, 208, 444
マンモグラフィ　326, 504

## み

ミエロパチー　61
ミオクローヌス　140
ミオグロビン色素性腎症　295
ミオグロビン尿症　280
水制限テスト　413
ミルクアルカリ症候群　493t

## む

無βリポ蛋白血症　272
無月経　**310**, 414
霧視　93
むずむず脚症候群　31, 343
無尿　291

## め

迷路炎　145
メデューサの頭　254, 266
めまい　10, 143

## も

盲係蹄症候群　236
盲視　96
毛髪牽引試験　375
網膜静脈分枝閉塞症　97
網膜中心動脈閉塞症　96, 97, 106
網膜動脈閉塞　98
網膜剥離　88, 97, 99
門脈圧亢進症　229t

## や

夜間頻尿　**288**
夜間頻尿症候群　289
薬物性肝障害　256
薬物誘発性血小板減少症　456
薬物誘発性色素沈着　384t
薬物誘発性腎血流低下　482t
薬物誘発性ループス　472t

## ゆ

遊離チロキシン（fT$_4$）　410
癒着性関節包炎　371
癒着性股関節包炎　347t

## よ

溶血　468t
溶血性尿毒症症候群（HUS）　236, 434, 456
ヨウ素過剰　421t
腰椎穿刺　80
腰痛　**353**
抑うつ　48, **50**, 341, 354
ヨード欠乏　418

## ら・り

卵巣癌　460t, 492t

リウマチ性多発筋痛症　341，365，366t，371，447
律動眼振　99
リバース $T_3(rT_3)$　411
両眼性複視　93
良性前立腺肥大　484t
良性乳房腫瘤　313t
良性発作性頭位性めまい　144
緑内障　88
旅行者下痢症　238
淋菌　308
淋菌性関節炎　341
リンパ腫　462t，511
リンパ節腫脹　299，428，429

### る

類軋音　198
類骨腫　347t
涙嚢炎　112
ループ式電気切除術　330
ループ利尿薬　499

### れ

レストレスレッグス症候群　31，343
裂肛　269

### ろ

労作性呼吸困難　166
老人性円背　425
ロッキー山紅斑熱　381，382，391，433

## 欧文索引

### 数字・ギリシャ文字

1型糖尿病　398，400，409
2型多発内分泌腫瘍　419
2型糖尿病　398，400
4-point-Likert scale　52
$\alpha_1$ アンチトリプシン欠損症　259t，265，266，468t

### A

A型肝炎　256，259t
A群β溶血性レンサ球菌　431
abdominal pain　**224**
absolute neutrophil count (ANC)　448
acephalgic migraine　61
acetyl salicylic acid (ASA)　87
acidemia　211
acute kidney injury (AKI)　291
acute myocardial infarction　150
acute pericarditis　185
acute respiratory distress syndrome (ARDS)　198
Addison病　409，444，492t，498t，
Adsonテスト　362t
air trapping　217，219
alanine aminotransferase (ALT)　463
alkaline phosphatase (ALP)　**458**
allergic shiners　135
alopecia　**374**
Alzheimer病　69，289
amenorrhea　**310**
aminotransferase　**463**
anemia　**440**
ankle brachial index (ABI)　345
anorexia　**8**
anticoagulation　**152**
antidiuretic hormone (ADH)　412
antinuclear antibody (ANA)　**469**
Anton症候群　67，96
anuria　**291**
anxiety　**44**
aortic regurgitation (AR)　170
apprehensionテスト　369，370t
arginine vasopressin (AVP)　289
Argyll Robertson瞳孔　108
Arnoid-Chiari奇形　100
artery to artery embolism　87
arthralgia　**340**
ascites　**228**
aspartate aminotransferase (AST)　463
asynergia　60
ataxia　**60**
athlete's heart　162
atrial natriuretic peptide (ANP)　289
atypical chest pain　**150**
atypical glandular cell (AGC)　330
Austin Flint雑音　170

### B

B型肝炎　257，259t，454
B型ナトリウム利尿ペプチド (BNP)　**475**
Babinski徴候　26，355
Basedow病　274，408，421
Beckの三徴　186
Beckwith-Wiedemann症候群　217
Behçet病　137，138，201
benign paroxysmal positional vertigo (BPPV)　144
Bethesda System 2001　329
Bilharz住血吸虫　279
bipolar disorder　**47**
BI-RADS　506

blind loop syndrome　236
blind spot　113
blindsight　96
blue dot sign　299
blurred vision　88
bone cyst　**508**
bradycardia　**159**
branch retinal vein occlusion(BRVO)　97
breast cancer　504
breast mass　**312**
Bruce 法　157
Brudzinski 徴候　26
bulla　137
bullous impetigo　394
bullous pemphigoid　387

## C

C 型肝炎　257, 259t
C 反応性蛋白(CRP)　**445**
calf pain　343
*Candida* 症　138
cardiomegaly　**162**
cardiothoracic ratio(CTR)　162
Carvallo 徴候　172
Castell's method　**436**
Centor 基準　132
central retinal vein occlusion(CRVO)　97, 98
cephalgia　25
Charcot の三徴　266
Charcot-Marie-Tooth 病　77
chest pain　**156**
chest tightness　183
chest wall syndrome　206
Cheyne-Stokes 呼吸　167
*Chlamydia pneumoniae*　130
*Chlamydia trachomatis* 感染症　308
choking　216
chronic fatigue syndrome(CFS)　18
chronic obstructive pulmonary disease (COPD)　9, 194, 444
chronic pelvic pain　**314**
Churg-Strauss 症候群　444
Chédiak-Higashi 症候群　102
Cockroft-Gault の計算式　180t, 480
cold nodule　419
coma　**62**
conductive hearing loss　121
congestive heart failure　**164**
consolidation　221
constipation　**231**
corneal abrasion　90
corneal foreign body　**90**
cough　194
Courvoisier 徴候　266
Cowden 病　420

crackles　9, 190
creatinine　**479**
Creutzfeldt-Jakob 病　61, 71
Crohn 病　138, 251, 269, 447
Cushing 症候群　180, 406t, 414
cyanosis　**197**
C 型肝炎　45

## D

D ダイマー　**486**
D-キシロース検査　272
Darier 病　137
de Quervain 甲状腺炎　408, 421t, 423
deep vein thrombosis(DVT)　343
delirium　**66**
dementia　**69**
Denny-Brown 症候群　77
depression　**50**
dermatitis herpetiformis　394
diabetes mellitus　**398**
diabetic ketoacidosis(DKA)　400
diarrhea　**236**
diastolic heart murmur　**169**
diastolic whoop　170
*Dientamoeba fragilis*　444
Dieulafoy 病変　255t
dilation and curettage　333
diplopia　**92**
disseminated intravascular coagulation(DIC)　433, 488
Dix-Hallpike テスト　145
dizziness　**10**
Dock 雑音　171
dowager's hump　425
Dressler 症候群　185
DRIP 記憶術　286
drop arm テスト　369, 370t
dual-energy X-ray absorptiometry(DEXA)　516
Dubin-Johnson 症候群　267
Dupuytren 拘縮　264, 266
Duroziez 雑音　170
dysdiadochokinesia　60
dysesthesia　76
dyshidrotic eczema　394
dysmenorrhea　**317**
dysmetria　60
dyspareunia　319
dysphagia　**242**
dysuria　**276**

## E

E 型肝炎　256
edema　**13**

Ehlers-Danlos 症候群　170
*Ehrlichia* 症　390
endomysial 抗体　61
endoscopic retrograde cholangiopancreatography(ERCP)　267
enzyme-linked immunosorbent assay (ELISA)　488
eosinophilia　**442**
epidermolysis bullosa　394
epigastric distress　248
epistaxis　127
erectile dysfunction(ED)　**281**
erythemia multiforme(EM)　**377**
erythrocyte sedimentation rate(ESR)　**445**
erythroplasia　137
euthyroid sick 症候群　411
excessive daytime sleepiness(EDS)　**27**
expiratory stridor　21

## F

FABER テスト　348
FAI テスト　348
faintness　10
fall　**15**
fatigue　**18**
Ferriman-Gallwey スコア　406
fetor oris　118
fever　**21**
fight-freeze-flight response　44
fine needle aspiration biopsy　416
fluorodeoxyglucose(FDG)　520
FOUR(Full Outline of UnResponsiveness) Score　65f
Fournier 壊疽　298
Framingham Heart Study　37, 165
Friedreich 運動失調症　61, 62
frontotemporal dementia(FTD)　70
FXTAS　85

## G

gagging　216
Gardner 症候群　420
gastroesophageal reflux disease(GERD)　194, 248
Gaucher 病　456
generalized anxiety disorder(GAD)　44
geste antagoniste　84
giddiness　10
Glasgow Coma Scale　64f
glomerular filtration rate(GFR)　179, 291
goiter　**415**
Graham-Steel 雑音　171
Graves 病　274, 408, 416, 421, 423
ground glass appearance　519

Guillain-Barreé 症候群　77
gynecomastia　**402**

## H

halitosis　118
hand-arm vibration syndrome　188
Hawkins テスト　369, 370t
head thrust testing　145
headache　**25**
hearing loss　**121**
heart failure(HF)　164
HELLP 症候群　456
hematuria　**278**
hemolytic uremic syndrome(HUS)　236, 434
hemoptysis　**200**
Henoch-Schölein 紫斑病　435
hepatitis　**256**
hepatomegaly　**261**
hereditary hemorrhagic telangiectasia　128
Hermansky-Pudlak 症候群　102
herpes zoster　395
High grade squamous epithelial lesion (HSIL)　330
hip pain　**346**
hirsutism　**404**
Hischberg 試験　93
hoarseness　**124**
Hodgkin リンパ腫　511
Holter 心電図　146
Homan 徴候　344
Horner 症候群　107, 108
hot nodule　419
hot potato voice　125, 131, 133
Howell-Jolly 小体　436
human papilloma virus(HPV)　327
Huntington 病　71
hypercalcemia　**490**
hypereosinophilic syndrome(HES)　442
hyperkalemia　**494**
hyperpyrexia　21
hypersomnia　**27**
hypertension　**176**
hyperthyroidism　**420**
hypokalemia　**499**
hypothyroidism　**407**

## I

idiopathic thrombocytopenic purpura(ITP)　455
insomnia　**30**
inspiratory stridor　213
*Isospora belli*　444

## J

jaundice **265**
Jobe テスト 370t
jugular venous distention 167

## K

kala-azar 264
Kallmann 症候群 310
Kaposi 水痘様発疹症 395, 396
Kayser-Fleischer 輪 258, 266
Kernig 徴候 26
Kiesselbach's plexus 127
knee pain **349**
Koebner 現象 386
Koplik 斑 391
Kostmann 症候群 449
Kussmaul 呼吸 400
Kussmaul 徴候 186

## L

Lachman テスト 351t
Lambl 鞭毛虫症 272, 273
Leber 遺伝性視神経症 106
Legg-Calvé-Perthes 病 347t
LEOPARD 症候群 387
Lewy 小体型認知症 71
Lhermitte 徴候 76, 362t
lid lag 423
lift-off テスト 369, 370t
Light の基準 203
light-headedness 10, 144, 183
Little 部位 127
log roll 348
loop electrosurgical excision procedure (LEEP) 330
loss of vision **95**
low back pain **353**
low grade squamous intraepithelial lesion (LSIL) 330
lung entrapment 204
lymphadenopathy **428**, **430**

## M

maculopapular rash **380**
Maintenance of Wakefulness Test (MWT) 28
Mal de Debarquement 症候群 146
*Malassezia furfur* 386
Mallory-Weiss 裂傷 253t, 269
mammary souffle 172
Marcus Gunn 瞳孔 107, 115
Marfan 症候群 170

mass effect 125
McMurray テスト 351t
mean corpuscular volume (MCV) 441
mediastinal mass **510**
memory impairment **72**
Meniérè 病 101
Meniérè 症候群 122, 123, 141, 145, 146
menorrhagia **320**
mild cognitive impairment (MCI) 73
miniaturization 374
Mirizzi 症候群 251
mitral facies 171
mitral stenosis (MS) 171
mixed hearing loss 121
monoarticular joint pain **357**
Montreal Cognitive Assessment 74
MRI 関節造影 359, 369
multifocal atrial tachycardia (MAT) 191
multiple sleep latency test (MSLT) 28
Murphy 徴候 250
Musset 徴候 170
*Mycoplasma pneumoniae* 130

## N

nausea **33**
neck pain **361**
Neer テスト 369, 370t
neutropenia **448**
Niemann-Pick 病 **428**
night sweat **35**
nipple discharge **325**
nocturia 288
nonalcoholic steatohepatitis (NASH) 228
nonarteritic ischemic optic neuropathy (NAION) 96
nosebleed **127**
nucleic acid amplification assay test 307
nystagmus 99

## O

obstipation 233
obstructive sleep apnea (OSA) 27
oliguria **291**
OPTIMIZE-HF study 165
Osgood-Schlatter 病 349
Osler-Weber-Rendu 病 279
Osler-Weber-Rendu 症候群 128
osteopenia **513**

## P

Paget 病 459t
palpitation **182**
Pancoast 腫瘍 126

Papanicolaou(Pap)塗抹標本　138, 327, 333
papilledema　103
Pappenheimer 小体　436
paresthesia　**76**, 145
Parkinson 病　12, 71, 73, 84, 125
Parkinson 症候群　85
paroxysmal nocturnal dyspnea(PND)　166
past-pointing　146
patent ductus arteriosus(PDA)　169f
Patient Health Questionnaire-9(PHQ-9)　52, 55
peau d'orange　422
pelvic inflammatory disease(PID)　319, 320
pelvic pain　310, 314
Pemberton 徴候　416, 417
pemphigus vulgaris　394
percutaneous transhepatic cholangiography (PTC)　267
pericardial friction rub　**185**
petechia　**432**
Peutz-Jeghers 症候群　387
Peyronie 病　283
pharyngitis　**130**
photopsia　97
Pick 病　70
Pierre-Robin 症候群　217
pigmentation disorders　**383**
pleural effusion　**202**
pleuritic pain　**205**
pneumatoscopy　122
pneumothorax　**208**
point of maximal impulse(PMI)　163
polycythemia　**450**
polydipsia　**412**
polymerase chain reaction(PCR)　132, 307
polymyalgia　**365**
popping sound　140
porphyria cutanea tarda　394
positron emission tomography(PET)　72, 84, 519, 520
postmenopausal bleeding　**331**
post traumatic stress disorder(PTSD)　44
Prehn 徴候　299
presbyphonia　126
presyncope　12
priapism　**296**
proteinuria　**452**
pruritus　**387**
pseudopelade of Brocq　374
pull test　375
pupillary inequality　**106**
purpura　**432**

## Q

QT 延長症候群　159
Quincke 脈　170

## R

rapid streptococcal antigen detection test (RSADT)　132
Raynaud 病　**187**, 197
rebound　60
rectal bleeding　**268**
red eye　**109**
Reiter 症候群　137, 138, 308, 341
Reye 症候群　464t
rhinitis　**134**
rhonchi　150
rickets　424
*Rickettsia rickettsii*　382
ringing　139
Rinne 試験　122
Rocky Mountain spotted fever(RMSF)　381
Romberg 徴候　146, 355
Rome-III基準　231
Rotor 症候群　267
Rytand 雑音　172

## S

S 状結腸鏡　270
saline infusion sonohysterography　334
Schatzki 輪　247
Schilling 試験　273
Schirmer 試験　120
*Schistosoma haematobium*　279
Schmidt 症候群　409
scotoma　**113**
scrotal mass　**298**
scrotal pain　**300**
seizure　**78**
sensorineural hearing loss　121
serum glutamic oxaloacetic transaminase (SGOT)　463
serum glutamic pyruvic transaminase (SGPT)　463
Sheehan 症候群　409
shortness of breath　183, **211**
shoulder pain　**368**
siderotic granules　436
single-photon emission computed tomography(SPECT)　516
Sjögren 症候群　110, 120, 471t
SLR 試験　355
solitary pulmonary nodule　**518**
sore throat　130

speed テスト　369, 370t
splenomegaly　**435**
Spurling テスト　362t
*Staphylococcus aureus*　431, 433
steatorrhea　**271**
steeple sign　218
Stevens-Johnson 症候群(SJS)　137, 138, 377, 394
stomatitis　**137**
strand displacement amplification(SDA)法　307
stridor　**216**
stroke　**81**
Sturge-Weber 症候群　80
suicide risk　**54**
syncope　**37**
systemic lupus erythematosus(SLE)　137, 341, 470t
systolic heart murmur　**173**

## T

tachycardia　**189**
Tanner 分類　402
Thessaly テスト　351t
Thompson テスト　344
thrombocytopenia　**454**
thrombotic thrombocytopenic purpura (TTP)　433
thyroid nodule　**418**
thyroid-stimulating hormone(TSH)　408, 416, 418
thyrotoxicosis　**420**
thyrotropin-releasing hormone(TRH)　407
Tinel 徴候　76
tinnitus　**139**
TORCH 症候群　434
torsade de pointes　191
total iron-binding capacity(TIBC)　441
toxic epidermal necrolysis(TEN)　377
*Toxoplasma* 症　461t
transvaginal ultrasound　333
trapped lung　202
tremor　**87**
*Trichomonas* 症　335, 337
tricuspid stenosis　171
tumor polp　172
Turner 症候群　310
typical chest pain　150
Tzanck 塗抹試験　396

## U

unintentional weight loss　**40**
unsteadiness　10
upper airway cough syndrome(UACS)　195
upper gastrointestinal bleeding　**253**
urethral discharge　**304**
urinary incontinence　**285**
urticaria　**392**

## V

vacuum-assisted biopsy　314
vaginal discharge　**335**
vaginal trichomoniasis　336
venous thromboembolism(VTE)　486
ventricular tachycardia(VT)　191
vertigo　**143**
vesicle　137
vesiculobullous eruption(VBE)　**394**, 145
vestibular migraine
video-assisted thoracic surgery(VATS)　520
Vincent アンギナ　130
Virchow の三徴　343
vitamin D deficiency　**423**
vomiting　**33**
von Willebrand 病　43, 128, 323

## W

Waardenburg 症候群　386
Wells の基準　486
Wernicke 失語　67
Wernicke 脳症　102
Westergren 法　445
wheezes　9, 150
wheezing　**219**
Whipple 病　273
Wilms 腫瘍　103, 279
Wilson 病　84, 257, 259t, 265t, 266, 468t
wry neck　100

## Y・Z

Yergason テスト　369, 370t

Zeis 腺　109
Zollinger-Ellison 症候群　251, 273

**テイラー 10 分間鑑別診断マニュアル 第 3 版** 定価：本体 6,400 円＋税

2004 年 1 月 26 日発行　第 1 版第 1 刷
2009 年 1 月 30 日発行　第 2 版第 1 刷
2015 年 4 月 10 日発行　第 3 版第 1 刷©

編　者　ポール M. ポールマン ほか

監訳者　小泉　俊三

発行者　株式会社 メディカル・サイエンス・インターナショナル
　　　　代表取締役　若松　博
　　　　東京都文京区本郷 1-28-36
　　　　郵便番号 113-0033　電話 (03) 5804-6050

印刷：アイワード／表紙装丁：GRiD CO., LTD.

ISBN 978-4-89592-809-0　C3047

本書の複製権・翻訳権・上映権・譲渡権・公衆送信権（送信可能化権を含む）は(株)メディカル・サイエンス・インターナショナルが保有します。
本書を無断で複製する行為（複写，スキャン，デジタルデータ化など）は、「私的使用のための複製」など著作権法上の限られた例外を除き禁じられています。大学，病院，診療所，企業などにおいて，業務上使用する目的（診療，研究活動を含む）で上記の行為を行うことは，その使用範囲が内部的であっても，私的使用には該当せず，違法です．また私的使用に該当する場合であっても，代行業者等の第三者に依頼して上記の行為を行うことは違法となります．

**JCOPY**〈(社)出版者著作権管理機構　委託出版物〉
本書の無断複写は著作権法上での例外を除き禁じられています．
複写される場合は，そのつど事前に，(社)出版者著作権管理機構
(電話 03-3513-6969, FAX 03-3513-6979, info@jcopy.or.jp)
の許諾を得てください．